ADL과 그 생활환경 개정2판

ADL and the relevant Living Environment
Practice of their Assessment, Guidance and Care

개정2판

ADL과 그 생활환경

평가 · 지도 · 간병의 실제

편 집: 伊藤利之 鎌倉矩子
옮긴이: 서태수 외

ADL and the relevant Living Environment

Practice of their Assessment, Guidance and Care

영 문 출 판 사

■ **옮긴이** (가나다 순)

서태수 대구보건대학교 물리치료과 교수
양영애 인제대학교 작업치료학과 교수
엄기매 여주대학교 물리치료과 교수
이규리 김천대학교 물리치료학과 교수
이인학 대전보건대학교 물리치료과 교수
이형수 광주보건대학교 물리치료과 교수
장정훈 원광보건대학교 물리치료과 교수
조현래 마산대학교 물리치료과 교수

ADL과 그 생활환경 개정2판

2012년 8월 30일 초판인쇄
2012년 9월 10일 초판발행

편 집 : 伊藤利之 鎌倉矩子
옮긴이 : 서태수 외
발행인 : 박 병 조
발행처 : 도서출판 영문출판사
등 록 : 1987년 12월 21일 제2-419호
주 소 : 서울시 강남구 삼성동 69-1
전 화 : (02) 514-5590, 776-5590
팩 스 : (02) 756-8943
홈페이지 : www.ymsbook.net
E-mail : yeongmunsa@empal.com
정 가 : 30,000원
ISBN 978-89-7224-310-6 93510

※ 파본은 교환해 드립니다.

제2판의 서문

이 책의 초판은 1994년 주로 물리치료사 · 작업치료사를 지향하는 학생용 교과서, 실습서로서 발간되었다. 그로부터 14년이 경과하였고 그 동안에 일본의 재활세계는 큰 발전을 이룩하였고 장애인 · 고령자의 생활을 지원하는 기술이나 사회보장제도도 확충되었다.

특히 2000년에 공적 개호보험제도가 도입된 이래, 하트빌법의 개정이나 배리어-프리 신법의 영향도 있어, 그들의 일상생활이나 사회참여를 지원하는 복지용구의 개발과 환경정비의 상황은 크게 변모하였다. 이것은 재활관계자로서는 기쁜 일이기는 하지만 발병에서부터 지역사회생활에 이르는 재활과정에서 무엇을, 언제, 어떻게 사용하는 것이 적당한지, 그 판단에는 근거가 되는 이론이나 기술만이 아니라 관계되는 법률제도에 대해서도 일정한 지식을 갖는 것이 필수적인 시대가 되었다. 더욱이, ADL 평가는 정책적으로도 의료와 간병을 연결하는 도구로서 중요시되고, 진료수가제도에 관여하는 후생노동성 통지에도 BI나 FIM에 의한 평가를 요구하게 되었다.

이 책의 구성이나 특징은 기본적으로 초판과 다르지 않지만, 이상과 같은 사회정세에 입각하여 그 동안에 변천이 있었던 이용자의 장애상이나 요구를 비롯하여 국제장애분류의 개정, 복지용구의 개발, 사회보장제도의 개혁 등에 대응하여 총론부분은 대폭적으로 고쳐 썼다. 또한 각론에서는 시민의 니즈가 높아져 있는 고차뇌기능장애나 치매 등의 ADL 지도에 대해서 한층 충실을 도모함과 동시에 새로이 개발된 ADL 지원을 위한 복지용구에 대해서도 일러스트를 많이 사용해서 알기 쉽게 소개하였다.

초판의 '서문"에도 기재한 것처럼 ADL 평가는 인간으로서 일상적으로 시행하는 활동을 나타내는 것이며 의학적 재활의 목표를 특정하는 데에 핵심이 되는 중요한 도구이다. 최근에 ADL 평가를 둘러싸고 많은 관심이 집중되어, 안이한 사용방법이 횡행되는 경향도 부정할 수 없으나 그런 만큼 ADL 평가에 즈음해서는 충분한 연수와 임상경험이 필요하고 평가에 기초하는 ADL 지도에서는 그 이상으로 다양한 관점에서부터의 팀 접근이 요구되고 있다.

이 번의 개정에 즈음에서는 이러한 점에도 유의하여 학생의 교과서, 실습서로서의 영역을 넘어 임상현장에서 일하는 의사, 작업치료사, 물리치료사의 실습서로서도 도움이 되도록 버전 업을 하였다고 생각한다. 개정의 기획에서부터 2년 반의 시간이 경과하여 마침내 출판의 날을 맞이한 것은 매우 기쁜 일이며, 집필해주신 선생님들을 비롯하여 힘써주신 이가쿠쇼인의 여러분에게 마음으로부터 감사드린다. 또한 이 책이 재활의학의 발전과 보급에 조금이라도 도움이 될 것을 기원한다.

2008년 4월

이토 토시유키, 가마쿠라 노리코

초판의 서문

이 책은 주로 물리치료사 및 작업치료사를 지향하는 학생용의 교과서, 실습서로서 편집한 것이다. 내용적으로도 실생활에 입각한 ADL의 평가나 지도와 간병의 실제를 중요시하고 제1선의 임상현장에서 활약하고 있는 경험이 풍부한 선생님들에게 집필을 의뢰하였다.

ADL은 신체기능적으로는 자세와 팔다리의 각 동작으로 성립되어 있으나 그것은 동시에 일상적으로 시행되고 있는 목적에 부합되는 활동이고 평가에 있어서는 단순히 기능적으로 가능 여부만이 아니라 실제의 생활 속에서 시행되고 있는지 아닌지, 바꿔 말하면 시행할 수 있는지 아닌지의 점에 대해서도 문제로 해야 한다.

ADL은 WHO의 장애분류에 비추어보면 "Disability/능력장애"를 나타내는 것이고 의학적 재활의 목표를 특정하는 데에 핵심이 되는 가장 중요한 활동이다. 이 때문에 일본재활의학회 평가기준위원회는 1976년, 이 활동의 범위를 "가정에서의 신변의 동작(self care)을 의미하고 넓은 의미의 ADL이라 생각되는 응용동작(교통기관의 이용 · 가사동작 등)은 생활관련 동작이라 해야 할 것이다"라 규정하였다. 그러나 실제의 일상생활에서는 이들의 활동을 엄밀하게 구별하는 것은 어려우며, 또한 가옥환경이나 지역사회의 환경도 분리하는 것은 곤란하다. 요컨대, ADL은 이들의 상호관계 속에서 성립하는 활동이고 그 개념이나 범위를 규정하는 것의 의미와는 별도로 실제의 평가나 지도에 있어서는 그 총체로서의 능력을 보지 않으면 안 될 것이다.

이 책의 특징은 이러한 점을 고려하여 의사소통이나 기거 · 이동, 셀프케어에 더해서 가사, 사회활동, 더욱이 주거환경에 대해서도 해설하였다는 것이다. 또한 총론에서는 ADL 평가를 중심으로 한 역사적 분석을 시도하여 그 본질적 이해를 도모함과 동시에 과거에 발표된 평가표나 ADL에 관련된 사회자원의 활용방법을 게재함으로써 임상현장에서의 실용성을 높였다. 한편 각론에서는 신체기능에 장애를 초래하는 질환군은 물론 고차뇌기능장애가 ADL에 미치는 문제와 그 대책, 나아가서는 중증 심신장애나 노년기의 치매라는, 이제까지 ADL이라는 관점에서는 별로 논의되지 않았던 과제에도 도전과 간병의 입장을 포함하여 그 대책에 대해서 언급하였다는 것이다.

또한, 이 책의 발행에 있어서는 계획단계에서부터 이미 4년이 경과하였고, 집필해주신 선생님들을 비롯하여 관계자 여러분에게는 많은 폐를 끼쳤다. 그러나 그 덕분에 출판의 날을 맞이하게 될 수 있었던 것은 기쁘기 한이 없고 이것에 힘써주신 모든 분들에게 감사드림과 동시에 출판에 힘써주신 이가쿠쇼인에게 경의를 표한다.

1994년 3월

이토 토시유키, 가마쿠라 노리코

역자 서문

최근 고령화 진전에 따라 치매, 중풍 등 요양보호 필요노인이 급격히 증가하여 우리나라에서도 2008년 노인장기요양보험제도가 실시된 이후, 신체적 정신적 지적 등으로 인해 의존상태에 있는 노인 또는 생활상의 장애를 지닌 장기간의 일상생활 수행능력을 도와주기 위해 제공되는 보건, 의료, 요양복지서비스, 간병 수발 등의 일상생활지원, 요양관리, 간호, 기능훈련, 기타 필요한 복지지원서비스를 제공하고 있다

이 책은 우리나라와 유사한 생활양식과 범위를 가진 일본의 ADL과 관련된 최근에 변화된 정보를 제시한 책으로서 ADL평가, ADL지도, 새로이 개발된 ADL지원을 위한 복지용구에 대해서도 일러스트를 사용해서 알기 쉽게 소개하였다.

보건계열 학생의 이론과 실습은 물론, 발병에서부터 지역사회생활에 이르는 재활과정에서 무엇을, 어떻게, 언제 사용하는 것이 적절한지의 판단근거의 이론이나 기술만이 아니라 관계되는 법률제도에 대해서도 필수적인 임상현장에서 일하는 의사, 작업치료사, 물리치료사, 요양보호사, 간병인, 환자보호자, 가족들도 반드시 알아서 우리의 삶의질을 성장시키는데 많은 도움이 되는 안내서가 되기를 바란다.

이책의 출판에 힘써 주신 영문출판사 박병조 사장님께 감사하며, 번역과 편집에 고생하신 분께도 고마움을 전한다

대표역자 서태수

차례

총론

각론

❖ 칼럼

총론

Activities of
Daily
Living

1 일상생활활동(ADL)의 개념과 그 범위

ADL은 재활의 핵심적인 개념이다. 이것은 재활의 정체성을 가장 솔직하게 표현한 것이었으나 전문용어로서 다루어지게 되며 이번에는 그 의미나 범위를 에워싸고 논의를 주고 받게 되었다. 이 항에서는 ADL의 의미와 범위 및 주변개념과의 관계를 언급한다.

I ADL이란

ADL이란 Activities of Daily Living의 약자이다. 우리말로는 "일상생활활동"이 이것에 해당한다. "일상생활동작"이라 일컬어지는 일도 있으나 이것은 운동적 요소가 강조되기 때문에 "활동"이라고 하는 경우가 많다.[주1]

우에다[1]에 따르면 ADL의 개념은 원래 뉴욕의 신체장애인연구소(Institute for the Crippled and Disabled)에서 의사인 Deaver와 물리치료사인 Brown에 의해서 만들어지고 1945년의 공저 속에서 발표된 것이라 한다. 그 후, Deaver가 뉴욕대학의 물리의학 · 재활연구소(Institute of Physical Medicine and Rehabili-tation)로 옮기고 그 지도를 받은 Buchwald(물리치료사, 후에 결혼하여 Lawton EB) 등에 의해서 ADL평가와 지도의 기술이 확립되었다고 한다.

같은 무렵, Sokolow 등[2]에 의한 논문 "장애평가에의 기능적 접근: 초기 리포트"가 미국의 사회지(JAMA)에 게재되고, 여기에도 ADL이 등장하고 있다. 이 논문의 취지는 뉴욕대학의 물리의학 · 재활연구소에서 사용되고 있었던 진료서식의 소개에 있는데, 칼럼은 다음과 같이 되어있다.

> 장애(disability)의 평가에서 가장 어려운 문제는 한사람의 인간의 잔존능력을 어떻게 검사해야 하는가, 또한 어떻게 간결하고 명료하게 그것을 기록해야 하는가이다. 여기서는 기능(function)이라는 견지에서부터 객관적인 평가방법을 만들려는 우리들의 시도를 소개한다. (중략) 이 평가방법은 근력검사나 관절가동범위검사 이외에 환자의 일상생활활동을 고려하고 있다. 또한, 심리적, 사회적, 직업적 요소도 포함하고 있다. 데이터는 펀치카드를 사용한 간결한 서식으로 나타낼 수 있으며, 이렇게 하면 어떤 환자의 상
>
> *계속*

주1) 우에다(上田 敏), 오오카와(大川弥生)편: 재활의학 대사전(医歯薬出版, 1996)에서는 "일상생활 행위"로 나타내고 있다. "활동"은 너무 직역적이고, 생활활동성과 혼동할 위험성이 있다는 것이 그 이유이다. 그러나 activity에는 "활동"을 사용하는 것이 일반적이고 이미 통용어로도 되어 있으므로, 이 책에서는 "일상생활활동"을 사용한다.

계속

태를 상이한 시기에 비교하거나, 장애의 종류나 정도가 같은 환자 군을 선별하거나, 나아가서는 재활을 좌우하는 인자를 특정하거나, 평가 그 자체의 신뢰성을 검증하는 데에도 편리하게 이용할 수 있다. (이하 생략)

시대는 1950년대이다. 제2차 세계대전에서 가까스로 지반을 굳힌 재활의학을 표방하는 사람들이 더욱 더 의학계 전체를 향해서 자기들의 존재를 주장하려고 분발하고 있었을 때였다. 의학적 대처방법은 병명진단에 의해서 결정된다고 생각하던 시대에 이 하나의 문장은 자기들의 관심이 인간의 잔존능력이라는 전혀 새로운 것으로 향해지고 있다는 것을 선언하였다. 그리고 그 문제를 풀려면 일상생활활동이라는 새로운 관점이 유용하다는 것을 선언하였던 것이었다. 일상생활활동에 대해서 특히 정의(definition)를 찾아볼 수 없는 것은 자명하다고 보았기 때문일 것이다.

그러면 구체적으로 의미하고 있는 것은 무엇일까. Sokolow 등의 진료서식 중의 "Activities of Daily Living Test"의 난에 채운 항목은 의사소통(쓰는 것, 말하는 것), 평지보행, 휠체어 조작, 침대 위 동작, 몸 단정히 하기. 착탈의, 음식물 섭취, 오르내리기 동작, 외출(자동차, 지하철, 버스), 용구 사용, 장구 사용이다. 그리고 이들에 대해서 보조를 받지 않고 완전히 자력으로 실행할 수 있는지, 일부를 보조받고 비로소 실행 가능한지, 보조 없이는 일부일지라도 실행이 불가능한지를 하나 하나 조사하도록 되어있다. 서식의 말미에 부가된 "ADL 상세 카드"는 다시 게재한 다음에 몇 개씩의 하위항목을 더하고, 더 상세한 기록을 남기는 것으로 되어있다. 예컨대 "착탈의"는 "착탈의와 손의 동작"으로 바뀌어 있으나, 착탈의 2항목 이외에 장구의 착탈, 손수건, 담배, 신문, 전화기의 취급 등이 추가되어 있다. Lawton EB[3] 나 Rusk[4]의 저서에 나타내어 있는 "뉴욕대학 의료센터 ADL 검사표"에서는 하위항목의 수가 다시 증가하고 있으나 큰 줄거리에서는 변화가 없다.

즉, 일상생활활동이란 아침에 잠이 깨서 밤에 잠들 동안에 누구나가 하는 것처럼 기본적인 동작 또는 활동의 총체를 가리키고 있었다. 그리고 이것이 주된 관심사라고 선언하는 가운데에 재활의 목표는 환자의 생활을 지지하고 그 가능성을 넓히는 것에 있다는 의사가 포함되어 있었다. 앞에 나온 우에다[1]는 재활의학이 독립한 시기에 그 정체성을 가장 잘 보여준 것이 ADL이었다고 한다. 그때까지 의학에서는 생명의 관점이 지배적이었던 것에 반해서, ADL이라는 개념에 의해서 의학의 세계에 처음으로 "생활"의 관점이 도입되었다는 것이 그의 견해이다.

II 표준적 ADL과 광역 ADL

1 표준적 ADL의 성립

그러나 실제로 ADL이라는 말이 특정의 의미를 띠고 실제로 사용하게 되면, 이것에 포함되는 활동의 범위는 어디까지인가? 라는 것이 문제시 되었다. 이것은 특히 ADL평가의 통일된 서식을 추구하는 움직임 속에서 일어났다.

1973년의 Donaldson 등[5]의 논문에 그때까지 공식 발표된 25종의 ADL평가방법의 평론이 있다. 이것에 따르면 이들 평가방법의 어느 것에나 포함되어 있었던 항목은 "셀프케어(self care)"와 "이동(mobility)"에 관한 것이었다. 즉, 이들이 ADL로 간주되어 있었던 공통의 항목이었다. 셀프케어란 말할 것도 없이 식사, 배설, 목욕, 착탈의, 몸 단정히 하기에 관한 행위이다.

1976년에 일본 재활의학평가기준위원회〔위원장 이마다(今田 拓)〕가 마찬가지의 문제를 채택하고 있다. 공표된 이 위원회의 견해는 다음과 같은 것이다.

> ADL이란 한사람의 인간이 독립하여 생활하기 위해 시행하는 기본적이고 게다가 각자 모두에게 공통적으로 매일 반복되는 일련의 신체적 동작 군을 말한다. 이 동작 군은 식사, 배설 등의 목적을 가진 각 작업(목적동작)으로 분류되고, 각 작업은 다시 그 목적을 실시하기 위한 상세한 조목의 동작으로 분류된다. (이하 생략)

그리고 이 견해에 부가되어 있는 "주 3"은 다음과 같이 되어있다.

> ADL의 범위는 가정에서의 신변의 동작(self care)을 의미하고, 넓은 의미의 ADL이라 생각되는 응용동작(교통기관의 이용 · 가사동작 등)은 생활관련 동작이라 해야 할 것이다.

이와 같이 1970년대 후반에는 ADL이라 하면 셀프케어와 이동에 대한 것이라는 통념이 거의 완성되었다.

ADL의 개념이 탄생한 시작의 원점으로 되돌아와서 생각하면 이러한 선을 그어 구분하는 것은 이상한 일이라 말 못할 것도 없다. 그러나 임상의 실무로서 ADL의 평가를 시행하려고 하면 이 종류의 범위규정이 필요하였다는 것이 된다. 당시 재활의 대부분이 병원 내에서 시행되고 있었다는 사정도 이것과 관련이 있었다.

어떻든, 이렇게 완성된 ADL의 개념과 범위를 여기서는 편의상 "표준적 ADL"이라 부르기로 한다.

2 광역 ADL

당연하지만, 사람의 일상생활활동은 셀프케어나 이동에 한정되는 것은 아니다. 병원에서부터 지역사회로 되돌아가려는 환자나 이미 되돌아가 있는 환자, 또는 그 과도기에 있어 중간시설에 몸을 두고 있는 환자에 대해서도 재활을 시행하게 되면 표준적인 ADL 이외의 활동에도 관계자의 눈이 돌려지게 되었다.

그러나 이것보다 빨리 노년학 관계자의 눈은 이미 고령자가 가정이나 지역사회에서의 생활을 유지해 가려면 무엇이 필요한가라는 것에 돌려져 있었다.

"수단적 일상생활활동"(Instrumental ADL: IADL)이라는 말은 아마도 Lawton과 Brody[6]가 최초로 사용한 말이다. 그들은 노년학 영역의 사람이며 고령자의 활동능력을 측정하는 잣대로써 "자기유지 활동의 척도(scale)"와 "수단적 일상생활활동의 척도"를 사용할 것을 제안하였다. 이 중 자기유지 활동은 앞에서 언급한 표준적 ADL에 상당하는 것이었으나 후자의 IADL은 전화사용, 쇼핑, 식사준비, 가옥유지, 세탁, 탈 것의 이용, 복약관리, 가계관리 등을 포함하는 것이었다. 일본재활의학회 평가기준위원회가 사용한 "생활관련 동작"[주2)]도 거의 이것과 같은 개념이라 간주할 수 있다.

그 후 여러 사람에 의해서 표준적 ADL과 IADL의 양쪽을 포함하는 보다 광범위한 척도가 발표되었다. Barer 등[8]은 이들의 광범위한 스케일(그들은 이것을 extended scale이라 부른다. 직역하면 "확대 스케일")에 포함되어 있고, 동시에 표준적 ADL의 바깥쪽에 있는 여러 활동을 "주변 활동"(extra activities)이라 이름 붙이고 있다. 이것에는 Lawton 등의 IADL과 같은 종류의 항목 이외에 정원일, 자동차의 운전, 취업, 취미, 독서, 편지를 쓰는 등이 포함된다. Lawton 등의 스케일은 고령자를 대상으로 하고 있었으므로 활동의 종목이 약간 좁게 잘라져 있었을 것이다.

이 밖에 사회활동 또는 사회적 통합의 관점을 추가하는 입장도 나타났다. 이것은 신체활동에 주된 관심을 기울여온 재활관계자들로부터 자칫하면 간과되어온 부분이다.

예컨대, Whiteneck 등의 질문지 "CHART"는 ADL과 그 주변으로 확대되는 광범위한 활동영역을 다루고 있으나, 그 안의 "사회적 통합(social integration)"이라 이름붙인 큰 항목의 아래에는 친척, 직장동료나 반상회 사람들, 친구, 지인, 모르는 사람과의 교제의 빈도에 관한 질문이 포함되어 있다[9, 10]. 또한, Willer 등의 "지역사회 통합에 관한 질문지"(Community Integration Questionnaire)[11, 12]는 내용을 사회적 측면의 내용으로만 한정한 질문지이다. 이것에는 "가정 내 통합"(home integration), "사회적 통합"(social integration), "생산 활동에의 통합"(integration into productive activities)이라는 3개의 큰 항목이 설정되어 있어, 가정 내의 역할에 참여하는 상황이나 쇼핑·오락·사교를 위한 외출 행동, 취업·취학·자원봉사활동에 참여하는 상황을 묻도록 되어 있다.

주2) 일본재활의학회 평가기준위원회의 당시의 위원장을 지낸 이마다는 후에 이 "생활관련 동작"에 대해서 Activities Parallel to Daily Living(APDL)" 이라는 영어명칭을 부여하였다[13].

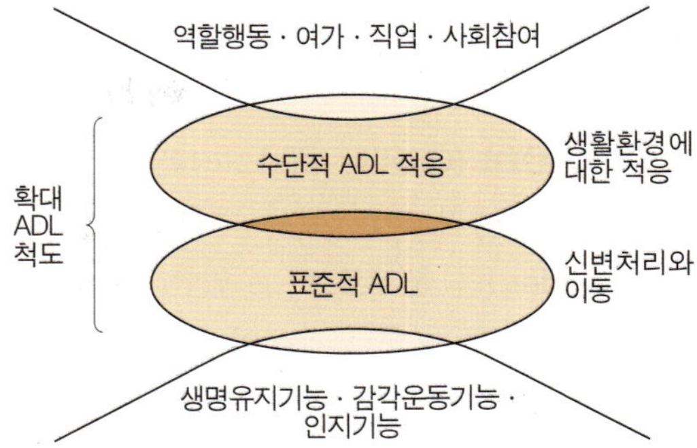

그림 1-1. 호소카와의 확대 ADL 척도의 구성요소 및 다른 기능이나 활동과의 연관성
(細川 徹: ADL 척도의 재검토—IADL과의 통합. 재활의학, 31: 326-333, 1994에서 허가를 받아 전재)

호소카와[14]는 ADL의 상위의 활동으로써 공통성이 높은 것 즉, 교통기관의 이용, 일용품의 쇼핑, 식사의 준비(요리), 청소나 세탁 등의 가사, 가정용 기구의 손질이나 정원일, 전화의 사용, 금전의 출납, 약의 복용 등이 수단적 ADL을 구성한다고 생각한다. 표준적 ADL의 평가점수와 수단적 ADL의 평가점수를 심리계측학적 타당성을 갖도록 연결한 것이 "확대 ADL 척도"이다(**그림 1-1**). 여기서는 "역할행동·여가·직업·사회참여"는 확대 ADL의 더 가쪽에 자리매김이 된다. "공통성"을 단서로 한 이러한 개념정리의 방법은 어떤 종류의 설득력을 갖고 있으나, 일반적으로는 Barer 등[8]에서 볼 수 있는 것처럼 느슨한 총괄 방법을 하는 경우가 많다.

III ADL과 QOL

ADL과 QOL(Quality of Life)은 기본적으로 다른 개념이라 해도 된다. ADL이 사람의 기능(function)을 문제로 하고 있는 것에 반해서, QOL은 문자 그대로 인생의 질이라는 가치를 문제로 하고 있기 때문이다.

그러나 인생의 질이라는 추상적 개념을 설명하려면 생활의 구체적 측면을 고려해야 한다. Dijkers[15]는 QOL의 문헌은 과거 20년 동안에 폭발적으로 증가하였으나, QOL의 정의나 평가의 방법에 대해서는 의견의 일치가 없었다고 한다. 또한 발표된 QOL 평가방법의 대부분은 기능(function)이나 건강상태(health status)의 평가방법을 약간 확장한 것에 지나지 않는다고 지적하고 있다.

여기서는 수많은 QOL 평가방법 중에서부터 WHO(World Health Organization)의 QOL 스케일이 무엇을 평가의 대상으로 하고 있는지 알아보자.

이 스케일은 각자의 주관적 회답을 요구하는 100개의 질문으로 구성되어 있으나 총괄적 질문 이외는 6개의 영역(domain)으로 대별된다.[16] 그 6개의 영역이란, ① 신체적 건강, ② 심리적 상태, ③ 자립의 수준, ④ 대인관계, ⑤ 환경, ⑥ 개인적 신조이다. 그리고 이 중의 ③ 자립의 수준이 재활에서 말하는 ADL과 대략 일치한다. 이 ③에 포함되는 질문은 이동에 관한 것 4개 문항, 일상생활활동에 관한 것 4개 문항, 약과 치료의 의존에 관한 것 4개 문항, 취업능력에 관한 것 4개 문항이다. 질문의 형식은 능력(당신은 매일의 정해진 활동을 어느 정도 실행할 수 있습니까?), 사실관련(당신은 매일의 정해진 활동을 하는 데에 어느 정도 어려움이 있습니까?) 이외에 당사자의 심정(당신은 자기의 일상 활동을 시행하는 능력에 어느 정도 만족하고 있습니까?)을 묻는 것으로 되어있다.

니시모리와 후쿠하라[17]은 QOL과 ADL의 결정적 차이는 전자에 환자의 관점이 들어가는 것이라 언급하고 있는데 이것은 전적으로 정당한 지적이라 생각한다. 재활관계자로서 ADL은 당초부터 기능표현의 하나의 형태였다. "할 수 있는 ADL"이건, "하고 있는 ADL"이건, 평가에 즈음하여 제3자의 관점을 사용해온 것은 이 때문이다. ADL은 재활의학에 그 기반을 갖는 것에 반해서 QOL은 노년학이나 보건정책 연구에 기반을 갖는다는 견해도 가능하다.

즉, ADL은 QOL의 구성요소의 하나이기는 하지만, ADL이라는 개념이 확장된 앞에 QOL이 있는 것은 아니다. 그러나 개인의 생활을 가장 중요한 사항이라 간주한다는 기본자세에서 양자는 공통점이 있다. 오늘날에는 ADL도 QOL도 재활의 중요한 목표개념으로 되어있다.

IV ICDH(국제장애분류) 및 ICF(국제생활기능분류)와 ADL

ICIDH(International Classification of Impairments, Disabilities, and Handicaps: 국제장애분류)는 1980년에, ICF(International Classification of Functioning, Disabilities and Handicaps: 국제생활기능분류)는 2001년에 WHO에 의해서 발표되었다. 전자의 개정판이 후자이고 현재는 ICF만이 사용되고 있다. 이들은 모두 질병의 결과 또는 건강상태에 대한 개념의 틀과 분류, 그리고 표기방법을 나타내는 것이지만, 주된 목적은 이들을 다루는 많은 종류의 학술분야에 대해서 통일적인 공통 언어를 제공하는 데에 있다. 많은 종류의 학술분야란 보건통계, 보건정책 연구, 재활 등의 분야이다.

ICIDH는 질병의 결과(귀결)에 대한 개념의 틀과 분류와 표시방법을 제시하고 있었다. 거기서는 질병의 결과에는 형태 · 기능장애(impairment), 능력저하(disability), 사회적 불이익(handicap)의 3종류가 있다는 견해가 제시되고 이들의 사이에는 질병(disease)→기능장애(impairment)→능력저하(disability)→사회적 불이익(handicap)이라는 일련의 연속성(sequence)이 존재한다는 모델이 제시되어 있었다[18]. 이 사고에 비추어보면, 재활에서 말하는 ADL은 능력저하(disability)에 관계되는 개념이다[19]. 역할활동이나 취업에 관한 관심은 사회적 불이익(handicap)에 관계되는 개념이라는 것이 된다.

ICF에서는 건강상태 및 건강관련 상태의 구성요소라는 테마가 다루어지게 되었다. 즉, ICIDH에서는 질병의 결과라는 마이너스의 측면이 다루어지고 있었던 것에 반해서, ICF에서는 완전히 바뀌어 건강이라는 플러스의 측면이 다루어지게 된 것이다. 그러므로 질병을 기점으로 하여 장애나 불이익이 일어난다는 일련의 연속성 모델(sequence model)은 자취를 감추고 건강은 무엇에 의해서 구성되는가라는 개념 모델이 떠오르게 되었다. ICF에서는 건강상태 또는 그 몸 상태의 비정상은 "생활기능과 장애"(functioning and disability)와 "배경인자"(contextual factors)라는 2개의 부문으로 나눌 수 있다고 간주하고 있다. 그리고 전자의 "생활기능과 장애"의 구성요소에는, a)심신기능 · 신체구조(body functions and structures), b)활동(activity)과 참여(participation)라는 두 그룹의 구성요소가 있고, 또한 후자의 "배경인자"에는

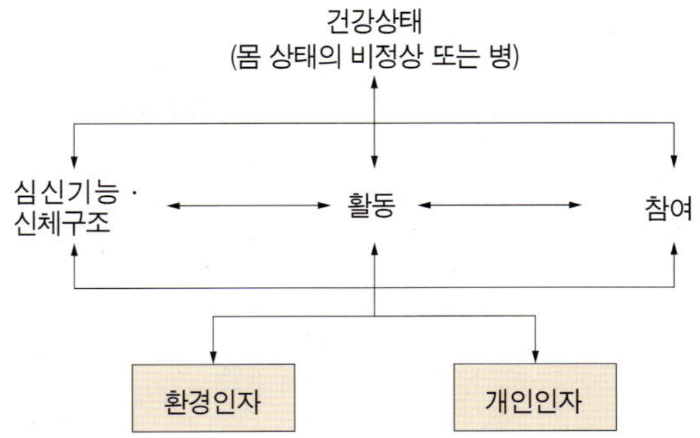

그림 1-2. ICF의 구성요소 사이의 상호작용

[후생노동성 사회 · 원호국 장애보건복지부: 국제생활기능분류—국제장애분류 개정판(ICF). 후생노동성 사회 · 원호국 장애복건복지부, 2002(원서: 2001)의 p.17에서 허가를 받아 전재]

c)환경인자 및 d)개인인자라는 두 그룹의 구성요소가 있어 서로 연관성을 갖고 있다고 생각한다(**그림 1-2**)[20]. 이들의 구성요소에는 다시 3층의 하위분류가 있고, 각각이 일정한 규칙에 따라서 부호화되어 있다. 그리고 구성요소 "활동과 참여"(activities and participation)의 자세한 조목 안에 이제까지 재활관계자가 다루어 온 ADL과 IADL에 상당하는 사항이나 취업 · 취학에 관한 사항, 공동체 생활(community life)에 관한 사항이 들어가 있다.

ICF는 원래 건강상태를 기술하는 도구로써 만들어져 있으므로 이들 분류의 자세한 조목을 나타내는 수치 코드에 상태를 나타내는 수치 코드("어려움이 없음" "약간의 어려움이 있음" 등을 나타내는 코드)를 조합하면 ADL이나 IADL 또는 기타의 주변사항의 상태를 각자에 대해서 기술하는 것이 가능하다.

그러나 재활 분야에서는 환자 또는 클라이언트의 임상기록을 만드는 데에 ICF 코드를 사용하고 있는 예를 별로 듣지 못한다. 적어도 신체장애계통 재활(중추신경장애를 포함)에서는 그

러하다. 이것은 ICF와 같은 전방위적 만전을 기하여 만들어진 표기방법보다도 그 분야가 오랜 시간을 들여서 독자적으로 발전시켜온 표기방법이 임상실행에는 적합하기 때문일 것이다. 재활 분야에서 본 ICF의 의미는 ICF가 제시한 "건강상태"의 개념구조에 있다.

이미 언급한 것처럼 ADL이라는 개념은 재활의학의 최초시기에서 장애인의 기능을 파악하는 중요한 관점의 하나로써 등장하였다. 하지만 그 후, 재활관계자의 관심은 표준적 ADL에서부터 IADL로, 나아가서는 사회적 통합으로 크게 확대되었다. 이와 함께 적어도 영어권에서는 이들 모두를 포괄하는 말로서 "functional status"(기능상태)라는 말을 사용하는 일이 증가하고 있다[21]. 오늘날 가장 보급되어 있는 ADL 평가방법의 하나인 FIM(Functional Independence Measure: 기능적 자립도 평가)의 개발이 시작된 것은 1983년의 일이지만[22], 이미 그 이름은 ADL 평가가 아니라 "기능적 자립도의 측정"이라는 것에 주의해야 한다.

그리고 이러한 흐름과는 별개로 보건정책 연구의 분야에서 1970년대쯤부터 health status assessment(건강상태 평가)라는 이름의 조사표(질문지)가 많이 개발되었다[19]. 이들은 의료보험의 입안이나 의료 서비스 · 프로그램의 평가를 위해 필요한 것이다. 주의해서 보면 보건정책 연구가 다루어온 건강상태 평가와 재활분야가 다루어온 기능상태 측정은 상당히 유사한 영역을 다루고 있었다. 두 가지 모두 결국은 건강이 훼손된 경우의 문제를 다루고 있다는 것을 생각하면 그것은 당연한 결과이다.

ICF는 이러한 경위를 받아들여 양자의 가교역할을 하고 있는 것처럼 생각된다.

V 요약

ADL은 재활영역에서 자라온 개념이다. 실제로는 좁은 의미의 ADL과 넓은 의미의 ADL이 있다. 좁은 의미의 ADL은 입원환자의 생활을 전제로 하고 있고 셀프케어나 이동에 관계되는 활동을 주된 내용으로 하고 있다. 이것을 여기서는 표준적 ADL이라 불렀다. 넓은 의미의 ADL은 지역사회 생활자의 생활을 전제로 하고 있고 가정 내 활동이나 지역사회 내 활동을 주된 내용으로 하고 있다. 이것을 여기서는 광역 ADL이라 불렀다. 취업이나 사교활동을 광역 ADL에 포함시키는지 아닌지는 학자 사이에서 견해의 차이가 있으나, 모두를 포함하는 일이 많다. 또한 광역 ADL 등이라고는 말하지 않고 function 또는 functional status와 같은 총칭을 사용하는 경우도 증가하고 있다.

한편, 재활 이외의 영역에서도 건강에 대한 관심이 높아져 건강관련 QOL의 측정을 시행하게 되었다. 재활과 건강정책 연구영역은 서로 별개의 길을 걸어왔으나 모두 사람들의 생활과 건강에 관련되고 있는 관계 때문에 눈에 띄지 않는 곳에서 간접적인 영향을 서로 미치고 있다. WHO의 ICIDH나 ICF는 복수영역의 관계자에게 개념모델과 공통어를 제시하는 것에 의해서 전체의 조화와 통일을 도모하는 역할을 수행하고 있다.

■ 문헌

1) 上田 敏：日常生活動作を再考する— QOL 向上のための ADL を目指して. 総合リハ, 19 : 69-74, 1991
2) Sokolow J, Silson JE, Taylor EJ, Anderson ET, Rusk HA : Functional approach to disability evaluation : preliminary report. J Am Med Assoc, 167 : 1575-1584, 1958
3) Lawton EB : Activities of daily living for physical rehabilitation. McGraw-Hill, 1963

4) Rusk HA(小池文英監訳)：リハビリテーション医学．医歯薬出版，1966(原書： 1964)
5) Donaldson SW, Wagner CC, Gresham GG : A unified ADL evaluation form. Arch Phys Med Rehabil, 54 : 175-180, 1973
6) Lawton MP, Brody EM : Assessment of older people ; self-maintaining and instrumental activities of daily living. Gerontologist, 9 : 179-186, 1969
7) 日本リハビリテーション医学会評価基準委員会：ADL 評価について．リハ医学，13 ： 315，1976
8) Barer D, Nouri F : Measurement of activities of daily living(Symposium on measurement). Clin Rehabil, 3 : 179-187, 1989
9) 熊本圭吾，岩谷 力，飛松好子，熊野宏昭，園田啓示，外里冨佐江： CHART 日本語版の作成．総合リハ，30 ： 249-256，2002
10) Whiteneck GG, Charlifue SW, Gerhart KA, Overholser JD, Richardson GN : Quantifying handicap : a new measure of long-term rehabilitation outcomes. Arch Phys Med Rehabil, 73 : 519-526, 1992
11) Willer B, Rosenthal M, Kreutzer JS, Gordon WA, Rempel R : Assessment of community integration following rehabilitation for traumatic brain injury. J Head Trauma Rehabil, 8 : 75-87, 1993
12) Willer B, Ottenbacher KJ, Coad ML : The community integration questionnaire. A comparative examination. Am J Phys Med Rehabil, 73 : 103-111, 1994
13) 今田 拓：日常生活動作とその周辺領域．総合リハ，19 ： 1177-1184，1991
14) 細川 徹： ADL 尺度の再検討— IADL との統合．リハ医学，31 ： 326-333，1994
15) Dijkers MP : Individualization in quality of life measurement : instruments and approaches. Arch Phys Med Rehabil, 84(4 Suppl 2) : S3-14, 2003
16) McDowell I : Measuring health. A guide to rating scales and questionnaires, 3rd ed. Oxford Univ Press, 2006
17) 西森美奈，福原俊一：リハビリテーションにおける QOL —概念と評価．総合リハ，29 ： 691-697，2001
18) 厚生省大臣官房統計情報部編：WHO 国際障害分類試案(仮訳)．厚生統計協会，1985(原書： 1980)
19) Johnston MV, Hall KM : Outcomes evaluation in TBI Rehabilitation. Part I : overview and system principles. Arch Phys Med Rehabil, 75(12 Spec No) : SC1-9 ; discussion SC27-28, 1994
20) 厚生労働省社会・援護局障害保健福祉部：国際生活機能分類—国際障害分類改訂版(ICF)．厚生労働省社会・援護局障害保健福祉部，2002(原書： 2001)
21) Keith RA : Functional status and health status. Arch Phys Med Rehabil, 75 : 478-483, 1994
22) 道免和久，千野直一，才藤栄一，木村彰男：機能的自立度評価法(FIM)．総合リハ，18 ： 627-629，1990

2 ADL의 평가

ADL(Activities of Daily Living: 일상생활활동)의 평가방법은 오늘날 거의 정해진 형태로 되어있는 것처럼 보인다. 그러나 여기까지 오는 데에는 시행착오의 역사가 있었다. 그리고 지금도 역시 다양한 과제를 안고 있다. 이 장에서는 ADL 평가는 어떠한 변천을 거쳐 왔는가? 현재 가장 보급되고 있는 평가방법은 무엇인가? 향후의 과제는 무엇인가를 언급한다.

I 최초시기의 ADL 평가

ADL에 의해서 환자의 기능상태를 밝힌다는 사고방법은 1950년대의 재활의학의 제창자들이 자기들에게 고유의 사고방법으로서 강조한 것이었다[총론 1 "일상생활활동(ADL)의 개념과 그 범위"(2페이지)참조].

이 시대의 ADL 평가서식의 예를 "뉴욕대학 의료센터 ADL 검사표"에서 볼 수 있다(**표 2-1**: 10~14페이지). 이것은 Lawton의 저서 "신체적 재활을 위한 ADL"[1]이나 Rusk의 저서 "재활의학"[2]에 수록되고, 그 후 무수히 만들어진 ADL 평가방법의 원형으로 되었다고 볼 수 있는 평가방법이다.

이 평가방법의 특징은 무엇인가.

그 첫째는 그것은 "검사"라고 이름이 붙여져 있다는 것이다. 즉, 그것은 환자의 기능을 조사하기 위한 도구였다. 열거되어 있는 동작은 검사과제와 같다. 환자에게 그것을 실제로 하게 하고 그 성적을 검사자가 자기의 눈으로 확인한다는 것이 암묵적인 전제로 되어있었다.

둘째는 성적 평정에 "혼자의 힘으로 할 수 있다(✓)" "감시를 필요로 하다(S)" "보조를 필요로 하다(A)" "신체 운반(lifting)을 필요로 하다(L)" "동작의 적응 없음(X)"이라는 5종의 명의척도를 사용하고 있었던 것이다. 오늘날 재활관계자가 빈번하게 말을 꺼내는 "감시를 요함" "보조를 요함" 등의 말의 뿌리는 아마도 여기에 있다. "신체 운반(lifting)"을 필요로 한다"는 말은 현재는 별로 사용되고 있지 않지만 세면장에는 자력으로 갈 수 없으므로 몸을 운반해 받아야 한다. 라는 경우를 가리키고 있었다고 생각된다.

셋째는 침대 위의 동작, 휠체어의 동작 등의 동작군 중에 상당히 다수의 동작과제가 채워 넣어져 있었다는 것이다. 침대동작 7종, 휠체어동작 20종, 신변의 동작(위생 · 식사 · 착탈의) 23종, 손의 동작 9종, 보행 3종, 기거동작 19종, 오르내리기 · 외출동작 8종이 열거되어 있었다. 이것은 환자의 일상 활동의 자립성을 가능한 한 많이 조사하려고 생각하고 있었기 때문이라 생각된다. 검사에 사용되는 설비나 가구 · 용구의 사양은 특별히 지정되어 있지 않았다.

이상을 바라보면 이 ADL 검사방법은 개개의 환자의 기능상태의 파악이라는 매우 기본적인 임상적 필요에 직면하고 있었던 것을 알 수 있다.

표 2-1 Lawton(1963) 또는 Rusk (1964)에 의한 뉴욕대학 의료센터의 ADL 평가서식

INSTITUTE OF PHYSICAL MEDICINE AND REHABILITATION

뉴욕대학 의료센터

ADL 검사표

초회 검사연월일 ____________ 입원, 외래

환 자 명 ____________ 연령 ________ 병실번호 ________ 담당의사 ____________

주 소 ______________________________ 직업 ____________

발병월일 ____________ 상해부위 ____________ 이완성, 경직성

입원월일 ____________

장 애 ______________________________

원 인 ______________________________

욕 창 ______________________________

수 술 ______________________________

기록방법

평가기호

- ✓ 혼자의 힘으로 할 수 있다.
- S 감시를 필요로 한다.
- A 보조를 필요로 한다.
- L 신체운반을 필요로 한다.
- X 동작의 적응 없음

1. 초회 검사(청색연필) :
   평가기호를 G/1란에 적어 넣고, I 란에 검사자의 머리문자를 기입한다. 최초의 검사 연월일은 이 페이지의 가장 위에 기입.
2. 경과기록(적색연필):
   G/2란에 평가기호, I 란에 검사자의 머리문자를 기입한다.
   날짜 란에 검사연월일을 기입.

하나의 동작에 방법이나 상세항목이 몇 개나 있을 때는 해당되는 것을 ○표한다.

침대 위의 동작

	G/1	G/2	날짜	I
침대 안에서 이동하다: 누운 자세, 앉은 자세				
몸 구르기: 좌, 우				
배를 깔고 엎드리다				
베개, 담요를 고치다				
일어나 앉다				
나이트 테이블 위의 물건에 손이 다다르다				
신호용 라이트를 조작하다				

(계속)

표 2-1 (계속)

휠체어 동작

	G/1	G/2	날짜	I
진행하다: 앞쪽방향, 뒤쪽방향, 방향을 바꾸다 (돌다)				
도어를 열다, 지나가다, 닫다				
언덕길을 오르다, 내려오다				
침대에서부터 휠체어로				
휠체어에서부터 침대로				
휠체어에서부터 등받이가 있는 똑바른 의자로				
위와 같은 의자에서부터 휠체어로				
휠체어에서부터 안락의자, 긴 의자로				
안락의자, 긴 의자에서부터 휠체어로				
휠체어에서부터 변기로 (높은 변기, 보통의 변기)				
휠체어에서부터 변기로				
의복의 다루기				
휠체어에서부터 욕조로				
욕조에서부터 휠체어로				
휠체어에서부터 샤워기로 (샤워의자 또는 욕조)				
샤워기에서부터 휠체어로				

외출 :	G1	G/2	날짜	I
휠체어에서부터 자동차로 경계석 위에서				
자동차에서부터 휠체어로 경계석 위에서				
휠체어에서부터 자동차로 경계석이 없는 곳에서				
자동차에서부터 휠체어로 경계석이 없는 곳에서				
휠체어를 자동차에 넣다 가로에서				

신변의 동작

위생(세수동작)	G/1	G/2	날짜	I
머리를 빗으로 빗다, 브러시로 빗다				
이빨을 닦다				
수염을 깎다 (전기면도기, 안전면도기), 화장하다				
수도꼭지 틀다				
손과 얼굴을 씻고 닦다				
몸을 씻고 닦다				
목욕하다 (휠체어, 걸어서)				
샤워를 하다 (휠체어, 걸어서)				
요강, 삽입식 변기를 사용하다				

식사의 동작	G1	G/2	날짜	I
스푼으로 먹다				
포크로 먹다				
고기를 나이프로 썰다				
빨대, 컵, 유리컵을 사용하다				

착탈의 동작	G1	G/2	날짜	I
언더셔츠, 브래지어				
쇼츠, 팬티				
머리부터 씌워서 입는 옷				
셔츠, 블라우스				
바지, 드레스				
넥타이, 나비넥타이				
짧은 양말, 긴 양말				
신발 (끈 달린 것, 버클이 있는 것, 슬립 온 식)				
코트, 재킷				
장구, 의지, 코르셋				

(계속)

표 2-1 (계속)

손을 사용하는 여러 가지 동작	G/1	G/2	날짜	I
이름과 주소를 적다				
다루기: 시계				
성냥 또는 라이터				
담배				
책, 신문				
손수건				
전등: 쇠사슬, 스위치, 놉				
전화: 수화기, 다이얼, 동전				
지갑: 동전, 지폐				

오르내리기와 외출의 동작	G/1	G/2	날짜	I
계단을 오르다 (난간 부착, 난간 없음)				
계단을 내려오다 (난간 부착, 난간 없음)				
자동차, 택시에 타다 · 내리다				
거리의 한 블록의 왕복				
인도를 내려가기, 도로의 횡단, 인도로 올라가다				
버스에 타다				
좌석에 걸터앉다, 일어서다				
버스를 내리다				

일어서는 동작과 앉는 동작	G/1	G/2	날짜	I
휠체어에서부터 일어서다				
휠체어에 걸터앉다				
침대에서부터 일어서다				
침대에 걸터앉다				
등받이가 있는 똑바른 의자에서부터 일어서다				
위와 같은 의자에 걸터앉다				
테이블에 있는 위와 같은 의자에서부터 일어서다				
테이블에 있는 위와 같은 의자에 걸터앉다				
안락의자에서부터 일어서다				
안락의자에 걸터앉다				
긴 의자에서부터 일어서다				
긴 의자에 걸터앉다				
변기에서부터 일어서다				
변기에 걸터앉다				
의복의 다루기				
자동차에 타다 (경계석 위에서부터, 경계석을 넘어서)				
자동차에서부터 내리다				
바닥에 웅크리고 앉다				
바닥에서부터 일어서다				

(계속)

표 2-1 (계속)

걷는 동작

	G/1	G/2	날짜	I
도어를 열다, 빠져 나가다, 닫다				
밖을 걷다				
들어 나르다				

주거의 상황

해당사항을 기입한 다음의 여백에 필요하다면 개수를 위한 주의사항이나 권고사항을 덧붙여 써넣는다. 특수 예에서는 설계도를 적는 것이 좋다.

소재지: 시가지 ________ 교외 ________ 시골

아파트: 층 ________ 방의 수 ________ 엘리베이터 있음 (셀프 서비스) 없음 ____

걸어서 오르다 ________

단독 주택: 층수 ________ 방의 수 ________ 엘리베이터 있음 (셀프 서비스) 없음 ____

입구: 도어 ________ 층계의 수 ________ 난간: 좌, 우, 없음, 비탈(slope) ____

단독 주택의 경우, 다음의 방은 몇 층에 있는가 : 침실 ____ 거실 ____ 부엌 ____ 욕실 ____

욕실: 도어: 폭 ____ 욕조 ____ 욕조 위에 있는 샤워기 ____ 스툴 샤워기 ____

불확실한 사항 (기술) : ________

입수가 불가능한 정보 (기술) : ________

용구

세로의 칸1 - 최초의 개요를 청색으로 기입: 세로의 칸2 - 최종의 개요를 적색으로 기입

휠체어	1	2		1	2
8인치의 앞바퀴			발판: 떼어낼 수 있다		
차바퀴: 놉 부착, 테이프를 감음			조절할 수 있다		
공기입 타이어			고정식		
쿠션: 좌석, 등받이			팔걸이: 떼어낼 수 있다		
판 : 좌석, 등받이			책상을 맞춰 넣을 수 있다		
등받이: 스냅으로 고정			고정식		
기울일 수 있다			브레이크 높여 있다		

장구	1	2	지팡이	1	2	보행	1	2	보조구	1	2
단하지장구			목발			작게 휘두르는 보행					
양쪽			Lofstrand crutch			크게 휘두르는 보행					
장하지장구			지팡이			4점식					
양쪽			없음			기타					
골반띠			기타			편마비					
척추고정장구											

최초의 종합 ________

(계속)

표 2-1 (계속)

퇴원 때의 종합

권고 (해당되는 것을 ○으로 에워쌈)

환자는 자립하여 있다.

환자는 (감시, 보조, 신체운반)을 필요로 한다.

환자는 휠체어를 (항상, 부분적으로) 사용.

환자는 (완전히, 부분적으로) 보행이 가능하다.

내용능력과 속도

내용능력:

휠체어의 운전	거 리	______	시 간	______
보행	거 리	______	시 간	______
계단을 오르다	층계의 수	______	시 간	______

속도

휠체어의 운전	60피트에 소요되는 시간 ______
보행	60피트에 소요되는 시간 ______
계단	층계 10단에 소요되는 시간 ______

동작

G칸에 다음의 평가를 적어 넣는다.: √ 자립: S 감시: A 보조: L 신체운반

T칸에는 시간을 기입한다 (적색연필).

	G	T
아침의 준비 ______ 종합판정 ______		
세수: 휠체어에서부터		
선 자세에서		
옷 갈아입기 전부		
식사: 아침식사		
점심식사		
집에서 나오다: 계단, 비탈길, 현관, 종합판정		
통근: 자가용차 (수동식), 택시, 종합판정		
자동차: 휠체어에서부터 (휠체어를 자동차 안에 넣는 것을 포함)		
선 자세에서부터		
버스: 정거장까지 걷다, 도로횡단		

기입 ______ 년 월 일 기입자 성명 ______

[Rusk HA(小池文英 감역) 재활의학, p24~31, 医歯薬出版 1996에 따름]

II 표준적 ADL의 성립까지

1 지수화에의 지향

앞에서 언급한 뉴욕대학 방식과 유사한 ADL 평가방법은 그 후 무수히 만들어졌다. 한 때는 재활병원의 수와 같은 수의 ADL 평가방법이 있었다고 해도 지나친 말이 아니다. 그러나 동시에 단순히 개개의 환자의 기능상태를 기록하는 것만이 아니라, 같은 환자의 상이한 시점에서의 상태를 비교하거나 특정 환자 그룹의 기능수준을 나타낼 수 있는 평가방법을 추구하게 되었다. 동작과제마다 성적을 수치화함과 동시에 종합득점 또는 종합지수를 구하는 것의 지향이 이와 같이 하여 탄생하였다. 그 중에서 비교적 잘 알려진 것을 다음에 열거한다.

Barthel Index(바텔 지수: BI)

이 평가방법은 Mahoney와 Barthel[3]에 의해서 발표되었다. Mahoney는 의사이고 Barthel은 물리치료사이다. 그들에 의한 평가법은 **표 2-2**와 같이 10개 항목의 평정으로 구성되어 있었다. 평정자는 각각의 항목에 대해서 환자의 능력이 "자립" "보조를 요함"의 어느 것인가, 또는 그 어느 것도 아닌가를 판정한다. 어느 경우에 몇 점을 주는지가 결정되어 있으므로 해당되는 득점을 선정하고 마지막으로 그것들을 가산하여 지수를 얻는다. 같은 "자립"이더라도 항목에 따라 득점의 비중이 다른 것은 지원하는 양과 시간을 고려하여 경험적으로 결정하였기 때문이다. 최고득점은 100이다.

이 평가방법으로 평정되는 것은 환자의 능력(ability)이다. 즉, "할 수 있는 ADL"이 대상이 된다. 득점을 주는 방법은 상세하게 결정되어 있고(**표 2-3**), 이 결정을 준수한다면 어느 직종에서도 정확히 이 검사를 실행할 수 있다고 하였다.

그들은 이 평가방법에 의해서 재활에서의 기능개선의 정도나 템포를 측정하는 것을 의도하고 있었다. 얼마 동안 치료를 시행하여도 이 지수에 변화가 없다면, 재활의 잠재능력이 없는 것이다 라고 하고 있다. "자립"에 대해서는 명확한 정의가 있고, 가령 도와주지 않아도 누군가는 거기에 있어줄 필요가 있다. 이것은 자립은 아니라고 하고 있다. 이 평가방법에서는 동작 이외의 과제 즉, 배변조절, 배설조절의 문제가 등장하고 상당한 비중이 주어지고 있다. 이것은 그들의 평가대상이 만성기 환자이고, 따라서 신경 · 근육질환, 근육 · 골격질환 어느 것의 환자에게도 대응할 수 있도록 할 필요가 있었기 때문이라고 생각된다.

Barthel Index는 그 간결성이 호평을 받아 매우 잘 보급된 평가방법의 하나가 되었다. 오늘날에도 흔히 사용되고 있는 평가방법의 하나이다[4-6].

BI에 대해서는 다른 연구자에 의한 수정법이 몇 가지 있다는 것에 주목하기 바란다. Granger 등은 1979년에서부터 1989년 정도의 동안에 많은 Barthel Index 수정법을 사용한 연구를 발표하고 있으나, 그 중에서부터 1981년의 15개 항목판을 여기에 열거한다〔**표 2-4**. 다만 McDowell[5]의 인용에 따른다〕. 이 경우는 착탈의나 옮겨타기에 관한 항목이 분할된 데다가 장구장착에 관한 항목이 추가되었으므로 전체의 항목이 15개로 증가하여 있다. 결과적으로 배점에도 변화가 있다. 영국에서는 Collin과 Wade에 의한 수정법이 있다고 한다〔McDowell[5]의 인용에 따른다〕. 항목 수는 원법과 같은 10개 항목이지만, 배점은 다르다. 주목해야 할 것은 이 지수를 환자로서 할 수 있었던 것(what a patient could do)의 기록이 아니라, 환자가 하

표 2-2 Barthel Index의 원법

	보조 있음	자립
1. 식사(음식물을 잘라서 주는 경우는 보조로 간주한다)	5	10
2. 휠체어에서부터 침대에의 이동 및 그 반대(침대 위에서 일어나기를 포함)	5~10	15
3. 몸 단정히 하기(세수, 머리 손질, 면도, 이 닦기)	0	5
4. 화장실에의 출입(의복을 다루기, 닦기, 물로 흘리는 것을 포함)	5	10
5. 몸 씻기	0	5
6. 평면보행` (보행이 불가능한 경우는 휠체어 조작) * 보행이 불가능한 경우만 채점	10 0*	15 5*
7. 계단 오르내리기	5	10
8. 착탈의(신발 끈을 매고 잠금쇠의 사용을 포함)	5	10
9. 배변조절	5	10
10. 배뇨조절	5	10

(Mahoney FI, Barthel DW: Functional evaluation: The Barthel Index. Maryland State Medical Journal, 14: 61-65, 1965에 따름)

고 있는 것(what a patient does)의 기록으로 해야 한다, 라는 것이다. 이 점은 명백히 원래 평가법과 다르다. 또한 평정에는 이용이 가능한 증거 중 가장 좋은 것을 사용하면 되고 환자, 친구/친척, 간호사 등을 정보 소스로서 해도 된다고 하고 있다. 더욱이 직접 관찰이나 상식적 판단은 중요하지만 반드시 필요하지는 않다고 하고 직전 24~48시간의 실제의 행위가 중요하다고 하고 있다.

Kenny Self-Care Evaluation(케니식 셀프케어 평가)

명칭 중의 Kenny는 Kenny Rehabilitation Institute(후에 Sister Kenny Institute)에 유래한다. 최초에 Shoening 등[7)]에 의해서 발표되었을 때는 침대, 옮겨타기, 이동, 착탈의, 위생(배뇨·배변 프로그램을 포함), 식사의 6개의 카테고리를 설정하고 각각의 카테고리의 아래에 2~5개의 "동작"을 두고 있었다[예: "침대"

표 2-3 Barthel Index(원래평가법)의 채점방법

1. 식사

10 = 자립. 손이 닿는 위치에 누군가가 먹을거리를 놓아주면, 쟁반 또는 식탁에서부터 식사를 하는 것을 자력으로 할 수 있다. 보조구가 필요한 경우는 그것을 자기가 장착할 수 있어야 하고, 자르거나 소금후추가루를 사용하거나, 버터를 바르는 것도 자기가 할 수 있어야 한다. 그들은 이것을 적절한 시간 이내에 완료해야 한다.

5 = 어떠한 보조가 필요(음식물을 자르다, 기타 위에서 언급한 사항에 관해서)

2. 휠체어서부터 침대에의 이동 및 그 반대

15 = 이 동작의 전체 과정에서 자립. 환자는 휠체어에서 안전하게 침대에 접근할 수 있고 양쪽의 브레이크를 걸고, 양쪽의 발판을 올리며, 안전하게 침대로 이동하고, 눕고, 일어나서 침대의 한쪽에 걸터앉으며, 필요하다면 안전하게 옮겨 타도록 휠체어의 위치를 바꾸고 휠체어에 되돌아갈 수 있어야 한다.

10 = 이 동작의 어느 것인가의 단계에서 어떠한 보조를 필요로 한다. 또는 하나 또는 그 이상의 부분에 관해서 주의를 환기하거나 안전을 위해 감시를 받거나 할 필요가 있다.

5 = 환자는 다른 사람의 도움을 빌리지 않고 앉은 자세까지 일어날 수는 있으나, 선 자세가 되는 데에 몸을 일으켜 받거나 옮겨 타는 데에 상당한 도움을 받거나 하는 것이 필요하다.

3. 몸 단정히 하기

5 = 양손과 얼굴을 씻고, 머리를 빗으며, 이빨을 닦고 그리고 수염을 깎을 수 있다. 어떠한 형태의 면도기를 사용해도 괜찮지만, 도움을 빌리지 않고 면도날을 바꿔 끼우고, 기타의 기구를 다룰 수 있어야 하

(계속)

표 2-3 (계속)

며, 또한 서랍이나 선반에서부터 그것을 꺼낼 수도 있어야 한다. 여성의 환자는 그 습관이 있다면 화장을 해야 하지만, 머리를 땋거나 헤어스타일을 단정히 할 필요는 없다.

4. 화장실에의 출입

10 = 화장실에의 출입, 옷 입기의 열고 잠그기, 옷이 더러워지지 않도록 하는 것, 휴지를 사용하는 것을 도움을 받지 않고 실행할 수 있다. 필요하다면 난간이나 고정된 가구를 붙잡아도 된다. 화장실이 아니라 마루 위의 변기를 사용하는 경우는 자기가 그것을 의자 위에 놓고, 비우고, 씻을 수 있어야 한다.

5 = 균형이 나빠 보조를 필요로 하거나 또는 옷의 다루기 또는 휴지의 사용에 대해서 보조를 필요로 한다.

5. 몸 씻기

5 = 목욕, 샤워, 깨끗이 닦기의 어느 것이든 괜찮지만, 다른 사람이 붙어 있는 일이 없이 필요한 동작의 전부를 자기가 할 수 있어야 한다.

6. 평면보행

15 = 보조 또는 감시 없이 적어도 50야드를 걸을 수 있다. 의지, 장구, 목발, 지팡이, 보행기(캐스터가 부착된 것을 제외)의 어느 것을 사용해도 괜찮다. 장구를 사용하는 경우는 잠금장치(lock)의 개폐를 할 수 있어야 하고 일어서기와 걸터앉기를 할 수 있어야 하며, 보조구를 사용한다면 필요할 때에 필요한 위치에 그것을 가지고와야 하고, 또한 걸터앉을 때는 그것을 치울 수 있어야 한다(장구의 장착은 착탈의의 항목에서 채점한다).

10 = 위의 어느 것인가에 관해서 감시 또는 보조를 필요로 하지만, 약간의 보조로 50야드 이상을 걸을 수 있다.

6. 휠체어 조작

5 = 보행은 할 수 없으나 휠체어를 자력으로 조작할 수 있다. 모서리를 돌거나 빙글 방향을 돌리거나, 테이블이나 침대나 화장실 등에 양호한 상태로 접근할 수 있거나 해야 한다. 적어도 50야드를 진행할 수 있어야 한다. 평면보행의 항목에서 채점한 경우는 이 항목을 채점하지 말 것.

7. 계단 오르내리기

10 = 감시 또는 보조가 없이 계단을 안전하게 오르고 또한 내려갈 수 있다. 필요하다면 난간을 붙잡아도 되고, 목발이나 지팡이를 사용해도 된다. 편도이고 목발이나 지팡이가 불필요한 경우는 자기가 그것을 선정할 수 있어야 한다.

5 = 위의 사항의 어느 것인가에 관해서 감시 또는 보조를 필요로 한다.

8. 착탈의

10 = 모든 의복에 대해서 입는 것, 벗는 것, 매는 것을 할 수 있고, 그리고 신발 끈(대체품을 사용할 필요가 없는 경우)을 맬 수 있다. 코르셋이나 장구가 처방되어 있는 경우는 이들의 착탈과 매는 것을 포함한다. 바지 멜빵, 로퍼 형의 신발, 완전히 앞이 트인 드레스 등 특별한 것이 필요한 경우는 그것을 사용해도 된다.

5 = 어느 것인가의 의복의 착탈 또는 잠금에 대해서 도움을 필요로 한다. 적어도 절반 이상은 자기가 해야 한다. 적절한 소요시간으로 이것을 완성시켜야 한다.

9. 배변조절

10 = 창자(intestine)의 조절이 가능하고 실패가 없다. 필요하다면 좌약을 사용하거나 관장기를 꺼낼 수 있다(배설훈련을 받은 척수손상 환자의 경우)

5 = 좌약을 사용하거나 관장기(enema apparatus)를 꺼내거나 하는 데에 도움을 필요로 한다. 또는 때때로 실패가 있다.

10. 배뇨조절

10 = 낮에도 밤에도 방광의 조절을 할 수 있다. 보조구와 봉지를 사용하고 있는 척수손상 환자의 경우는 자력으로 이들을 장착하거나 봉지를 비워서 씻을 수 있고 밤에도 낮에도 건조한 상태를 유지할 수 있어야 한다.

5 =때때로 실패가 있다. 또는 소변기를 갖다 줄 때까지, 또는 화장실에 갈 때까지 시간이 맞지 않는다. 또는 보조기에 대해서 도움을 필요로 한다.

(Mahoney FI, Barthel DW: Functional evaluation: The Barthel Index, Maryland State Medical Journal, 14: 61-65, 1965에 따름)

표 2-4 Fortinsky와 Granger(1981)에 의한 Barthel Index의 변법

자립		자립하지 못함		
I	II	III	IV	
문제없음	제한 있음	보조를 요함	불가	
10	5	0	0	컵으로 마시다/접시로 먹다
5	5	3	0	상반신을 입다
5	5	2	0	하반신을 입다
0	0	-2	0	장구나 의지를 장착하다
5	5	0	0	몸을 단정히 하다
4	4	0	0	깨끗이 닦기 또는 목욕
10	10	5	0	소변의 자제
10	10	5	0	대변의 자제
4	4	2	0	샅(회음) 케어/화장실에서의 몸차림을 갖춤
15	15	7	0	옮겨타기(의자)
6	5	3	0	옮겨타기(변기)
1	1	0	0	옮겨타기(욕조 또는 샤워기)
15	15	10	0	평지보행(50야드 이상)
10	10	5	0	계단 오르내리기(1층 높이 이상)
15	5	0	0	휠체어 이동(50야드 이상) – 보행불가의 경우만

(McDowell I: Measuring Health, A. Guide in Rating Scales and Questionnaires, 3rd edition. Oxford University Press, 2006에 따름)

의 카테고리 아래에 "침대 위에서 움직이다" "일어나서 앉은 자세가 되다"의 2개의 동작이 있다]. 이 "동작"의 각각에는 보조의 양의 많고 적음에 따라, 0(완전 의존)~4(자립)의 득점이 주어진다. 이어서 이 동작 득점의 카테고리 평균을 구한다. 카테고리 평균의 총합이 셀프케어 총득점이다.

Shoening 등은 그때까지 사용하고 있었던 전통적 ADL 평가방법이 너무나도 쓸데없이 길었기 때문에 완전하게는 실행되는 일이 없었다는 반성으로부터, 또한 재활의 예후 예측에 도움이 되는 것 같은 평가방법이 필요하다는 인식으로부터 이 새로운 평가방법을 만들었다. 더욱이 그들은 평가의 결과를 필요한 간병 양의 추정에 사용할 수 있으므로 병원운영의 자료로써도 도움이 된다고 언급하고 있다.

이 평가방법은 1973년에 수정되고 명칭도 the 시스터 케니식 셀프케어 평가(Sister Kenny Institute Self-Care Evaluation)으로 바뀌었다[5]. 기본은 바뀌지 않지만 "창자와 방광"을 독립시켰기 때문에 카테고리가 7개로 증가하였다. 각 "카테고리"의 아래에 몇 개의 "동작"을 배치하고 있는 것도 바뀌지 않지만, 이 "동작"의 아래에 다시 3~7개의 "작은 동작"을 배치한 것이 주된 변경점이다[예: "카테고리: 침대동작"의 아래에 있는 "동작: 침대 위에서 움직임"의 아래에는 "몸을 이동하다" "좌로 몸을 돌리다" "우로 몸을 돌리다" "엎드려 누운 자세까지 몸 구르기를 하다" "바로 누운 자세까지 몸 구르기를 하다"의 5개의 "작은 동작"이 있다]. 동작의 평점은 이들 "작은 동작"의 몇 개가 자립하여 있는가에 따라서 결정된다. 4는 모든 작은 동작이 자립하여 있는 경우이고, 0은 모든 작은 동작이 자립하지 못한 경우이다. 카테고리마다의 평균점수를 내는 일이나 평균점수의 총합을 셀프케어 총득점으로 하는 것은 초판과 다르지

표 2-5　시스터 케니식 셀프케어 평가의 총괄표

		셀프케어 득점						
카테고리	동작	동작 스코어	카테고리 소계	카테고리 득점	동작 스코어	카테고리 소계	카테고리 득점	동작 스코어
침대동작	침대 위에서 움직이다							
	일어나 앉은 자세가 되다		÷ 2 =	.		÷ 2 =	.	
옮겨타기	앉은 자세 옮겨타기							
	선 자세 옮겨타기							
	화장실 옮겨타기							
	목욕 옮겨타기		÷ 4 =	.		÷ 4 =	.	
이동	보행							
	계단							
	휠체어		÷ 3 =	.		÷ 3 =	.	
착탈의	상반신							
	하반신							
	발		÷ 3 =	.		÷ 3 =	.	
몸 단정히 하기	얼굴, 머리카락, 팔							
	몸통과 샅							
	두 다리		÷ 3 =	.		÷ 3 =	.	
방광과 창자	방광 프로그램							
	창자 프로그램							
	카테터 · 케어		÷ 2 =	.		÷ 2 =	.	
식사	식사		=	.0		=	.0	
셀프케어 총득점				.			.	

(MacDowell I: Measuring Health. A Guide to Rating Scales and Questionnaire, 3rd ed. Oxford University Press. 2006에 따름)

않다. 평정자는 환자의 행위를 자기의 눈으로 확인해야 한다고 하며 환자의 자기신고는 인정하지 않는다는 것이 명기되어 있다. 수정판의 마지막 총괄표를 표2-5에 열거한다(이것에는 "작은 동작"은 실려 있지 않다).

Katz ADL Index(Katz 의 ADL 지표)

정식명칭은 Index of ADL이지만 다른 것과의 혼동을 피하기 위해 Katz Index(Katz의 ADL 지표)라 해둔다. 1963년에 Katz 등에 의해서 발표되었다[8]. 지표에 계층성을 갖게 하고 있는 것이 이 방식의 특징이지만, 이러한 것의 타당성에 대해서 그 후도 몇 번인가 Katz 등에 의한 보고가 이루어지고 있다[9].

이 평가방법은 애초에는 뇌졸중이나 엉덩관절(고관절) 골절을 입은 고령의 만성기 환자를

표 2-6 Katz의 ADL 자립지표

1. ADL의 자립지표

ADL의 자립지표는 몸 씻기, 착탈의, 화장실 사용, 옮겨타기, 배설 자제, 식사에서의 기능의 자립 또는 의존의 평가에 기초하여 결정 한다. 기능적 자립과 의존의 정의는 아래와 같다.

A－식사, 배설 자제, 옮겨타기, 화장실 사용, 착탈의, 몸 씻기에 관해서 자립하고 있다.
B－위에서 언급한 기능의 하나를 제외한 모두에 자립하고 있다.
C－몸 씻기와 그 이외의 하나의 기능을 제외하고 자립하고 있다.
D－몸 씻기, 착탈의, 그 이외의 하나의 기능을 제외하고 자립하고 있다.
E－몸 씻기, 착탈의 , 화장실 사용, 그 이외의 하나를 제외하고 자립하고 있다.
F－몸 씻기, 착탈의 , 화장실 사용, 옮겨타기, 그 이외의 하나를 제외하고 자립하고 있다.
G－6개의 모든 기능에 관해서 다른 사람에게 의존하고 있다.
기타－적어도 2개 이상의 기능에 관해서 다른 사람에게 의존하고 있으나 C, D, E, F로 분류되지 않는 것.

자립이란 아래에 특기하는 경우를 제외하고 감독, 지시, 실제적 도움의 어느 것도 받지 않는 것을 가리킨다. 이것은 실제적 상황에 기초하여 결정하는 것이며 능력을 근거로 하지 않는다. 어떤 기능의 실행을 거부하는 환자는 가령 할 수 있는 것처럼 보여도 그 기능을 수행하고 있지 않다고 간주한다.

몸 씻기 (깨끗이 닦기, 샤워 또는 욕조 이용)
자립: 등(back) 또는 환부 쪽 팔다리 등 몸의 일부분의 씻기에 대해서만 보조를 받는다. 또는 몸 전체를 자기가 완전히 씻는다.
의존: 몸의 일부분 보다 많은 부분의 씻기에 대해서 보조를 받다: 욕조에의 출입에 관해서 보조를 받다: 또는 자기가 씻지 않는다.

착탈의
자립: 옷장이나 서랍에서부터 옷을 꺼내다: 의복, 외투, 장구를 입다; 잠금쇠를 다루다; 신발 끈을 매는 것은 제외.
의존: 자기가 입지 않는다. 또는 일부밖에 입지 않는다.

화장실 사용
자립: 화장실에 가다; 변기좌석에 걸터앉고 일어서다; 옷을 올리고 내리다; 닦다(야간에만 자기가 삽입식 변기를 사용하는 것은 괜찮다. 물리적인 지지의 이용 여부를 불문한다).
의존: 삽입식 변기 또는 코모드를 사용. 또는 화장실에의 이동과 화장실의 사용에 보조를 받다.

옮겨타기
자립: 침대에의 출입과 의자에의 출입을 자립하여 시행한다(물리적 지지의 사용여부를 불문한다).
의존: 침대에의 출입 및/또는 의자에의 출입에 관해서 보조를 받는; 1종 또는 그 이상의 옮겨타기를 자기가 시행하지 않는다.

배설 자제
자립: 배뇨·배변을 완전히 자기가 조절하고 있다.
의존: 배뇨 또는 배변에 대해서 부분적 또는 전면적 실금이 있다; 관장이나 카테터에 의한 부분적 또는 전면적 조절을 받고 있다. 또는 요강·삽입식 변기를 정기적으로 사용하고 있다.

식사
자립: 접시 또는 유사한 것 안의 음식물을 입에 넣다 (고기를 미리 잘라 두는 것이나 빵에 버터를 바르는 것 등의 준비는 평가의 대상으로 하지 않는다).
의존: 식사의 동작(위에서 언급)에 관해서 보조를 받다: 전혀 먹지 않다 또는 먹여준다.

(계속)

대상으로 개발되었다. 최대의 특징은 몸 씻기, 착탈의, 화장실 사용, 옮겨타기, 배설 자제, 식사라는 6개의 기본기능에 일정한 발달하는/나이가 드는 순서가 있다는 것을 상정하고, 이 순서서열이 어디에 있는가에 의해서 개인의 기능수준의 특징으로 대체하려고 한 점이다. 만일 6개의 모두에서 자립하여 있다면 지표 "A"를 주고, 6개 중의 1개가 자립하지 못하고 있다면 "B"를 주며, 몸을 씻기와 다른 하나가 자립하여 있지 못하면 "C"를 준다, 라는 방식으로 진행시키고 6개의 모두가 자립하여 있지 못하다면 "G"를 준다(**표 2-6**). 이 A～G가 즉 ADL의 자립지표이다.

Katz의 ADL 지표에서는 6개의 기능의 각각

표 2-6 (계속)

2. 평가용지

성명 ____________________ 평가 연월일 ____________________

아래의 기능영역마다 해당되는 것을 체크한다 ["보조" 란 감독, 지시 또는 개별적 보조를 가리킨다].

몸 씻기 – 깨끗이 닦기, 욕조 이용 또는 샤워

☐	☐	☐
보조를 받지 않는다 (욕조 이용의 경우는 자립하여 욕조에 출입한다).	몸의 일부분의 몸 씻기에 대해서만 보조를 받는다 (등 또는 한쪽 다리 등) .	몸의 2개부분 이상의 씻기에 대해서 보조를 받는다 (또는 씻지 않는다).

착탈의 – 옷장 또는 서랍에서부터 옷을 꺼내다 - 내의, 외투류, 잠금쇠 사용을 포함한다(장구 사용의 경우는 이것도 포함한다).

☐	☐	☐
보조를 받지 않고 옷을 꺼내고 완전히 옷을 입는다.	옷을 꺼내고 완전히 옷을 입지만 신발 끈을 매는 것만 보조를 받는다.	옷의 꺼내기 또는 옷의 입기에 보조를 받는다. 또는 일부의 옷 입기에 그치거나 전혀 옷을 입지 않는다.

화장실 사용 – 배설을 위해 "화장실" 에 가다: 닦기, 옷을 단정히 하다.

☐	☐	☐
보조를 받지 않고 "화장실" 에 가고, 닦고, 옷을 단정히 한다 (지팡이, 보행기, 휠체어 등의 물건이나 지지를 사용해도 된다. 자기가 야간에만 삽입식 변기나 코모드를 사용하고 다음날 아침에 자기가 뒤처리를 한다면 그것도 좋다).	"화장실" 에의 이동, 닦기, 배설 후의 옷을 단정히 하기의 어느 것인가에 보조를 받는다. 또는 야간의 삽입식 변기나 코모드의 사용에 보조를 받는다.	배설을 위해 "화장실" 이라는 이름의 방에 가는 일은 없다.

옮겨타기 –

☐	☐	☐
침대 및 의자에의 출입을 보조를 받지 않고 시행한다 (지팡이, 보행기 등의 물건이나 지지를 사용해도 된다).	침대 또는 의자에의 이동, 또는 거기서부터의 일어서기에 보조를 받는다.	침대의 밖으로 나가지 않는다.

배설 자제 –

☐	☐	☐
배뇨 및 창자의 움직임을 완전히 자기가 조절하고 있다.	때때로 실패가 있다.	감독을 받으면 소변을 멈추거나 배변을 조절하는 것이 쉬워진다: 카테터를 사용하고 있다. 또는 실금을 하고 있다.

식사 –

☐	☐	☐
보조를 받지 않고 자기가 식사를 한다.	고기를 썰거나 빵에 버터를 바르는 이외는 자기가 식사를 한다.	식사를 하는 데에 보조를 받는다. 또는 일부 또는 전부를 먹여준다. 또는 튜브를 통한 영양 및 정맥 내 영양을 받고 있다.

(Katz S, Ford AB, Moskowitz RW, Jackson BA, Jaffe MW: Studies of Illness in the aged. The Index of ADL: A standardized measure of biological and psychosocial function. JAMA, 185: 914-919, 1963에 따름)

에 대해서 "자립"과 "의존"이 상세하게 정의되어 있다(**표 2-6**). 자립하여 있는지 아닌지는 실제의 상황에 기초하여 결정하는 것이고 능력(ability)을 근거로 하지 않는다고 한다(**표 2-6**). 그러나 다른 부분에는 "정확성을 기하기 위해서는 관찰자는 환자에게 ① 욕실과 ② 약이 있는 장소로 안내해주도록 부탁한다. 이렇게 하면 저절로 검사상황이 나타나게 되어 옮겨타기나 보행, 의사소통을 직접 관찰하거나 몸 씻기, 착탈의, 화장실 사용, 옮겨타기에 관한 정보의 신뢰성을 확인하는 기회도 주어진다"라 되어있으므로 어딘지 모르게 철저하지 못한 느낌을 받는다. 결국은 개개의 기능평가를 관찰이나 인터뷰를 통해서 시행하고 3단계 스케일로 성적을 평정한다, 라는 것 같다.

영어권에서는 Katz의 ADL 자립지표가 널리 사용되고 있다고 한다[5]. 그러나 지표의 결정방법이 매우 독특하기 때문에 이 평가방법의 신뢰성과 타당성이 어느 정도인지 염려가 된다. 유감스럽게도 이 점의 검증이 매우 적다는 것이 지적되어 있다[4, 5].

2 검사조건의 엄밀화라는 문제

앞에서 언급한 평가방법은 Collin과 Wade에 의한 BI의 변법을 제외하면 대부분이 "환자는 무엇을 할 수 있는지"를 조사하려고 한 것이다. 그러나 환자가 언제나 같은 병동 내에 있어 간호사만이 ADL 평가를 시행하고 있다는 것이라면 그다지 문제가 일어나지 않을 것이지만, 복수의 직종이 관여하고 누구나가 ADL 평가를 시행하게 되면 이야기는 달라진다. 물리치료사는 물리치료실에서, 작업치료사는 작업치료실에서 평가를 시행한다는 일이 일어날 수 있기 때문이다. 또는 장구나 보조구를 사용할 때와 사용하지 않을 때에서는 성적이 다른 것을 어떻게 하면 좋은지 라는 문제도 일어난다. 환경이나 조건이 바뀌면 성적이 바뀌는 것은 당연하다.

만일 ADL이 검사라면 검사조건을 말끔히 정해야 한다고 생각한 사람들이 있었다. 그 대표격이 Potvin 등[10]이다. 그들이 작성한 SADLE (Stimulated Activities of Daily Living Examination: 모의적 ADL 검사)은 검사에 사용하는 용구나 용품의 크기, 형상은 물론, 검사자의 지시·설명에 이르기까지 모든 검사조건을 정확히 정하고 있었다. 검사자는 15종 19항의 검사항목에 대해서 환자가 그것을 시행하는 데에 소요된 시간을 초(second)로 계측한다. 시행(trial)의 횟수나 최대치와 평균치의 어느 것을 채용하는가라는 것도 정해져 있었다. 검사항목은 "양 발로 서기(눈을 뜨고)" "한 발로 서기(눈을 뜨고)" "단렘보행(지지 있음)" "단렘보행(지지 없음)" "셔츠를 입다" "보이는 위치의 단추 3개를 다루다(=널판에 고정시킨 포목에 붙어있는 정해진 크기의 단추 3개를 채우고 그리고 벗긴다)" 등 특정의 선정된 동작이다.

그러나 이 상태에 이르면 Potvin 등이 조사하려 하였던 것은 개체의 순수한 신체능력의 일부이고 자립의 정도는 아니라는 것을 알 수 있다. "널판 위의 단추 3개를 90초에 채우고 벗길 수 있다는 것은 알았다. 그런데 이 환자는 매일 자기가 옷을 갈아입고 있어?"라는 것이 될 것이다.

1979년에 일본의 후생성 특정질환 조사연구반이 정리한 "일상생활 동작검사"도, 검사의 조건을 상당히 한정시키는 입장을 취하였다[11]. SADLE만큼 세밀하지는 않지만 용구·용품의 크기를 한정하거나 시간계측의 상한을 지정하는 것을 볼 수 있다. 척도는 시간이 아니라 복수의 요소를 조합한 어떤 종류의 순서척도이다. 보조구의 사용에 대해서는 전용의 평가의 난이 설정되어 있고 무엇을 사용하고 있는가에 따라서 평점이 정해지는 구조로 되어있다. 대표과제의 성적을 갖고 전체적 기능의 판단을 하려 하고 있는 점이나 검사조건의 규격화를 지향하고 있는 점에서 Potvin 등의 사고와 유사한 부분이 있으나 전체로서는 절충방식이다.

결국은 SADLE도 일본 후생성 특정질환 조사연구반의 "일상생활 동작검사"도 보급되지는 않았다. 원인은 이것으로는 생활실태를 알 수 없다는 것에 있었다고 생각된다.

3 "하고 있는 ADL"의 평가

검사에 즈음하여 어떤 행위를 할 수 있다는 것은 평소 그것을 시행하고 있다는 것을 반드시 의미하는 것은 아니다. 이제까지 언급해온 ADL 평가방법의 대부분은 그것이 "할 수 있는지" 어떤지를 문제로 하여왔다(또는 애매하게 하여왔다). 그러나 "할 수 있는지 아닌지"는 가령 심신의 상황이 같았다 하더라도 그때의 환경조건에 따라서 다르다. 보조구를 사용하는지 아닌지에 따라서 다르다. 그러나 검사의 조건을 특정하면 이번에는 개인의 "생활"이 보이지 않게 된다. 이 딜레마를 해결하는 평가방법이 나타났다.

FIM(Functional Independence Measure: 기능적 자립도 평가방법)

1984년, 미국 재활의학 아카데미와 재활의학회의 협동지원을 받고 있는 national task force가 발족하였다. 그리고 여기서부터 1개의 평가방법이 만들어졌다. 그것이 FIM이다[12, 13]. 중심을 담당한 것은 뉴욕주립대학 버펄로교의 Granger이다.

원래는 미국에서의 재활의료비 지불의 적정화를 도모하기 위해 적정한 장애평가가 필요하게 되고 이 때문에 Unified Data System for Medical Rehabilitation(UDSMR: 의학적 재활을 위한 통일 데이터 시스템)이 개발되었다. 그 안에 주요 부분으로서 끼워 넣은 것이 FIM이었다[5]. UDSMR 개발의 앞의 단락으로서는 1979년부터 미국 17개 시설을 대상으로 시행된 Stroke Outcome Study(뇌졸중 outcome 연구)가 있고 국외로부터는 유일하게 일본이 케이오의숙대학 재활센터가 참여하고 있었다[14].

현재 FIM을 포함하는 통일 데이터 시스템의 데이터 관리와 정보제공, 강습회 활동은 뉴욕주립대학 버펄로교의 UDSMR[15]에 의해서 시행되고 있으며 전 세계로부터 다수의 기관이 이에 참여하고 있다. 일본에서는 케이오의숙대학 의학부 재활의학교실 내 FIM 강습회 사무국이 일본어판의 실시책임을 맡고 있고 일본어판 입문서[16]도 여기에서부터 발행되어 있다.

FIM의 특색은 평가의 대상을 "보조부하"에 두었다는 것이다. 환자의 "할 수 있는/할 수 없는" 것이 아니라 예컨대, "남의 도움을 필요로 하고 있는가/아닌가, 필요로 하고 있다면 얼마만큼인가"에 초점을 맞췄다. 이것에 의해서 평가의 장면은 일의적으로 "실제의 생활 장면"이라는 것이 되고 설비가 바뀌면 성적이 다르다든가, 장구를 사용하는지 어떤지로 성적이 다르다든가, 할 수 있을 것인데도 하려고 하지 않는 등의 문제는 모두 "실제로 주어져 있는 보조의 양"이라는 단일척도 안에 흡수되었다. 일반적으로 FIM은 "하고 있는 ADL"의 평가라고 일컬어지지만, 그러한 것의 참된 의미는 여기에 있다.

FIM은 "셀프케어" "배설조절" "옮겨타기"

"이동" "의사소통" "사회적 인지(social cognition)"의 6개를 커버하고 이들에 속하는 평가항목을 전부해서 18항목을 갖고 있다(**그림 2-1**). 이 하나하나를 실제의 생활 속에서 실제로 주어져 있는 보조의 질과 양에 따라 7포인트 방식으로 평정한다. "보조자 없음"에는 2개의 수준이 있고 7(=완전자립) 또는 6(=수정자립)이 주어진다. 수정자립이란 보조구를 사용하고 있는 경우를 가리킨다. "보조자 있음"에는 "부분보조"와 "완전보조"의 2개 수준을 설정하고 있다. "부분보조"란 본인이 수행노력의 50% 이상을 맡고 있는 경우이고, 5(=감시), 4(=최소보조, 환자 자신이 75% 이상), 3(=중등도 보조, 환자 자신이 50% 이상)으로 갈린다. "완전보조"는 본인의 실시가 전체의 50%를 충족하지 못하는 경우를 말하고 그 중에서도 2(= 최대보조)는 본인부담이 25% 이상, 50% 미만의 경우, 1(= 완전보조)은 본인부담이 25% 미만의 경우이다(**그림 2-1**). 채점은 채점자 자신에 의한 관찰, 환자와의 인터뷰, 의학기록 등의 어느 것을 근거로 해도 상관이 없다고 한다. 또한 평가를 시행하는 사람의 직종을 특별히 묻지 않는다. 비전문가도 괜찮다고 한다.

앞에서 언급한 7단계 스케일은 엄밀하게는 순서척도로 보아야하는 것이다. 그러나 실제로는 간격척도에 준한 취급이 되어있고 총득점 산출도 시행된다(득점범위는 18~126). 또한 이미 수집한 대량의 데이터에 의한 검증에 기초하여 이 순서척도를 간격척도로 환산하는 방법도 공표되어 있다[17]. 또한 FIM은 신체항목 득점(13항목)과 인지항목 득점(5항목)을 별개로 산출하는 것도 자주 시행된다.

"하고 있는 ADL"을 조사하는 평가방법으로서는 이 밖에 영국의 Collin과 Wade에 의한 Barthel Index 변법이 있다는 것은 이미 언급하였다. 일본에서도 일본재활의학회 평가기준위원회가 1988년 무렵부터 "하고 있는 ADL"에 조준을 맞춘 평가방법의 개발에 착수하였던 일이 있다[18]. 그러나 이미 FIM이 전 세계에 보급되고 있다는 것을 알게 되어 철회하였다. 1980년대는 공교롭게도 세계의 여기저기서 "할 수 있는 ADL"에서부터 "하고 있는 ADL"로 의식의 변환이 일어나기 시작한 시대였다.

4 현대의 ADL 평가

오늘날, 의학적 재활의 영역에서 가장 흔히 사용되고 있는 ADL 평가라 하면 FIM과 Barthel Index라 해도 될 것이다. 스미다 등[6]은 2004년 발행한 재활관련 잡지 7개지(영문 4개지 · 일본어 3개지)에 대해서 거기에 게재된 원저논문 중에서 사용된 평가방법의 빈도를 조사하고 있는데 그것에 따르면 제1위가 FIM의 74건, 제2위가 MMSE의 22건, 제3위가 Barthel Index의 20건이었다. 이것은 ADL에 한정되지 않는 평가방법 전체에 대한 이야기이다.

Cohen 등[4]은 재활연구에 널리 사용되고 있는 기능측정방법으로서 Katz ADL Index, Barthel Index, LORS[주3], PECS[주4], FIM의 5개를 열거하고 이들의 신뢰성과 타당성의 문제

주3) LORS는 The Level of Rehabilitation Scale의 약자이다. Carey 등[19]에 의해서 발표되고 그 후 1982년 및 1992년에 개정되었다.

주4) PECS는 The Patient Evaluation Conference System의 약자이다. Harvey 등[20]에 의해서 발표되었다. 재활목표 설정과 결과(outcome) 평가를 위한 기능평가 서식이 있고, 13개 직종의 담당 영역이 결정되어 있는 것이 독특하다.

주5) 표준적 ADL, 광역 ADL에 대해서는 총론 1 참조.

기능적 자립도 평가방법
Functional Independence Measure(FIM)

수준	7 완전자립(시간, 안전성을 포함하여) 6 수정자립(보조구 사용)	보조자 없음
	부분보조 5 감시 4 최소보조(환자 자신이 75% 이상) 3 중등도 보조(50% 이상) 완전보조 2 최대보조(25% 이상) 1 완전보조(25% 미만)	보조자 있음

		입원 시	퇴원 시	폴로 업 시
셀프케어				
A. 식사	젓가락 스푼 등			
B. 몸 단정히 하기				
C. 깨끗이 닦기				
D. 착탈의(상반신)				
E. 착탈의(하반신)				
F. 화장실 동작				
배설조절				
G. 배뇨조절				
H. 배변조절				
옮겨타기				
I. 침대, 의자, 휠체어				
J. 화장실				
K. 욕조, 샤워기	욕조 샤워기			
이동				
L. 보행, 휠체어	보행 휠체어			
M. 계단				
의사소통				
N. 이해	청각 시각			
O. 표출	음성 비음성			
사회적 인지				
P. 사회적 교류				
Q. 문제해결				
R. 기억				
합계				

주의: 공란은 남기지 말 것. 위험성 때문에 검사 불능의 경우는 수준 1로 한다.

그림 2-1. FIM의 총괄표

(케이오의숙대학 재활의학교실 옮김: FIM, 의학적 재활을 위한 통일 데이터 세트 이용의 입문서 제3판. 케이오의숙대학 재활의학교실, 1991에서 허가를 얻어 전재)

를 검토하고 있다. 그 중의 LORS와 PECS는 다음에 열거하는 광역 ADL에 상당한다고 보아도 좋지만 Katz ADL Index, Barthel Index, FIM의 3개는 이른바 표준적 ADL[주5)]에 상당한다고 보아도 되는 것이다. Cohen 등의 결론으로서는 FIM이 가장 편견이 적은 평가방법이다라고 하는 것이다.

III 광역 ADL의 평가

사람의 일상 활동은 자기 신체의 케어로 시작되고 이동과 의사소통의 확대에 따라서 다른 활동의 범위를 확대하여간다. 이들은 가정 내의 여러 활동으로부터 근린 또는 지역사회에서의 사람이나 시설과의 관계에, 또는 취업이나 여가활동에 이른다. 앞의 항(총론 1)에서는 셀프케어와 이동을 다루는 ADL이 "표준적 ADL"이라 불리는 것에 반해서, 가정이나 지역사회를 무대로 하는 공통성이 높은 활동이 "IADL(수단적 ADL)" 또는 "APDL(생활관련동작)" 등의 이름으로 불리고 있다는 것을 언급하였다. 호소카와[21)]와 같이 이 2개를 합친 것을 '확대 ADL"이라 부르는 입장도 있으나 더욱이 그 가쪽에 있는 개별성이 높은 역할행동, 여가활동, 사회적 교류도 평가의 대상으로 하는 입장이 적지 않기 때문에 표준적 ADL에서부터 사회적 교류에 이르는 모든 활동을 여기서는 편의상 "광역 ADL"이라 부른다는 것도 언급하였다. 영어권에서 빈번하게 볼 수 있는 Functional Status(기능상태)라는 말이 이 광역 ADL과 거의 일치한다는 것도 이미 언급한 대로이다.

평가를 할 때에 이들 광역 ADL을 어떻게 잘라내는가에 대한 다양한 형태가 있다. 모두를 묶어 있는 일도 있는가 하면, 일부만을 잘라낸 경우도 있다. 표준적 ADL을 포함한 것도 있는가 하면, 그 이외의 부분만을 다루고 있는 것도 있다. 표준적 ADL을 포함하는 경우도, 그 다루기는 포괄적인 일이 많다.

다음으로 광역 ADL의 전부 또는 부분을 다루는 대표적 평가 척도를 열거한다.

IADL Scale(수단적 ADL 척도)

Lawton과 Brody[22)]의 IADL Scale(수단적 ADL척도)은 수단적 ADL이라는 말이 사용되는 선구자가 된 척도이다. 그들은 "자기신체유지 척도"에 이것을 조합하여 고령자의 생활자립을 측정할 것을 제안하였다(총론 1 참조). "전화사용" "쇼핑" "식사준비" "가옥유지" "세탁" "탈 것의 이용" "복약" "가계관리"라는 8개 항목의 각각에 3~5단계의 회답지가 준비되어 있어 해당되는 것을 선택하도록 되어있다. 예컨대 "전화사용"을 위한 회답지는 "1: 자기 스스로가 적극적으로 전화를 걸다(전화번호 조사를 포함)" "2: 잘 알고 있는 2~3개의 번호에 전화를 걸다" "3: 전화를 받지만 자기 스스로는 걸지 않다" "4: 전화를 전혀 사용하지 않다"이다. 각각의 회답지에 득점이 주어져 있으므로 합계점수를 산출할 수 있을 것 같지만, 논문을 읽은 것만으로는 잘 알 수 없는 부분이 있다. 고령자 전용으로 만들어져 있기 때문에 적용의 범위가 한정되지만, 이른바 표준적 ADL의 밖에 있는 활동에 눈을 돌린 초기의 연구로서 의미가 깊다.

로켄(老研)식 활동능력 지표

후루타니야 등[23)]이 작성하고 1986년에 처음으로 발표되었다. Lawton 등과 마찬가지로 지역사회에 사는 고령자의 생활능력을 측정하는 것을 목적으로 하고 있다. Lawton 등의 사고방법을 참고로 한 다음에 수단적 자립, 지적 능동성, 사회적 역할에 관한 질문을 각 5문, 계 15문을 설정하고 있었으나 최종적으로는 13문항이 되었다. 은퇴 후의 고령자를 상정하고 있어서인지 일이나 취업에 관한 질문은 없다. "일용품의 쇼핑을 할 수 있습니까"(제2문), "신문을 읽고 있습니까"(제7문), "환자의 병문안 갈 수 있습니까"(제12문) 등의 질문이 배열되어 있으나 "할 수 있습니까" 형식이 7문, "하고 있습니까" 형식이 3문, "하는 일이 있습니까" 형식이 3문이다. 회답은 "네" "아니요"의 어느 쪽인가를 선택하도록 되어있다. 이 척도는 사회조사용으로 보아야 하고 대표적 활동종목에 관한 질문을 통해서 활동성 진단을 시행하는 방식의 하나이다.

FAI(The Frenchay Activities Index: Frenchay 활동지표)

Holbrook와 Skilbeck[24, 25]에 의해서 만들어지고, 1983년에 처음으로 발표되었다. 애당초 뇌졸중의 결과 평가의 도구로써 개발된 것이다. 집의 내외에서 시행하는 일(work)과 여가활동에 대해서 질문을 설정하고 과거 3개월간 또는 6개월간에 그들을 시행한 빈도를 묻는 방식을 취하고 있다. 회답은 "0: 하고 있지 않다" "1: 주 1회 미만이지만 하고 있다" "2: 주 1~2회 정도 실시" "3: 거의 매일 하고 있다"에서부터 하나를 선택하도록 되어있다. 내용은 가사, 외출, 취미활동, 여행, 정원일, 독서, 취업 등에 이르고 전부가 15문이 있다.

FAI는 영국, 서유럽, 오스트레일리아 등에서 사용되고 있으며 미국에서는 별로 사용되지 않는다. 일본어를 포함하는 7개 국어로 번역되어 있다. "일본어판 Frenchay Activities Index 자기평가표"는 하치스가 등에 의해서 작성되었다[26]. 이 그룹에 의해서 재가 스몬병환자, 재가 뇌졸중환자 등에 대한 적용이 시도되고 있고 또한 일본인의 표준치도 발표되어 있다[27].

CHART(The Craig Handicap Assessment and Reporting Technique: Craig 불이익 평가 · 보고서식)

Whiteneck 등[28] 등에 의해서 1992년에 처음으로 발표되었다. 장애인의 사회적 불이익(handicap)의 측정을 첫째 목적으로 들고 있으나 재활 · 결과(outcome)의 평가수단으로도 사용할 수 있다고 한다. WHO에 의한 ICIDH를 개념기반으로 하고 당초는 신체적 자립, 이동, 작업(occupation), 사회적 통합, 경제적 자립의 5개 그룹에 관한 질문을 전부해서 27문 갖추고 있었다. 그 후 개정하여 인지에 관한 질문 그룹을 추가하여 1996년의 개정판에서는 31 플러스 1항으로 되어있다[29]. 더욱이 그 후 20개 항의 단축판도 발표되었다 한다[24].

일본어판은 초판의 번역판이 아오야나기 등[30]에 의해서, 또한 개정판의 번역이 구마모토 등[29]에 의해서 발표되어 있다. 후자를 **표 2-7**(26~28페이지)에 열거한다. 구마모토 등의 "CHART 일본어판"은 역번역을 시행하여 원작자의 승인을 얻는 등, 공정한 절차를 거쳐 만들어져 있다. 평가서식 안에 채점방법도 상세하게 기입되어 있으므로 사용하기 쉽다. 이 일본어판은 발표에 있어서 원저자 및 일본어판 작성자를 명기하면 제3자가 자유로이 사용해도 좋다는 것이다[29].

CHART 안의 질문은 **표 2-7**로부터 알 수 있는 것처럼 생활실황을 대답하도록 만들어져 있다. 도우미나 가족에 의한 지원을 1주일에 몇 시간 받고 있는가, 집에 혼자서 있는 시간이 있는가, 인지적 어려움 때문에 사람의 도움을 필요로 하는 것이 어느 정도인가, 실내이동이나 외출을 어느 정도 하고 있는가? 도움이 있는가, 무엇을 하여 시간을 보내고 있는가, 이웃 · 친구 · 지인과의 어울림을 어느 정도 하고 있는가 등을 회답지를 선택하는 것에 의해서 답을 한다. 회답지에는 배점이 되어 있고, 사회적 불이익이 전혀 없으면 100점 만점이 된다. 내용적으로는 셀프케어에서부터 IADL, 작업이나 사회적 통합, 및 경제적 자립에 이르기까지 모두를 포함하지만, 사회적 불이익(handicap)이라는 부분에 역점을 둔 평가방법이다.

CIQ(Community Integration Questionnaire: 지역사회에의 통합에 대한 질문지)

Willer 등[31, 32]에 의해서 발표되었다. 의도하는 바는 CHART와 유사하지만 CHART가 어느 쪽인가 하면, 척수손상과 같은 신체성의 장애를 상정하여 만들어져 있으므로 머리손상환자에게도 사용할 수 있는 것이라 생각하여 CIQ를 만들었다고 한다. 가정적 통합, 사회적 통합, 생산 활동에의 통합에 관한 합쳐서 15개의 질문이 있고 실태를 묻도록 되어 있다. 그러나 그 후 CHART 쪽이 개정되어 인지에 관한 항목이 추가되었으므로 CIQ와 CHART의 차이는 그다지 큰 것은 아닌 것으로 되었다. 일본어판은 찾아볼 수 없다.

이상으로부터 알 수 있는 것처럼 광역 ADL의 평가는 모두 대상자 본인 또는 그 대변자를 향한 질문에 의해서 구성되어 있다. 회답은 인터뷰를 통해서, 또는 직접 기입에 의해서 모은다. "할 수 있는 활동인가", "하고 있는 활동인가"에 대해서 말하면 후자가 압도적이고 그것도 실행빈도를 묻는 등, 실태의 조사를 의도하는 것이 대부분이다.

IV 건강관련 QOL의 평가

1 건강관련 QOL의 평가

재활의 영역에서 ADL 또는 기능상태의 평가에 관한 연구가 진행되고 있을 때, 이것과는 완전히 별개로 사람의 건강정도(health status)를 평가하는 연구를 진행하고 있는 분야가 있었다. 의료보험의 본연의 모습이나 의료의 결과(outcome) 평가 등을 직접 다루는 보건정책 연구의 분야가 그것이다. 이러한 분야에서는 의료수요를 조사하기 위해 또는 의료기관의 서비스 평가를 시행하기 위해 기초 데이터를 수집할 필요가 있었으나 그것에는 우선 사람들의 건강정도나 건강정도의 변화를 측정하는 평가방법을 만들어야 했다. 이 때문에 많은 평가방법이 개발되었다. 이들은 건강정도의 평가 또는 건강관련 QOL(health-related QOL: HRQOL)의 평가라 총칭된다. QOL은 원래 가장 넓은 개념이며 다양한 정의가 있다고 일컬어지지만, 보건영역에서는 건강에 관계되는 QOL만을 채택한다는 것으로 정해진 것이다.

건강정도 평가(또는 건강관련 QOL의 평가)는 당연하지만, 질환이나 장애의 영향을 측정하는 것을 지향하고 있다. 그러나 우선은 "건강"을 기반에 두고 완전한 건강으로부터의 연속으로서의 건강/불건강 상태를 파악하려고 하는 것이 특징이다. 또한 건강한 사람에게도 병자(또는 장애인)에게도 적용할 수 있도록 하고 비교의 용도에 응하도록 용의주도하게 득점화되어 있다. 재활영역에서 개발된 기능상태 평가방법이 장애가 있다는 것을 전제로 만들어져 있다는 것을 생각하면 이들은 상당히 다른 점이다.

표 2-7 구마모토 등의 CHART 일본어판 및 채점방법

당신이 필요로 하는 지원에 대해서 묻습니다.

장애가 있으면 원조를 필요로 하는 일이 있습니다. 여기서는 신체의 부자유 때문에 케어를 받는 것과 건망증이나 어떻게 하면 될지 모르기 때문에 다른 사람의 도움을 받는 것을 나눠서 묻습니다.

신체적 자립

제일 먼저 식사, 몸 가꾸기, 목욕, 착탈의, 인공호흡기 등의 기기의 조작, 이동에 관한 원조에 대해서 묻습니다.

1: 당신은 매일 식사, 목욕, 화장실, 착탈의, 이동 등의 동작을 할 때에 다른 사람에게 몇 시간 정도 도움을 받고 있습니까?

도우미나 자원봉사자에 의한 원조 (PI-a) 시간

가족에 의한 원조 (PI-b) 시간

· 도움은 필요 없다

2: 당신은 위에 적은 매일의 케어를 제외하고 일용품의 쇼핑, 취사, 세탁, 청소 등을 1개월에 몇 시간 정도 도움을 받고 있습니까?

월 (PI-c) 시간

· 도움은 필요 없다.

3: 당신은 집에서 1개월에 몇 시간 정도, 카뉼레나 카테터의 교환, 욕창의 처리 등과 같은 간호사나 의사에 의한 처치를 받고 있습니까?

월 (PI-c) 시간

· 처치를 받고 있지 않다.

4: 당신이 있는 곳에 와있는 곁에서 시중을 드는 사람이나 간병인에게는 누가 지시를 내리고 있습니까? 가장 적합한 것에 하나만 ○표를 하시요.

1. 자기 자신 2. 자기 이외의 사람 3 시중을 받거나 간병을 받고 있지 않다. 답: (PI-e)

[신체적 자립]

(PI-x) = (PI-a) + (PI-b) + (PI-c)/30 + (PI-d)/30

(PI-e) = 2라면, (PI-y) = (PI-x) × 4

(PI-e) = 1 또는 3이라면 (PI-y) = (PI-x) × 3

[신체적 자립] 득점 = 100-(PI-y)

인지적 자립

다음으로 건망증이나 어떻게 하면 될지 결정할 수 없어 다른 사람에게 도움을 받는 것에 대해서 묻습니다.

5: 당신은 건망증이나 어떻게 하면 될지 모르기 때문에 집에서 혼자 있는 것이 어려워 다른 사람의 도움을 받는 일이 있습니까? 가장 적합한 것의 하나만 ○표를 하시오.

1. 평소에는 다른 사람의 신세를 지지 않고 혼자서 지냅니다.
2. 평소에는 하루 종일 혼자서 있으나 때때로 나에게 말을 걸어오는 사람이 있습니다.
3. 때로는 하루 종일 혼자서 지내는 일이 있습니다.
4. 때로는 1~2시간, 혼자서 지내는 일이 있습니다.
5. 나를 돌보고 있는 사람은 언제나 가까이에 있어 때때로 상태를 살피러 와줍니다.
6. 언제나 나를 돌보고 있는 사람과 함께 있습니다. 답: (CI-a)

6: 당신은 외출할 때에 건망증이나 어떻게 하면 될지 모르기 때문에 다른 사람의 도움이 어느 정도 필요합니까? 가장 적합한 것에 하나만 ○표를 하시오.

1. 나는 어디에를 가도 사람의 도움이 필요하지 않습니다.
2. 익숙한 곳이라면 나는 혼자서 외출할 수 있습니다.
3. 돌보는 사람과 함께 가지 않으면 외출할 수 없습니다.
4. 누군가와 함께라도 나는 외출을 시켜주지 않습니다. 답: (CI-b)

7: 당신은 다른 사람과 이야기를 하고 있고 말이 통하기 어렵다고 느끼는 일은 있습니까? 가장 적합한 것에 하나만 ○표를 하시오.

1. 언제나 느낍니다.
2. 때때로 느낍니다.
3. 거의 느끼지 않습니다. 답: (CI-c)

8: 당신은 하지 않으면 안 되는 중요한 일을 상기할 수 없는 일이 있습니까? 가장 적합한 것에 하나만 ○표를 하시오.

1. 흔히 있습니다.
2. 때때로 있습니다.
3. 없습니다. 답: (CI-d)

(계속)

표 2-7 (계속)

9: 당신은 자기가 돈의 사용방법을 결정하고 있습니까? 가장 적합한 것에 하나만 ○표를 하시오.
1. 모든 돈의 사용방법을 결정하고 있습니다(또는 부부가 결정합니다).
2. 중대한 돈의 사용방법 이외는 자기가 결정하고 있습니다.
3. 그 때마다 필요한 돈만을 받고 있습니다.
4. 자기가 돈을 가진 일은 없습니다. 답: (CI-e)

[인지적 자립]
선택지의 번호를 득점으로서 계산한다.
[인지적 자립] 득점 = [6 - (CI-a)] × 8 + [4 - (CI-b)] × 8 + [(CI-c) - 1] × 6 + [(CI-d) - 1] × 6 + [4 - (CI-e)] × 4

이동

당신이 평소에 지내는 방법에 대해서 묻습니다. 당신은 매일 어느 정도 침상(이브자리나 침대)에서부터 나와서 움직이고 있는가를 묻습니다.

10: 당신은 평소 1일에 몇 시간 정도 침상에서 나와 일어나 있습니까?
(M-a) 시간

11: 당신은 평소 1주일에 며칠 정도 외출합니까.
(M-b) 일

12: 당신은 이 1년 동안에 며칠 정도 외박하였습니까(다만 입원은 제외합니다)?
1. 없음 2. 1~2일 3. 3~4일 4. 5일 이상 답: (M-c)

13: 당신은 집의 출입에 누군가의 도움이 필요합니까?
1. 필요합니다. 2. 필요 없습니다. 답: (M-d)

14: 당신은 가정에서 혼자 침실, 부엌, 욕실 등에 갈 수 있습니까?
1. 갈 수 있습니다. 2. 갈 수 없습니다. 답: (M-e)

당신의 외출에 대해서 묻습니다.

15: 당신은 혼자서 탈 것을 이용할 수 있습니까(자가용차 등도 포함).
1. 이용할 수 있습니다. 2. 이용할 수 없습니다. 답: (M-f)

16: 당신은 그 탈 것으로 좋아하는 곳에 갈 수 있습니까?
1. 갈 수 있습니다. 2. 갈 수 없습니다. 답: (M-g)

17: 당신은 그 탈 것을 언제라도 사용할 수 있습니까?
1. 사용할 수 있습니다. 2. 사용할 수 없습니다. 답: (M-h)

18: 당신은 그 탈 것을 미리 수배하지 않아도 사용할 수 있습니까?
1. 사용할 수 있습니다. 2. 사용할 수 없습니다. 답: (M-i)

[이동]
(M-x) = (M-a) × 2 + (M-b) × 5 + [(M-d) - 1] × 5 + [2 - (M-e) × 5 + [2 - (M-f) × 5 + [2 - (M-g) × 5 + [2 - (M-h)] × 5 + [2 - (M-i)] × 5
(M-c) + 1이라면 (M-y) = 0
(M-c) > 1이라면 (M-y) = (M-c) × 5
[이동] 득점 = (M-x) + (M-y)

작업

당신의 매일 지내는 방법에 대해서 묻습니다.

19: 당신은 일하고 돈을 받고 있습니까?
1. 네→ 1주일에 몇 시간 정도입니까? ((O-a))시간 2. 아니요

20: 당신은 대학, 전문학교에 다니거나 또는 직업훈련을 받는 등의 일을 하고 있습니까?
1. 네→1주일에 몇 시간 정도입니까?(예습복습을 포함합니다) ((O-b))시간 2. 아니요

21: 당신은 취사, 세탁, 청소 등의 가사나 아이 키우기 등의 가정의 일을 하고 있습니까?
1. 네→ 1주일에 몇 시간 정도입니까? ((O-c))시간 2. 아니요

22: 당신은 정원일이나 집의 손질 등을 하고 있습니까?
1. 네→ 1주일에 몇 시간 정도입니까? ((O-d))시간 2. 아니요

23: 당신은 자원봉사 활동에 계속해서 참여하고 있습니까?
1. 네→ 1주일에 몇 시간 정도입니까? ((O-e))시간 2. 아니요

24: 당신은 스포츠, 운동, 바둑장기, 영화감상 등의 레크리에이션을 하고 있습니까?
(TV를 보거나 라디오를 듣거나 하며 지내는 시간은 포함하지 않습니다)
1. 네→ 1주일에 몇 시간 정도입니까? ((O-f))시간 2. 아니요

25: 당신은 기타의 취미나 독서와 같은 활동을 하고 있습니까?
(TV를 보거나 라디오를 듣거나 하며 지내는 시간은 포함하지 않습니다)
1. 네→ 1주일에 몇 시간 정도입니까? ((O-g))시간 2. 아니요

[작업] 득점 = (O-a) × 2 + (O-b) × 2 + (O-c) × 2 + (O-d) × 2 + (O-e) × 2 + (O-f) × 2 + (O-g) × 2

(계속)

표 2-7 (계속)

사회적 통합

당신의 가족이나 사귀고 있는 사람에 대해서 묻습니다.

26: 당신은 혼자서 살고 있습니까?

1. 혼자서 살고 있습니다. 2. 혼자서 살고 있지 않습니다.

(혼자서 사는 경우는 27번으로 간다)

26a: 부부가 살고 있습니까?

1. 네 2. 아니요 답: (SI-a)

26b: 함께 사는 가족은 몇 명입니까? (SI-b) 명

26c: 입주해 있는 시중드는 사람은 몇 명입니까? (SI-c) 명

26d: 그 밖에 동거하고 있는 사람은 몇 명입니까? (SI-d) 명

27: 부부로 살고 있지 않은 분에게 묻습니다. 사귀고 있는 애인이 있습니까?

1. 있습니다. 2. 없습니다. 답: (SI-e)

28: 월에 1회 이상, 방문하거나, 전화를 하거나, 편지를 쓰는 등의 사귀고 있는 친척 분은 있습니까(동거하는 친척 분은 제외하십시오)?

1. 있다((SI-f))명 2. 없다.

29 :월에 1회 이상 방문하거나, 전화를 하거나, 편지를 쓰는 등의 사귀고 있는 직장동료나 반상회의 분은 있습니까?

1. 있다((SI-g))명 2. 없다.

30: 월에 1회 이상 방문하거나, 전화를 하거나, 편지를 쓰는 등의 사귀고 있는 친구나 지인은 있습니까(친척, 직장이나 반상회 등의 관계자를 제외합니다)?

1. 있다((SI-h))명 2. 없다.

31: 과거 1개월 동안에 면식이 없는 사람에게 자기로부터 이야기를 건 일이 몇 회 있었습니까(예컨대, 무언가를 조회하거나 주문하는 등)? 가장 적합한 것에 하나만 ○표를 하시오).

1. 없음 2. 1~2회 3, 3~5회 4. 6회 이상 답 (SI-i)

[사회적 통합]

(SI-a) = 1이라면 (SI-r) = 30
(SI-a) = 2 동시에 (SI-c) 또는 (SI-d)≧1이라면 (SI-r) = 20

(SI-a) = 2 동시에 (SI-e) = 1이라면 (SI-s) = 20
(SI-r) > 0 동시에 (SI-e) = 1이라면 (SI-s) = 30 - (SI-r)
(SI-t) = [(SI-b) + (SI-f)] × 5 다만 (SI-t)≦25

(SI-c) > 1이라면 (SI-u) = (SI-c) - 1 (SI-c)≦1이라면 (SI-u) = 0
(SI-x) = [(SI-g) + (SI-u) × 2 다만 (SI-x)≦20

(SI-d) > 1이라면 (SI-v) = (SI-d) - 1 (SI-d)≦1이라면 (SI-v) = 0
(SI-y) = [(SI-h) + (SI-v) × 10 다만 (SI-y)≦50

(SI-i) = 1이라면 (SI-z) = 0
(SI-i) > 1이라면 (SI-z) = (SI-i) × 5

[사회적 통합] 득점 = (SI-r) + (SI-s) + (SI-t) + (SI-x) + (SI-y) + (SI-z)

경제적 자립

경제적인 것에 대해서 묻습니다.

1. 동거하고 있는 가족 전체의 수입은 1년간에 대략 어느 정도입니까?

(급료, 장애연금 · 수당, 연금이나 보훈급여, 임대료 수입 · 주식배당 · 이자, 어린이 양육비, 친척으로부터의 원조, 기타 모든 수입을 포함하시오).

1. 100만엔 이하
2. 101~250만엔
3. 251~400만엔
4. 401~550만엔
5. 551만엔 이상 답: (CS-a)

[경제적 자립] 득점 = [(CS-a) - 1] × 25

(주) 모든 영역 득점에서 100점을 초과하는 점수가 산출된 경우, 득점을 100점으로 한다.

[熊本圭吾, 岩谷 力, 飛松好子, 熊野宏昭, 園田啓示, 外里富佐江: CHART 일본어판의 작성 (해설). 종합재활, 30: 249, 256, 2002에서부터 허가를 얻어 전재]

한편, 재활은 의료의 일익을 담당하는 것이기 때문에 당연한 것으로서 건강면의 QOL에 공헌하는 역할을 담당하고 있다. 또한 그 증거도 요구되고 있다. 따라서 건강정도의 평가 또는 건강관련 QOL의 평가가 어떠한 것인가를 알아두는 것은 결코 헛된 일이 아니다.

다음으로 비교적 흔히 듣고 있는 것 중에서부터 몇 가지 예를 든다.

Sickness Impact Profile(SIP)

1970년대에 Bergner 등에 의해서 개발되고 1981년에 개정되었다[5]. 문자그대로 질병에 의한 행동의 변화를 표현하려고 하는 것이다. 감각(feeling)이 아니라 행동(behavior)에 초점을 맞췄다는 것, 그것도 능력(capacity)이 아니라 실제의 행동(performance)에 초점을 맞춘 것이 특징이다. 결과의 평가, 건강조사, 정책결정, 개인의 질환 후의 경과기록 등에 사용하는 것을 의도하고 있었다.

이 프로필의 개발에 앞서서는 질병에 의해서 일어나는 행동변화는 무엇인가에 대해서 건강한 사람, 환자, 전문직을 대상으로 하는 대대적인 조사가 시행되었으나(샘플 수 1,108), 여기서 얻어진 312의 진술이 SIP의 기초 자료가 되었다. 그리고 최종적으로는 136 진술, 12 카테고리로 구성되는 평가표가 완성되었다. 12의 카테고리란 수면과 휴식, 식사, 일, 가정관리, 레크리에이션, 보행, 이동성, 신체 케어와 운동, 사교, 각성행동, 정동행위, 의사소통이다. 이들 카테고리의 아래에 "나는 이유를 생각하거나 문제를 해결하는 것이 어렵다" "나는 전혀 걸을 수 없다" 등의 진술이 배열되어 있고 회답자는 어떤 1일에 대해서 자기에게 가장 적합한 진술을 선택하여 표식을 하도록 되어있다. 채점방법에 따라서 비중을 부여하면, SIP의 종합득점(score), 신체적 득점, 심리사회적 득점 등을 산출할 수 있다. 평가표 사본, 실시 메뉴얼 등을 입수할 곳에 대해서는 문헌 34를 참조하기 바란다.

이 평가방법은 신뢰성, 타당성에 대해서 높은 평가를 얻고 있다[5, 33]. McDowell 등[5]은 이 평가방법이 종합평가방법의 본보기가 되어야 할 요소를 갖추고 있다고 하고, 개발자 Bergner가 1992년에 사망한 것을 애석하게 생각한다.

The Nottingham Health Profile(NHP)

Hunt에 의해서 1981년에 처음으로 발표되었다[5]. 초판에서는 the Nottingham Health Index (NHI)라 부르고 있었으나, 개정판에서는 the Nottingham Health Profile(NHP)이 되었다. SIP가 행동의 변화를 묻고 있는 것에 반해서 이것은 회답자의 감각(feeling)이나 정서적 상태(emotional status)를 직접 묻고 있다. 즉, 회답자의 주관을 중요시하고 있고 만족도 조사 등에도 사용되는 것을 상정하고 있다. 미리 798명의 급성기 또는 만성기 환자를 대상으로 하는 조사를 시행하고 여기서 얻은 자료가 기초가 되었다.

NHP는 Part Ⅰ과 Part Ⅱ로 구성되어 있다. Part Ⅰ이 주요부분이고 여기에는 "나는 언제나 지쳐 있다" "밤에는 통증이 있다" "여러 가지의 것이 나를 침울하게 한다" 등의 진술이 38개 항이 배열되어 있다. 회답자는 그 하나하나에 대해서 그 때의 자기에게 적합한지 아닌지를 Yes/No로 대답한다. Yes라고 대답한 경우의 득점의 비중이 각 진술마다 결정되어 있다. 또한 이들의 진술은 6개의 항목으로 분류할 수 있으므로 항목마다의 득점 산출이 가능하다(0~100점). 6개의 항목이란 신체기능, 통증, 수면, 사회적 고립, 정서반응, 에너지 수준의 6개이다. Part Ⅱ에서는 건강상의 문제가 일, 가사활동, 사회생활, 가정생활, 성생활, 취미 · 여가활동, 휴가에 어떠한 영향을 주는지를 묻고 있다. 그러나 옵션 취급이며 실제로는 대부분이 사용되고 있지 않다고 한다.

NHP는 항목구성이나 채점방법에 비판이 없는 것은 아니지만, 다음에 열거하는 SF-36이 개발되기까지는 유럽에서 가장 흔히 사용된 건강도 평가방법의 하나였다[5].

The Short-Form-36 Health Survey (SF-36) 및 The Short-Form-12 Health Survey(SF-12)

The Short-Form-36 Health Survey(SF-36)는 이 종류의 평가방법 중에서 가장 빈번하게 듣게 되는 것일 것이다. 1990년에 RAND Corporation과 JE Ware에 의해서 발표되고 1996년에 개정되었다[5]. 현재는 QualityMetric Incorp.에 의해서 관리되고 있다.

SF-36의 개발에는 오랜 역사가 있다. 1970년대에 RAND Corporation이 시작한 의료보험제도의 대규모 연구가 그 뿌리이다[5, 34]. 당초는 HIE(Health Insurance Experiment)라는 이름의 연구에서 두 가지 상이한 보험제도의 영향에 대한 비교가 이루어지고, 그 후는 MOS(Medical Outcome Study)라는 이름의 연구에서 만성질환이나 정신질환의 케어에 관한 연구가 이루어졌다. 그 안에서 개발되고 이용된 결과(outcome) 측정이 SF-36의 전신 및 SF-36이다. MOS에서 사용된 오리지널 판은 245개의 질문으로 구성되어 있었으나 이것을 단축한 SF-20을 거쳐 SF-36이 완성되었다. 숫자는 모두 질문의 수를 나타내고 있다. 최근에는 SF-12의 사용이 증가하였다고 한다. 이와 관련하여 SF-12는 Ware JE에 의해서 1994년에 발표되고 1998년에 개정되었다[5].

SF-36의 제1항은 "전체적으로 보아 당신의 건강상태는 다음의 어느 것에 해당합니까"[주6]이며, 회답지는 Excellent, Very Good, Good, Fair, Poor의 5개이다. 제2항은 "1년 전과 비교하여 당신의 현재의 건강상태는 다음의 어느 것에 상당합니까"이고, 여기서도 5개의 회답지가 주어진다. 제3문은 "다음의 항목은 당신이 전형적인 1일에 시행하는 활동에 관한 것입니다. 당신의 현재의 건강상태는 이들의 활동에 제한을 주고 있습니까"이며 달리기와 같이 격렬한 운동에서부터 착탈의에 이르기까지 10단계의 활동이 열거되어 있고, 이 각각이 제한되어 있는지 어떤지를 3개의 회답지로부터 대답하도록 되어있다. 제4항에서는 과거 4주일 동안에 신체적 건강의 변화 때문에 일이나 일상활동에 장애가 발생하는 일이 있었는지를 묻고 있으며 4종류의 장애의 각각이 있었는지 어떤지를 대답하도록 되어있다. 아래에 정서적인 문제 때문에 마찬가지의 장애가 일어나는 일이 있었으나 건강상의 원인으로 그때까지의 사교활동(어울림)에 장애가 생긴 일이 있었는지, 신체적인 통증에 의한 장애를 경험하였는지, 심리적 상태나 활력은 어떠하였는지로 이어지고 마지막은 자기의 건강을 다른 사람과 비교하여 어떻게 느끼는가에 관한 질문으로 끝난다. 즉, 설문의 형식이나 회답지를 주는 방법은 항목마다 다르다.

SF-36의 설문은 8개의 영역으로 나눌 수 있고 각각의 영역 득점이 유도되도록 되어있다

주 6) 여기서 소개하는 질문은 SF-36 영어판에 있는 것(의 일부)을 필자가 일본어로 번역한 것이고 일본어판 SF-36 중의 번역어와 반드시 일치하지는 않다.

(각 0~100점). 8개 영역주[7])란 ① 신체기능, ② 역할제한(신체적 건강관련), ③ 신체의 통증, ④ 사회적 기능, ⑤ 전체적 정신건강, ⑥ 역할 제한(정서관련), ⑦ 활력, ⑧ 전체적 건강감이다. 그리고 이 8개영역의 득점을 배열한 것이 건강정도의 프로필로 간주된다. 이 밖에 2개의 종합 득점 즉, 신체적 요소 특점과 정신적 요소 득점을 유도할 수도 있다. 또한 이것과는 별개로 각각의 특점을 건강한 사람의 득점분포와 비교하는 방법도 확립되어 있다. 이와 관련하여 SF-12는 8개영역의 프로필을 산출하지 않는다. 2개의 종합득점만이 유도된다.

SF-36도 SF-12도 향후 건강조사의 영역에서 가장 강력한 도구로써 사용되어갈 가능성이 높다[5]). 두 가지 모두 국제적인 규모에 의한 연구가 진행되고 있고 일본의 연구자도 이에 참여하고 있다. SF-36의 판권은 미국의 NPO인 Health Assessment Lab에 있으며 사용을 희망하는 사람은 미리 사용허가 신청서를 제출하여 사용계약을 체결하도록 되어있다[34]). "일본어판 SF-36"도 만들어져 있는데 이것의 사용을 희망하는 사람은 판권의 관리대행자(福原俊一: 교토대학 의학연구과, FAX: 075-553-4644)로 연락하여 사용허가를 받아야 한다. "일본어판 SF-12"도 준비 중이라 듣고 있는데 이것을 집필하고 있는 시점에서는 상세한 것이 명백하지 않다.

The EuroQol EQ-5D Quality of Life Scale(EQ-5D)

The EuroQol Group에 의해서 1990년에 발표되고 1993년에 개정되었다[5]). 상이한 문화집단일지라도 횡단적으로 사용할 수 있도록, 결국은 국제적 연구의 도구로써 사용할 수 있도록, 이라는 것을 지향하여 만들어져 있다. 건강을 단일지표로 나타내려고 하는 것, 또한 90초에서 회답이 가능하다고 일컬어질 정도의 간명성이 특징이다. 작성에 임한 The EuroQol Group에는 EU 여러 나라만이 아니라 미국, 캐나다, 일본의 연구자들도 참여하였다.

EQ-5D는 5개 영역(dimension), 즉 ①이동, ②셀프케어, ③통상활동, ④통증/불쾌, ⑤불안/우울에 대해서 각각 3개 수준의 회답지를 준비하고 있다. 예컨대 "①이동"의 영역이라면 레벨 1은 "나는 걸어 다니는 데에 문제가 없다", 레벨 2는 "나는 걸어 다니는 데에 얼마간 문제가 있다", 레벨 3은 "나는 침대에 자리보전하고 있다"가 된다. 그러므로 ①~⑤의 영역의 해당 레벨을 나타내는 숫자를 순서대로 배열하면 그것이 회답자의 건강정도 프로필이 된다. 이것을 5숫자 프로필(five-digit profile)이라 한다. 이 포로필이 "12311"이라면, 그 회답자는 영역 ①, ④, ⑤에 대해서는 문제가 없지만(레벨 1), 영역②(셀프케어)에는 얼마간의 문제가 있고(레벨 2), 영역③(일 등의 통상활동)에는 현저한 제한이 있다(레벨 3)라고 읽을 수 있다. 이것 이외에 EQ-5D는 이 5숫자 프로필을 종합지수(summary index)로 바꿔놓는 환산표주[8])를 준비하고 있다. 이 지수에서는 사망이 0, 완전한 건강이 1이다.

EQ-5D의 또 하나의 포괄적 지수는 회답자 자신이 평정하는 VAS(visual analogue scale)에서부터 얻어진다. 0에서부터 100까지의 눈

주 7) 후구하라(福原) 등[34])은 "하위척도"라는 용어를 쓰고 있다. 또한 여기에 열거한 ①~⑧의 말은 필자가 일본어로 번역하였으므로 일본어판 SF-36 중의 번역어와 반드시 일치하지 않는다.

주 8) "일본어판 EQ-5D"에서는 효용치 환산표라 부른다.

금이 붙은 직선을 주고, "최악의 건강상태를 0, 최고의 건강상태를 100이라 한 경우에 당신의 오늘의 건강상태는 어느 위치에 해당되는지를 대답하시오"라 하여 표식을 하도록 시킨다. 이 척도는 천정효과가 있다는 것이나 회답지가 거칠다는 지적이 있으나, 그것은 최단 수법을 사용하였기 때문의 보상이라 보아야 할 것이다.

EQ-5D는 EuroQol Group Business Management에 의해서 관리되어 있다. "일본어판 EuroQol(EQ-5D)"를 관리하고 있는 것은 케이오의숙대학 의학부 의료정책 · 관리학교실(池上直己 · 池田俊也)[35].

이상 4개의 건강 정도/건강관련 QOL 평가방법을 대충 살핀 것에 의해서 이들의 표준적 ADL 또는 광역 ADL 평가와의 차이가 저절로 명백해졌다 할 수 있다. 양자 모두 개인의 일상 행동의 아주 유사한 범위를 다루고 있으나, 관점에 차이가 있다. 재활영역에서 발전해온 표준적/광역 ADL 평가는 무어라 해도 상대방이 문제를 갖고 있다는 것을 전제로 하고 있으며, 그러므로 상대방의 개개의 문제를 정확히 파악하는 것을 기본자세로 하고 있다. 질문은 포괄적이며 그 사람이 무엇을 해내고 있는지를 알기 위한 연구가 시행되어 있다. 이에 반해서 보건정책 연구 분야에서 발전해온 건강정도/건강관련 QOL 평가방법은 집단 특성을 파악하는 것에 주된 관심이 있다. 의료 수요나 의료결과를 유별화할 수 있다. 효율적이고 감도가 좋은 지표를 지향하고 있다.

그러나 또 하나의 큰 차이는 건강정도/건강관련 QOL의 평가가 환자의 주관을 채택하고 있는 점에 있다. 이것은 종전의 표준적/광역 ADL 평가에 없었던 점이다. Keith[33]는 재활이 다루어온 기능상태 평가(표준적/광역 ADL 평가와 거의 같다)와 다른 영역이 다루어온 건강정도 평가와의 중복은 그다지 많지 않고, 적어도 건강정도 평가는 임상에 별로 도움이 되지 않는다고 한다. 그러나 보고 배워야 할 점은 두 가지가 있다. 그것은 환자의 관점을 받아들이는 것과 결과(outcome)지표로서 우수하다는 것이다, 라는 것이 그의 견해이다.

2 보건영역에서 다루는 주된 주관조사

건강정도/건강관련 QOL 평가가 다루고 있었던 주관(subjectivity)은 자기의 건강정도는 어느 정도였는지, 또는 병이나 장애가 일상 활동에 어떻게 영향을 주고 있는지를 당사자의 판단으로 대답을 하게 하는 것이었다. 그러나 주관에는 또 하나의 측면이 있다. 그것은 그 사람이 자기의 건강상태에 어떠한 감정을 품고, 어떠한 기분으로 나날을 지내고 있는가, 라는 심리적 측면이다. 이미 병이나 장애를 갖고 있는 것이 명백한 사람들을 다루는 보건영역에서는 이러한 것이 특히 의식된다.

다음에 열거하는 것은 환자의 심리적 측면에 초점을 맞춘 질문표이다.

Life Situation Survey(생활상황 조사)

Chubon[36]은 이제까지에 만성기 환자용으로 개발된 QOL 평가가 너무나도 좁은 범위를 다루고 있다고 생각하여 새로운 평가척도를 개발하였다. 만성기 질환과 장애를 가진 사람들에게 자기의 생활의 질을 좋게 하려면 어떠한 것이 필요한가를 묻고 이것을 기초로 자기 기입식의 Life Situation Survey(생활상황 조사)를 개발한 것이다.

이 조사표에는 "나는 안심, 안전의 경지에 있다고 느낀다" "나는 의지할 수 있는 친구가 거의 없다" "나는 지금의 내가 마음에 들고 있

표 2-8 Chubon의 Life Situation Survey

생활상황 조사
(작성자: Chubon RA, 남캐롤라이나대학)

【설명】아래에 배열되어 있는 문장은 당신의 현재의 생활상황에 관한 것입니다. 각 문장을 읽고 그것에 동의하는 정도를 우측 열의 해당란에 √를 기입함으로써 답하여 주시요. 너무 깊이 생각할 필요는 없지만 느끼고 있는 그대로 정직하게 답하도록 노력해주시요. 문장을 읽거나 표식을 적어 넣는 것이 어려운 경우는 다른 사람들이 거들어주어도 상관없으나, 정직하게 대답하는 것이 가장 유익하다는 것을 유념하기 바랍니다.	동의할 기분이 매우 강하다	동의할 기분이 강하다	동의하다	동의하지 않다	동의하지 않는 기분이 강하다	동의하지 않는 기분이 매우 강하다
1. 나는 안심, 안전의 경지에 있다고 느낀다.	( )	( )	( )	( )	( )	( )
2. 나의 건강상태는 양호하다	( )	( )	( )	( )	( )	( )
3. 나에게는 의지할 수 있는 친구가 거의 없다.	( )	( )	( )	( )	( )	( )
4. 나는 지금의 내가 마음에 든다.	( )	( )	( )	( )	( )	( )
5. 나는 이 나라의 대개의 사람보다는 생활형편이 낳다.	( )	( )	( )	( )	( )	( )
6. 나는 언제나 압력을 느끼고 있다.	( )	( )	( )	( )	( )	( )
7. 나는 별로 잘 먹을 수 없다.	( )	( )	( )	( )	( )	( )
8. 나의 장래는 희망이 없다.	( )	( )	( )	( )	( )	( )
9. 나는 행복한 인간이다.	( )	( )	( )	( )	( )	( )
10. 나에게는 정말 필요할 때 자진해서 나를 도와주는 사람들이 있다.	( )	( )	( )	( )	( )	( )
11. 수입의 문제는 항상 나의 걱정거리이다.	( )	( )	( )	( )	( )	( )
12. 나는 푹 자고 상쾌하게 잠이 깬다.	( )	( )	( )	( )	( )	( )
13. 나는 필요한 만큼의 사랑이나 정을 받고 있다.	( )	( )	( )	( )	( )	( )
14. 나에게는 아무런 즐거움도 기분전환도 없다.	( )	( )	( )	( )	( )	( )
15. 공공기관으로부터 받고 있는 서비스는 나의 필요를 충족시키고 있다.	( )	( )	( )	( )	( )	( )
16. 나는 언제나 어디에나 필요하다면 나갈 수 있다.	( )	( )	( )	( )	( )	( )
17. 나는 나의 고용상태(또는 학교)에 만족하고 있다.	( )	( )	( )	( )	( )	( )
18. 나의 거주구역이나 기타의 환경에는 내가 즐길 수 있는 것은 거의 없다.	( )	( )	( )	( )	( )	( )
19. 나는 하루가 끝나기 전에 지쳐버린다.	( )	( )	)	( )	( )	( )
20. 내가 나의 인생을 좌우할 수 있는 부분은 너무나도 작다.	( )	( )	( )	( )	( )	( )

(Chubon RA: Development of a quality-of-life rating scale for use in health-care evaluation. Eval Health Prof. 10: 186-200, 1987에 따름)

다" 등의 진술문이 20개 배열되어 있고, 회답자는 각각에 대해서 동의하는(또는 동의하지 않는) 정도를 6개의 선택지에서부터 선택하여 대답하도록 되어있다(**표 2-8**). 이들의 선택지는 간격척도를 구성하고 있으며 Chubon 자신의 기술에 따르면 신뢰성, 타당성 모두 충분하다고 한다.

이 평가표에 배열된 질문은 확실히 의료관계자들이 평소 환자를 염려하고 답을 알고 싶어 한 사항이다. 그러나 이와 같이 명명백백한 서식으로 하다보면, 새삼 다음의 우려가 발생한다. 하나는 환자가 정말 정직하게 대답해줄 것인가라는 의문이고, 또 하나는 여기에 배열된 질문은 의료관계자 측의 가치관의 열거(enumeration)에 지나지 않는 것이 아닌가라는 의문이다. QOL은 심정적인 면에 접근하면 할수록 개인간의 차이가 커진다고 생각되기 때문에 이것은 중대한 문제라 하지 않으면 안 된다.

이 점을 돌파하는 방법으로서 환자 자신에게 항목의 선택이나 비중부여를 하게 하는 방식을 생각한 사람들이 있다. 다음의 평가방법이 그 한 예이다.

Quality of Life Index(QLI)

Ferrans와 Powers[37]에 의해서 작성되었다[주9]. Ferrans와 Powers는 모두 간호사이다. 같은 방법을 발전시키는 노력은 현재도 계속되고 있고 다양한 정보가 Web 상에 공개되어 있다[38]. 최신의 질문지와 채점방법도 같은 페이지 상에 있다. 이것에 따르면 본 원고를 쓰고 있는 현재, QLI에는 하나의 generic version(일반 버전)과 14종의 질환별 버전이 있으며 언어에 관해서는 예컨대 generic version이라면 12개 국어의 버전이 있다. 일본어판은 찾아볼 수 없다.

QLI는 어느 버전도 Part Ⅰ과 Part Ⅱ로 구성되어 있다. generic version의 경우, 그 내용은 다음과 같이 된다.

Part Ⅰ은 만족도의 조사이다. 모두에는 "아래에 당신의 인생의 여러 가지 측면을 열거하고 있습니다. 이 하나 하나에 대해서 당신이 어느 정도 만족하고 있는지를 오른쪽의 회답지에서부터 선택하여 답하시오. 어느 것이 올바르고 어느 것이 틀렸다는 일은 없습니다"라 되어 있고, 그 아래에 "1. 당신의 건강에 대해서, 2. 당신의 헬스 케어에 대해서, 3. 당신의 현재의 통증의 양에 대해서, 4. 당신이 일일의 활동에 쏟고 있는 에너지의 양에 대해서, 5. 당신이 자력으로 마련하는 케어에 대해서, 6. 당신이 자기의 인생을 조절하고 있는 양에 대해서, 7. 당신이 희망하는 길이를 살 수 있는 가능성에 대해서, 8. 당신의 가족의 건강에 대해서, 9. 당신의 아이들에 대해서, 10. 당신 가족의 행복에 대해서, 11. 당신의 성생활에 대해서, 12. 당신의 반려자, 연인 또는 파트너에 대해서, 13. 당신의 친구에 대해서, …(중간생략)…, 33. 당신의 전체에 대해서"로 전부해서 33항이 배열되어 있다. 이들에 대한 회답지는 일률적으로 "1: 매우 불만, 2: 중등도로 불만, 3: 약간 불만, 4: 약간 만족, 5: 중등도로 만족, 6: 매우 만족"이다.

Part Ⅱ는 중요도의 조사이다. 모두에는 "아래에 열거하는 사항에 대해서 그것이 당신의 인생에 있어 어느 정도 중요한지를 오른쪽의 회답지 안에서부터 선택하여 답하시오. 어느 것이 올바르고 틀렸다는 일은 없습니다"라 되어있고 그 아래에 Part Ⅰ과 마찬가지 항목이 같은 수만큼 배열되어 있다. 이들에 대한 회답지는 일률적으로 "1: 매우 중요하지 않다, 2. 중등도로 중요하지 않다, 3: 약간 중요하지 않다, 4: 약간 중요하다, 5: 중등도로 중요하다, 6: 매우 중요하다"이다.

채점단계에서는 각 항목에 대해서 Part Ⅰ(만족도)의 득점과 Part Ⅱ(중요도)의 득점의 곱을 구하는 조작이 시행된다[38]. 즉, 당사자의 중요도 판단에 따라서 만족도 득점이 보정되는 구조로 되어있다. 그리고 이들의 곱의 합산으로부터 QLI 득점이 유도된다. QLI 득점에는 종합득점 이외에 각종의 부차득점(sub-score)이 있다.

질환별 버전은 관절염, 암, 심장질환 등 전부해서 14종의 질환에 대응하고 있다. 척수손상이나 뇌졸중에도 대응하고 있다. 이들은 앞에서 언급한 generic version의 33항목에 그 질환

주 9) QLI-Web 페이지에 따르면, 최초의 발표는 1984년이다.

특유의 항목을 추가한 구성으로 되어있다.

V 현재와 장래의 과제

여기까지는 ADL과 그 주변영역에 대해서, 또한 건강도/건강관련 QOL에 대해서 어떠한 평가방법이 있는가를 소개하였다. 임상가의 역할은 이들의 모든 환자에 적용하는 것이 아니고 선택하여 적용하는 것에 있다. 환자가 어느 질환에 있는가에 따라서, 또한 그 시점의 개입목표가 무엇에 있는가에 따라서 선택되는 내용은 저절로 달라진다. 또한 임상목적의 평가인가, 프로그램의 결과평가에 대비한 것인가에 따라서도 선택되는 평가방법은 달라진다. 전자를 위해 우수한 평가가 후자를 위해 우수하다고는 할 수 없으며 그 반대의 경우도 그러하다.

여기서는 임상목적으로 평가를 시행하는 경우에 대해서 현재 및 장래에 맡겨져 있는 과제를 언급한다.

1 QOL 평가의 개별화

어떠한 의료도 궁극의 목표는 환자의 QOL에 공헌하는 것에 있다. 그리고 QOL이란 가치관이고, 그것도 당사자의 가치관에 기반을 두는 것인 이상, 모든 QOL 평가는 개별화로 향하는 숙명을 지니고 있다.

Johnston 등[39]은 QOL의 주요 측면은 ① 활동/기능, ② 인지/언어, ③ 정감/감정의 세 가지라 한 다음에 이 중에서는 가시적인 활동/기능(activity/function)을 중심으로 한 객관적 평가를 시행하고 다음으로 이것과 연관시켜서 주관적 평가를 시행하는 것이 좋다, 라고 제안하고 있다. 하나의 activity의 비중은 개인마다 다르기 때문에 이 차이를 반영한 평가방법을 확립하는 것이 장래의 과제라 한다. 그 하나의 시도로서 그들이 열거하고 있는 것이 사실은 앞에 소개한 QLI이다.

생각하기에 따라서는 캐나다작업치료협회가 개발한 캐나다작업수행 측정(Canadian Occupational Performance Measure; COPM)[40]도 이 계보에 연결되는 것이라 할 수 있을 것이다. COPM은 QOL의 측정은 아니지만, 여기서 말하는 작업수행(occupational performance)이란 생활 활동 그 자체이다.

COPM은 환자/클라이언트에 대해서, 당신에게 있어서 가장 걱정이 되는 작업수행은 무엇인가, 또한 그들(상위 3개)은 얼마만큼 주요하고 현 상황에 당신은 얼마만큼 만족하고 있는가를 묻는다. 중요도와 만족도는 회답자의 주관에 의해서, 10단계 척도로 평정된다. 걱정이 되는 작업수행이란 쇼핑을 기분 좋게 시행한다든가, 남편과 외출을 한다든가, 일을 재개한다든가, 그 사람이라면 극히 일상적인, 하지만 당사자에게는 중요한 사안이다.

Juniper 등[41]은 그들이 개발한 "(기관지 천식 환자의 QOL 질문지"(Asthma Quality of Life Questionnaire; AQLQ)에 대해서, 회답자 자신이 열거한 5종목을 사용해서 활동제한의 내용을 대답하게 하는 경우와, 미리 연구자가 지정한 5종목에 대해서 그 답을 말하게 하는 경우의 차이를 검토하고 있다. 지정한 5종목이란 ① 격렬한 활동(계단을 뛰어오르다, 스포츠 외), ② 중등도의 활동(계단을 오르다, 정원 일 외), ③ 사교활동(어린이와 놀다, 친구방문 외), ④ 일 관련활동(매일 해야 하는 것), ⑤ 수면이다. 40명의 환자에 대해서 두 가지 경우의 득점을 비교한 결과에 따르면, 양자의 연관성은 매우 높고 지정한 5종목을 사용하는 방법으로도 충분하다는 것을 알았다고 한다.

그들이 이와 같은 문제를 검토한 이유는 당

초는 환자의 개개의 문제를 헤아리는 방법으로 질문지를 만들기는 하였지만 그것으로는 상이한 환자 사이에서의 득점을 비교하는 것에 어려움이 생겼다는 것, 한사람의 환자의 장기경과를 추적하는 데에 그때마다 활동내용을 조회해야 하는 등의 불편이 발생하였기 때문이라 추측된다. Juniper 등의 결론은 임상장면에서 사용하기 위해서는 당초의 판이 좋지만, 다수의 샘플의 검토나 장기간 경과의 추적을 시행하는 경우는 표준화판(지정종목을 사용하는 버전)으로도 좋다는 것이다.

그들의 지적은 선택해야 할 평가의 방식은 평가의 목적에 따라서 다르다는 것을 새삼 가르쳐주고 있다. 이것은 QOL에 그치지 않고 ADL에도 해당되는 것이다.

2 질환 특이적 기능평가의 충실

이제까지 채택하여온 ADL 평가, QOL 평가의 대부분은 generic(일반적, 포괄적, 총칭적)한 것이었다. 그러나 용이하게 상상할 수 있는 것처럼 아무것에나 적용할 수 있는 평가방법은 엉성하여 그것만으로는 질환 특유의 문제가 누락될 가능성이 있다. Ferrans와 Powers의 QLI가 다수의 질환별 버전을 준비한 것은 이 문제를 타개하기 위해서였다.

FAM(Functional Assessment Measure)은 머리의 외상환자를 위한 기능측정으로서 Hall 등[42]에 의해서 발표된 것이다. 앞에서 나온 FIM에 FAM 고유의 12항목을 추가하여 FIM+FAM으로서 사용할 수 있도록 하였다. 구체적으로는 FIM 운동항목에 삼키기(연하), 자동차 옮겨타기, 지역사회 내의 이동(운송기관 이용)의 3개 항목을 추가하고, FIM 인지항목 그룹에 읽는 것, 쓰는 것, 회화의 명료성, 정서적 상태, 장애에의 적응, 고용가능성(가사 · 학업을 포함), 지남력, 주의, 안전판단의 9개 항목을 추가하고 있다[주10)]. FAM은 당초 머리의 외상 환자를 위해 개발되었으나, 이것 이외의 뇌 손상에서도 인지장애를 수반하는 경우에는 이용가치가 높다고 생각되는 평가방법이다.

Wright 등[43, 44)]의 **The Patient-Specific Index (환자 특이적 지표)**는 엉덩관절 완전치환술의 결과를 알 목적으로 만들어졌으나, 그 이름이 나타내는 것처럼 질환 특이적임과 동시에 환자 특이적이다. 미리 준비된 4구분, 48항목에 걸친 질문은 수술 후에 초래될 가능성이 있는 온갖 통증, 불편, 불쾌에 대해서, 그 정도를 환자 본인에게 평가시키는 것으로 되어 있다.

이와 같이 최근에는 다양한 질환/장애에 대해서 고유의 QOL 평가방법을 개발하는 움직임이 성행하고 있다(예컨대 문헌 5, 45를 참조할 것). 이 노력은 향후도 계속되는 것으로 생각된다.

3 손상(impairment) 평가의 정교화

ADL 평가이든, QOL 평가이든 이들을 실시하는 데에는 두 가지 목적이 있다. 하나는 임상적 개입을 적절하게 하는 자료를 얻기 위한 평가이고, 또 하나는 개입의 결과를 제3자에게 제시하기 위한 평가이다. 그러나 두 번째 목적 때문에 첫 번째 목적이 소홀해져서는 안된다. ADL 평가는 원래 환자의 ADL 기능을 최선으로 하려고 하는 목적으로 탄생한 것이었다. 그

주 10) FIM의 입문서 일본어역문이 케이오의숙대학 의학부 재활의학교실에 의해서 만들어져 있고, 그곳에 신청하면 입수할 수 있다. 다만, 학술적 사용을 목적으로 하는 경우에 한정된다는 것이다.

러나 ADL 평가는 그 환자가 무엇에 어려움을 겪고 있는가를 가르쳐주지만, 어떻게 하면 해결할 수 있는가를 가르쳐주는 것은 아니다.

ADL 기능을 개선하기 위해서는 "개체 쪽의 보다 기초적인 힘"의 상세를 알아야 하는 일이 있다. "개체 쪽의 보다 기초적인 힘"이란 운동 · 감각적 기능, 인지적 기능, 심리 · 사회적 기능이다. 최근에는 별로 사용되지 않는 말이 되어 버렸지만 손상의 파악이라 바꿔 말해도 된다.

사지키 등[46)]은 퇴원 후 1년 이상 경과한 보행이 가능한 재가 뇌졸중 환자 54사례를 대상으로 10 m 최대보행속도(MWS)와 75개 항의 일상생활활동 수행과의 관계를 검토하고 있다. 그것에 따르면 신변처리나 신문을 읽는 등의 정적 활동은 MWS의 속도와는 관계가 없었으나, 20 m/분 이상이 되면 청소 · 쇼핑 등의 가사활동이나 취미 · 여행 등의 여가활동을 시행하고 있으며, 40 m/분 이상이 되면 정치 · 문화강연회 등에 참가, 80 m/분 이상에서는 노인 등의 돌봄을 시행하고 있었다는 것을 알았다. 이러한 것을 알게 되면 보행훈련에서 속도의 요소를 채택하는 것의 의미가 보다 명료해질 뿐만 아니라, 보행측정에 속도의 1개항을 추가하는 의미도 보다 명료해진다.

손상 평가의 메뉴가 현재 이상으로 다양화되고 동시에 정교화가 된다면, 그리고 그들이 통상의 ADL 평가와 아울러서 선택적으로 실시를 하게 된다면 ADL 문제에 대한 대처는 지금보다 한층 진화하게 된다고 생각한다.

4 이종계측 사이에서의 데이터의 호환성

이미 명백한 것처럼 임상에서도 연구에서도 많은 종류의 평가방법이 사용되고 있다. 또한 같은 환자일지라도 질환에 따라서 사용하는 평가방법이 다른 경우가 있다. 이러한 경우는 비교할 수 없다. 그래서 이종계측 사이에서의 데이터의 호환성, 연속성을 높이기 위한 연구가 시작되고 있다. 그러나 이것에 대해서 저술하는 것은 필자의 역량을 초월하므로 별개의 문헌을 참조하기 바란다(예컨대, 문헌 21, 47-49 등).

■ 문헌

1) Lawton EB : Activities of daily living for physical rehabilitation. McGraw-Hill, 1963
2) Rusk HA(小池文英監訳) : リハビリテーション医学. 医歯薬出版, 1966(原書 : 1964)
3) Mahoney FI, Barthel DW : Functional evaluation : The Barthel Index. Maryland State Medical Journal, 14 : 61-65, 1965
4) Cohen ME, Marino RJ : The tools of disability outcomes research functional status measures. Arch Phys Med Rehabil, 81(12 Suppl 2) : S21-29, 2000
5) McDowell I : Measuring Health. A Guide to Rating Scales and Questionnaires, 3rd ed. Oxford Univ Press, 2006
6) 住田幹男, 朝貝芳美, 小竹伴照, 浅見豊子, 高橋秀寿, 塚本芳久, 美津島隆, 森田定雄 : リハビリテーション関連雑誌における評価法使用動向調査. リハ医学, 42 : 603-608, 2005
7) Schoening HA, Anderegg L, Bergstrom D, Fonda M, Steinke N, Ulrich P : Numerical scoring of self-care status of patient. Arch Phys Med Rehabil, 46 : 689-697, 1965
8) Katz S, Ford AB, Moskowitz RW, Jackson BA, Jaffe MW : Studies of illness in the aged. The Index of ADL : A standardized measure of biological and psychosocial function. JAMA, 185 : 914-919, 1963
9) Katz S, Akpom CA : Index of ADL. Med Care, 14(5 Suppl) : 116-118, 1976
10) Potvin AR, Tourteellotte WW, Dailey JS, Albers JW, Walker JE, Pew RW, Henderson WG, Snyder DN : Simulated activities of daily living examination. Arch Phys Med Rehabil, 53 : 476-498, 1972
11) 厚生省特定疾患(神経・筋疾患リハビリテーション)調査研究班 ADL 分科会 : 日常生活動作テストの手引. 1979. (リハ医学, 19 : 114-131, 1982 に同じ)
12) Granger CV, Hamilton BB, Keith RA, Zielezny M, Sherwin FS : Advances in functional assessment for medical rehabilitation. Top Geriatr Rehabil, 1 : 59-74, 1986
13) Granger CV, Cotter AC, Hamilton BB, Fiedler RC, Hens MM : Functional assessment scales : a study of persons with multiple sclerosis. Arch Phys Med Rehabil, 71 : 870-875, 1990
14) 道免和久, 千野直一, 才藤栄一, 木村彰男 : 機能的自立度評価法(FIM). 総合リハ, 18 : 627-629, 1990

15) http://www.udsmr.org/
16) 慶應義塾大学リハビリテーション医学教室訳：FIM，医学的リハビリテーションのための統一データセット利用の手引き 第3版．慶應義塾大学リハビリテーション医学教室，1991
17) Granger CV, Hamilton BB, Linacre JM, Heinemann AW, Wright BD : Performance profiles of the functional independence measure. Am J Phys Med Rehabil, 72 : 84-89, 1993
18) 日本リハビリテーション医学会評価基準委員会：ADL評価に対する検討—検討の経緯と結果．リハ医学，29：691-698，1992
19) Carey RG, Posavac EJ : Program evaluation of a physical medicine and rehabilitation unit : a new approach. Arch Phys Med Rehabil, 59 : 330-337, 1978
20) Harvey RF, Jellinek HM : Functional performance assessment : a program approach. Arch Phys Med Rehabil, 62 : 456-460, 1981
21) 細川 徹：ADL尺度の再検討—IADLとの統合．リハ医学，31：326-333，1994
22) Lawton MP, Brody EM : Assessment of older people : self-maintaining and instrumental activities of daily living. Gerontologist, 9 : 179-186, 1969
23) 古谷野亘，柴田 博，中里克治，芳賀 博，須山靖男：地域老人における活動能力の測定—老研式活動能力指標の開発．日本公衛誌，34：109-114，1987
24) Dijkers MP, Whiteneck G, El-Jaroudi R : Measures of social outcomes in disability research. Arch Phys Med Rehabil, 81(12 Suppl 2) : S63-80, 2000
25) Holbrook M, Skilbeck CE : An activities index for use with stroke patients. Age Ageing, 12 : 166-170, 1983
26) 白土瑞穂，佐伯 覚，蜂須賀研二：日本語版Frenchay Activities Index自己評価表及びその臨床応用と標準値．総合リハ，27：469-474，1999
27) 蜂須賀研二，千坂洋巳，河津隆三，佐伯 覚，根ヶ山俊介：応用的日常生活動作と無作為抽出法を用いて定めた在宅中高年齢者のFrenchay Activities Index標準値．リハ医学，38：287-295，2001
28) Whiteneck GG, Charlifue SW, Gerhart KA, Overholser JD, Richardson GN : Quantifying handicap : a new measure of long-term rehabilitation outcomes. Arch Phys Med Rehabil, 73 : 519-526, 1992
29) 熊本圭吾，岩谷 力，飛松好子，熊野宏昭，園田啓示，外里冨佐江：CHART日本語版の作成（解説）．総合リハ，30：249-256，2002
30) 青柳紀代，高橋秀寿，原 行弘，柴崎啓一，里宇明元，千野直一：脊髄損傷患者の社会的不利に影響を与える要因—Craig Handicap Assessment and Reporting Technique（CHART）による予備的検討．リハ医学，36：599-606，1999
31) Willer B, Rosental M, Kreutzer JS, Gordon WA, Rempel R : Assessment of community integration following rehabilitation for traumatic brain injury. J Head Trauma Rehabil, 8 : 75-87, 1993
32) Willer B, Ottenbacher KJ, Coad ML : The community integration questionnaire : A comparative examination. Am J Phys Med Rehabil, 73 : 103-111, 1994
33) Keith RA : Functional status and health status. Arch Phys Med Rehabil, 75 : 478-483, 1994
34) 福原俊一，鈴鴨よしみ：健康プロファイル型尺度（SF-36を中心に）．池上直己，福原俊一，下妻晃二郎，池田俊也編：臨床のためのQOL評価ハンドブック．pp34-44，医学書院，2001
35) 池田俊也，池上直己：選好に基づく尺度（EQ-5Dを中心に）．池上直己，福原俊一，下妻晃二郎，池田俊也編：臨床のためのQOL評価ハンドブック．pp45-49，医学書院，2001
36) Chubon RA : Development of a quality-of-life rating scale for use in health-care evaluation. Eval Health Prof, 10 : 186-200, 1987
37) Ferrans CE, Powers MJ : Quality of life index : development and psychometric properties. ANS Adv Nurs Sci, 8 : 15-24, 1985
38) http://www.uic.edu/orgs/qli/index.htm
39) Johnston MV, Keith RA, Hinderer SR : Measurement standards for interdisciplinary medical rehabilitation. Arch Phys Med Rehabil, 73(12-S) : S3-23,1992
40) Law M, Baptisite S, Carswell A, McColl MA, Polatajko H, Pollock N（吉川ひろみ，上村智子訳）：COPMマニュアルと評価表．大学教育出版，1998（原書：1994）
41) Juniper EF, Buist AS, Cox FM, Ferrie PJ, King DR : Validation of a standardized version of the Asthma Quality of Life Questionnaire. Chest, 115 : 1265-1270, 1999
42) Hall KM, Hamilton BB, Gordon WA, Zasler ND : Characteristics and comparisons of functional assessment indices : Disability Rating Scale, Functional Independence Measure, and Functional Assessment Measure. J Head Trauma Rehabil, 8 : 60-74, 1993
43) Wright JG, Young NL : The Patient-Specific Index : Asking patients what they want. J Bone Joint Surg Am, 79 : 974-983, 1997
44) Wright JG, Young NL, Waddell JP : The reliability and validity of the self-reported patient-specific index for total hip arthroplasty. J Bone Joint Surg Am, 82 : 829-837, 2000
45) 池上直己，福原俊一，下妻晃二郎，池田俊也編：臨床のためのQOL評価ハンドブック．医学書院，2001
46) 佐直信彦，中村隆一，細川 徹：在宅脳卒中患者の生活活動と歩行機能の関連．リハ医学，28：541-547，1991
47) 細川 徹，坪野吉孝，辻 一郎，前沢政次，中村隆一：拡大ADL尺度による機能的状態の評価—(1)地域高齢者．リハ医学，31：399-408，1994
48) 細川 徹，佐直信彦，中村隆一，砂子田篤：拡大ADL尺度による機能的状態の評価—(2)在宅脳卒中患者．リハ医学，31：475-482，1994
49) McHorney CA : Use of item response theory to link 3 modules of functional status items from the Asset and Health Dynamics Among the Oldest Old study. Arch Phys Med Rehabil, 83 : 383-394, 2002

3 ADL의 지원 시스템

장애가 있는 사람들의 ADL 지원은 기능훈련 등에 의한 ADL 능력의 향상을 도모하는 것만이 아니라 다양한 복지용구의 사용이나 환경의 정비에 대해서도 아울러서 검토할 필요가 있다. 이 때문에 재활의 전문직은 가정도우미(home helper) 등의 인적 서비스를 비롯하여 복지용구나 주거환경 정비의 공급 시스템에 대해서도 충분한 지식을 갖고 이들을 필요로 하고 있는 사람들에게 적의 · 적절하게 공급할 수 있도록 해야 한다.

일본에서는 2000년에 공적 개호보험제도가 도입되고 그 이후 고령자의 ADL를 지원하는 사회자원은 대폭적으로 증가하였으며 동시에 시읍면을 창구로 그 지원 시스템도 정비되어가고 있다. 이에 수반하여 장애인의 ADL 지원 시스템도 서서히 정비되어, 2005년에는 신체 · 지적 · 정신의 장애인 3개 법률과 아동복지법의 공통 서비스를 통합한 장애인 자립지원법이 제정되었다(**그림 3-1**). 그러나 이 법에서는 개호보험과 마찬가지로 수익자부담제도가 도입되어 있기 때문에 서비스 비용의 10%를 수익자가 부담하는 것으로 되어, 서비스의 선택범위는 넓어졌으나 저소득층이 많은 장애인에게는 혹독한 부담으로 되어있다.

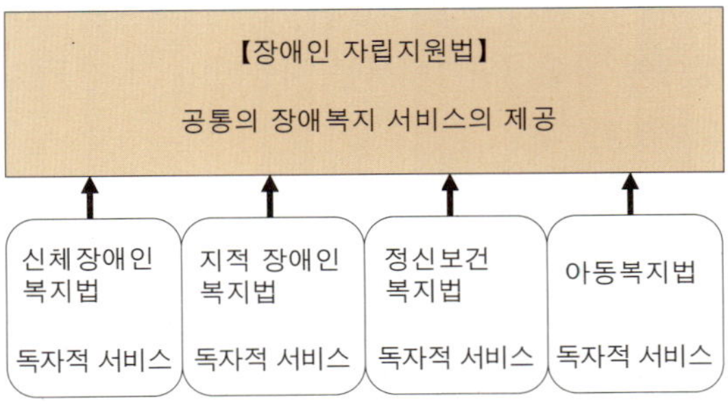

그림 3-1. 신체 · 지적 · 정신장애 및 아동복지 서비스의 일원화

한편, 최근의 복지용구의 개발에는 놀라울만한 것이 있어, ADL 지원의 실용성은 한층 높아져 있다. 또한 주거환경 정비의 기술은 지체장애만이 아니라 자폐증 등 지적 장애에 대한 대처도 추진되고 있다. 그러한 만큼 이 분야의 정보 수집은 그 양만이 아니라, 그 속도도 요구되어 개인수준에서는 상당히 어렵다. 각각의 영역을 담당하는 전문직과의 연계를 기반으로 한 팀 접근이 더욱더 중요하다.

I ADL의 지도

1 전문직의 역할

ADL은 인간이 시행하는 활동이고 정신 및 신체의 개개의 기능을 통합하여 비로소 성립하는 것이다. 따라서 ADL이 자립하지 않은 원인을 단순하게 개개의 기능장애에 구하는 것은 불가능하고, 그 원인을 해명하려면 종합적인 평가가 필요하다.

구체적인 지도에 있어서는 실현 가능한 목표 설정이 필요하고 결과로써 목표 달성에 의한 성취감을 얻는 것은 본인만이 아니라 지원자 전체의 재활의욕을 끌어내는 것에 연결될 것이다.

다양한 자조구의 사용이나 부목(splint)의 장착, 휠체어나 리프트의 이용 등, 복지용구를 적절하게 사용하는 것은 ADL의 자립도를 높이는 효과적인 방법이다. 그러나 그 적응이나 사용방법이 틀리면 단순히 효과가 없다는 것만이 아니라 폐용증후군을 일으키는 원인이 되거나 사고로 연결될 우려가 있으므로 팀 접근 하에 그 나름으로 신중하게 대처할 필요가 있다. 이러한 의미에서는 개호보험의 임대차제도는 효과적이며 실제로 사용해보아 잘 사용할 수 없다면 별개의 것과 교환이 가능하다. 전문직의 입장에서 보면 그만큼 책임이 가벼워졌다고도 할 수 있을 것이다.

이에 더해서 ADL의 지도에서는 가령 훈련실에서 가능해졌다 해도 실생활에 활용할 수 없으면 의미가 없으며, 실제로 "하고 있는 ADL"로 될 때까지 활동성을 높일 필요가 있다. 이를 위해서는 간병인에 대한 보조방법의 지도나 주거환경의 정비, 사회참여를 위한 방책이나 정보제공을 아울러서 시행하는 것이 중요하며, 그 결과로써 ADL의 정착을 도모할 것이 요구되고 있다.

개호보험제도에 의해서 고령자 간병에 대해서는 지역자원도 차츰 갖추어지고 있다. 그런만큼 간병인은 가족만이 아니라, 파견된 도우미 등을 포함하여 복수의 사람이 되는 경우가 많다. 따라서 어떠한 간병을 어느 정도 시행하는 것이 적당한가, 과부족이 없도록, 각각의 사람들에게 반복해서 전달해야 한다. 그 중에서 일부의 간병인에게만 부담이 걸리지 않도록 배려하는 것도 필요하며, 재활의 전문가로서는 이상의 것을 종합적으로 판단하여 지도에 임할 필요가 있다.

또한 가마쿠라[1]는 "전문직 전체로서는 개개의 장애인에게 아래의 것을 시행하도록 되어있어야 한다"라 하여, ① 미자립 영역의 원인분석, ② 현실적인 목표설정, ③ 기기의 필요성의 평가, ④ 기능지도와 습관화의 평가, ⑤ 간병인에 대한 조언, ⑥ 주거환경 조정의 지원, ⑦ 사회자원의 소개 등, 7개의 사항을 제안하고 있다.

2 서비스 제공의 기관

ADL 지원에 관계되는 서비스를 제공하는 기관은 보건·의료기관과 복지기관으로 갈려 있으며, 전자는 치료적 지원이고 후자는 생활지원이 전제되어 있다. 즉, ADL 훈련과 그것에 수반하는 치료용 장구나 자조구 등의 서비스는 발병 후의 급성기나 회복기의 치료를 담당하는 의료기관에서 제공된다. 그 기금은 의료보험이지만 일부 개호보험에 의한 서비스도 이용 가능하다. 또한 그 후의 생활지원으로서 제공되는 각종의 상담, 복지용구나 주거환경의 정비는 공적으로는 개호보험이나 장애인 자립지원법 등의 복지제도(**그림 3-2**)[2]에 의해서 제공되는 구조로 되어있다. 또한 개호보험을 이용하는 경우의 중요 인물은 케어 매니저이지만 장애인 자립지원법에서는 시읍면이 그 창구로 되어있다.

재가복귀 후에도 ADL 능력을 유지하려면 장애의 정도가 중증일수록 계속적인 서비스 제공이 필요하다. 이를 위해서는 개호보험이나 장애인 자립지원법에 의한 인적 간병 서비스를 기초로 생활의 안정을 도모함과 동시에 어떠한 사회참여를 보장하는 서비스가 효과적이다. 개호보험사업인 보건 · 복지시설의 데이서비스나 데이케어, 지역사회생활 지원사업으로서 시행되고 있는 지역 활동 홈인 작업소 등에의 참여는 장애 당사자의 정신적 활동성을 높이고, ADL 능력의 유지에 크게 도움이 되고 있다.

최근에는 개호보험법에 의한 예방사업을 배경으로 고령자나 장애인의 스포츠 · 문화활동(재활 · 스포츠 등)이 성행하고 있다(**그림 3-3**). 일할 수 없는 상태라도 이와 같은 집단에 참여함으로써 다른 사람과의 관계를 구축하는 것은 인간의 본질적인 욕구를 충족시키는 것이다. 여기서는 단순히 체력이나 내구력의 향상만이 아니라 결과로서 장애인이나 고령자끼리의 이야기의 나눔이나 협력에 의한 피어 카운슬링(peer counseling)이 시행되고 자립성이나 사회성을 익히는 것을 기대할 수 있을 것이다.

II 간병의 지원

1 가족에 대한 지원

동거가족이 있는 경우, 주된 간병인은 배우자나 자식 등의 가족인 경우가 많다. 따라서 가족에 대한 간병방법의 지도는 중요하며 재활전문직으로써 반드시 필요한 과제이다.

동거하고 있는 가족에게 간병방법 등을 지도하려면 그 전에 ①복지용구나 주택개수 등에 의해서 ADL의 자립도를 올릴 수는 없는지, ② 가족 전체의 생활양식을 변경할 필요는 없는지 등, 그 전제가 되는 조건에 대해서 충분히 검토

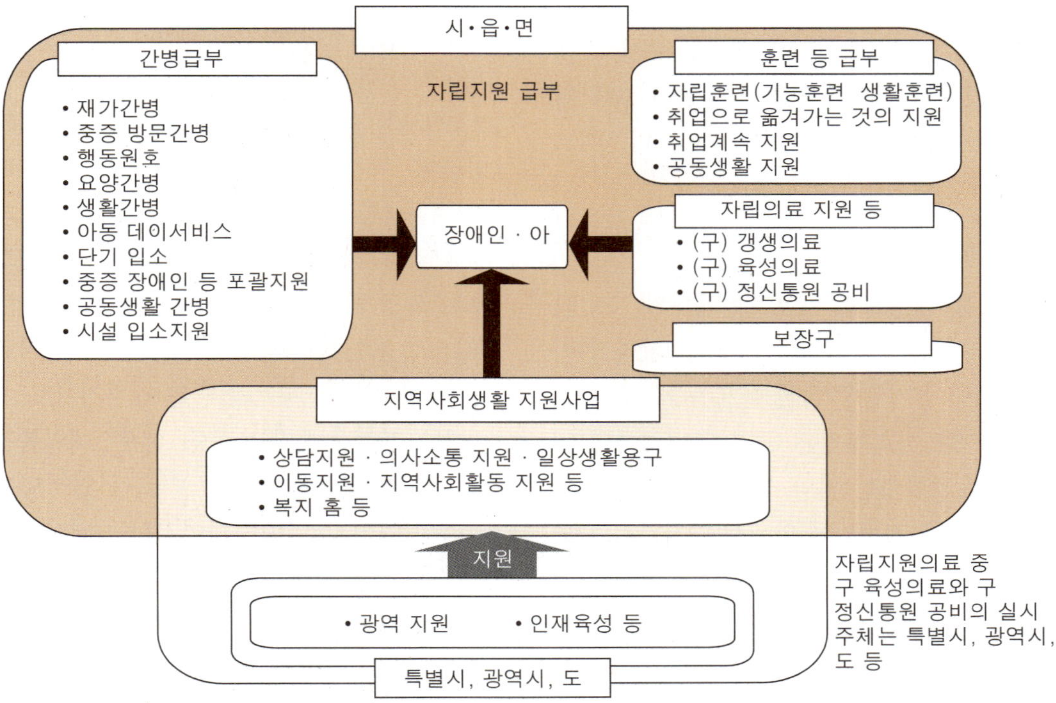

그림 3-2. 종합적인 자립 지원 시스템의 구축

(전국사회복지협의회편. 京極高宣저: 장애인 자립지원법의 해설. pp41-94, 전국사회복지협의회, 2005에서 인용)

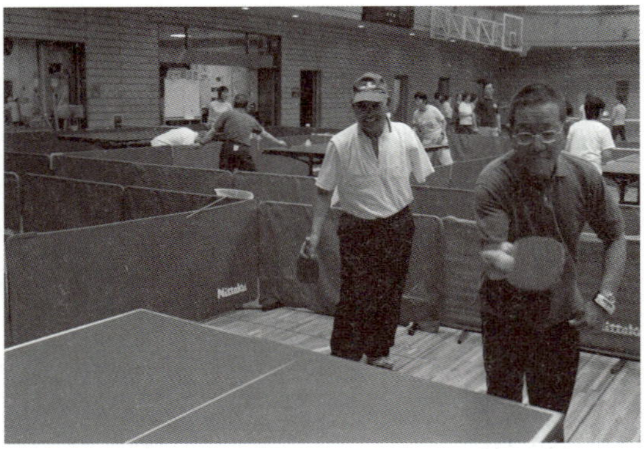

그림 3-3. 재활 · 스포츠

한 다음에 실제의 생활기반에 입각하여 지도하는 것이 중요하다. 이 때, 특정의 가족에게 큰 부담이 가지 않도록 배려할 필요가 있으며, 부담이 무거워질 것 같으면 간병인으로부터 강력한 요망이 없는 한, 도우미 파견 등의 인적인 간병 서비스의 이용을 권장해야 한다. 이에 더해서 이 때에 가족만이 아니라 도우미에 대해서도 무엇을 어떻게 간병하면 되는지, 재활의 관점에 입각하여 구체적이고 동시에 실천적으로 기술을 지도할 필요가 있다.

2 간병의 공적 지원

고령자를 대상으로 개호보험제도가 도입되어 일본의 개호(간병)사정은 크게 달라졌다. 그 후, 인력이 기술에 많은 문제를 가지면서도 간병에 관한 사회자원은 줄곧 증가하여왔다. 한편, 개호보험대상 외의 장애아/인에 대해서는 장애인 자립지원법에 의해서 마찬가지의 서비스가 제공되고 있으나 이것은 사회복지제도에 기초하는 서비스라는 것도 있어 개호보험에 의한 서비스에 비해서 양적인 부족이 두드러진다[3].

이에 더해서 개호보험제도에 의해서 도우미 등의 파견 서비스가 낮은 부담으로 제공받게 되고, 현 상황에서는 번거로운 재활계획에 기초하는 서비스보다 도우미 파견의 단순한 계획이 주류로 되어있다. 그 결과 과도한 간병 서비스가 제공되어, 오히려 ADL의 저하를 초래한다는 지적도 있다. 가족이나 도우미의 간병지도에 있어서는 이 현실을 어떻게 회피하는가, 충분한 배려가 필요할 것이다.

III 복지용구의 지급

1 종류와 명칭

ADL을 지원하는 용구는 기능장애를 보완하는 것에서부터 대체하는 것까지 그 종류는 다양하다. 한편, 용구의 명칭에 대해서도 목적이나 형태에 따라 구분되고, 의지, 장구, 자조구, 휠체어, 리프트 등의 학술적인 것에서부터 보장구, 일상생활용구 등의 법률제도에 기초하는 호칭까지 다양하다.

1993년, 복지기기의 연구개발의 진보를 반영하여 "복지용구의 개발 및 보급의 촉진에 관한 법률"(통칭: 복지용구법)이 제정되고, 과거에 다양하게 호칭되어온 이들의 용구는 법적으로는 일괄해서 "복지용구"라는 개념(칼럼 참조)으로 묶이게 되었다. 이것에 의해서 치료훈련기기나 의사소통기기 등의 재활기기도 이른바 복지기기라 불리는 것도, 신체장애인복지법 등에서 보장구(칼럼 참조)[4]로서 인정되어온 의지 · 장구나 휠체어, 나아가서는 일상생활용구(칼럼 참조)[4]에 대해서도 그 모두를 포괄할 때에는 일반적으로 "복지용구"라 호칭되는 경우가 많아졌다.

❖ 칼럼

복지용구

복지용구란 심신의 기능이 저하하여 일상생활을 영위하는 데에 지장이 있는 노인 또는 신체장애인의 일상생활상의 편의를 도모하기 위한 용구, 기능훈련을 위한 용구 및 보장구를 말한다.

(복지용구법: 1993년)

보장구

아래의 세 가지 조건을 충족하는 것일 것.

1. 장애인(아)의 신체기능을 보완하고 또는 대체하며 동시에 그 신체에의 적합을 도모하도록 제작된 것일 것.
2. 신체장애인(아)의 신체에 장착하는 것에 의해서 그 일상생활에서, 또는 취업 또는 취학을 위해 동일제품에 대해서 장기간에 걸쳐 계속해서 사용하는 것일 것.
3. 의사 등에 의한 전문적인 지식에 기초하는 의견 또는 진단에 기초하여 사용되는 것을 필요로 하는 것일 것.

(장애인 자립지원법: 2006년)

일상생활용구

아래의 세 가지 조건을 충족하는 것일 것.

1. 안전하고 동시에 용이하게 사용할 수 있는 것이고 실용성이 인정되는 것.
2. 일상생활상의 어려움을 개선, 자립을 지원하여 사회참여를 촉진하는 것.
3. 제작이나 개량, 개발에 있어서 장애에 관한 전문적인 지식이나 기술을 필요로 하는 것이고, 일상생활품으로서 일반적으로 보급되어 있지 않은 것.

(장애인 자립지원법: 2006년)

2 ADL훈련에서 사용되는 것

ADL 훈련에서는 필요에 따라서 각종의 복지용구, 그 중에서도 장구나 자조구가 흔히 사용된다. 그 대부분은 재활전문직(작업치료사나 의지장구사 등)의 손에 의해서 제작되지만, 이들은 치료적 요소가 강한 것부터 일상생활을 계속적으로 지원하는 것까지 다양하다. 최근에는 수요가 많고 일정한 효과가 인정되는 것은 상품화되어 시중판매품으로 되어있으나, 대체적으로 경수손상자에게 처방되는 손목관절의 고정장구나 맞섬(대립)장구 등, 신체에 장착하여 기능을 보완하는 장구류는 손수 만들지 않을 수 없다. 한편 관절류마티스 환자 등이 흔히 사용하고 있는 리쳐(reacher)류 또는 병뚜껑 여는 도구 등, 목적에 따라서 구분해서 사용하는 도구류는 여러 가지의 것이 상품화되어 있다.

아무튼 상품화된 것은 겉모양이 좋고 손의 기능이나 형태와의 적합을 바르게 수정함으로써 사용하기 편리한 정도도 더 한층 개선되는 일이 많다. 따라서 자조구류의 전형적인 것은 훈련실에 준비해두어 언제라도 시험적으로 사용할 수 있도록 하면 좋을 것이다. 또한 자조구에 대해서는 재단법인 테크노에이드 협회에 의한 "개정판 자조구 핸드북"[5]이나 사단법인 일본작업치료사협회에 의한 "작업치료사가 선정

❖ 칼럼

신체장애인 보조견법

2002년 의원입법에 의해서 "신체장애인 보조견법"이 제정되고 맹도견, 보조견, 청도견이 공적비용에 의해서 지급을 하게 되었다. 이 법은 신체장애인의 사회참여의 촉진을 목적으로 제정된 것으로, 병원이나 레스토랑 등이 장애인에 의한 보조견의 동반을 거절하지 않도록 요구되고 있다.

보조견은 관절류마티스 환자의 일어서기의 지지가 되거나, 언덕길에서 휠체어를 끌어당기거나, 바닥에 떨어진 것을 줍거나, 엘리베이터의 스위치를 누르거나 하는 것에 의해서 중증 장애인의일상생활을 지원해준다. 또한 특이적인 보조로서는 간질발작에 의해서 의식을 잃은 경우 등에 다른 사람을 불러오는 등, 24시간의 감시역할을 담당하기 때문에 긴급대응의 보조로서도 효과적이다.

문의처: 특정비영리활동법인 일본 보조견 아카데미
전화: 045-475-4925, FAX: 045-475-4926
홈페이지: http://www. jsdra.jp/

하는 자조구 · 생활기기"[6]에 상세하게 소개되어 있으므로 참조하기 바란다.

3 공적 제도에 의해서 지급되는 것

제도의 적용우선

복지용구의 공적 지급제도에는 각종의 보험이나 복지제도가 있고, 일정한 범위 내에 있는 대상자(65세 이상의 고령자, 신체장애인수첩 소지자 등)에게 복지용구를 대여하거나 비용을 지급하고 있다. 그 적용의 우선순위는 가해자보험인 산업재해보험 · 공적재해보험(치료용 · 재활용), 이어서 공적 보험인 의료보험(치료용)과 개호보험(임차지급), 그리고 복지제도인 장애인자립지원법(재활용), 생활보호법(치료재료)의 순서이다. 참고로 **그림 3-4**에 지급제도 선택의 차트를 나타냈다[4].

각 제도에 의해서 지급되는 품목과 이용절차

각 제도에 의해서 지급되는 복지용구의 종류는 다양하지만 여기서는 개호보험의 대상이 되어있는 복지용구(**표 3-1**), 장애인자립지원법에 의해서 신체장애인(아)에 지급되는 보장구비용 및 일상생활용구의 대상품목을 나타냈다(**표 3-2, 3**). 이에 더해서 개호보험이 적용되는 대여의 복지용구에는 대대적인 가옥의 개수공사가 필요하였기 때문에 도입이 곤란하였던 옮겨타기용 리프트도 포함되어 있다. 설치장소는 한정되었지만 현재는 방의 네 모서리에 기둥을 설치하는 것만으로 용이하게 도입할 수 있게 되어있다(**그림 3-5**).

이에 더해서 일상생활용구로서 지급되는 품목에 대해서는 후생노동성이 제시한 품목을 기초로 각 시구읍면이 독자적 시책으로서 추가하고 있으므로, 상세한 것은 거주지의 관공서에서 확인할 필요가 있다. 또한 이용절차는 보장구비의 지급과 마찬가지이지만, 차이는 보장구에서는 의무화되어 있는 재활상담이나 지정 자립지원 의료기관 등에의 의견조회(의사의 판정)의 필요가 없고 시읍면만의 판단으로 인가된다는 것이다.

비용부담

비용부담에 대해서는 개호보험제도의 제정에 의해서 이용자의 정률부담이 정착하고 현 상황에서는 모두에게 10%의 부담이 있다. 개호보험에서는 간병부담도에 따라서 지원을 요함 1~2, 간병을 요함 1~5로 분류되고 각각의 수준에 따라서 사용할 수 있는 비용의 상한액이 결정되어 있기 때문에 그 중에서부터 대여료에 소요되는 비용의 10% 상당액을 지불하게 된다.

장애인자립지원법에 의한 보장구비의 지급에서는 장애인(아)의 보장구는 일본헌법 제25조에 규정되어 있는 "생존권"을 보장하는 것이라는 인식에서부터 "의무적 경비"로서 국가가 1/2을, 특별시, 광역시, 도가 1/4, 시읍면이 1/4을 각각 부담하게 되어있다. 이용자는 개호보험과 마찬가지로 1품목마다 기준금액의 10%를 지불하게 되는데 소득의 정도에 따라 월액의 상한이 설정되어 있어 그 이상의 지불은 면제되어 있다.

또한 일상생활용구는 **그림 3-2**에 나타낸 대로 지방자치단체의 지역생활지원사업에 편성되어 있다. 이 때문에 시읍면의 "재량적 경비"에 기초하여 비용이 지급된다는 점에서 보장구와는 다르지만, 그 이외는 보장구와 마찬가지이고 이용자의 비용부담도 구입 · 대여금액의 10%이다. 다만 용구의 기준금액이나 월액 상한의 설정 등, 그 운용방법은 시읍면에 따라서

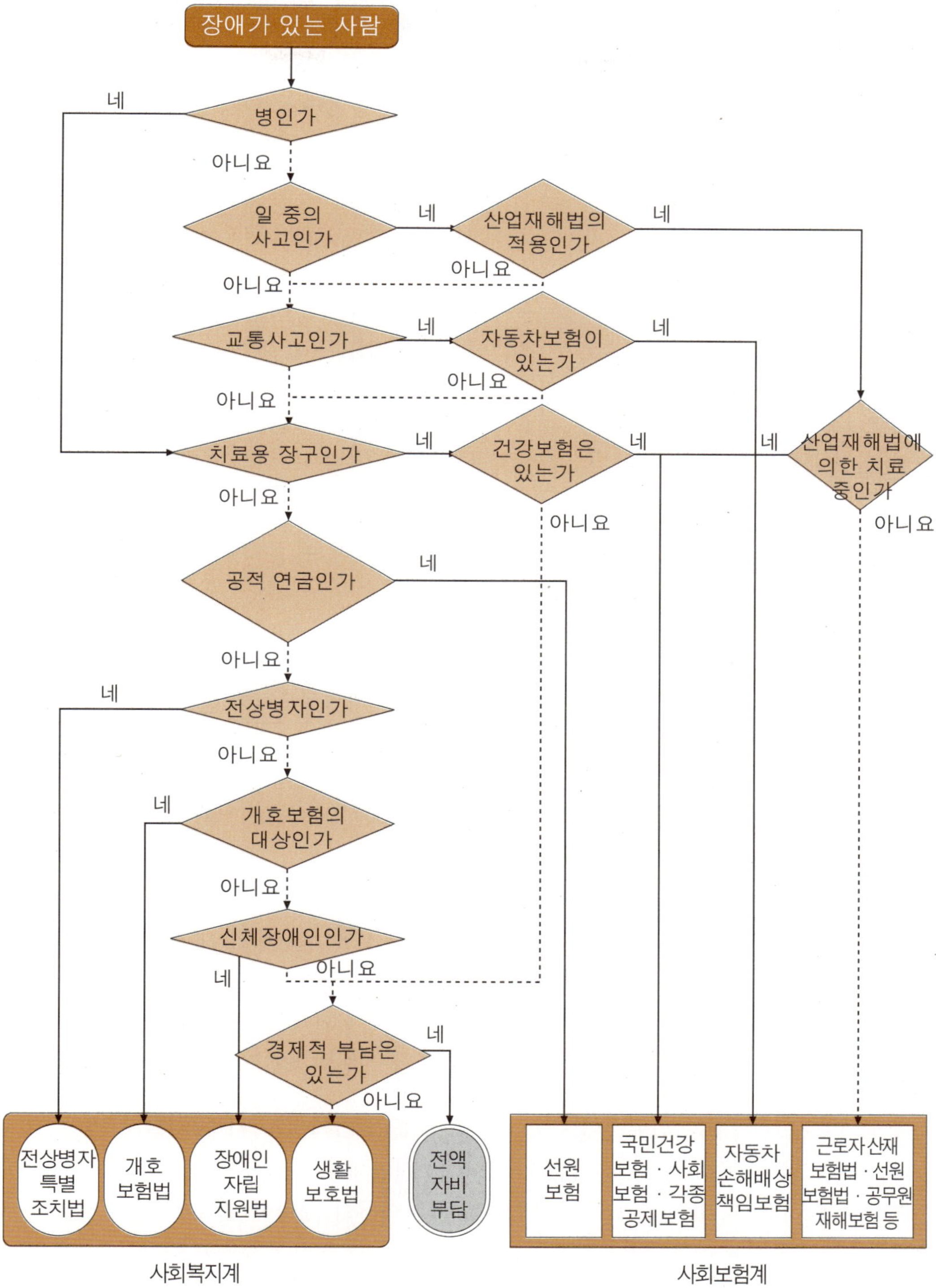

그림 3-4. 복지용구 지급제도 선택의 차트

(伊藤利之편: 보장구비 지급사무 매뉴얼 적정 실시를 위한 Q&A. p134, 中央법규출판, 2007에서부터 인용)

표 3-1 개호보험의 대상이 되는 복지용구와 보장구의 관계

개호보험의 대상이 되는 복지용구			보장구
대여	휠체어	자주용 표준형 휠체어, 보통형 전동휠체어, 보조용 표준 휠체어	○
	휠체어 부속품	쿠션, 전동보조장치 등	○
	특수침대		
	특수침대 부속품	매트리스, 사이드레일, 슬라이딩 보드, 슬라이딩 매트 등	
	마루스침 방지용구(특수매트)	공기 매트(air mat), 물 매트(water mat)	
	체위변환기		
	난간	(공사를 수반하지 않는 것)	
	경사대(slope)	(공사를 수반하지 않는 것)	
	보행기	2륜, 3륜, 4륜, 6륜, 4각이 있는 것	○(주)
	보행보조 지팡이	목발, 캐나디안 클러치, 로프스트란드 클러치, 플랫폼 클러치 다점 지팡이	○
	치매노인 배회감지기기		
	이동용 리프트(매다는 도구 부분을 제외)	바닥 주행식, 고정식, 설치식(주택 개수를 수반하지 않는 것)	
구입	걸터앉는 변기좌석		
	특수소변기		
	목욕보조용구	목욕용 의자, 욕조용 난간 등	
	간이욕조		
	이동용 리프트의 매다는 도구 부분		

(주): 6륜을 제외함

(伊藤利之편: 보장구비 지급사무 매뉴얼 적정 실시를 위한 Q&A. p134, 中央법규출판, 2007에서부터 인용)

다르므로 상세한 것은 거주지의 관공서에 문의할 필요가 있다.

4 시중판매품으로서 판매 · 대여되고 있는 것

공적 제도에 의해서 지급되는 용구는 지급되는 대상도 품목도 일정한 범위에 한정되어 있다. 그러나 실제로는 그 밖에도 다종다양한 복지용구가 시장에 나돌고 있으며 최근에는 백화점에 복지용구의 판매 코너를 설치하게 되었다.

최신의 복지용구 정보로서는 매년 도쿄에서 국제복지기기전이 개최되고 있어 많은 새로운 복지기기가 전시되기 때문에 재활 전문직으로서는 한번에 대량의 정보를 얻는 기회로 되어있다. 또한 재단법인 테크노에이이드협회로부터도 복지용구의 보급을 도모하기 위해 많은 정보가 발신되어 있고, 가까운 장래에는 보장구 등의 정보 시스템도 가동할 예정이다.

5 도입에 있어서 유의할 사항

산업재해 · 공무장애보험이나 의료보험에서는 의사의 처방이 필요하다. 개호보험에서는 대여제도상에 복지용구 상담전문위원이나 케어 매니저가 관여하는 구조로 되어있다. 보장구에서는 재활(갱생) 상담소 등의 판정 내지는 의사의 의견서가 필요하고 충분하다고는 할 수

표 3-2 보장구의 종목범위(2006년 10월 현재)

종목	범위
의지	의수 의족
장구	상지장구 하지장구 몸통장구
앉은 자세유지 장치	평면형상형 몰드형 시트 라이닝 조절형
맹인안전지팡이	보통용 휴대용
의안	보통 의안 특수 의안 콘택트 의안
안경	교정안경 차광안경 콘택트렌즈 약시안경(쓰는 식, 초점 조절식)
보청기	표준형 상자형 표준형 귀걸이형 고도난청용 상자형 고도난청용 귀걸이형 귀에 꼽는 형(기성품) 귀에 꼽는 형(주문제작) 뼈 전도형 상자형 뼈 전도형 안경형 FM형
휠체어	보통형 리클라이닝형 보통형 수동 리프트식 보통형 앞쪽 큰 바퀴형 리클라이닝식 앞쪽 큰바퀴형

종목	범위
휠체어	한손 구동형 리클라이닝식 한손 구동형 레버 구동형 손수레형 리클라이닝식 손수레형
전동휠체어	보통형 (4.5km/시) 보통형 (6.0km/시) 수동겸용형 리클라이닝식 보통형 전동 리클아이닝식 보통형 전동 리프트식 보통형
보행기	6륜형 4륜형 (의자부착) 4륜형 (의자 없음) 3륜형 2륜형 고정형 교대형
보행 보조 지팡이	목발 캐나디안 크러치 로소트란트 크러치 다점 지팡이 플랫폼 지팡이
중증장애인용 의사전달 장치	소프트웨어가 편입된 전용기기 또는 생체현상 (뇌 혈류량등)을 이용하여 "네?아니요"를 판정하는 것
앉은 자세유지 의자 기립유지 기구 머리유지 기구 배변보조 기구	} 신체장애아만

(伊藤利之편: 보장구비 지급사무 매뉴얼 적정 실시를 위한 Q&A. p134, 中央법규출판, 2007에서부터 인용)

표 3-3 일상생활용구의 종목범위 (2006년 10월 현재)

- 특수침대(18세 이상의 사람만)
- 특수 매트, 체위변환기, 이동용 리프트, 이동 · 옮겨타기 지원용구
- 훈련용 의자(18세 미만의 사람만), 훈련용 침대(18세 미만의 사람만)
- 목욕보조용구, 목욕용 들것, 특수소변기, 요강, 변기, 특수변기
- T자 모양 · 막대모양의 지팡이, 머리보호모자
- 화재경보기, 자동소화기, 전자조리기, 보행시간 연장신호기용 소형 송신기
- 청각장애인용 옥내신호장치, 하니스 투석액
- 가습기, 네블라이저, 전기식 가래 흡인기, 산소봄베 운반차
- 동맥혈산소포화도 측정장치, 발전기(의료기기를 사용할 수 있는 것)
- 맹인용 체온계, 맹인용 체중계, 맹인용 혈압계
- 점자 디스플레이, 점자기, 점자 타이프라이터, 점자도서, 맹인용 시계
- 시각장애인용 휴대용 녹음기, 시강장애인용 활자문서 읽기 장치
- 시각장애인용 확대 독서기, 맹인용 테이프레코더, 음성 IC 다그 레코더
- 휴대용 회화보조 장치, 정보 · 통신지원용구
- 청각장애인용 통신장치, 청각장애인용 정보수신 장치
- 인공후두, 전화음량 증폭기
- 스토마 장구 (대변 주머니, 소변주머니, 관장용구)
- 종이귀저기 등 (종이귀저기, 탈지면, 표백무명, 거즈)
- 재가생활동작 보조용구

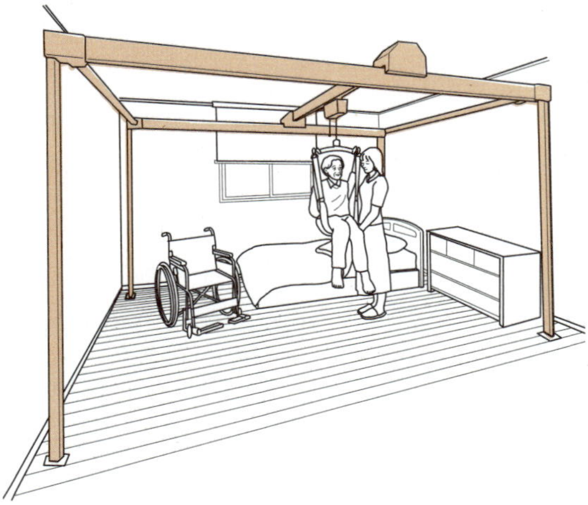

그림 3-5. 리프트
(일러스트: 메이덴(明電) 재가용 간병기기 카탈로그)

없어도 지급 시스템 안에 복지용구의 전문지식이나 경험을 가진 관계자가 존재한다. 이에 반해서 일상생활용구의 지급에서는 그와 같은 구조는 존재하지 않으며 이용자는 전문적인 지식이나 경험에 기초하는 객관적인 입장에서부터의 지도를 받을 기회가 없다. 이 때문에 일상생활용구의 도입에 있어서는 실제로 어떠한 장애에 어떠한 환경 하에서 도움이 되는가, 재활전문직으로서의 경험에 기초하는 지도가 요구되고 있다.

시중판매품에 대해서도 마찬가지이지만, 시중판매품은 일상생활용구와는 비교가 되지 않을 만큼 정보의 양이 많다. 이 때문에 정보를 신속하게 입수하여 적절하게 적용하는 것은 어려우며 실제로는 재활공학 기사 등과의 팀 접근을 모색하는 것이 현실적일 것이다. 또한 전시장에서 시험사용해서 상태가 좋다고 생각해서 구입해도 지나치게 커서 사용하기 편리한 정도가 나쁜 등, 자택환경과의 부적합에 의해서 방치되고 있는 경우도 적지 않다. 특히 이동용구의 도입에 있어서는 주거환경의 정비와 아울러서 하는 종합적인 계획 하에서 시행할 필요가 있다.

IV 주거환경의 정비

신체장애인에 있어서 자택의 구조는 ADL의 자립을 좌우하는 중요한 환경인자이다. 특히 일본의 가옥은 좁은데다 층계차이가 많고 마루위에 앉아, 대부분 움직이지 않는 경우에는 편리하지만, 이동하는 것을 주안점을 둔 경우에는 일반적으로 사용하기 편리한 정도가 나쁘다. 이 때문에 휠체어의 사용을 어쩔 수 없이 하게 되는 중증의 장애인에는 물론, 물건을 잡고 걷은 수준의 중간정도의 장애인에서도 난간의 설치나 층계차이 해소 등, 일정한 주거환경 정비가 필요한 일이 많다.

1 가옥의 평가

평가에 있어서는 장애인 당사자의 생활목표 및 동거가족의 생활양식을 충분히 고려하여 검토해야 한다. 입원 중이라면 가옥의 설계도 등으로 평가하지 않을 수 없는 경우도 있을 것이지만 가능하다면 방문하여 실제로 자기의 눈으로 확인하면서 평가하는 것이 중요하다. 이 때에는 가능하다면 본인과 주된 간병인만이 아니라, 동거가족에게도 동석시킬 수 있으면 보다 다각적인 평가를 할 수 있을 것이다.

평가의 최대의 요점은 당사자의 이동양식이다. 보행을 기초로 한 생활을 할 수 있는가, 그렇지 않으면 휠체어를 기초로 한 생활이 되지 않을 수 없는가, 그 점을 확실히 확인한 다음에 화장실, 식사실, 욕실, 옥외에의 접근 등 그 동선(움직이는 선)을 확인할 필요가 있다. 특히 고령자에서는 나이를 먹음과 더불어 기능이 저하하는 것을 고려하여 장기적인 예후 예측에 기초한 무리가 없는 환경설정이 중요하다.

2 정비의 실제

가구의 전환배치나 난간의 설치

우선은 침대나 가구의 전환배치, 방해가 되는 것의 제거, 리쳐(reacher) 등의 자조구의 이용 등, 이에 더해서 실천적인 ADL 훈련이나 간병지도를 시행함으로써 안전한 이동을 확보할 수 없는가를 생각한다. 그 다음에 난간의 설치나 문턱의 층계차이 해소를 검토하지만, 이 경우에도 가능한 한 동거가족의 방해가 되지 않도록 간이로 설치할 수 있는 것을 선정하는 것이 적당하다. 이에 더해서 난간의 설치에는 충분한 강도를 확보할 필요가 있다.

리프트 등의 기기류의 도입

그림 3-5에 나타낸 리프트 등, 비교적 대규모의 복지용구의 도입에 있어서는 카탈로그에 의한 설명만이 아니라, 당사자나 가족에게 전시장 등에서 실제로 실물을 보게 하여 매다는 기구의 적합성이나 매달아 올렸을 때의 문제 등을 충분히 확인할 필요가 있다. 특히 류마티스 관절에서는 매다는 기구에 의한 압박이 관절증상의 악화를 초래할 우려가 있으므로 관절의 위치나 굽힘각도를 확인한 다음에 천천히 매달아 올리도록 유념해야 한다.

가옥의 개수

개수공사의 필요성이 높은 장소는 화장실이나 욕실, 그리고 현관(옥외에의 접근장소)이다. 화장실에서 문제가 되는 일이 많은 것은 도어의 개폐양식과 공간이다. 대부분은 자기 앞쪽으로 당기는 여닫이문이고 공간은 아주 좁은 것이 많다. 보행이 불안한 경우에는 도어를 자기 앞으로 당겨서 여는 행위는 위험성이 높고 미닫이로 개수한 다음에 난간을 설치하였으면 하는 부분이다. 공간의 확대에 대해서는 욕실이나 세면실과 합체(커튼 등으로 칸막이를 함)하는 것이 적당하다고 생각되지만, 개수공사가 대대적으로 되는 결점이 있어 집합주택에서는 곤란한 경우도 많다. 이 경우는 변기의 방향이나 난간의 위치를 고려할 뿐만 아니라, 도어를 커튼 등으로 변경하여 간병인의 공간을 확보하는 등의 고안이 필요하다.

옥외에의 접근은 “사회참여”를 실현하기 위해서도 중요한 요건이며 가령 장애가 중요하더라고 잊어서는 안 되는 과제이다. 일반적으로 보행기준인 경우에는 난간 등의 설치에 의해서 현관으로부터의 출입이 가능해지는 일이 많지만, 휠체어기준에서는 층계차이가 많아 어려움이 많다. 따라서 쓰레기먼지를 쓸어내는 곳이 있는 방으로부터 층계차이 해소기기를 이용해서 옥외로 접근하는 등의 고안이 필요하다[각론 3 “근위축성측삭경화증(ALS)”의 그림 3-20(110페이지) 참조].

V 교통수단

1 대중교통기관의 이용

2000년 교통 배리어 프리법(고령자, 신체장애인 등의 대중교통기관을 이용한 이동의 원활화의 촉진에 관한 법률)이 제정되어, 역 주변의 접근이 한층 좋아졌을 뿐만 아니라, 낮은 바닥의 버스가 운행되고 복지택시도 보급되었다. 또한 1994년에 제정된 하트빌법(고령자, 신체장애인이 원활하게 이용할 수 있는 특정건축물의 건축의 촉진에 관한 법률)은 2002년에 배리어 프리(barrier-free) 신법으로 대체되고, 공공의 건물에의 접근도 한층 개선되었다. 이에 더해서 고령화 사회를 배경으로 이들의 사회참여 촉진대책은 많은 시민에게 환영을 받고, 젊은 이를 포함하여 장애인이나 고령자가 받아들이는 자세도 크게 전진한 것처럼 보인다.

2 자가용자동차의 이용

중증의 장애인에게 가장 편리한 교통수단은 뭐니 해도 자가용자동차이다. 그 이용을 위해서는 운전면허증의 취득이 필수적이지만, 도로교통법의 규정에 따라 환각증상을 수반하는 정신분열증이나 발작에 의해서 운동장애를 초래하는 병에서는 면허증을 취득할 수 없는 결격조항이 있다. 이들의 결격조항은 1999년의 장애인시책 추진본부의 결정에 의해서 재점검되었으나 정신박약자, 간질환자 등이라는 질환명은 삭제되었지만, 실제로는 마찬가지의 제한이 있어 반드시 완화된 것은 아니다.

장애인이 운전면허증을 취득하려 하는 경우, 일반사람들과 마찬가지로 운전면허시험장에 가서 거기서 적성시험을 치른다. 시험의 결과는 무조건 적격, 조건부 적격, 부적격으로 갈리지만, 조건부 적격인 경우에는 차종의 제한, 자동차의 개조, 용구의 설치 등의 조건이 설정되어 그 안에서 교습을 받아 시험에 합격하면 운전면허를 취득할 수 있다. 이미 운전면허를 취득하고 있는 사람이 장애인이 된 경우에는 신체장애의 정도가 자동차 운전을 하는 데에 적격인지 아닌지, 적성검사를 받아 판정되지만 고차뇌기능장애 등은 반드시 부적격이라고 판단되지 않는다. 그러나 반측무시 등의 장애에서는 상당한 위험성이 수반하므로 재활전문직으로서는 각각에 대해서 신중하게 검토한 다음에 정확한 지도를 해야 한다.

VI 정보에의 접근

장애인이나 고령자의 ADL을 지원하는 시책이나 사회자원은 이 밖에도 수없이 많다. 재활전문가로서 이들의 정보를 새롭게 하면서 언제라도 제공할 수 있도록 준비해두어야 한다. 이를 위해서는 각각의 영역에 상세한 전문가와 팀을 짜는 것이 하나의 방법이다.

정보화 사회라 일컬어지는 현대에서는 인터넷으로 필요한 정보를 순식간에 입수하는 것이 가능하지만, 이들의 정보를 어떻게 가공하면 효율적이고 효과적인가, 실제의 이용방법에 대해서는 반드시 현장으로 이어지는 것은 아니다. 의료보험이나 개호보험, 사회복지제도 등의 서비스에 대해서는 역사적인 경위가 있어 해석할 수 없는 일도 많다. 이 때문에, 자주 전문가에 의한 해설이 필요한 일이 많다[9]. 더구나 지방분권이 진행되는 가운데, 시 · 읍 · 면의 창구나 서비스사업자에 의한 법해석의 차이도 현실로 일어나고 있다. 따라서 실제의 서비스 제공에 있어서는 거주구역의 관공서나 사회복지협의회에 문의함과 동시에 그 지역사회에서 활동하고 있는 social worker나 케어매니저와의 연계를 강화하여 실제의 서비스 내용을 확인할 필요가 있다.

이에 더해서 메일이나 인터넷 등의 정보 시스템은 침대 위의 생활을 어쩔 수 없이 하고 있는 경수 손상이나 근위축성측삭경화증(ALS)의 사람들로서는 그 자체가 ADL이나 사회참여를 지원해주는 유력한 방법이고, 경우에 따라서는 유일한 방법이기도 하다. 그들에 있어서의 개인용 컴퓨터의 존재의미를 인식하고, 그 이용환경을 개발 · 정비하는 것은 재활전문가로서 간과할 수 없는 중요한 테마이다.

VII 향후의 과제

일본의 사회보장제도는 2차대전 후 50년 동안에 제도의 피로를 초래하여 본격적인 고령화사회를 맞이하는 가운데, 현재 그 기반구조의 개혁이 시행되고 있다. 거기서는 시설에서부터 지역사회・재가를 중심으로 한 서비스에의 전환이 도모됨과 동시에 개호보험의 도입에 의해서 의료보험으로부터 고령자의 간병 서비스가 분리되었다. 이것에 의해서 의료기관에 입원 중 또는 외래통원 중의 ADL 지원은 의료보험이고, 그 이후 지역사회・재가생활에서의 ADL 지원은 주로 개호보험이 담당한다는 시스템이 구축되고 있다. 또한 개호보험 대상 밖의 장애인에 대한 ADL 지원은 현 상황에서는 주로 장애인자립지원법이 담당하고 있다.

의료보험에 의한 서비스는 서서히 급성기로 이동하고 있으나 의사나 간호사의 부족, 기술적인 문제, 관계자의 이해부족 등이 저해인자로 되어있고 급성기 재활의 실시 그 자체가 위험하다. 이 때문에 급성기~회복기에서의 ADL 지원은 기능훈련실 수준에 그치고, 간호사에 의한 병동에서의 실천적 지원은 거의 시행되고 있지 않는 것이 현 상황이다.

또한 개호보험에 의한 ADL 지원은 주요인물로 되어있는 케어매니저의 재활이나 복지용구에 대한 지식과 경험이 부족하여 케어 계획에 반영되기 어렵다. 더욱이 사회자원의 부족이나 지역격차가 있는 가운데, 지역사회 재활이 전제되지 않은 채로 도우미나 인재 파견 서비스가 우선되기 때문에 ADL의 자립을 저해하고 있는 예도 드물지 않다.

한편, 장애인자립지원법에 의한 서비스는 이법이 재정기반을 조세에 의거하고 있는 사회복지제도이기 때문에 개호보험과 달리 피보험자로서의 권리를 주장하기 어렵다. 이 때문에 헌법 제25조의 생존권의 보장으로서의 서비스 수준, 즉 "최저한도의 생활보장"에 그칠지도 모른다는 것이 큰 문제이다.

향후는 급성기 재활의 충실을 도모함과 동시에 의료보험에서부터 개호보험으로 원활하게 옮겨가는 것을 실현하고 그 안에서 적의・적절한 ADL 지원의 서비스를 받을 수 있는 시스템 구축이 요망된다. 또한 개호보험의 피보험자 범위의 확대에 의해서 장애인자립지원법과의 통합이 진행되는 것을 염두에 두고 ADL 지원과는 표리관계에 있는 간병기술의 질적 향상과 인재의 육성을 도모할 필요가 있을 것이다. 그리고 이들의 공적인 사회 시스템의 기반 위에 NPO법인 등의 민간 서비스가 추가되어 보다 개별성이 높은 요구(need)에 부응할 수 있는 체제를 정비할 필요가 있다.

문헌

1) 鎌倉矩子：ADLの支援システム．伊藤利之，鎌倉矩子編：ADLとその周辺．pp42-53，医学書院，1994
2) 全国社会福祉協議会編，京極高宣著：障害者自立支援法の解説．pp41-94，全国社会福祉協議会，2005
3) 伊藤利之：社会保障制度の動向．総合リハ，35：981-986，2007
4) 伊藤利之編：補装具費支給事務マニュアル 適正実施のためのQ&A．中央法規出版，2007
5) テクノエイド協会編：改訂版 自助具ハンドブック．テクノエイド協会，2007
6) 日本作業療法士協会編：作業療法士が選ぶ自助具・生活機器．日本作業療法士協会，1995
7) 住宅リフォーム・紛争処理支援センター編：介護保険における住宅改修・実務解説 平成18年5月改訂版．住宅リフォーム・紛争処理支援センター，2006
8) 伊藤利之：地域リハシステム．伊藤利之，白野 明，田中 理，渡邉愼一編：地域リハビリテーションマニュアル．pp13-21，三輪書店，2003
9) 日本医療ソーシャルワーク研究会編：医療福祉総合ガイドブック 2007年度版．医学書院，2007

각론

Activities of
Daily
Living

1 뇌졸중(편마비)

I 장애의 개요

뇌졸중에서 특히 문제가 되는 것은 정신계통의 장애에서 치매나 언어상실증(실어증) 등에 의한 의사소통의 장애와 지체계통에서 편마비에 의한 보행의 장애이다. 이들의 장애는 그들의 사회복귀를 방해하는 큰 요인으로 되어 있고, 재활에 어려움을 겪는 일도 많다.

또한 뇌졸중은 고령자에게 많이 발생한다는 것 때문에, 능력 장애에는 고령화에 수반하는 다른 인자, 예컨대 변형성관절증, 변형성척추증, 파킨슨병, 근력저하, 치매 등이 겹쳐, 장애를 조장하고 있는 경우가 많다. 더욱이 60세 이상의 고령자에서는 재활목표를 직업복귀로 설정하는 일은 없어져 사회적 활동에 대한 의욕은 감퇴한다. 이 때문에 장애의 심리적 수용과 동시에 사회적 가치관의 변경을 어쩔 수 없이 하게 되고 결과적으로 재활의 의욕도 전체적으로 저하한다.

a. 정신활동의 저하

가장 문제로 삼아야 하는 것은 치매에 의한 의욕저하나 의사소통 장애이다. 이러한 정신활동의 저하는 뇌졸중에 의한 편마비환자의 사회복귀를 현저하게 저해하고 있을 뿐만 아니라 일상생활에서의 활동성에도 크게 영향을 주어서 하는 일 없이 세월을 보내는 결과를 초래한다.

언어상실증이나 가성구마비 등에 의한 중증의 마비성 구음장애에서는 의사소통 장애가 현저하지만 이 점에 대해서는 의사소통 장애의 항(307페이지)에서 상세하게 언급되어 있으므로 여기서는 생략한다.

이 밖에 실인(인식불능증, agnosia) · 실행(행위상실증, apraxia)과 같은 고차뇌기능장애에서는, 좌반측을 무시하거나, 착탈의가 곤란해지는 등, 신변의 동작이나 작업능력의 저하를 초래하는 경우가 많다. 특히 좌반측 공간을 무시하는 경우에는 자동차운전 등은 위험하여 가장 손쉬운 외출수단을 상실하게 된다. 또한 이마엽증후군(frontal lobe syndrome) 등의 운동기획이나 시작에 관계되는 장애에서는 신변의 동작이나 작업의 수행이 저해되어 무언가를 할 때에는 말을 거는 것이 필요하기 때문에 자립생활을 영위할 수 없는 예도 드물지 않다.

b. 보행 장애

보행을 저해하는 최대의 인자는 평형기능의 저하이다. 한쪽 다리의 경성 마비(강직마비)만이라면 아무리 중증이라도 장하지 장구를 사용하면 어떻게든 걸을 수 있으나 평형기능이 나쁜 것에서는 지팡이나 보행기에 의존하지 않으면 안된다. 그러나 지팡이만으로는 불안정하고

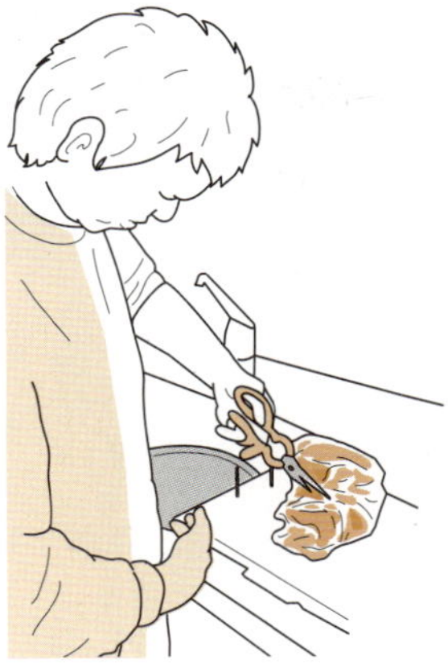

그림 1-1. 한손 작업
부엌칼을 사용하지 않고 부엌가위로 고기를 자르고 있는 예

팔의 장애가 중증인 경성 편마비(강직 편마비)에서는 양손을 사용할 수 없기 때문에 보행기의 사용도 곤란하다. 그 결과로서 어쩔 수 없이 휠체어에 의한 퇴원을 하게 되고 치매에 의한 의욕의 저하가 추가되면 자리보전하게 되는 비율은 높다. 한편, 운동실조(조화운동불능)에서는 평형기능을 보완하는 기기로써 보행기의 사용이 어느 정도 효과적이다. 다만, 보행기는 병원이나 시설, 재가생활에서는 실용성이 있어도 옥외에서는 효과적이라 할 수 없고, 운동실조의 옥외이동에 관한 대책은 부족하다. 또한 파킨슨병에서 볼 수 있는 돌진보행이나 종종걸음에서는 지팡이나 보행기의 효과는 기대할 수 없으며 ADL 지도를 하는 데에 가장 고심하는 대상이다.

물론, 다리의 운동마비의 정도가 중증이라면 단하지 장구만으로는 지지성을 얻을 수 없어 장하지 장구에 의존하지 않을 수 없다. 이 경우, 장하지 장구의 사용은 평형기능의 장애가 경증이 아니면 옥외보행의 실용성을 획득하는 것은 곤란하다. 또한 감각장애도 중요한 인자이며 운동감각이나 위치감각의 장애는 가령 장구를 장착한다 해도 일일이 발밑을 보면서 걷지 않으면 안되고 보행능력의 저하를 초래하는 것은 불가피하다.

c. 작업능력의 저하

경성 편마비에서는 팔 · 손가락의 기능장애가 중증이고 공동운동 패턴으로부터 이탈할 수 없어 폐용의 손이나 보조 손 수준에 머무르는 일이 많다. 이 경우, 손작업은 건강한 쪽 팔에 의한 한손 작업으로 한정되고(**그림 1-1**) 타월을 짜거나, 과일껍질을 벗기거나 부엌칼을 사용하는 등, 일반적으로 양손을 사용하는 작업은 곤란하다. 또한 건전한 쪽의 소맷부리의 단추를 끼우거나 손톱을 깎는 등, 건전한 쪽에서는 아무래도 할 수 없는 작업에 대해서는 여러 가지의 고안이 필요하다.

운동마비의 개선이 관찰되고 일부 공동운동 패턴으로부터 이탈하여 있다 해도 감각장애가 심하고 운동감각이나 위치감각의 저하가 현저한 일도 드물지 않다. 이 경우에는 자기의 눈으로 보고 있는 한 어떻게든 사용할 수 있어도, 시각에 의한 피드백이 없으면 폐용상태와 마찬가지이고 실생활 속에서 효과적으로 기능하지 않을 것이다.

비교적 마비가 가볍고 운동학적으로는 공통운동 패턴으로부터의 이탈, 감각장애도 표면에 한정되어 있는 경우에는 실용적 보조 손 또는 실용 손으로서의 기능을 회복하는 일이 있다. 그러나 손가락의 정교성이나 속도의 저하, 양손의 협동성장애에 의한 작업능력의 저하는 면키 어려우며 정교한 작업의 실용화라는 점에서는 한계를 느끼는 경우도 많다. 이 때문에 언제까지라도 심리적 장애수용이 진척되지 않고 훈련에 고집하는 예도 볼 수 있다.

또한 작업능력을 규정하는 또 하나의 문제로서 필요한 작업자세를 유지하고 그것을 장시간 유지할 수 있는가라는 과제가 있다. 앞에서 언급한 것처럼 평형기능의 저하는 선 자세에서의 작업능력을 저해하는 큰 인자이다. 다리 · 몸통의 근력도 중요한 요건이다. 경성 편마비의 경우, 장시간에 이르는 선 자세에서의 한손 작업은 내구성, 위험성의 면에서부터 실용성이 부족하고, 일반적으로 앉은 자세작업을 중심으로 하는 것이 적당하다고 할 수 있을 것이다.

II 지도와 간병

a. 의사소통

뇌졸중의 의사소통 장애의 원인은 치매, 실어증(언어상실증), 구음장애 등에 의한 경우가 많다.

치매에 의한 의사소통 장애에서는 기명력 장애 등 때문에 복잡한 이야기는 이해할 수 없어도 어지간히 중증이 아닌 한 ADL 수준의 일상회화는 가능하다. 오히려 문제가 되는 것은 의욕저하에 수반하는 정신적 · 신체적 활동성의 감퇴이다. 따라서 그 지도나 간병에 있어서는 가장 신뢰성이 높은 가족과의 동거생활이 중요한 요건이 될 것이다. 그 중에서 외출의 기회를 가급적 많이 만들어 사회적으로도 존재감을 회복하는 것이다. 이를 위해서는 그룹에 의한 의사소통활동이 효과적이며(**그림 1-2**) 물리치료나 작업치료에서도 개별지도만이 아니라 그룹훈련의 기회를 많이 가질 필요가 있다. 또한 최근에는 개나 고양이 등의 애완동물을 돌보는 것도 인지증상의 개선이나 활동성의 향상에 도움이 된다 하여 주목을 받고 있다.

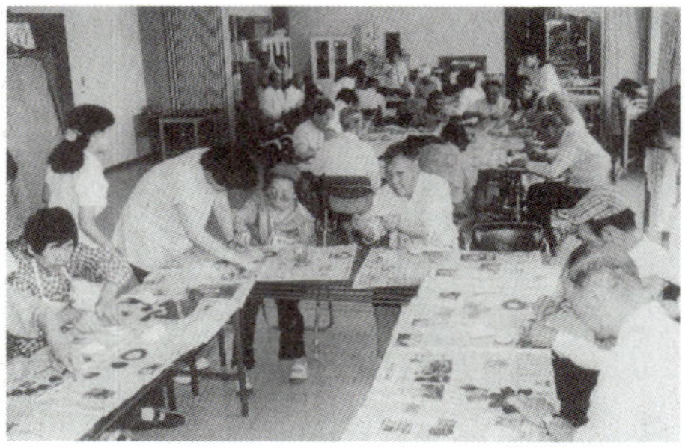

그림 1-2. 그룹에 의한 레크리에이션

실어증이나 구음장애에 대해서는 별도의 의사소통장애의 항(268페이지)이 있으므로 생략하지만 "언어"는 의사소통의 도구에 불과하다는 것에 부디 유의하여 지도하는 것이 긴요하다. 예컨대 이야기할 수 없어도 대인교류의 장에 적극적으로 참여하는 자세를 어떻게 익히는가, 중요한 것은 겁내지 않고 사람과 이야기하려고 하는 태도를 잘 양성하는 것이다. 치료의 도입에 있어서는 충분히 주의하고 최초에는 같은 수준의 사람들과 즐거운 한때를 지내는 등, 극력 열등의식을 심지 않는 노력이 필요하다.

b. 기거 · 이동

1 몸 구르기

건강한 쪽 다리를 환부 쪽의 다리 아래에 삽입하고 이것을 떠서 올리는 것처럼 하여 건강한 쪽으로 끌어당긴다. 이어서 건강한 쪽 팔로 환부 쪽 팔을 배 위로 유도하고 환부 손 쪽을 건강한 쪽으로 끌어당겨서 몸 구르기를 한다(**그림 1-3**). 이 때 환부 쪽의 어깨관절에 손상이 일어나지 않도록 반드시 건강한 쪽을 아래로 하여 몸 구르기를 하는 것이 원칙이다. 건강한 쪽 팔을 아래로 함으로써 일어나기에 있어서

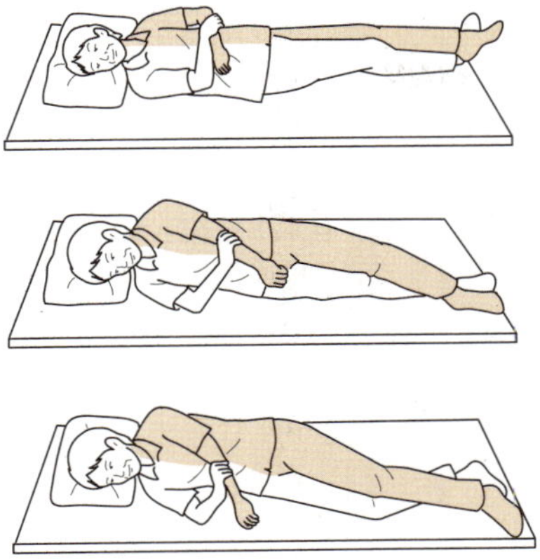

그림 1-3. 몸 구르기

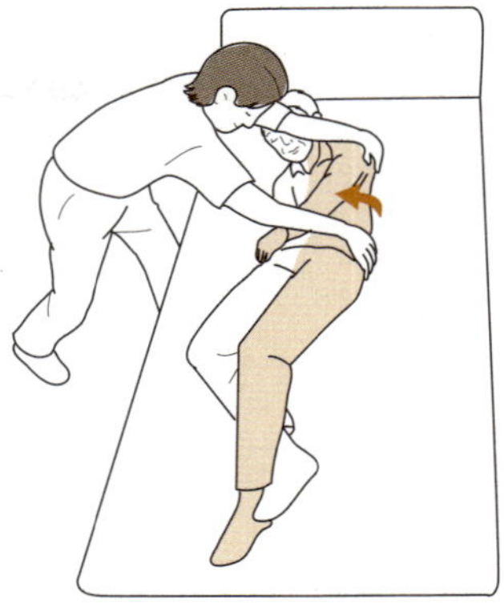

그림 1-4. 몸 구르기의 보조(이 쪽으로의 몸 구르기)

이것을 힘의 원천으로 상반신을 일으킬 수 있을 것이다.

보조에 있어서는 팔다리(상하지)를 마찬가지의 상태로 한 다음에 어깨뼈(견갑골)와 골반부분에 각각 간병인의 손을 대고 당기는 것처럼 하여 자기 앞으로 몸을 구르게 한다(**그림 1-4**).

❖ 칼럼

저쪽으로의 몸 구르기

간병인에서부터 보아 저쪽으로 몸 구르기를 하게 하는 경우는 건강한 쪽 다리를 아래로 하여 다리를 교차시키고 환부 쪽 팔을 배 위에 올려놓고 건강한 쪽으로 끌어당긴다. 이어서 간병인은 한쪽의 손을 목의 아래에서부터 건강한 쪽의 어깨에 대고 또 한쪽의 손을 환부 쪽 무릎 아래에서부터 건강한 쪽 넓적다리 아랫부분에 댄다. 거기서 이 원리를 이용하여 팔꿉관절(주관절)을 뻗히면서 저쪽으로 몸을 구르게 한다.

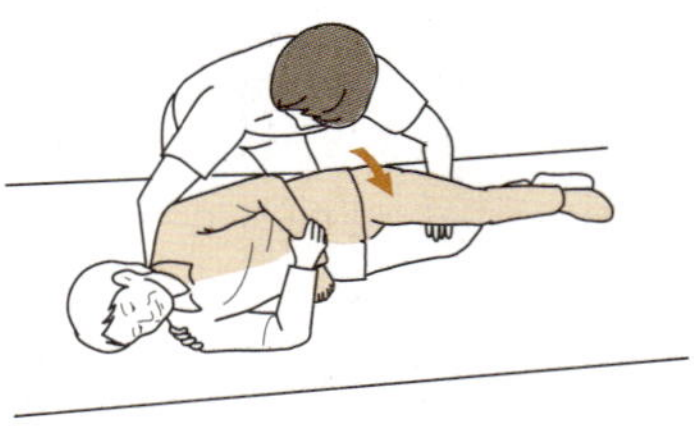

2 일어나기

일어나기는 침대에서부터 떠나기 위해 반드시 필요한 동작이며 어떠한 장애라도 가능한 한 조기에 훈련하는 것이 요망된다.

구체적으로는 앞에서 언급한 "몸 구르기"와 마찬가지로 건강한 쪽을 아래로 한 옆으로 누운 자세를 취하고 그대로 종아리부분을 침대 끝에서부터 내리고 다리의 무게를 이용하여 엉덩이를 받침점으로 하여 건강한 쪽 팔을 폄으로써 일어나는 것이 가장 효율적인 방법이다(**그림 1-5**).

보조방법으로서는 간병인이 서서 자기 앞에 건강한 쪽을 아래로 하여 몸을 구르게 한 다음, 간병인의 한쪽 손을 환부 쪽 다리의 무릎 가쪽에 대고 또 한쪽의 손을 목부분에 삽입하여 엉덩이를 받침점으로 하여 몸통과 다리를 각각 지레로 하여 일어나게 하는 방법이 효율적이다(**그림 1-6**). 또한 무릎관절(슬관절)의 굽힘 구축이나 뒤넙다리근(hamstrings)의 단축 등이 있는 경우는 다리를 길게 뻗고 앉는 자세를 취할 수 없기 때문에 침대 아래 끝에서부터 다리를 내려서 무릎을 굽힘 위치로 하지 않으면 일어나는 것은 더 어렵다.

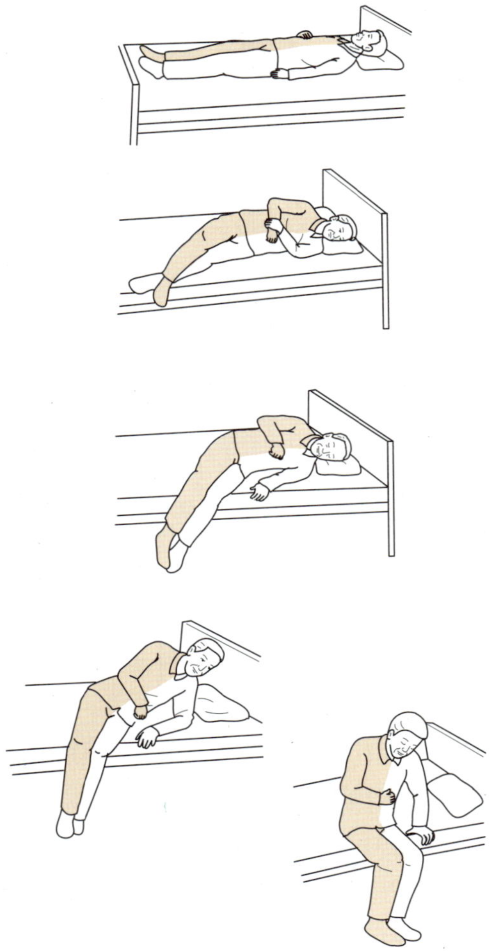

그림 1-5. 침대에서의 일어나기

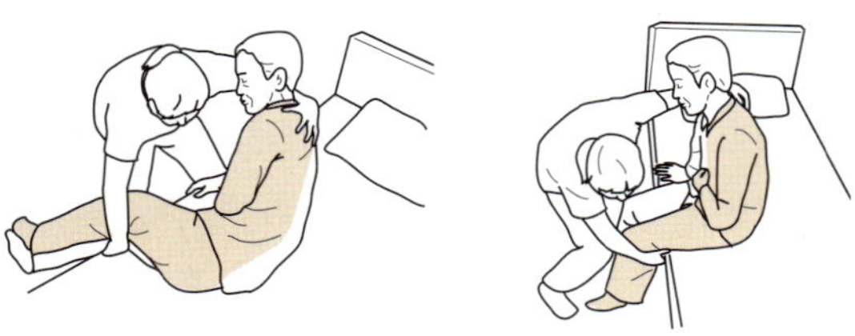

그림 1-6. 침대에서의 일어나기 보조

❖ 칼럼

"힘쓰기를 위한 줄"을 이용한 일어나기

건강한 쪽의 손으로 "힘쓰기를 위한 줄" "사다리 줄" "플라잉 링" 등을 잡고 이것을 끌어당기면서 일어나는 방법도 있다. 그러나 이들의 방법은 사지 · 몸통의 근육긴장을 강화할 뿐만 아니라 에너지의 소비량이 많아 반드시 적당한 방법이라고는 할 수 없다.

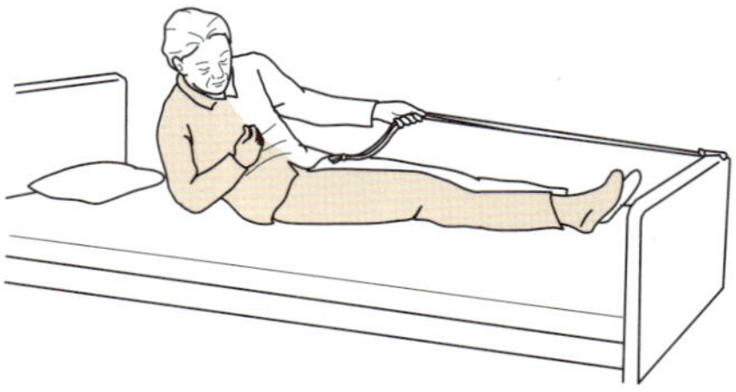

3 침대 위에서의 앉은 자세 이동과 일어서기

의자에 앉는 것처럼 침대 끝에 걸터앉아 건강한 쪽 팔을 침대 위에 놓고 팔꿈치를 펴면서(push up) 엉덩이를 건강한 쪽으로 이동하여 약간 얕게 걸터앉는다. 이어서 건강한 쪽 손으로 침대 난간을 잡고 건전한 쪽 다리를 가능한 한 침대 끝으로 끌어당겨 몸통을 앞쪽으로 굽히게 하면서 건강한 쪽 손으로 침대 면이나 침대용 난간을 이용해서 일어선다.

보조에 있어서는 환부 쪽 다리의 무릎꺾임과 앞쪽으로의 미끄러짐을 방지할 목적으로 간병인의 무릎과 발을 각각의 부위에 앞쪽에서부터 대고 허리에 손을 돌려서 허리끈을 잡는다. 환자에게는 건강한 쪽의 손으로 간병인의 어깨에서부터 목을 잡게 하고 무릎을 굽혀 허리를 낮춘 상태로부터 자기 앞으로 당기게 하여 일어서게 한다(**그림 1-7**).

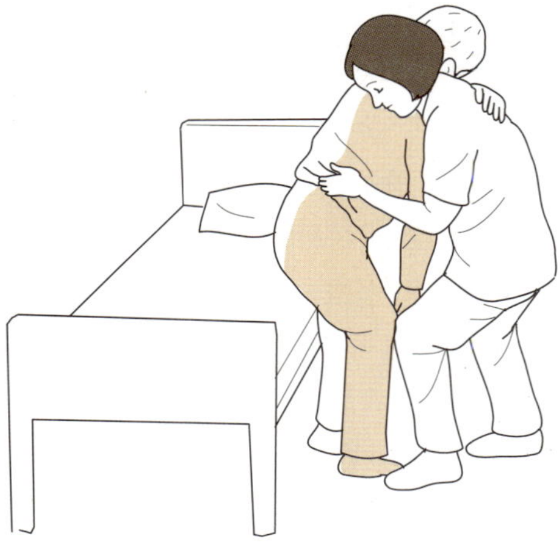

그림 1-7. 침대에서부터의 일어서기 보조

4 옮겨타기 (침대 ↔ 휠체어)

휠체어를 침대에 비스듬히 접근시켜두고(건강한 쪽), 건강한 쪽 손으로 침대용 난간이나 휠체어의 몸쪽의 팔걸이(arm rest)를 잡고 일어선 후에, 휠체어의 먼쪽의 팔걸이로 바꿔 잡아 건강한 쪽 다리를 축으로 하여 1/4 + α 회전하여 휠체어에 옮겨 타는 것이 가장 간단한 방법이다(**그림 1-8**).

휠체어에서 침대로 옮겨 타기는 이 반대이고 건강한 쪽에서부터 비스듬히 침대에 접근하여 팔걸이를 잡고 일어선 후, 건강한 쪽 손을 침대 위에 놓고 몸을 지지하거나 침대용 난간을 바꿔 잡고 건강한 쪽 다리를 축으로 하여 1/4 + α 회전하여 옮겨 탄다(**그림 1-9**). 이 때 미리 휠체어의 브레이크를 반드시 걸어두는 것이 긴요하다.

보조에 있어서는 일어서기와 마찬가지로 환자의 무릎에 간병인의 무릎을 대고 자기 앞으로 당기도록 하여 일어서게 하고 건강한 쪽 다리를 축으로 하여 1/4 + α 회전시켜서 휠체어에 앉게 한다. 이 때 환부 쪽의 골반이 후퇴하기 쉬우므로 간병인은 이것을 앞쪽으로 끌어내도록 보조해야 한다(**그림 1-7**).

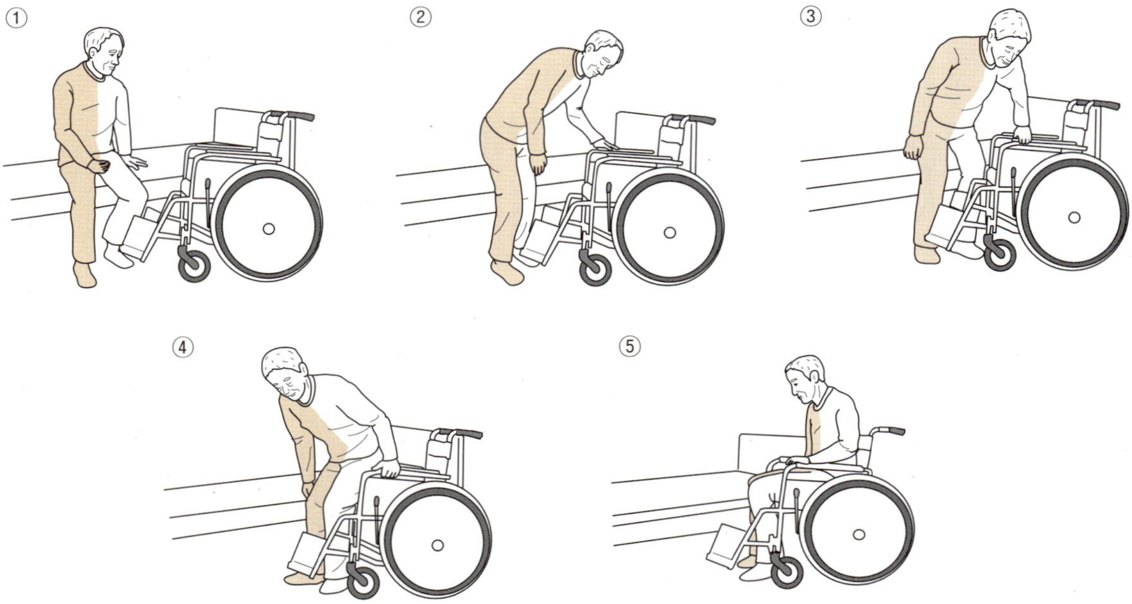

그림 1-8. 침대에서부터 휠체어에의 옮겨타기

5 마루 위 이동과 일어서기

마루 위 앉은 자세에서의 이동방법에는 앞쪽 이동과 뒤쪽 이동이 있다. 어느 것도 기본자세는 환부 쪽 다리를 펴고 건강한 쪽 다리를 굽혀서 환부 쪽 다리의 아래에 넣은 상태로 한다. 앞쪽 이동은 몸통도 앞쪽으로 굽히고 건강한 쪽 팔에 체중을 싣도록 하면서 엉덩이가 뜬 기분으로 건강한 쪽 다리를 굽히면서 발로 마루를 걷어차는 힘을 이용해서 시행한다(**그림 1-10**). 또한 뒤쪽으로의 이동은 뒤쪽에 둔 건강한 쪽 팔에 체중을 싣고 건강한 쪽 다리를 펴면서 발 가쪽으로 마루를 걷어차고 이동한다(**그림 1-11**).

마루에서의 일어서기는 건강한 쪽 팔로 몸을 지지하여 양쪽 무릎서기에서 건강한 쪽 무릎서기가 되고 이어서 건강한 쪽 팔과 환부 쪽 다리에 체중을 싣고 건강한 쪽 다리를 앞쪽으로 빼내어 일어서는 것이 가장 일반적이다(**그림 1-12**). 또한 책상이나 의자를 잡고 일어서면 보다 안전 · 확실한 방법이 될 것이다.

보조의 방법으로서는 간병인이 책상이나 의자의 대신이 되고, 건강한 쪽 손으로 어깨를 잡

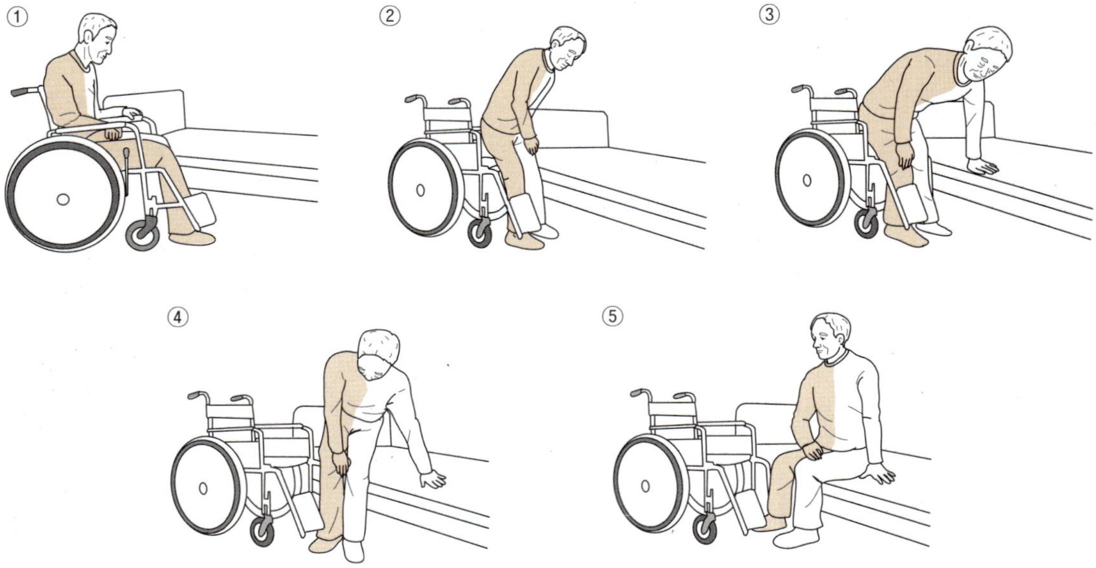

그림 1-9. 휠체어에서부터 침대에의 옮겨타기

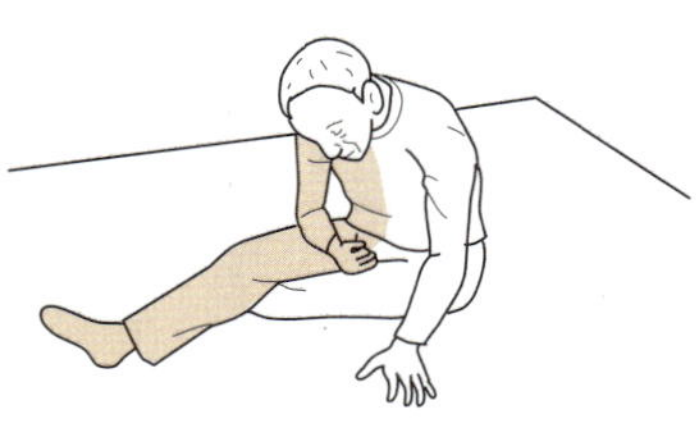

그림 1-10. 마루 위 앞쪽 앉은 자세이동

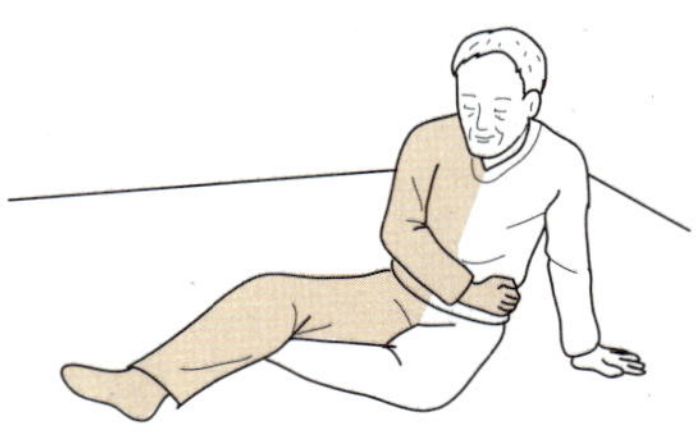

그림 1-11. 마루 위 뒤쪽 앉은 자세이동

❖ 칼럼

침대용 난간을 이용한 일어서기

앉은 자세 규형이 나빠 충분한 앞굽힘(전굴) 자세를 취할 수 없거나 다리의 근력이 약하여 건강한 쪽 손의 푸시업(push up)만으로는 일어설 수 없는 경우, 가동식의 침대용 난간을 침대에 확고하게 설치하고 가동부분을 90° 벌려서 건강한 쪽 손으로 끌어당기도록 하여 일어서면 용이하다. 이 때 가능한 한 침대 끝에 얕게 걸터앉아 건강한 쪽 다리를 충분히 가까이 끌어당겨 두는 것, 침대의 높이는 마루에 발끝이 닿는 범위에서 가능한 한 높게 설정하는 것이 요점이다.

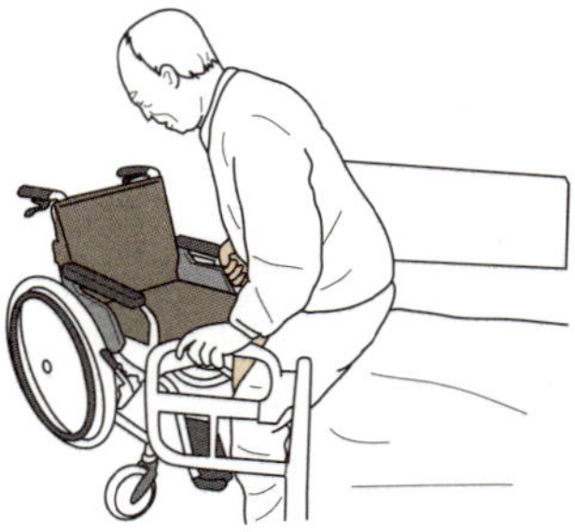

❖ 칼럼

침대용 난간의 일어서기 이외의 활용 예

침대 곁에서 휴대용 변기를 이용하는 경우, 침대용 난간을 사용해서 일어서고 손을 떼어서 선 자세를 안정하여 유지할 수 있을 것 같으면, 그대로 건강한 쪽 손으로 바지를 올리고 내리는 것이 가능하다. 그러나 만일 불안정하다면 무리를 하지 않고 난간에 기대서 시행하도록 하면 안전하다.

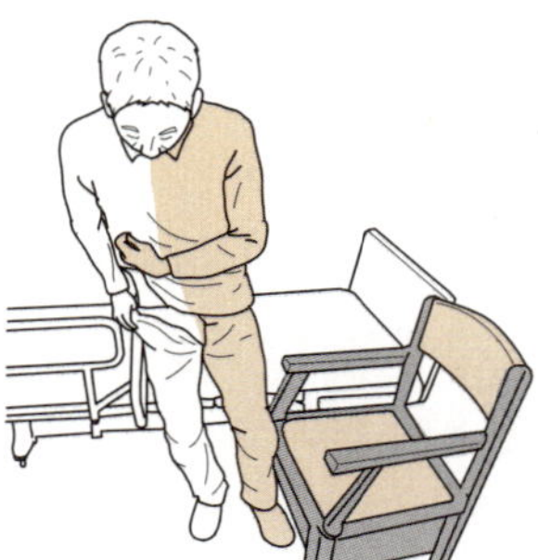

❖ 칼럼

침대에서부터 휠체어에의 옮겨타기(직각법)

좁은 일본식 가옥에서는 침대의 상하 두 방향에서부터 휠체어를 비스듬히 접근시킬 만큼의 공간은 없어, 휠체어를 침대에 직각으로 접근시키는 것 밖에 할 수 없는 경우가 많다. 이 경우, 침대→휠체어와 휠체어→침대의 옮겨타기는 대칭적으로 되지 않을 수 없어 어느 것도 건강한 쪽 다리를 축에 1/2 회전하는 것에 의해서 시행한다. 기본적으로 동작순서는 침대에 대해서 비스듬히 휠체어를 설치한 경우와 마찬가지이지만 옮겨 탈 때 몸통을 회전시키는 각도가 커지기 때문에 그만큼 평형기능이나 다리의 근력이 요구될 것이다. 그러나 요령을 파악하기만 하면 어려움에 큰 차이는 없으며 중요한 것은 반복해서 훈련함으로써 자기 나름의 요령을 파악하는 것이다.

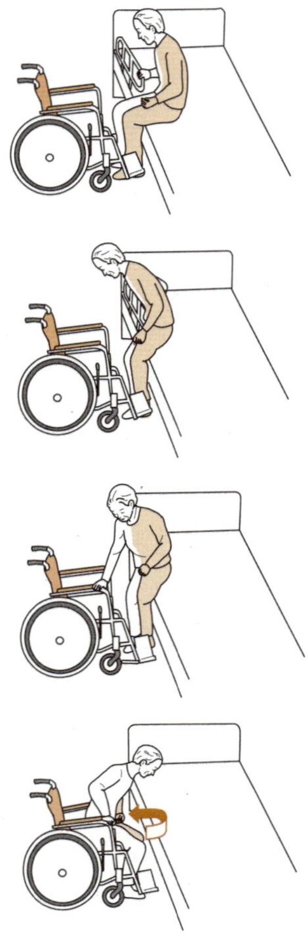

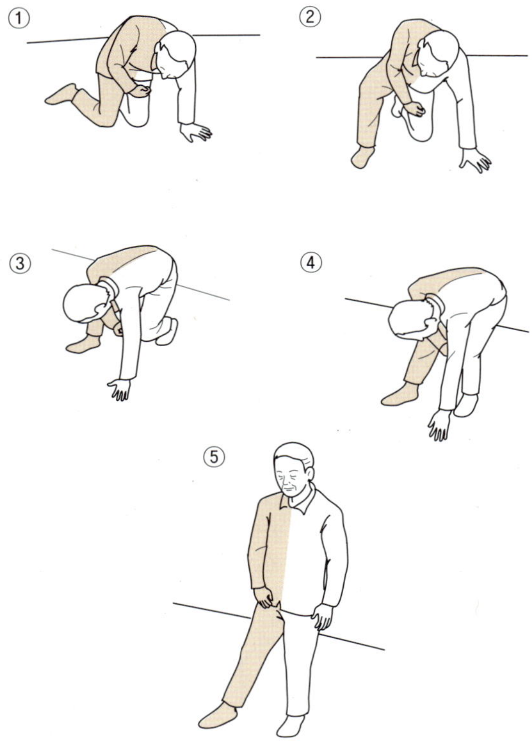

그림 1-12. 마루에서부터의 일어서기

게 하여 함께 일어서는 것이 적당하다. 이 때 간병인은 환부 쪽 앞 측방으로부터 환자의 허리를 지지하고 상반신을 일으키면서 위쪽으로 밀어 올리는 것처럼 일어서면 효과적이다.

6 보행

신변동작을 수행하기 위해 요구되는 이동능력은 가옥 내 이동의 수준, 특히 화장실이나 거실, 욕실까지의 사이를 가능케 하는 것이다.

지팡이 보행

가옥 내에서 실용성이 있는 보행은 T자 지팡이 + 단하지 장구로 안정된 보행모습을 갖는 것이다. 단하지 장구는 실내용의 양쪽 지주가 부착된 것, 플라스틱으로 만든 것 등이 있으나, 안쪽말발(내반첨족, equinovarus)이 현저하지

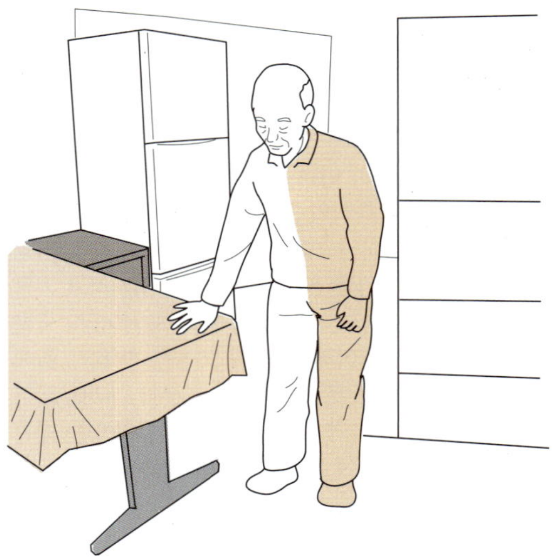

그림 1-13. 편마비환자의 가구, 벽 등을 잡고 걷기

않는 한 맨발에 의한 보행이 가장 현실적이라 할 수 있을 것이다. 다만 이 경우에도 현관이나 화장실, 욕실, 침실 등의 출입구에는 층계차이가 있는데다가 도어의 개폐동작을 수반하는 일도 많아 난간의 설치는 필수적이라 생각하는 것이 좋을 것이다. 넘어짐의 위험성이 있으면 언제나 난간을 잡을 수 있는 상태로 해두어야 한다. 이러한 의미에서도 스키의 스토크를 쥐는 것처럼 지팡이에 붙어있는 끈의 링크에 손을 끼어 넣은 다음에 지팡이를 잡도록 지도하는 것이다. 또한 털이 긴 융단, 현관의 층계차이 등은 가급적 제거하고 야간에 발밑을 잘 볼 수 없는 장소에는 바닥조명 등을 설치하는 것도 사고방지의 대책으로써 중요하다.

가구, 벽 등을 잡고 걷기

평형기능이 나쁜 중증 장애인은 팔의 마비도 중증인 경우가 많다. 이 때문에 보행 중에 균형이 무너진 경우에 팔의 파라슈트반응이 나오지 않고 환부 쪽의 허리부터 바닥으로 떨어져 넙다리뼈 경부골절을 일으키기 쉽다.

❖ 칼럼

기기를 이용한 옮겨타기

간병인의 체력이 부족한 경우 등, 1명의 보조로는 어려운 경우가 많다. 이러한 경우에는 리프트(그림 A)나 회전식 간이 옮겨타기 기구(그림 B, C) 등의 기기를 이용하여 힘을 필요로 하는 보조를 대체한다.

A

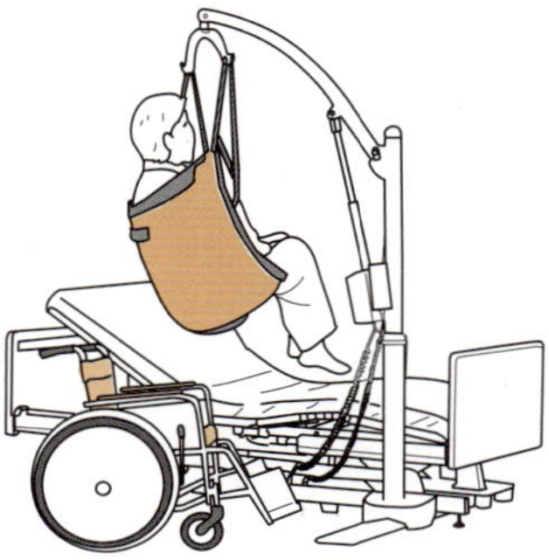

B

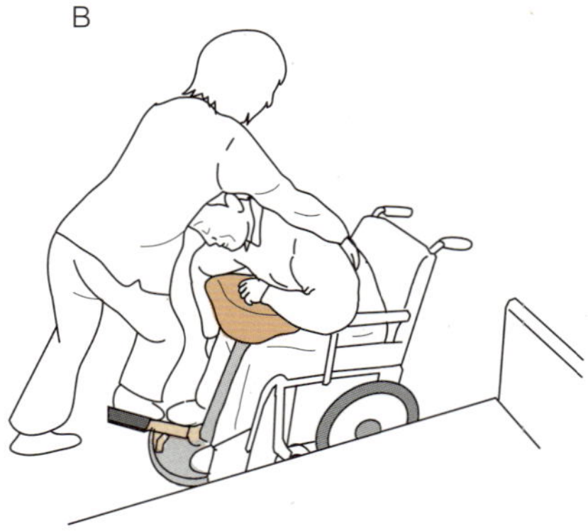

C

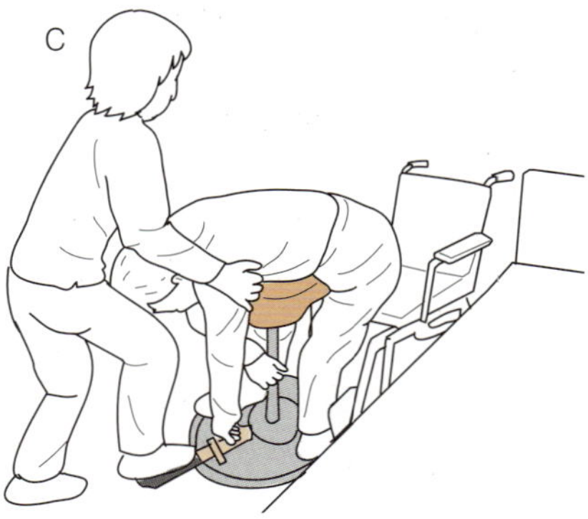

❖ 칼럼

침대 · 휴대용 변기 · 휠체어의 옮겨타기

침대와 휴대용 변기, 휴대용 변기와 휠체어를 각각 90° 로 배치하면 일단 휴대용 변기에 옮겨 타는 것에 의해서 침대에서부터 휠체어로 옮겨타기가 용이해진다.

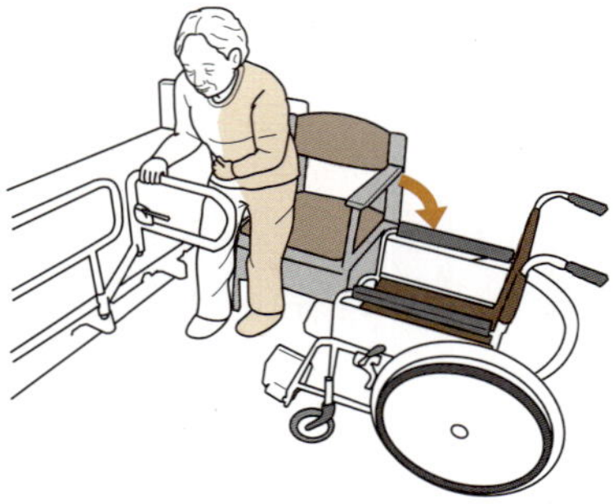

❖ 칼럼

간편한 일어서기

환부 쪽 다리를 굽힐 수 없는 경우나 보다 빨리 일어서고 싶은 경우 등 환부 쪽 다리를 폄(신전) 위치인 채로 건강한 쪽으로 한쪽무릎서기를 하고 건강한 쪽 팔다리에 의해서 일거에 일어서는 방법이 있다. 다만, 이 방법은 보다 강한 다리근력과 몸통의 균형기능이 요구되고 그 나름의 기능이 유지되어 있지 않으면 곤란하다.

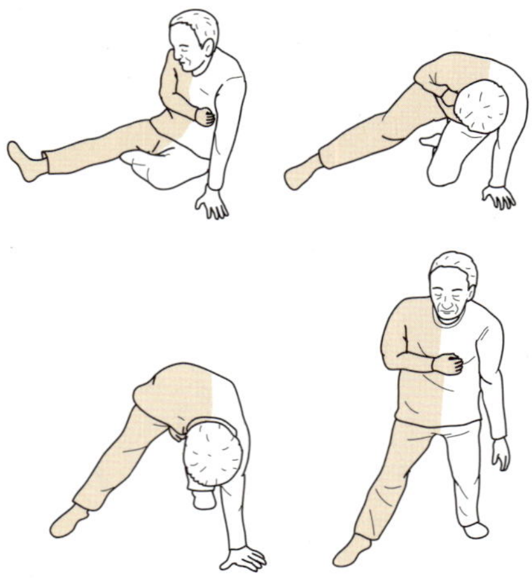

안전한 이동방법으로서는 침대난간, 테이블, 벽, 난간 등을 잡으면서 걷든지(**그림 1-13**), 보조에 의한 보행이 실용적이다. 이 경우, 가구는 고정성이 좋은 것이 중요하고 캐스터가 붙어있는 것 같은 가구는 위험하다. 또한 복도 등은 오히려 좁은 편이 안전하고 예컨대 균형을 잃어도 환부 쪽의 벽에 일단 부딪힌 다음에 마루에 넘어지게 됨으로써 골절을 피할 수 있다.

7 휠체어 구동

보행을 할 수 없는 편마비환자에서는 건강한 쪽의 팔다리로 휠체어를 구동하는 것이 현실적인 이동방법이다. 휠체어는 양 팔이 효과적으로 기능을 하고 있으면 구동은 용이하지만, 한 쪽 손밖에 기능하고 있지 않은 경우에는 건전한 쪽 다리로 이끌어가면서 바닥을 걷어차고 동시에 한손으로 휠체어를 구동한다(**그림 1-14**). 이 경우, 현관 등의 수 cm의 층계차이라도 힘이 부족하여 타고 넘을 수 없는 경우가 많으며 비탈길(slope)로 만드는 등의 대책이 필요하다. 이에 더해서 비탈길을 올라가는 경우는 휠체어를 후진시키는 편이 용이하다.

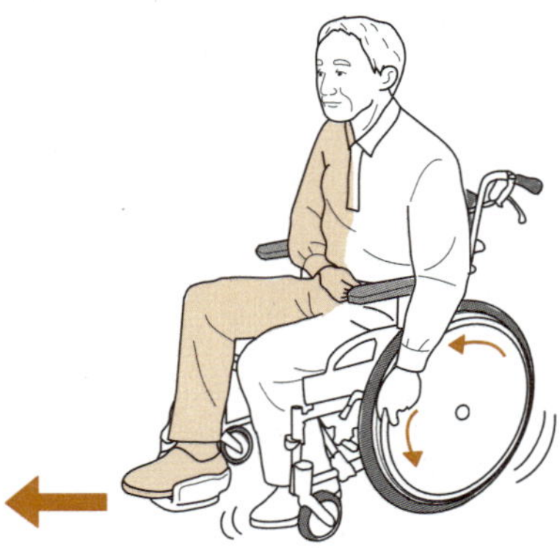

그림 1-14. 편마비환자의 휠체어 구동

❖ 칼럼

가옥 내에서의 실용적 휠체어 구동

재가생활에서의 실제적인 휠체어의 구동방법은 건강한 쪽 다리로 마루를 박차고 건강한 쪽 팔로 가구나 벽, 난간을 끌어당기거나 밀거나 하면서 추진하고 동시에 방향타를 잡는 것이다. 병원이나 시설 내와 같은 넓은 평탄한 마루 위를 주행하는 경우와는 달리 좁은 데다가 카펫 등에 의한 마찰저항이 많은 마루를 주행한다는 것 때문에 휠체어의 추진과 방향타를 잡는 것은 팔다리의 양쪽을 사용해서 동시에 시행한다.

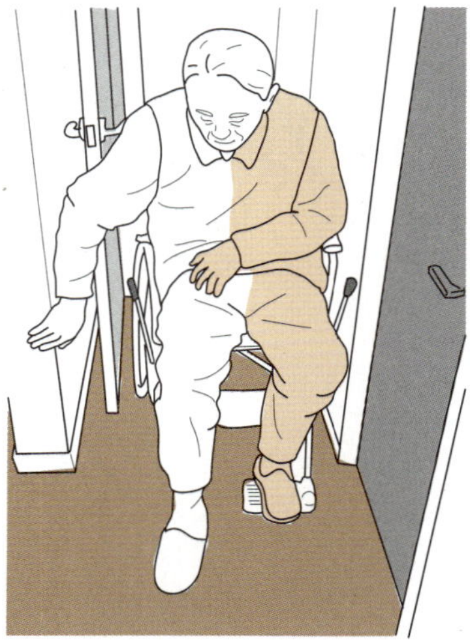

❖ 칼럼

틀니 이용자의 식사훈련

고령의 뇌졸중 편마비환자에서는 틀니를 이용하고 있는 사람이 많다. 이 때문에 마비에 의한 틀니의 부적합이 원인으로 심한 통증을 호소하고 식사를 할 수 없는 일도 드물지 않다. 이 경우, 틀니를 다시 만드는 것이 원칙이지만, 아프다고 해서 틀니를 장착하지 않고 있으면 더 한층 잇몸이 폐용성으로 위축하여 새로이 만든 틀니도 역시 부적합으로 되는 일이 많다. 따라서 식사훈련은 틀니의 완성을 기다리지 않고 잇몸으로 바로 음식물을 씹을 수 있도록 부드러운 식사로 하여 시행해야 한다.

또한 가옥 내에서의 휠체어 주행에서는 발판(foot rest)이나 손잡이 테(hand rim)를 도어나 가구에 부딪히는 일이 많다. 특히 반맹이나 반측무시 등의 고차뇌기능장애가 있는 경우는 그 비율이 높아지므로 좁은 출입구 등에서는 마루 위 15 cm 정도까지 펠트로 덮는 것이 좋을 것이다.

c. 셀프케어

1 식사

편마비환자중 식사를 자립할 수 없는 사람은 극히 소수이다. 잘 쓰는 손으로 먹는 경우는 젓가락으로, 잘 안 쓰는 손으로 먹는 경우는 스푼, 포크를 이용해서 자립하는 일이 많다.

식사는 발병 후 가장 조기부터 훈련해야 할 ADL의 과제이며 가치침대(Gatch bed)에서 앉은 자세를 취할 수 있게 되면 식사시간에 맞춰서 앉은 자세 훈련과 건강한 쪽 팔에 의한 식사훈련을 동시에 시행하는 것이 효율적이다. 이 때 잘 쓰는 손이 마비되어 있는 경우는 잘 안 쓰는 손에 스푼이나 포크를 들게 하여 시행하지만 최초에는 고기나 생선 등을 스푼 등으로 건져 올리기 쉬운 크기로 미리 잘라두는 배려가 필요하다. 그 후 잘 쓰는 손의 교환훈련, 한손 동작훈련 등을 시행함으로써 이들의 배려는 차츰 필요가 없어질 것이다. 또한 환부 쪽 손으로 밥공기나 국그릇 등을 들 수 없는 경우는(상당히 기능이 좋지 않으면 실용적으로 되지 않는다) 이들을 테이블 위에 안정되게 고정해둘 수 있는 미끄럼 방지 매트나 빨판(흡입판)을 사용하면 효과적이다. 이에 더해서 마비된 손에 밥공기를 들게 하는 것은 일상생활 속에서는 실용화할 수 없는 경우가 많다.

다발성뇌경색 등에 의한 거짓숨뇌마비(가성구마비) 때문에 삼킴 장애가 있는 경우는 음식물이나 수분을 들이마실 수 없고 사레들려 튀어나오거나 하여 주위에 폐를 끼치는 일이 많다. 이러한 경우에는 음식물을 가공해서 눅진하게 하는 것, 죽처럼 부드럽게 하여 먹기 쉽게 하는 것, 수분도 마찬가지의 농도로 하여 목을 잘 넘어가게 하는 것이 중요하다. 그 다음에 조금씩 입에 넣어 천천히 씹어서 삼키는 훈련을 시행하는 것이다. 언어훈련으로서 시행되는 발성훈련이나 구음훈련, 혀의 운동 등도 효과적인 방법일 것이다. 또한 복약을 할 때 아무래도 물을 마실 필요가 있는 경우에는 물그릇이나 빨대를 이용해서 천천히 마시면 좋다.

2 몸 단정히 하기

얼굴을 닦거나 전기면도기로 수염을 깎거나, 머리를 빗거나 하는 것은 한손으로도 용이하게 할 수 있다. 따라서 편마비환자는 의식이 회복되어 병상이 안정되면 자기가 시행할 수 있도록 여러 가지 조건을 갖춰야 한다. 이들의 행위는 치료에 직접 관계되지 않기 때문에 자칫 경시되기 쉽지만 생활에 변조를 주어 리듬을 가지런히 하는 것은 중요하고 치매의 예방도 될 것이다.

앉은 자세를 취할 수 있게 되면, 물을 채운 세면기를 테이블 위에 놓고 세수를 해도 좋지만, 가능하다면 휠체어를 이용해서 세면장에서 시행하는 것이 적당하다. 세수는 많은 경우 한손으로 시행하게 되는데 휠체어 앉은 자세에서는 상반신을 세면대 위에 구부리는 것이 곤란하여 잘 씻을 수 없을 뿐만 아니라 주위를 물로 더럽히는 일도 많다. 그러나 이것은 세면대가 휠체어 앉은 자세로 설계되어 있지 않다는 것이 큰 원인이며, 선 자세에서 시행할 수 있게 되면 세면대에 배를 밀어붙여 자세의 안정을 도모하고 상반신을 세면대 위에 굽혀서 세수할 수 있게 될 것이다. 이 밖에, 이빨 닦기는 칫솔을 세면대 위에 놓고 그 위에 튜브로부터 치약을 짜내면 되고 틀니는 시중에서 판매되는 세정용 약제를 사용하면 문제없이 한손으로 가능하다.

편마비에서 문제가 되는 것은 건강한 쪽 손의 세정, 손톱 깎기, 타월 짜기 등이지만, 이들은 어느 것도 한손만으로는 곤란한 행위이고 어떠한 자조구를 이용하는 것이 적당하다. 예컨대, 건강한 쪽 손의 세정에는 빨판이 부착된 브러시를 세면대에 설치해두면 편리하고 타월을 짜려면 절반으로 접어서 수도꼭지에 감아서 짜든지, 전용의 손잡이를 세면대에 설치해두면 용이하게 할 수 있다. 건강한 쪽 손의 손톱을 깎는 것은 손톱깎이용의 자조구(**그림 1-15**)를 이용하는 것이 일반적이지만 손톱깎이에 붙어있는 줄(file) 부분을 받침대 위에 테이프로 고정하고 그것으로 손톱을 가는 것이 간단한 방법이다.

3 착탈의

식사나 몸 단정히 하기에 비하면 난이도가 높은 행위이다. 그러나 몸 단정히 하기와 마찬가지로 치료와는 직결되어 있지 않고 병원에서는 잠옷인 채로 있는 경우도 많다. 또한 보조에 있어서도 큰 힘을 필요로 하지 않고 빈도도 낮다는 것 때문에 재가생활에서의 자립의 요구(need)도 낮다.

난이도는 옷의 형태에 따라 크게 다르지만 어느 것이든 침대 끝에 안정되게 걸터앉을 수 있는 것이 필수조건이다. 최초는 가급적 약간 큰 옷을 선택하고 단추는 없거나 있다 하더라고 한손으로 조작할 수 있는 크기이고 벨트는 고무로 만든 것이 적당하다. 입을 때는 환부 쪽

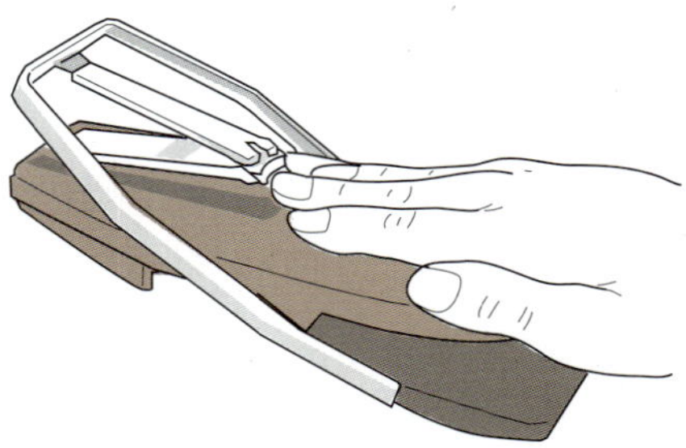

그림 1-15. 손톱깎이용 자조구

에서부터, 벗을 때는 건강한 쪽에서부터 시행하는 것이 원칙이고, 가능하다면 신축성이 있는 천의 것이 옷을 입고 벗기 쉬울 것이다. 단추나 지퍼의 조작이 한손으로 곤란하다면 벨크로(Velcro)를 이용해서 옷을 입기 쉽도록 고치는 것도 하나의 방법이다.

머리부터 씌우는 옷의 착탈

무릎 위에 등 부분이 위로 오도록 셔츠를 펼치고 건강한 쪽 손으로 등 부분을 모두 합쳐서 환부 쪽 팔의 소매를 끼워 넣고, 이어서 건강한 쪽 팔의 소매를 끼워 넣는다. 셔츠를 환부 쪽 팔의 팔꿈치 위까지 끌어올린 다음에 다시 셔츠의 뒷부분을 모두 합쳐서 머리를 끼워 넣고 그 다음은 셔츠의 앞뒤를 아래로 당겨서 옷을 가지런히 하면 완료이다(**그림 1-16**). 탈의의 경우는 이 반대이다.

바지의 착탈

환부 쪽 다리를 건강한 쪽 다리의 위에 교차하여 깍지를 끼게 하고 환부 쪽 다리로부터 바지를 끼워 넣는다. 바지는 환부 쪽 다리를 수동적으로 들어올리면서 가급적 위까지 당겨 올리고 환부 쪽 다리를 마루 위에 내린다. 이어서 건강한 쪽 다리를 다른 쪽의 바지가랑이에 넣고 마찬가지로 가급적 위까지 당겨 올린다. 일어설 수 없으면 이 시점에서 침대 위에 바로 눕

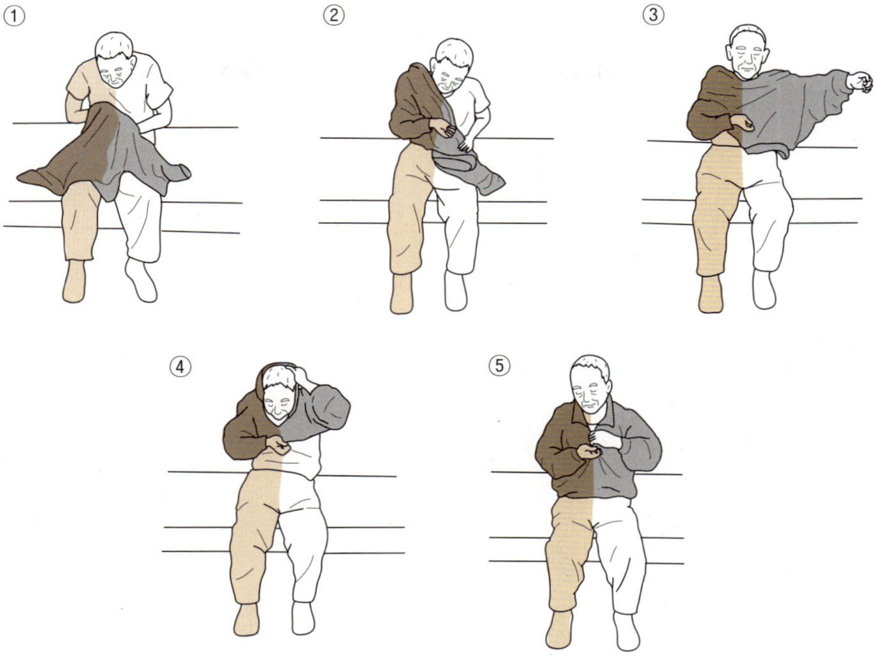

그림 1-16. 머리부터 씌우는 셔츠를 입는 방법

고 한쪽의 허리를 들어올리면서 바지를 허리까지 끌어올린다. 이어서 앞단추를 채우고 허리띠를 조여서 지퍼를 올린다. 만일 안정하여 일어서는 것이 가능하다면 건강한 쪽 손으로 바지를 들고 일어서고 건강한 쪽 허리까지 당겨 올려서 팔꿈치로 바지를 고정하며, 이어서 환부 쪽의 바지를 당겨 올려 다시 침대 위에 앉아서 앞단추를 채우고 허리띠를 조여 지퍼를 올린다(**그림 1-17**). 벗을 때는 이 반대이다.

양말의 착탈

바지와 마찬가지로 침대 끝이나 의자에 앉고 환부 쪽 다리를 건강한 쪽 다리의 위에 교차하여 깍지를 끼게 한다. 이어서 양말을 건강한 쪽 손으로 양말주둥이를 넓히고 발끝에 씌워서 차츰 당겨 올리는 것이 일반적인 방법이다(**그림 1-18**). 벗을 때도 마찬가지이다.

4 배설

변기에 옮겨타기, 바지나 속옷의 올리고 내리기, 국소의 청결 등, 비교적 다이내믹한 움직임이 요구되는 행위이고 필요 빈도가 높다. 또한 재가생활에서도 목욕과 아울러서 자립에 대한 요구(need)가 가장 높은 행위이다.

현재 도시에서의 가정용 화장실의 형태는 거의 서양식으로 되어있다. 이 때문에 앉은 자세 균형이 안정하여 있으면 배설행위 그 자체는 가능하다. 또한 비데가 부착된 변기좌석의 보급에 따라 국소의 청결도 용이해졌다. 문제는 변기좌석으로 옮겨타기와 바지와 속옷의 올리기 내리기를 어떻게 시행하는가이다. 보행을 하고 있는 사람에서는 건강한 쪽의 벽에 설치한 L자형 난간이나(**그림 1-19**) 정면의 벽에 설치한 가로의 난간을 사용하면 변기에의 접근은

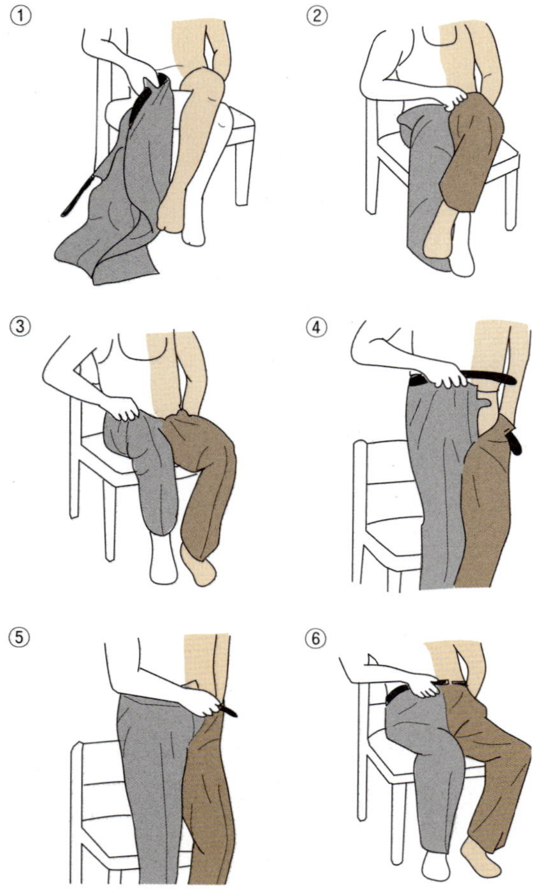

그림 1-17. 바지를 입는 방법

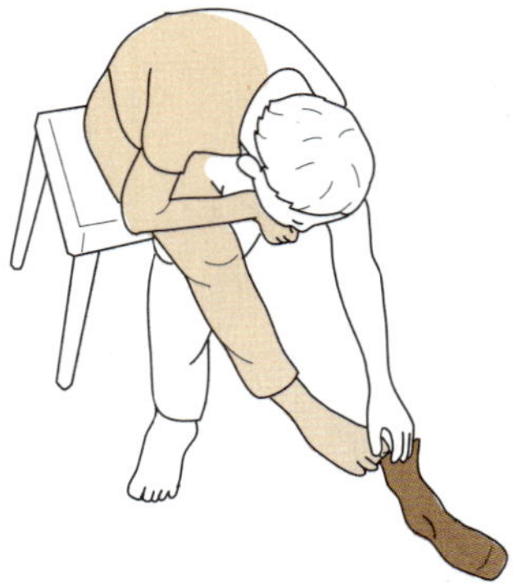

그림 1-18. 양말을 신는 방법

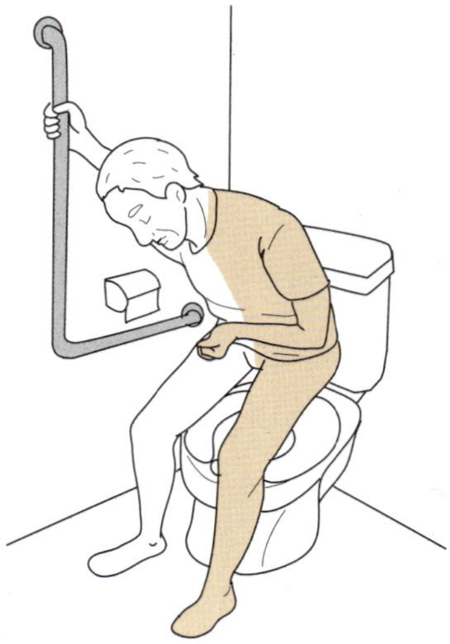

그림 1-19. L자형 난간의 이용(옆벽)

가능하지만, 휠체어 사용자에서는 그렇게 간단하지는 않다. 휠체어↔변기의 옮겨타기 동작의 기본은 앞에서 언급한 침대↔휠체어의 옮겨타기와 마찬가지로, 건강한 쪽 다리를 축으로 난간을 이용해서 1/4 회전하여 시행하는 것이지만, 화장실에서는 변기에 휠체어를 얼마만큼 접근시킬 수 있는지가 문제이다. 하물며 휠체어에서부터 변기에 옮길 때와 그 반대에서 휠체어의 위치를 바꾸는 것은 적어도 일본가옥의 현 상황에서는 실제적이라 할 수 없다. 현실적으로는 화장실 입구까지 휠체어로 접근하고 거기서 도어 부근에 설치되어 있는 난간을 잡고 일어서서 몇 걸음 걸어서 변기좌석에 앉는다는 패턴이 가장 많다. 따라서 잡고 일어서는 것과 몇 걸음이라도 걸을 수 있다는 것이 자립을 위한 조건이라 할 수 있을 것이다. 이러한 동작의 획득이 곤란한 신체상황이라면 휠체어로 직접 들어가도록 화장실을 확대 정비해야 할 것이다.

바지나 속옷의 올리기 내리기는 균형이 무너졌을 때에 언제라도 난간을 이용할 수 있도록 난간 쪽으로 확실하게 서서 건강한 쪽 손으로 천천히 시행하는 방법과, 변기에 앉은 후 환부 쪽 다리에 체중을 옮겨서 건강한 쪽 엉덩이를 변기좌석에서부터 약간 뜨게 하여 절반 정도 바지와 속옷을 내리고 이어서 건강한 쪽 다리에 체중을 옮겨서 환부 쪽 엉덩이를 뜨게 하여 필요한 만큼 내린다는, 크게 나눠서 선 자세와 앉은 자세의 두 가지 방법이 있다. 앉은 자세에 의한 방법이 분명히 안전하며 시간이 소요되어도 확실하다고 생각되지만, 실제로는 선 자세에서 바지나 속옷을 내리는 것이 일반적이다. 이것은 발병전부터의 습관도 중요한 요건이라 생각되는데 무엇보다 그 편이 편리하기 때문일 것이다. 따라서 여기서는 어떻게 안전하게 안정된 상태에서 선 자세를 유지하고 있을 수 있는지가 과제이다. 선 자세 균형이 나쁜 경우에는 벽에 기대서 안정성을 유지하는 것이 적당한 방법이라 생각되지만, 이 경우 건강한 쪽 다리로 체중을 지지하여 등이나 건강한 쪽의 어깨를 벽에 밀어붙여서 안정성을 유지하는 방법과 앞쪽의 벽에 이마를 밀어붙여서 지지하는 방법이 있다. 별로 스마트한 방법이라고는 말할 수 없으나 실제로는 후자 쪽이 효과적인 일이 많은 것 같다. 전자의 건강한 쪽 어깨를 벽에 밀어붙이는 방법에서는 난간의 상단이 눈에 닿지 않도록 난간은 머리까지 충분한 길이가 있는 편이 좋다(**그림 1-20**). 어느 방법을 시행하더라도 바지나 속옷이 무릎 아래까지 내려가 버리지 않도록 허리띠는 고무로 만든 것을 사용하는 편이 편리하다.

일본식 변기나 기차식 변기의 서구화에 대해서는 시중에서 판매되는 보조구를 사용하면 용이하고(**그림 1-21**) 변기가 낮아서 일어서기가 곤란한 경우에는 높이보정 변기좌석(**그림 1-22**)

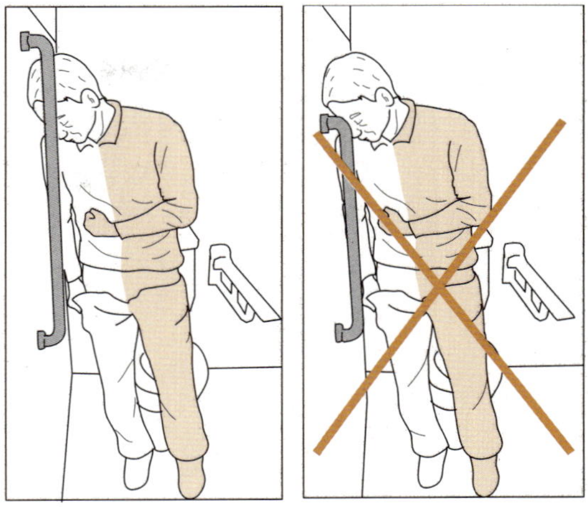

그림 1-20. 건강한 쪽의 어깨를 벽에 붙이고 바지를 착탈하는 방법

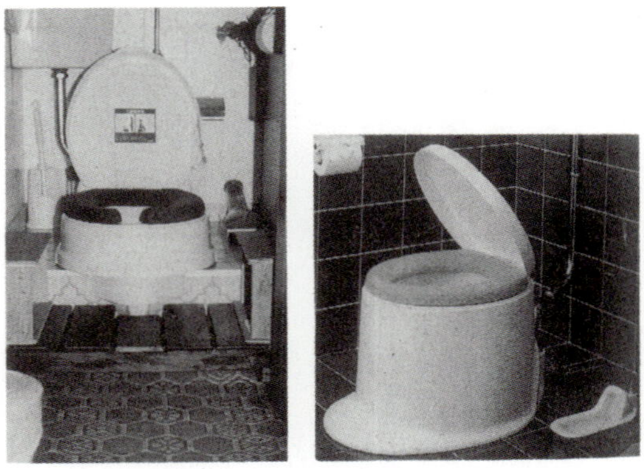

그림 1-21. 변기의 서구식화 보조구

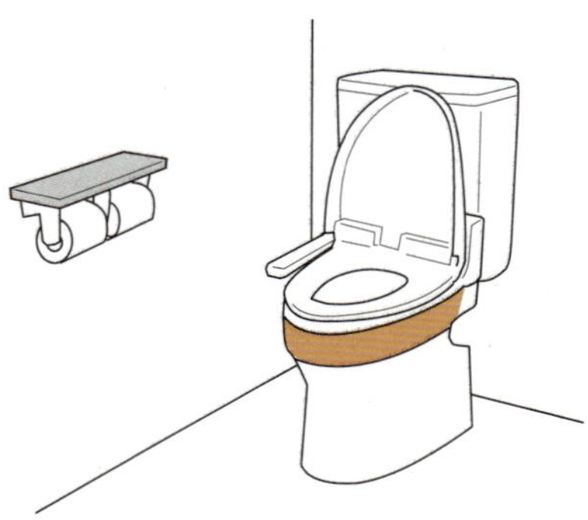

그림 1-22. 높이보정 변기좌석

을 이용하면 간단히 개수할 수 있다. 기본적으로는 ADL 지도에 있어서 "이것도 훈련 중"이라 말함으로써 무리한 방법을 강요하는 것은 적당하지 않다. 오히려 용이한 방법을 선택해서 오래 계속하는 것을 중요시해야 한다.

❖ 칼럼

변기 겸용 샤워용 휠체어의 이용

중증으로 일어서는 것이 곤란한 경우에는 경사대(slope) 등으로 출입구의 층계차이를 해소하고 변기 겸용 샤워용 휠체어(손수레 B형 휠체어)를 이용하는 것도 하나의 방법이다. 이 방법으로는 대폭적인 화장실 개조의 필요성이 없는데다가 옮겨타기 행위가 1회로 끝나기 때문에 보조를 간략할 수 있다.

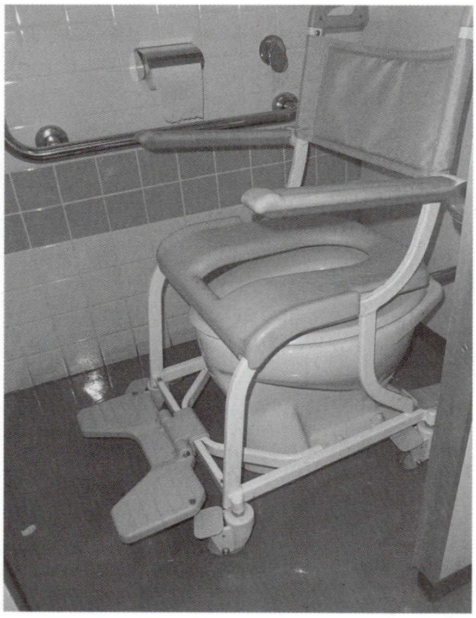

5 목욕

목욕은 셀프케어 중에서 가장 다이내믹한 움직임을 필요로 하는 어려운 행위이다. 특히 욕조에의 출입이 곤란한 경우에는 "힘"의 보조가 필요하고 이것을 원조하는 리프트나 가옥개조 등의 요구(need)도 높다.

일어설 수 없는 경우에는 휠체어 채로 욕실에 출입할 수 있도록 층계차이를 해소하고 욕실용의 리프트를 설치하여 욕조에의 출입을 지원하는 것이 이상적이다. 이 경우, 층계차이의 해소는 적당한 높이의 욕실 바닥의 깔개를 사용하면 간단하지만, 리프트의 설치는 공간적으로도 경제적으로도 곤란한 경우가 많다.

잡고 설 수 있는 경우의 편마비에서는 난간과 욕실용 의자(shower chair) 또는 bath board를 이용하여 욕조에 출입하는 것이 일반적이다. 이 경우 욕조의 가장자리의 높이가 40~50 cm가 아니면 걸터앉을 수 없기 때문에 층계차이 해소를 위해 넣는 욕실 바닥용 깔개의 높이로 조절하거나 매립식의 욕조일 것이 조건이다. 우선 난간을 잡고 의자에 앉거나 욕조의 가장자리 또는 bath board에 앉는다. 여기서 의자를 사용하는 경우는 방향을 욕조와 평행방향으로 바꾸고 욕조 쪽의 난간을 잡고 1/4 회전하면서 건강한 쪽 다리를 욕조 내에 넣고 이어서 건강한 쪽 손으로 환부 쪽 다리를 들어올리면서 욕조 내에 넣는다(**그림 1-23**). 다음은 앞쪽의 난간을 잡고 일어서서 일보 전진하여 다시 방향을 바꿔서 웅크리고 앉는다. 나올 때는 이 반대이다.

한편, 욕실의 가장자리나 bath board에 앉아서 출입하는 경우는 욕조가 있는 정면의 벽에 L자형의 난간을 설치하고 bath board를 놓는 쪽의 벽에는 난간 등을 설치하지 않는다. 우선 bath board에 미리 깊이 앉고 본인에서부터 보아 뒤쪽, 욕조 정면의 난간을 잡고 1/4회전하면서 건강한 쪽 다리를 욕조 내에 넣는다. 이어서, 등을 벽에 밀어붙여 앉은 자세의 안정을 유지하고 건강한 쪽 손으로 환부 쪽 다리를 들어

올리면서 욕조 내에 넣는다. 다음은 L자형 난간의 세로의 부분을 잡고 일어서고, 일보 전진하여 웅크리고 앉는다(**그림 1-24**). 보조하는 경우에도 이들의 방법에서는 환부 쪽 다리를 들어올려서 욕조 내에 넣는 것만으로 끝나는 경우가 많고 "힘"의 보조를 필요로 하는 경우는 없다.

마비가 경증이거나 운동실조 등에서는 난간을 잡으면 종전대로 가랑이를 벌리고 넘어서 욕조에 출입할 수 있는 경우가 많다. 이 경우에는 억지로 의자나 bath board에 앉힐 필요는 없을 것이다. 또한 욕조가 넓고 미끄럽기 때문에 안정된 앉은 자세를 유지할 수 없는 경우에는 시중에서 판매하는 미끄럼 방지 테이프를 붙이든지, 빨판이 부착된 소형의 의자를 욕조 내에 설치하면 편리하다.

욕조 내에서의 이동과 몸 씻기 · 머리감기에 대해서는 잡으면 맨발로 걸을 수 있을 것, 및 샤워기가 장비되어 있을 것이 조건이 될 것이다. 물론 안쪽말발(내반첨족) 변형에 대해서는 미끄럼 방지가 붙은 플라스틱으로 만든 단하지 장구를 장착하는 등의 대책은 있으나, 가능하면 수술이나 페놀 차단 등으로 교정하고 몇 걸음이라도 맨발로 걸을 수 있는 것이 실리적이다. 또한 몸 씻기에는 샤워의자, 긴 손잡이가 부착된 브러시, 루프가 부착된 타월 등을 이용하면 편리하다. 욕조 내에서의 서서 웅크리는 동작이 곤란한 경우에는 bath board에 승강기능이 부착된 욕조 내 리프트를 이용하면 좋다(**그림 1-25**).

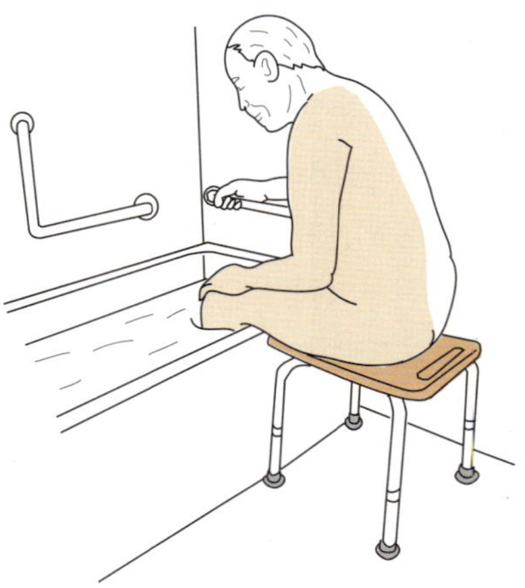

그림 1-23. 샤워의자를 이용한 욕조에의 출입

❖ 칼럼

루프모양 타월에 의한 몸 씻기

2매의 몸 씻기용 타월의 끝과 끝을 봉합하여 루프모양으로 하면 이것을 어깨띠와 같이 몸에 걸어 건강한 쪽 손으로 쥐어짜는 것처럼 하여 잡고, 움직이는 것에 의해서 등을 씻을 수 있다. 마비 쪽의 손을 사용할 수 있으면 건강한 쪽 팔을 씻을 수 있으나, 사용할 수 없는 경우는 의자에 앉은 자세에서 건강한 쪽의 넓적다리부분에 타월을 감아 몸통을 앞뒤로 굽힘으로써 건강한 쪽 팔을 씻는다.

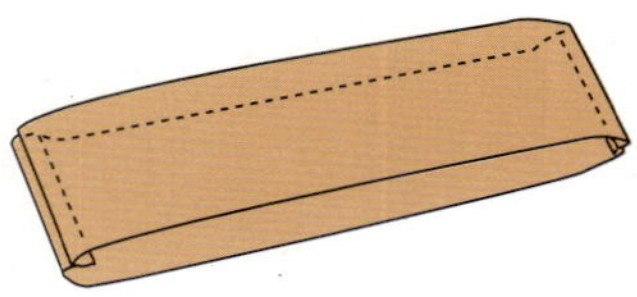

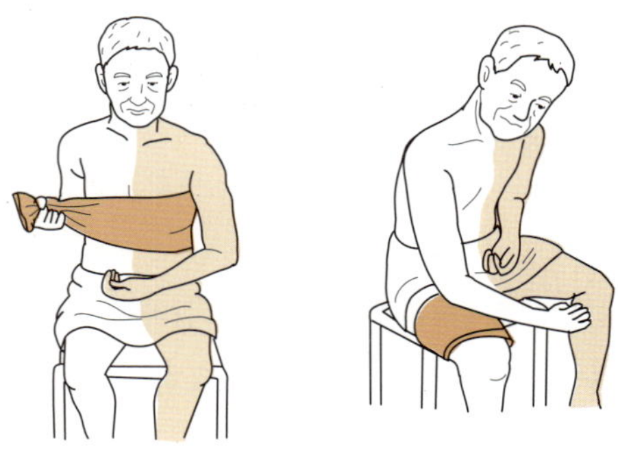

d. 가정생활의 유지

가정생활의 자립을 도모하려면 앞에서 언급한 셀프케어 이외에 조리, 세탁, 청소, 잠자리 준비(bedmaking) 등이 필요하다. 또한 옥외활

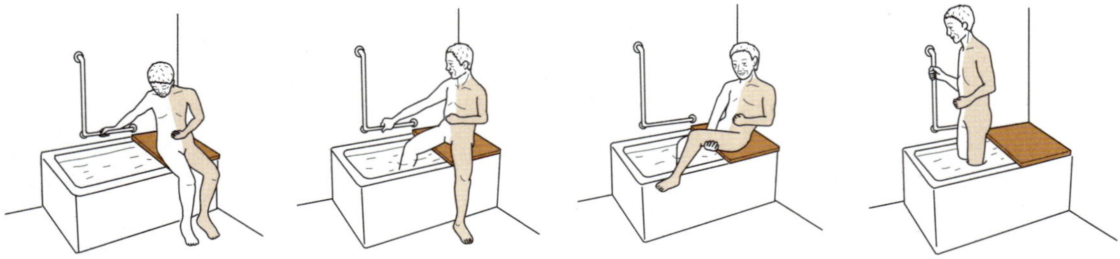

그림 1-24. Bath board를 이용한 욕조에의 출입

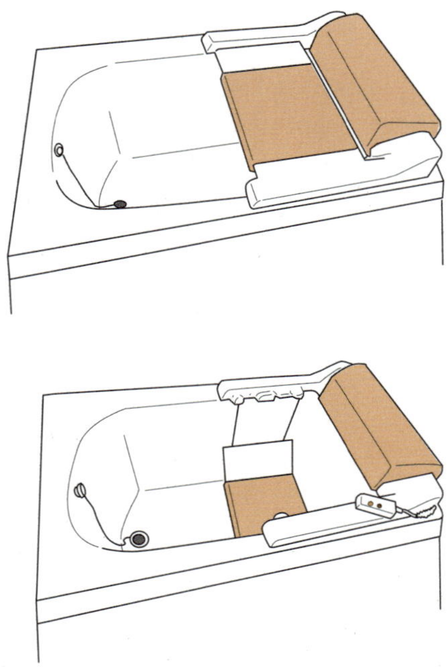

그림 1-25. 욕조 내 리프트

동으로서 쇼핑 등은 필수조건이며 이를 위해서는 대중교통기관의 이용도 중요한 요건이다.

1 조리

부엌에서의 일은 편마비의 경우는 선 자세에서 시행하는 경우가 가장 많다. 뇌졸중의 경우, 옥내에서 휠체어를 사용하지 않으면 안되는 상태에서는 ADL의 자립은 어렵고, 조리에 참여하는 조건은 없는 것이 보통이다. 그러나 예컨대 몸통의 운동실조가 심하고 아무래도 휠체어를 이용해야 하는 경우는 척수손상과 마찬가지로 부엌을 휠체어용으로 개조할 필요가 있을 것이다.

선 자세가 불안정하다면 조리대에 배를 밀어붙여 지지하거나, 높이조절을 할 수 있는 스탠드 의자를 준비하고 그것에 앉아서 조리하면 편리하다(**그림 1-26**). 아무튼 조리작업은 한손으로 시행하는 일이 많고, 조리의 대상물을 고정하는 한손용 도마(**그림 1-27**), 병의 뚜껑 열개(**그림 1-28**), 프라이팬 홀더 등, 자조구의 이용이 필요하다. 그러나 자조구가 많아지면 두는 장소에 어려움을 겪거나 비용이 많아질 뿐이어서 현실적이 아니다. 오히려 젖은 행주를 미끄럼 방지 매트로서 활용하는 등(**그림 1-29**) 약간의 고안이 효과적이다. 또한 마비 쪽이 잘 쓰는 손일 경우에는 잘 쓰는 손 교환이 필요하지만, 잘 쓰지 않는 손에 의한 조리는 어려워 조리의 모두를 자립하는 경우는 극히 드물다.

또한 최근에는 전자레인지를 비롯한 가전제품의 개발이 진전되어 그 조작도 원터치의 것이 증가하고 있으므로 가급적 한손으로 조작이 가능한 기기를 도입하면 상당한 일을 할 수 있다. 또한 식품도 가공품, 반가공품만이 아니라 슬라이스가 된 팩 등도 다수 출시되어 있어 적어도 도시에서는 조리를 상당히 간략화를 할 수

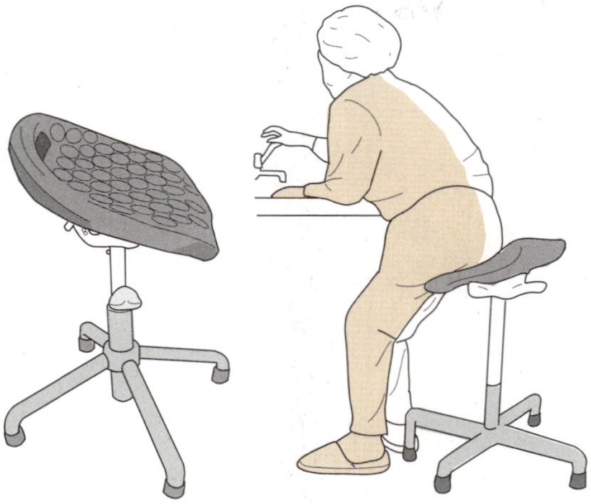

그림 1-26. 스탠드 의자의 이용

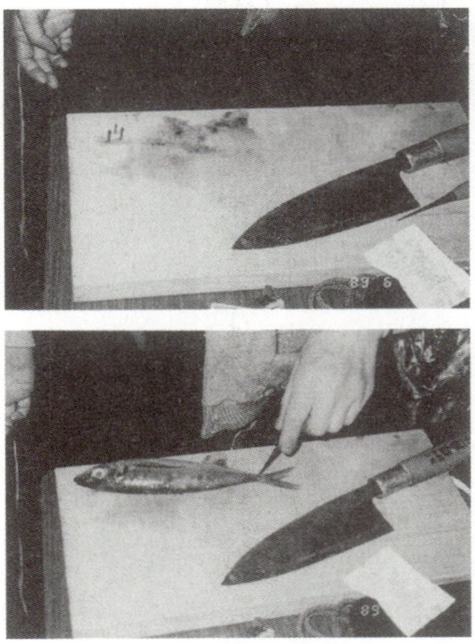

그림 1-27. 한손용 도마

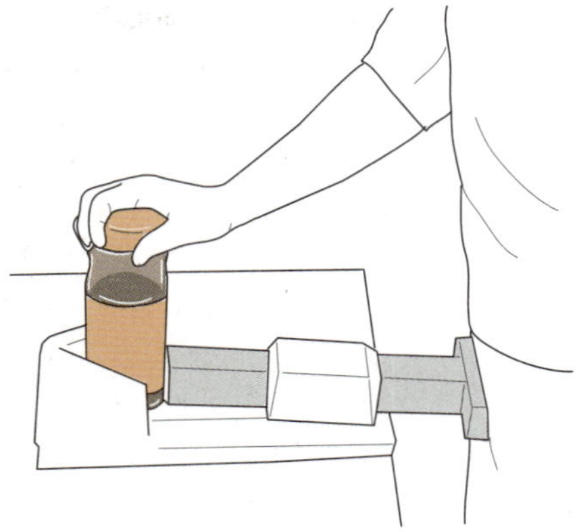

그림 1-28. 병뚜껑 열개

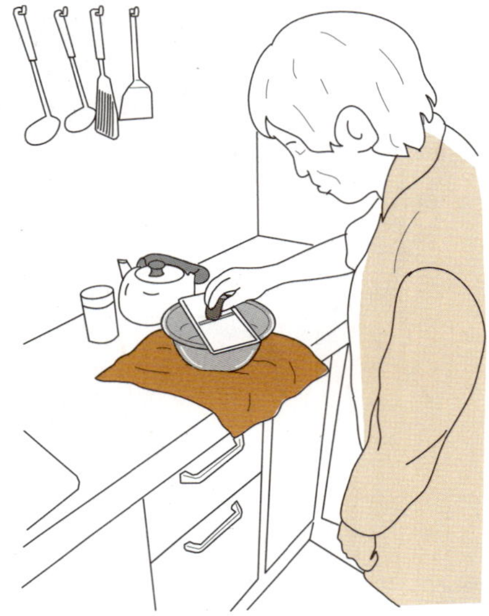

그림 1-29. 젖은 행주에 의한 미끄럼 방지

있다. 따라서 조리의 자립을 도모하는 것은 결코 어려운 과제라고는 할 수 없으며 부분적이라면 많은 사람들이 참여할 수 있을 것이다. 문제는 그것을 실행하려고 하는 의욕의 유무이다.

2 세탁

세탁의 대부분은 기계에 맡겨두어도 되지만 편마비의 경우에 문제가 되는 것은 세탁물을 말리는 일이다. 높은 곳에 말리는 것은 어려운 일이 많아, 낮은 빨래를 너는 걸이에 행거 등을 이용해서 말리는 것이다. 이 때 후에 다리미질을 하지 않아도 되도록 가급적 확실하게 펴서 너는 노력이 필요하다. 이를 위해서는 세탁물을 장대에 건 후 크고 작은 각종 빨래집게로 이것을 확고하게 고정하고 이어서 순차로 아래쪽으로 당기는 것이 요령이다. 경우에 따라서는 약간 무게가 있는 것을 매달 수 있도록 궁리하면 편리하다.

❖ 칼럼

세탁물을 운반하는 고안

널기 전에 세탁물은 물을 함유하여 무겁고 바구니에 넣어 휠체어로 운반하는 것은 어려운 경우가 많다. 바닥을 플로어링(flooring)으로 하여 층계차이를 없앨 수 있다면 캐스터가 부착된 행거걸이를 이용하면 편리하다.

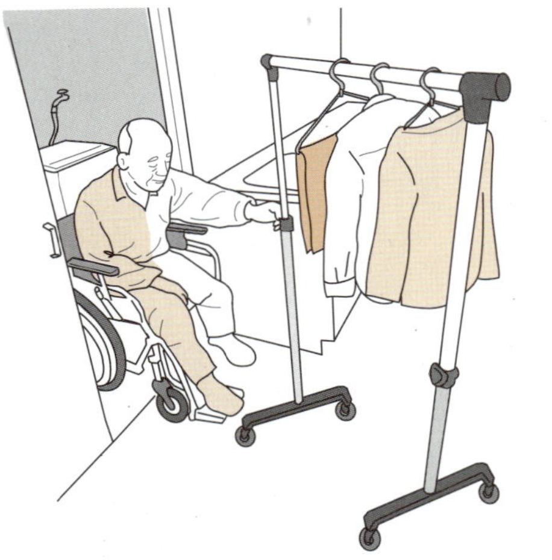

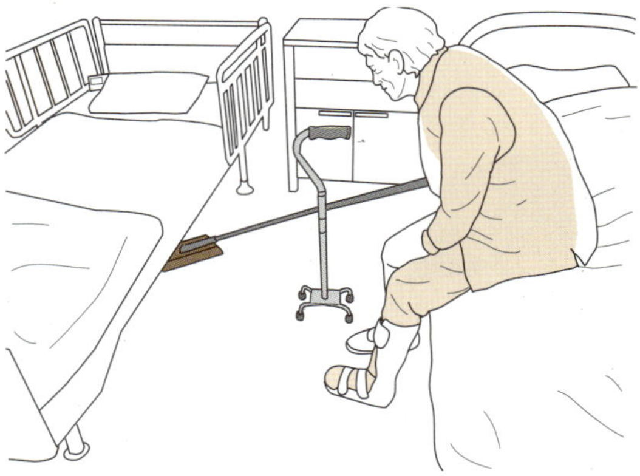

그림 1-30. 앉은 자세에서의 청소사례

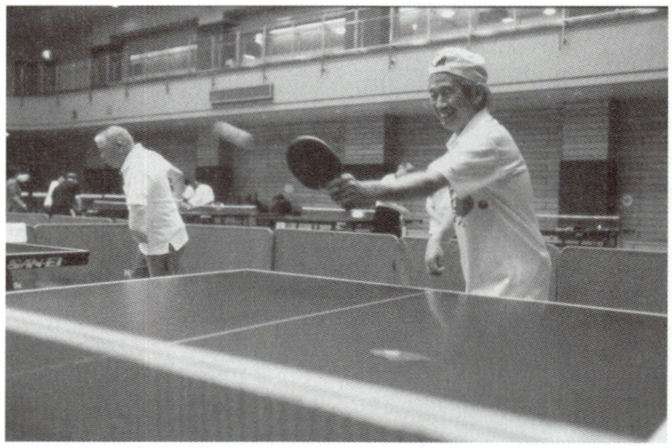

그림 1-31. 스포츠 활동

3 청소 · 잠자리 마련

청소는 총채(흡착제나 정전기 등을 이용한 것), 자루걸레(mop), 진공청소기 등을 사용하면 대충은 가능하다. 의자나 침대에 앉으면서 청소를 하는 것은 자세를 안정시키는 하나의 방법이지만(**그림 1-30**), 책상 아래나 방의 모서리 등의 세세한 곳은 보행이 안정되어 있지 않으면 곤란하다. 이부자리를 올리고 내리는 것도 편마비에서는 곤란한 경우가 많아, 마비가 경증이고 보행이 안정되어 있을 것, 마비 쪽 팔도 어느 정도 사용할 수 있을 것이 조건이 될 것이다. 마비 쪽 팔이 보조 손 수준 이하에서는 침대 위의 이불을 정돈하는 정도가 한계이다.

4 대중교통기관의 이용

지하철이나 버스의 이용에는 안정된 선 자세 · 보행능력과 일정한 보행속도가 없으면 곤란하다. 최근에는 리프트가 부착된 버스의 운행이나 엘리베이터의 설치가 보급되어왔으므로 정비된 도시에서는 전동휠체어를 사용해서 쇼핑도 가능하다. 따라서 안정된 보행을 얻을 수 없는 상태라면 무리하게 걸어서 지하철이나 버스에 탈 필요는 없을 것이다.

옥외보행이 실용적인 편마비환자가 가능하

면 지하철이나 버스를 자유로이 이용하고 싶다고 생각하는 것은 당연한 일이다. 그러나 이들의 행위는 머리로 생각하는 이상으로 어렵고 "안정"에 더해서 "속도"가 필요할 뿐만 아니라, 최종적으로는 "자신감"을 가질 수 없으면 실용화되지 않는다. 따라서 감시자(간병인)가 붙어 실제로 여러 가지의 장면을 반복해서 경험하고 그 때마다 문제점을 명백히 하면서 훈련을 쌓는 것이 긴요하다. 퇴원 전에 치료사의 감시 하에서 이러한 훈련을 할 수 있다면 더욱 효과적이라 생각한다.

e. 사회활동

인간이 사회활동에 참여하는 것은 건강이나 기능을 유지하는 데에 중요한 조건이다. 뇌졸중에서는 고령자가 많고 그렇지 않아도 자칫 사회성을 상실하기 쉽다는 것을 고려하면 어떠한 형태로 외출의 기회를 만드는 것의 의미는 크다. 특히 마찬가지의 장애가 있는 사람들과의 교류는 심리적으로도 받아들여지기 쉽고 데이서비스(day service) 사업에의 참여는 그들의 활동성을 높이는 데에 효과적인 방법이다. 더욱이 마비가 경증이고 전신상태가 허용한다면 풀(pool)에서의 보행이나 게이트볼, 하키, 탁구, 볼링 등의 스포츠활동에도 적극적으로 참여함으로써(**그림 1-31**) 보다 효과적인 결과를 얻을 수 있을 것이다.

향후는 이러한 데이서비스나 장애인의 스포츠·레크리에이션 활동의 장이 보장될 것, 및 외출하기 위한 주거환경의 정비, 거리 만들기, 송영(전송과 마중) 서비스의 충실한 소프트웨어·하드웨어의 시책이 필요하다. 의료기관에서 일하는 재활관계자는 이들의 정보를 가급적 빨리 입수하여 지금 바로 이용할 수 없다 해도 잊지 않고 정보제공을 하는 것이 책무라 할 수 있을 것이다.

III 주거환경의 정비

뇌졸중에 의한 신체의 장애는 다채로우며 장애가 중증이라면 그 상태에 맞춘 생활환경의 정비가 필요하다. 특히 거실, 화장실, 욕실, 현관 등의 정비는 필수적이며 퇴원에 있어서는 이들의 환경을 조정하고 생활상의 저해인자를 미리 제거하도록 작용하는 것이 긴요하다.

뇌졸중에 의한 편마비에서는 상당히 중증의 장애라도 난간을 잡으면 일어설 수 있는 경우가 많다[65페이지의 칼럼 "침대용 난간을 이용한 일어서기" 참조]. 가령 다리의 근력저하가 현저한 경우에도 승강장치가 부착된 전동침대를 도입하여 건강한 쪽 손에 의한 조작으로 침대를 높인 다음에 일어서면 용이하게 가능할 것이다. 따라서 침대에서부터의 휠체어나 휴대용 변기에의 옮겨타기는 정신기능의 현저한 저하가 없는 한 자립할 가능성이 높다. 그래서 문제가 되는 것은 거실에서부터 화장실, 욕실, 식당 등으로 가구나 벽 등을 잡고 걸을 수 있는 조건, 또는 한쪽 손, 한쪽 발 구동에 의한 휠체어 조작을 할 수 있는 조건을 어떻게 정비하는가이다. 이 경우, 어느 방법에서도 층계차이는 없는 편이 적당하고 너무 넓지 않은 편이 물건을 잡거나 난간을 끌어당기거나 하기 쉽다는 것에 유의할 필요가 있다. 이 점은, 척수손상에 의한 양쪽 다리의 마비(paraplegia)를 대상으로 한 환경정비와는 큰 차이가 있다.

다음으로 화장실인데 최근에는 많은 가정에서 서구화가 되어있어 장애인으로서는 매우 편리한 상태로 되어 있다. 일반적으로는 화장실

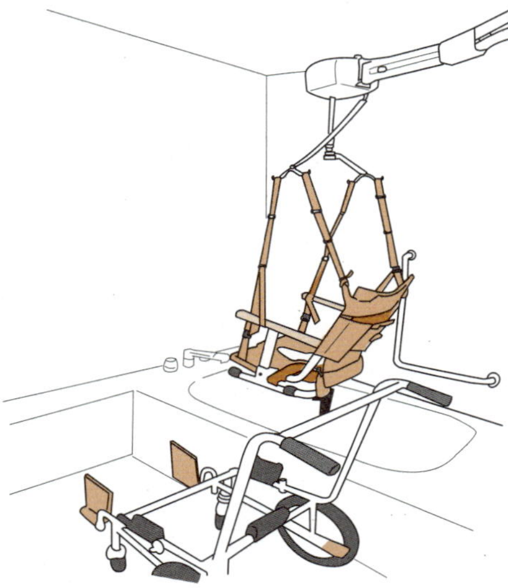

그림 1-32. 리프트의 설치(욕실)

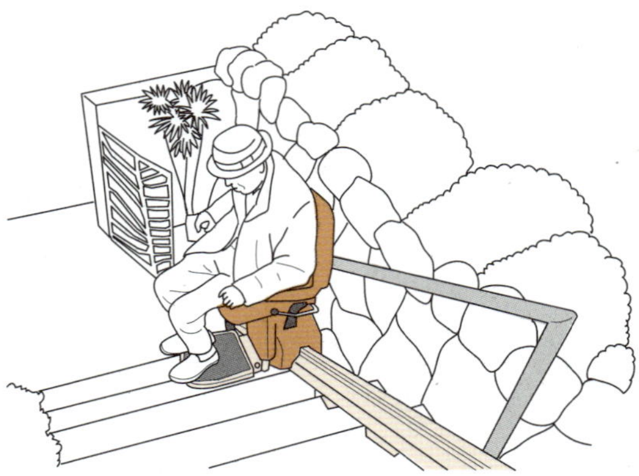

그림 1-33. 계단승강기의 설치

의 출입구에 세로의 난간을, 옆벽에 L자형 난간을 설치하는 것만으로 충분한 경우가 많다(**그림 1-19**). 또한 휠체어를 사용하는 경우[73페이지의 칼럼 "변기 겸용 샤워용 휠체어의 이용" 참조]는 출입구의 층계차이를 해소하는 것만으로 좋지만, 변기를 정면으로 향하게 하면 더 한층 보조가 쉬워질 것이다. 이에 더해서 뇌졸중의 경우는 화장실에 리프트를 설치하는 일은 거의 없고 그만큼 중증의 장애인에서는 침대 곁에서 휴대용 변기를 사용하거나 기저귀를 사용하는 편이 현실적이다.

욕실의 정비는 많은 경우, 욕실바닥 깔개, bath board, 난간으로 해소되지만(**그림 1-24**) 때로는 리프트의 설치가 적당한 경우도 있다(**그림 1-32**). 다만 뇌졸중에 의한 장애에서는 여기서 리프트를 사용하지 않으면 안 되는 신체적 장애가 있으면 그 나름의 정신기능의 장애도 있다는 것이 예상되기 때문에 가령 리프트를 설치해도 간병인 없이 자립하는 것은 어렵다. 요컨대, 간병인의 힘의 보조를 경감하는 것이 주목적이라고 할 수 있다.

옥외의 접근은 앞에서 언급한 것처럼 건강이나 활동성의 유지 · 증진을 도모하는 것만이 아니라 생활의 질적 향상을 지향하는 데에 중요한 조건이다. 세로의 난간의 설치만으로 현관의 층계차이를 넘을 수 있다면 문제는 없으나, 휠체어 보조에 의존하지 않으면 외출이 곤란한 경우에는 비교적 큰 층계차이를 해소하는 승강기나 계단승강기의 설치가 효과적이다(**그림 1-33**). 또한 이들의 기기는 고가인데다가 설치를 위한 공사비를 필요로 하는데 최근에는 지방자치단체에 의한 공적 서비스의 대상으로 되어가고 있어, 향후는 더욱더 충실해질 것으로 생각한다.

IV 유의사항

뇌졸중에 의한 장애인의 대부분은 고령자이고 고령화에 수반하는 뇌의 위축이 진행되고 있어 젊은이에 비해서 평형기능의 저하가 현저하다. 또한 뇌졸중은 신체의 장애만이 아니라 치매나 인식불능증 · 실행증(행위상실증) 등의 고차뇌기능장애를 수반하는 경우가 많고 크든 작든 정신기능의 장애를 수반하고 있다. 이 때문에 ADL의 지도에 있어서는 이들의 조건으로부터 일어나는 문제에 충분히 유의하여 대처해야 한다.

고령자라는 것은 그만큼 오랜 동안 생활하여 왔다는 것을 의미하고 있으며 그 나름의 생활습관이 깊이 몸에 배어 있다는 것이다. 견해를 바꾸면 몸에 밴 생활습관은 여간해서 바꿀 수 없고 이 점을 중시한 프로그램을 구체화하지 않는 한 일상생활 속에 정착하는 것은 어렵다.

또한, 평형기능의 저하나 정신기능의 장애는 가령 지체의 장애가 경증일지라도 보행이나 셀프케어능력을 현저하게 저하시키는 원인으로 되지 않는다고 할 수 없다. 따라서 ADL 지도에 있어서는 지체의 장애 이상으로 이 점에 유의하고 보다 안전하고 확실한 방법을 선택하여 반복해서 훈련할 필요가 있다. 또한 간병인으로서의 가족지도에 있어서는 실생활 장면을 상정한 계속이 가능한 방법을 모색하고 구체적 · 실천적인 가정 프로그램을 책정해야 한다. 요컨대, "할 수 있는 ADL"보다도 실제로 시행할 수 있는 "하고 있는 ADL"의 관점에 선 지도가 요구된다고 할 수 있을 것이다.

V 과제

뇌졸중을 대상으로 한 ADL의 특징은 앞에서 언급한 "Ⅳ. 유의사항"에서 언급한 것처럼 신체적 장애에 더해서 정신 · 심리적 장애가 차지하는 비율이 높으며, 그것이 ADL을 좌우하는 중요한 인자로 되어있다는 것이다. 여기에 "할 수 있는 ADL"과 "하고 있는 ADL"의 관점의 차이를 문제로 하지 않으면 안 되는 주된 요인이 있다고 할 수 있을 것이다.

급성기 · 회복기를 담당하는 의료현장에서는 향후 ADL의 동작해석을 더욱 진행시켜 그 패턴화를 도모함과 동시에 치료적 입장에서부터 각 동작 패턴에 대한 훈련방법을 확립하는 것이 과제이다.

한편, 지역사회 재활의 입장에서는 이른바 "하고 있는 ADL"의 관점에서부터 실제로 시행하고 있는 ADL을 바르게 파악하여 그 하나하나에 대한 서비스를 제공할 필요가 있다. 향후는 건강유지나 기능의 유지, 간병예방, 생활의 질적 향상을 지향하여 생활지원을 위한 거듭나는 기술개발과 이것을 지지하는 서비스 시스템을 확립시키는 것이 과제이다.

■ 문헌

1) 福井圀彦：障害別日常生活活動訓練—片麻痺．土屋弘吉，今田 拓，大川嗣雄編：日常生活活動(動作)－評価と訓練の実際 第 3 版. pp149-171, 医歯薬出版, 1992
2) 藤井 智：脳卒中(片麻痺)．伊藤利之，白野 明，田中理，渡邉愼一編：地域リハビリテーションマニュアル 第 2 版. pp98-113, 三輪書店, 2003
3) 藤井 智：環境調整と理学療法．森本 栄，黒川幸雄編：理学療法 MOOK 10 高齢者の理学療法. pp166-171, 三輪書店, 2005
4) 藤沢しげ子：片麻痺．鶴見隆正編：標準理学療法学 日常生活活動・生活環境学 第 2 版. pp118-130, 医学書院, 2005

2 척수소뇌변성증

I 장애의 개요

척수소뇌변성증은 소뇌 또는 척수의 장애에 의한 운동실조를 주된 증상으로 한다. 원인불명의 만성 진행성 신경변성질환군의 총칭이다[1]. 임상증상은 기본적으로는 소뇌증상(운동실조 등), 추체외로증상(불수의운동, 파킨슨증상 등), 추체로증상(경련 등), 자율신경증상(기립성저혈압, 방광직장장애 등)으로 구성되고 이들이 다양한 정도로 다양한 조합으로 일어난다[2]. 또한 운동실조에 의한 말굳음증(구음장애), 글씨쓰기장애(서자장애), 음식물섭취 · 삼키기장애는 생활 활동의 직접적인 장애가 된다.

척수에 병변이 거의 국한되는 경성 하반신마비(대마비), 대뇌기저핵에 거의 국한되는 줄무늬체흑질변성증, 자율신경계에 주된 병변이 있는 샤이 드래거증후군(Shy-Drager Syndrome) 등도 척수소뇌변성증으로 분류되어 있고, 대부분 소뇌증상이 관찰되지 않는 경우도 있으나 이 항에서는 운동실조에 대한 생활동작 지도를 중심으로 해설한다.

운동실조는 근력은 있으나 목적으로 하는 곳에 정확하고 동시에 원활하게 손이나 발을 가져갈 수 없는 사지협동운동장애, 보행 때나 앉아 있을 때에 몸이 동요한다는 평형균형 장애를 특징으로 한다. 눈떨림(안진)이 인지되는 경우도 많고 자세의 유지나 팔에 의한 정교한 운동에 나쁜 영향을 미친다[3].

만성 진행성이고 근본치료법이 없기 때문에 운동실조를 핵심으로 하는 운동기능 장애의 진행에 의해서 생활 활동은 서서히 제한된다. 일본 후생성(현 후생노동성)의 중증도 분류에서는 다리 기능장애, 팔 기능장애, 회화장애를 Ⅰ~Ⅴ의 5단계로 분류하고 있고 각각의 장애의 진행의 기준으로서 활용할 수 있다(**표 2-1**)[4]. 대부분이 중고연령의 발병이라는 것 때문에 질병의 진행에 따라 생활의 활동성이 저하함과 동시에 나이를 먹는 것(aging)이나 폐용(disuse) 등의 요인에 의해서 생활 장애가 보다 중증으로 된다. 이 때문에 폐용증후군 대책이 중요하며, 외출을 포함하는 사회생활의 지원, 일상생활을 활성화하기 위한 지원과 함께 잔존기능의 유지적 훈련의 계속이 필요하다. 또한, 사회적으로도 중요한 역할을 담당하고 있고 일에 대한 것이나 가족에 대한 것 등 다양한 고민을 안고 있는 것이 특징이다[5].

II 지도와 간병

a. 의사소통

실조성 구음장애의 특징은 말투가 전체적으로 느리고 오래 계속해서 발성을 할 수 없어 말의 소리가 군데군데 끊기는(단철성 언어), 또

표 2-1 척수소뇌변성증의 중증도 분류

	다리 기능장애	팔 기능장애	회화장애
I 도 (미미함)	"독립보행" 혼자 걷기는 가능 보조구나 다른 사람의 보조를 필요로 하지 않는다.	발병 전(건강할 때)에 비하면 비정상이지만 극히 가벼운 장애이다.	발병 전(건강할 때)에 비하면 비정상이지만 가벼운 장애이다.
II도 (경증)	"수시보조 · 보조보행" 혼자걷기는 할 수 있으나 일어서기, 방향전환, 계단 오르내리기 등에서 벽이나 난간 등의 지지 보조구 또는 다른 사람의 보조를 필요로 한다.	세밀한 동작은 서투르지만 식사에 스푼 등의 보조구는 필요로 하지 않는다. 글씨쓰기도 가능하지만 분명히 서투르다.	가볍게 장애가 있지만 충분히 알아들을 수 있다.
III도 (중등도)	"상시보조 · 보조보행 · 벽 등을 잡고 걷기" 보행은 할 수 있으나 대부분 항상 지팡이나 보행기 등의 보조구, 또는 다른 사람의 보조를 필요로 하고 이러한 것이 없을 때는 벽 등을 잡고 걷기가 주체를 이룬다.	손끝의 동작은 전반적으로 졸렬하고 스푼 등의 보조구를 필요로 한다. 글씨쓰기는 할 수 있으나 읽기 어렵다.	장애는 가볍지만 약간 알아듣기 어렵다.
IV도 (중증)	"보행불능 - 휠체어 이동" 기립하여 있을 수 있으나, 다른 사람의 보조를 받아도 거의 보행을 할 수 없다. 이동은 휠체어에 의하거나, 네발로 기기, 또는 앉은 자세 이동으로 한다.	손끝의 동작은 졸렬하고 다른 사람의 보조를 필요로 한다. 글씨쓰기는 불능이다.	상당히 장애되어 알아듣기 어렵다.
V도 (극히 중증)	"침상에 누운 상태" 지지를 받아도 기립 불능이고 침상에 누운 채로의 상태이며 일상생활 동작은 모두 다른 사람에게 의존한다.	손끝뿐만 아니라 팔 전체의 동작이 졸렬하고 다른 사람의 보조를 필요로 한다.	고도로 장애되어 거의 알아들을 수 없다.

주 : 다리 기능장애, 팔 기능장애, 회화장애를 5단계로 나누고 있는데 이들의 장애는 반드시 병행되는 것은 아니다. 장애정도의 가장 중증의 부분을 갖고 (그 환자의 그 시기에서의) 장애도로 한다.
(일본 후생성 특정질환 조화운동불능 조사연구반 : 총괄연구보고 - 1992년도 연구보고서. pp 1-5 후생성, 1992에서 인용)

는 갑자기 큰 목소리가 되는(폭발성 언어) 등 억양이나 리듬이 장애되는 것이다. 실조성 구음장애의 특징과 훈련방법을 나타냈다(**표 2-2**)[6].

일상생활에서는 배호흡(복식호흡)으로 리듬을 맞추면서 조바심하지 않고 천천히, 분명하게 한마디씩 구분해서 이야기하도록 지도하지만, 몸통의 안정성이 적지 않게 호흡근군을 포함한 발화에 관계되는 근육군의 협동성에 영향을 주기 때문에, 앉은 자세에서는 몸통을 등받이에 기댄다. 발바닥을 확고하게 바닥에 짚는 등 안정된 자세를 취하도록 지도한다. 이야기 상대도 마찬가지로 천천히 하는 페이스로 회화를 하도록 유념한다.

증상의 진행에 수반하여 구음장애는 악화되는데 아래에 언급하는 자조구나 의사소통기기를 활용하여 마지막까지 의사소통방법을 확보하는 것이 중요하다.

글씨쓰기장애에 대해서는 자루가 약간 굵은 펜이나 무거운 것을 활용하여 조작성을 향상시킨다. 또한 반대쪽의 손으로 글씨를 쓰는 쪽의 손목 부근을 잡고 글씨쓰기 동작을 조절하는

표 2-2 실조성 구음장애의 특징과 훈련방법(미우라)

<table>
<tr><td>

언어병리

구음에 관한 근육의 긴장이 저하하고, 발화에 필요한 고도로 통합된 근육조정이 붕괴하여 운동의 타이밍, 범위, 속도, 방향의 협동이 장애된다.

언어증상

목소리: 조잡성 쉰 목소리, 호흡성 쉰 목소리, 폭발적으로 목소리를 냄, 목소리의 크기의 변동, 목소리의 높이의 변동(목소리의 반전)

공명: 이상이 없는 경우가 많다.

구음: 구음조작 그 자체는 대략 가능하다. 일관성이 없는 불규칙한 구음의 일그러짐(주로 구음운동의 측정 장애에 의함)

운율(prosody): 자연스런 매끄러움의 결여, 음절이나 이야기의 끊김 · 잡아 늘이기, 부적절한 악센트 패턴이나 비정상적인 억양(intonation), 발화속도의 저하와 변동, 발화 리듬의 고르지 못함, 부적절한 중간의 숨을 조금 들이쉼

※ 경증~중등정도에서는 전체로서 회화의 명료도는 유지되어 있으나 발화의 비정상 정도가 느껴진다. 이것은 특히 운율의 비정상이 앞면에 나나타기 때문이라고 생각한다.
중증의 경우에는 폭발성의 요소가 강하고 구음의 부정확성이 현저해지며, 속도가 빠르고 잡아 늘인 말투를 하고 있는 이른바 단철성 언어를 나타낸다. 명료도의 저하가 현저하고 비정상의 정도로 높다.

</td><td>

훈련

1) 호흡훈련
- 배호흡
- 코로부터 크게 숨을 들이마시고 입으로부터 천천히 길게 내뱉는다.
- 날숨(호기) 유지 : 숨을 들이마신 후, 잠시 숨을 멈춘 다음에 그 후 내뱉는다.

2) 후두조절
- 최대 날숨 후, 부드러운 목소리 내기(한숨을 쉬는 것 같은 느낌)로 "아~" 하고 목소리를 늘인다. 지나치게 크지 않은 목소리로 자연스런 높이의 목소리로.
- 날숨 지속 : 가능한 한 길게 "아~" 라고 목소리를 늘인다.
- 의도적으로 목소리의 길이를 조절한다 : 2~3초 동안 목소리를 내고 몇 회 반복한다.

3) 구음훈련
- 틀리기 쉬운 음절을 포함한 무의미 음절을 연습한다. (예; "아사아, 아사이, 아사우" 등)
- 틀리기 쉬운 음절의 반복 패턴을 연습한다. (예 : "아사사사사사, 아사아사아사아사" 등)
- 틀리기 쉬운 음절을 포함한 단어, 어구, 문장 등을 연습한다.

4) 운율(prosody) 연습
- 발화속도의 조절 : 메트로놈에 맞춰서 발화한다. 문절마다 구분해서 이야기한다. 음절에 맞춰서 손을 꼽으면서 이야기한다.
- 발화 리듬의 조절 : 책상이나 무릎을 손으로 두드려 리듬을 맞추면서 이야기한다.
- 억양의 조절 : 높이, 악센트를 두드러지게 한다.

※ 상기의 연습은 기본적으로 훈련자가 견본을 제시하여 지도한다. 자주적 연습으로서는 깊은 호흡, "아~"라 늘인다. 문장을 의미 있는 부분까지 구분하면서 읽는 등, 노래도 연습재료로서는 효과적이다.

</td></tr>
</table>

(渡邊 進, 中西亮二, 山水裕明 : 척수소뇌변성증. 千野直一, 安藤德彦 편집주간, 大橋正洋, 木村彰男, 蜂須賀研二편 재활 MOOK 10 신경질환과 재활. p216, 카네하라출판, 2005에서 인용)

방법도 있다. 개인용 컴퓨터의 조작은 키보드 카버를 사용하면 오타가 생기기 어려워진다(**그림 2-1**). 키보드 카버를 입수하려면 제작자에게 의뢰해서 만든다.

신문이나 책을 읽을 때에 눈떨림이나 복시에 의한 피로가 발생하는 경우는 확대경을 사용한다(**그림 2-2**).

회화가 곤란한 경우, 문자판이나 talking

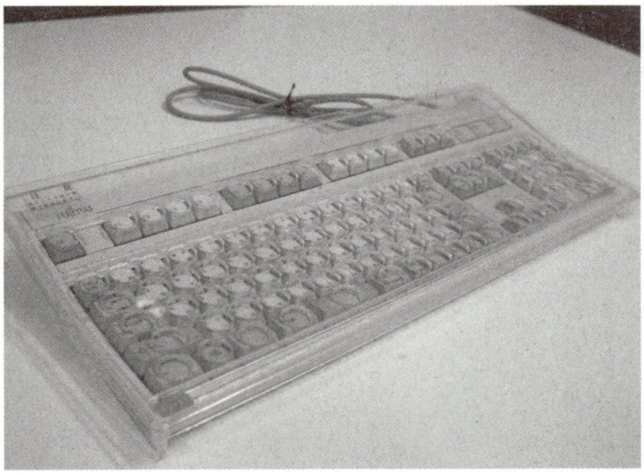

그림 2-1. 개인용 컴퓨터용 키보드 카버

aide 등의 의사소통기기를 이용하지만 다른 동작과 마찬가지로 팔의 수의성을 향상시키기 위해 쿠션이나 패드 등에 의해서 몸통을 안정시킬 궁리를 한다.

의사소통기기는 키보드를 직접 조작하는 것과 화면상의 문자를 스위치 조작으로 선택하는 것으로 대별된다. 운동실조에 의해서 키보드 조작이 곤란하다면 스위치 조작을 하게 되지만, 키보드 쪽이 효율적으로 문자를 입력할 수 있기 때문에 우선은 앞에서 언급한 키보드 카버 등을 시도해본다. 문자판도 마찬가지로 가드 카버를 붙이면 포인트를 하기 쉬워진다. 스위치는 약간 큰 푸시 스위치가 조작하기 쉽다.

b. 음식물 섭취 · 삼키기

잘못 삼킴(흡인)의 방지와 영양을 확보하는 것이 중요하고 이들을 배려하여 가급적 식사를 즐길 수 있도록 지원한다. 이것에는 의료기관에서의 삼키기 조영 검사 등에 의한 삼키기 장애의 평가를 기초로 하여 영양지도, 음식물 섭취 · 삼키기 지도가 이루어지는 것이 바람직하다. 일상생활에서는 정기적인 체중 측정이나

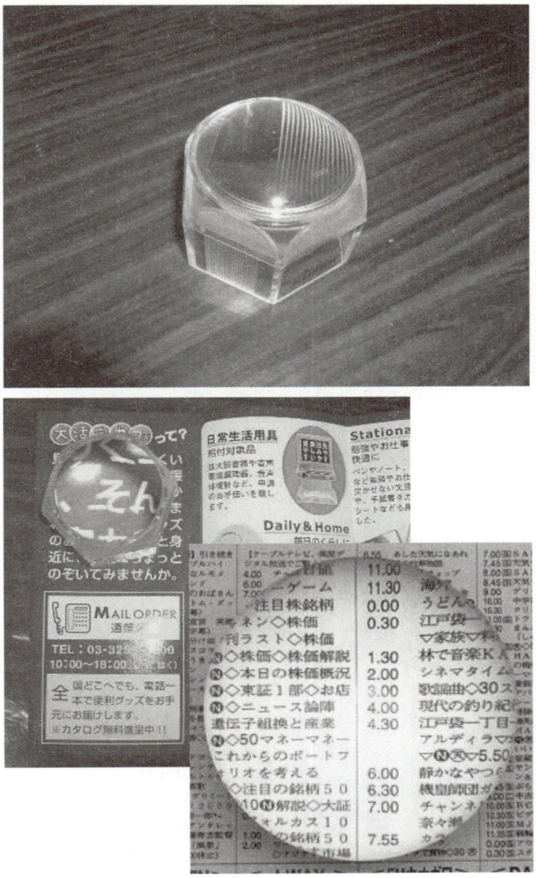

그림 2-2. 확대경

식사의 영양상황 체크의 실시, 식사 전에 삼키기 체조를 시행하는 것이 습관화되도록 지도한다(**그림 2-3**)[7].

병상의 진행에 수반하는 입을 통한 섭취에서부터 튜브를 통하는 등의 입을 통하지 않은 영양으로 옮겨가는 것의 기준으로서는 ① 흡인성 폐렴을 반복하는, ② 삼키기 조영 검사에 있어서 2종류 이상의 음식물에서 흡인소견이 관찰되는, ③ 식사시간에 60분 이상이 걸리는 것을 들 수 있다[8].

식사용의 앉는 기구를 고안하여 안정된 자세를 확보하는 것이 필요하다. 앉은 자세의 체크

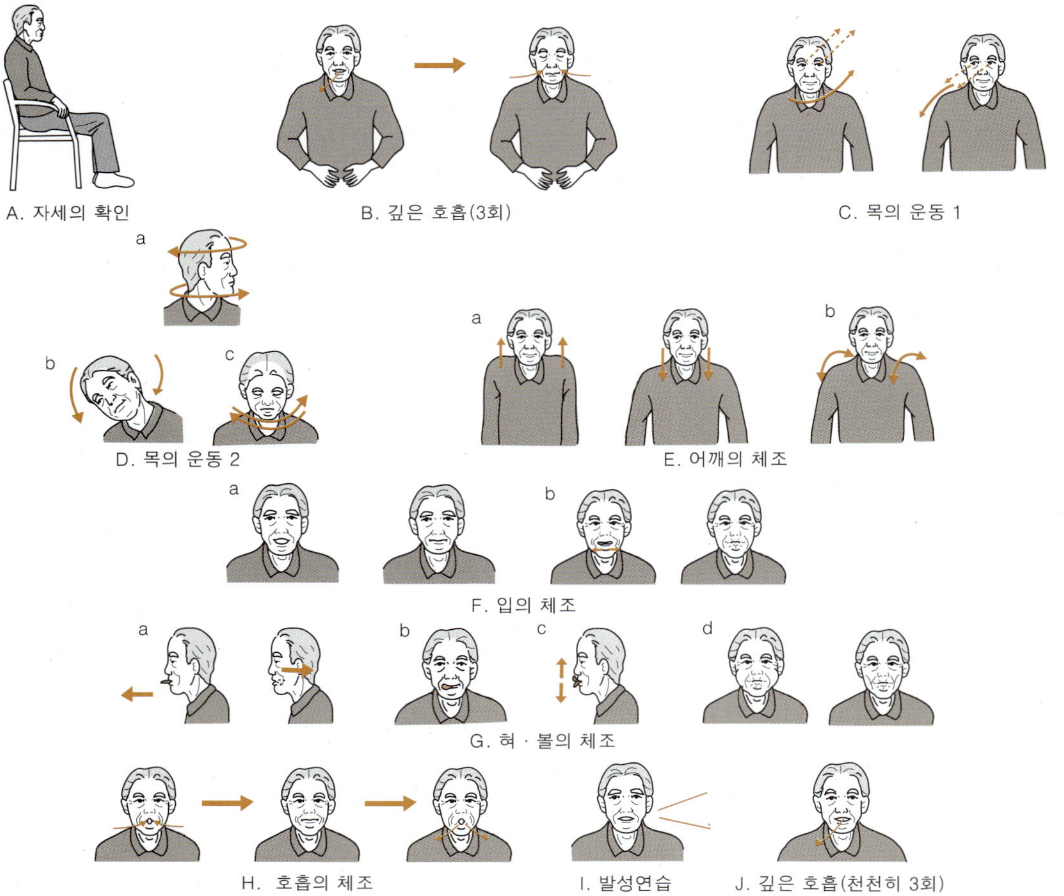

그림 2-3. 삼키기 체조의 실제(먹기 전에 시행한다)

A: 바른 자세를 확인한다. 의자에 깊이 걸터앉고 등근육이 신장하여 있는 것을 확인한다.

B: 아랫배에 환자 자신의 손을 대고 깊이 들이마시는 배호흡을 촉진한다. 보통의 깊은 호흡과 반대로 날숨부터 시작하고 어깨를 올려서 무리한 들숨을 하지 않도록 주의한다. 완전히 뱉었으면 "뱃속 바닥까지 듬뿍 들이마시는" 것을 촉진한다. 3회 반복한다.

C: 비스듬히 왼쪽 위→비스듬히 오른쪽 아래(2회), 비스듬히 오른쪽 위→ 비스듬히 왼쪽 아래(2회). 정면을 향한 위치에서부터 천천히 비스듬히 왼쪽 위를 쳐다본다. 시선을 왼쪽 위의 천정을 보는 것처럼 올려다보고 천천히 목을 비스듬히 돌려 올린다. 완전히 올린 부분에서 정지하고 가능하면 5~10초 정도 멈춘다. 다음으로 반대쪽의 오른쪽 아래로 시선을 서서히 내리고 목을 비스듬히 오른쪽 아래로 돌려 내린다. 완전히 내린 부분에서 정지하고 가능하면 5~10초 정도 멈춘다. 이 왕복을 더 한번 시행하고 2왕복을 마친다.

D: a. 좌우로 돌린다(3회). 수평으로 왼쪽으로. 천천히 오른쪽을 향한다. 이것을 각각 3회 시행한다.
b. 가로로 넘어뜨린다(3회). 천천히 귀를 어깨에 붙이도록 왼쪽으로 넘어뜨린다. 마찬가지로 오른쪽으로 넘어뜨린다. 이것을 각각 3회 시행한다.
c. 아래로 향해서 끄덕인 부분에서부터 빙글 한바퀴를 천천히 돌린다. 왼쪽 돌림, 오른쪽 돌림을 각각 1회씩 시행한다.

E: a. 천천히 올리고 완전히 올라갔으면 힘을 빼고 살짝 떨어뜨린다. 천천히 3회 시행한다.
b. 어깨를 돌린다. 앞에서부터 돌린다. 천천히 2회 시행한다. 뒤로부터 돌린다. 천천히 2회 시행한다.

F: a. 크게 벌리다→입술에 힘을 넣고 꽉 다문다. 천천히 3회 시행한다.
b. 입술을 가로로 당기다→오므린다. 힘을 넣어 천천히 3회. 이어서 가능한 범위에서 빨리 8회 시행한다.

G: a. 혀를 앞으로 똑바로, 가능한 만큼 내밀다 → 뒤로 힘을 넣어 당긴다. 천천히 3회 시행한다.
b. 입의 왼쪽 끝→오른쪽 끝(좌우의 입꼬리)에 번갈아 혀끝을 댄다. 천천히 3회, 이어서 가능한 범위에서 빨리 8회 시행한다.
c. 아래→위. 혀를 앞으로 내밀고 혀끝을 가능한 한 위로 올린다["코의 끝에 댈 작정으로"]. 천천히 3회 시행한다.
d. 볼을 부풀리다 → 반대로 볼을 빨아들여 당긴다. 천천히 번갈아 3회 시행한다.

H: a. B와 마찬가지로 배호흡으로 깊은 호흡을 한다. 천천히 3회 시행한다.
b. 숨을 크게 들이마시고 멈추다→그 대로 셋을 세고→목구멍에 힘을 넣어 힘차게 내뱉는다. 3회 시행한다.

I. 1) 파, 파, 파, 파, 파/파, 파, 파, 파, 파/파, 파, 파, 파, 파/파파파파파, 파파파파파, 파파파파파.
2) 다, 3) 카, 4) 라 등에 대해서도 마찬가지로 시행한다.(각각 천천히 단숨에 1회씩 5회의 발성을 3회, 빨리 단숨에 5회의 발성을 시행한다).

J: B와 마찬가지로 배호흡으로 깊은 호흡을 천천히 3회 시행하고 호흡을 조용히 조절한다.

(일본 연하장애(삼키기 장애) 연구회 감수, 小椋 脩, 清水充子, 谷本啓二, 本多知行, 溝尻源太郎 편 : 삼키기 장애의 임상 - 재활의 사고방법과 실제, p201, 医歯薬출판, 1998에서부터 인용, 일부변경)

포인트는 의자에 앉은 자세라면 발바닥이 마루에 접지하여 있는가, 팔걸이나 등받이가 몸을 지지하고 있는가, 테이블이 자세를 안정시켜 팔을 사용하기 쉬운 높이로 되어있는가 등이다(**그림 2-4**). 마루에 앉는 경우는 테이블의 위치를 고안하여 벽에 기대는, 좌식의자의 등받이나 팔걸이를 이용하는 등으로 하여 자세를 안정시킨다.

앉은 자세에서는 골반을 안정시키는 것에 의해서 음식물 섭취가 용이해지는 일도 많다. 휠체어 자세유지용 쿠션이나 패드는 많은 종류가 있으므로 휠체어 이외의 의자에도 이들을 활용하면 좋다(**그림 2-5**).

어쩔 수 없이 침상에 누워있게 되는 경우의 침대 위 등의 누운 자세에서는 음식물을 인두로 보내기 쉽게 하기 위해서 몸통을 30° 정도 일으키고 목을 약간 앞쪽으로 굽히면 잘못 삼키기(흡인)가 어려워진다.

잘못 삼킴(흡인)을 방지하기 위해서는 ① 한입의 양을 많이 하지 않도록 한다, ② 한입에 대해서 몇 회 "꿀꺽" 한다, ③ 음식물 형태를 잘못 삼키기(흡인하기) 어려운 것으로 고안한다, 점도를 증가시키는 약제를 이용한다, ④ 음식물을 수분이나 젤리와 번갈아 섭취시킨다, 등의 점에 배려하고 "천천히, 조금씩, 확실하게" 시행하도록 지도한다. 또한 매 식후에는 반드시 구강 케어를 시행하고 구내염 등의 구강질환이나 흡인성 폐렴의 예방, 상쾌한 느낌의 획득에 의한 식욕의 증진을 도모하는 것이 중요하다.

c. 기거 · 이동

1 이동방법 선택의 유의할 점

이동의 변화에는 보행, 휠체어, 손발 이동 · 앉은 자세 이동이 있다. 이동방법의 선택이나 연구는 일상생활 속에서 위험(넘어짐 · 충돌)을 회피하는 것을 목적으로 옮겨갈 장소는 있는가, 층계차이는 어느 정도인가, 문의 형태 등의 생활환경에 충분히 배려하여 시행한다. 이때, 보행이 불안정하므로 이동은 모두 휠체어라는 획일적인 방법을 취하지 않고 거실 내는 손발 이동, 복도에는 휠체어, 화장실 안에서는 벽 등을 잡고 걷기라는 생활동작마다의 이동목적이나 장소에 따른 적절한 이동방법을 검토한다. 증상의 진행에 수반하는 폐용에 의한 다리나 몸통의 근력저하는 보행 장애를 더 악화시키기 때문에 가능한 한 보행이나 손발 이동의 기회를 확보함으로써 자립성을 유지하는 것이 요점이다.

또한 이동을 수반하는 식사, 배설, 착탈의, 목욕이라는 이른바 일상생활 동작에 소비하는 시간은 하루 중의 몇 시간에 불과하다. 예컨대 침대에서 취침하고 있어도 낮 동안은 마루에 앉아서 지내는 경우가 많고 침대가 있기 때문에 일어서기 등은 문제가 없다고 안이하게 생각하지 말고 낮 동안에 지내는 방법 전반에 배려하여 이동방법을 지도하는 것이 중요하다.

2 몸 구르기 · 일어나기 · 일어서기

몸 구르기는 요 또는 침대 위에서 시행되는 동작이며 몸통이나 팔다리가 마루 면에 닿아서 자세가 안정되어 있기 때문에 일어나기나 일어서기 동작과 비교하여 용이한 동작이다. 낮 동안의 생활에서는 몸 구르기, 일어나기, 일어서기를 일련의 동작으로 시행하는 일이 많으며 난간을 이용함으로써 이 일련의 동작이 안정하는 경우가 많다. 침대에서는 침대용 난간, 요의 경우는 마루와 천정에 뻗디뎌서 고정하는 것이나 요 밑에 깔아 넣어 고정하는 것을 활용한다

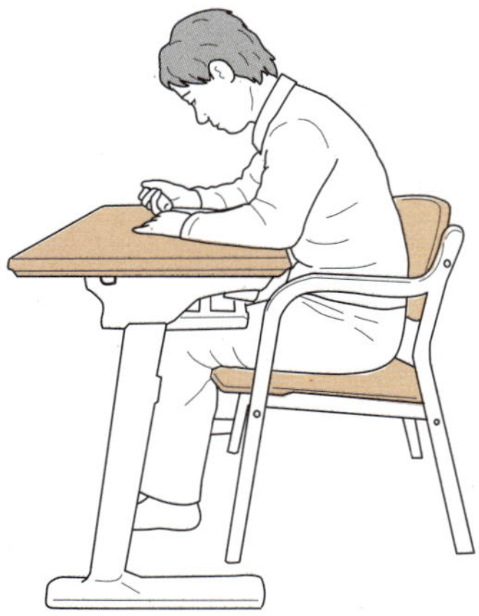

그림 2-4. 식사자세(의자 · 테이블 높이에 대한 배려)

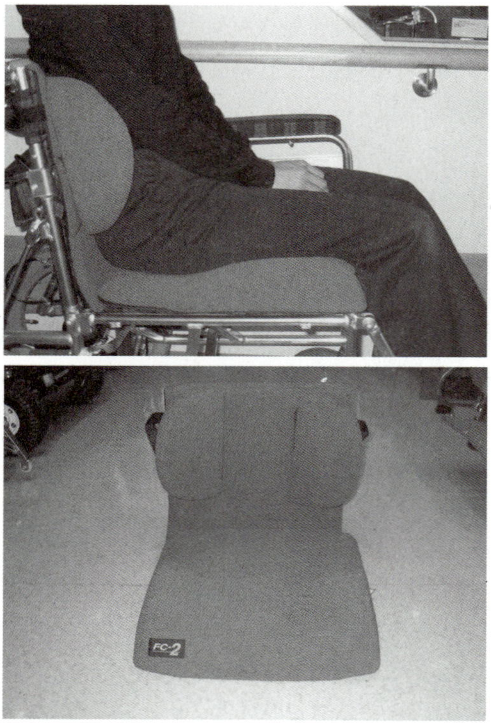

그림 2-5. 자세유지용 쿠션

(**그림 2-6**).

또한, 일본식 생활에서 앉은 자세 이동을 이동방법으로 하고 있는 경우, 일단 엎드려 누운 자세를 취한 다음에 양팔을 사용해서 서서히

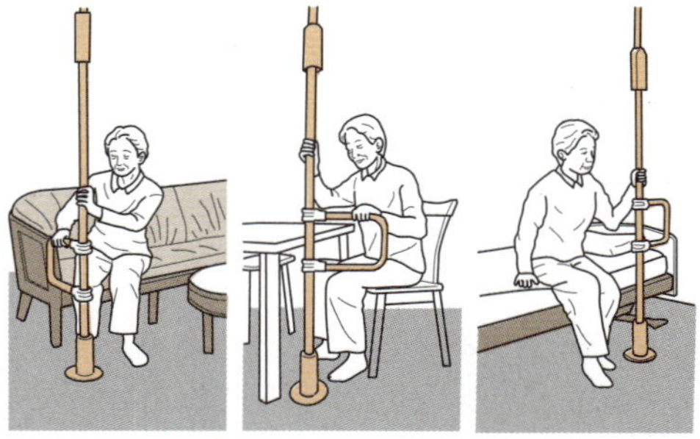

A. 마루와 천정에서 고정하는 난간

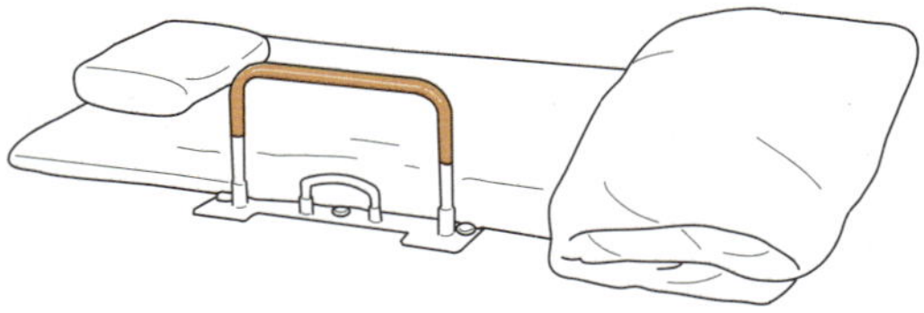

B. 요 밑에 깔아 넣어 고정하는 난간

그림 2-6. 난간의 설치

몸을 일으키는 방법도 실용적이다.

보조로 일어나기를 시행하는 경우는 간병인의 목 등에 손을 꽉 두르거나 또는 난간 등을 잡게 하고 간병인의 몸을 가까이 하여 균형이 무너지지 않도록 한다. 간병인은 양 다리를 벌리고 보조의 처음부터 끝까지의 일련의 동작에서 중력중심이 기저면에서부터 벗어나지 않도록 하는 것이 요점이다.

일어서기(앉기)는 양 다리를 벌리는, 팔을 바닥에 붙이는 등 항상 지지면을 넓게 잡아 균형을 유지하는 것이 필요하다. 이 때문에 공간이 필요하고 특히 좁은 화장실 등은 일어서기의 장소를 확보할 수 있는지 확인이 필요하다. 난간 등의 고정물체를 붙드는, 또는 아래팔을 받침대를 짚고 시행하면 보다 안정한다(**그림 2-7**).

또한, 좌석면 승강기능이 부착된 휠체어나 의자 등의 복지용구의 이용도 활용할 수 있다. 특히 낮 동안에 다리가 없는 의자에 앉아 지내

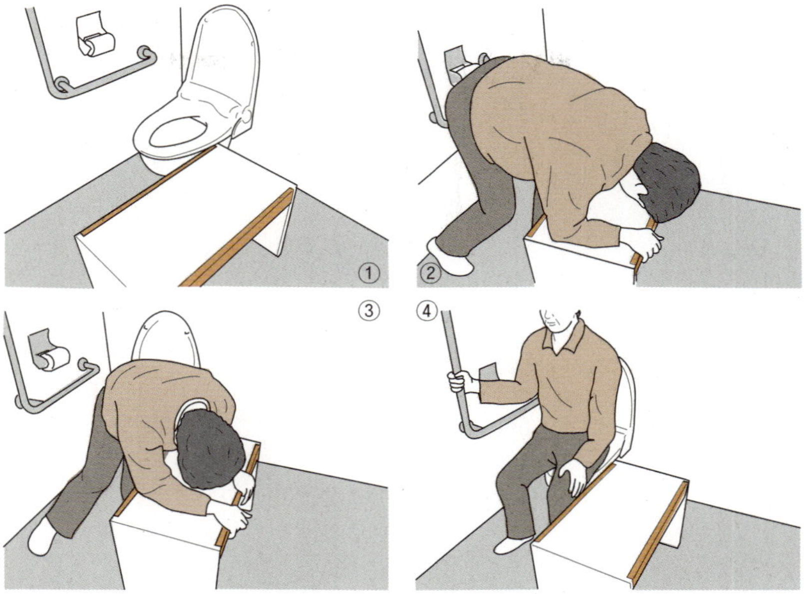

그림 2-7. 받침대를 사용한 마루에서부터 변기로 옮겨타기

는 경우는 등받이나 팔걸이에 의해서 앉은 자세를 유지하기 때문에 좌석면 승강기능이 부착된 다리가 없는 의자는 효과적이다. 이에 더해서 좌석면 승강기능이 부착된 다리가 없는 의자는 개호보험의 급여대상(복지용구 대여 이동용 리프트)으로 되어있다.

3 특수침대

일반 침대를 사용하면 마루에 비해서 일어나기, 일어서기가 용이해진다. 또한 등이나 다리 부분의 경사각도나 높이를 조정할 수 있는 특수침대는 누운 자세에서부터 앉은 자세 등으로의 자세의 변환, 휠체어나 휴대용 변기에의 옮겨타기 때의 보조자의 부담의 경감에도 효과적이다. 특히 침대에 설치하는 난간은 몸 구르기, 일어나기, 일어서기의 자립성을 향상시키는 데에 효과적이고 적극적으로 활용해야 한다. 특수침대에 붙어있는 서드 레일은 침구가 미끄러져 떨어지지 않는 것을 목적으로 한 것으로 체중을 지지할 목적으로 설계되어 있지 않기 때문에 강하게 끌어당겨 난간을 이용하는 이 질환에서는 사용하면 위험하다.

4 보행

다리 · 몸통의 운동실조에 의해서 몸통이 좌우로 동요하기 쉽기 때문에 중도에서 끊어지지 않고 붙잡는, 또는 손을 짚는 장소의 확보가 중요하다. 난간은 보행 때의 안전성 향상에 가장 효과적이다. 보통 난간의 높이는 T자형 지팡이와 마찬가지로 큰돌기(대전자)의 높이 정도이지만 이 질환에서는 균형을 유지하기 위해 난간을 확고하게 잡아당겨서 잡을 수 있도록 허리에서부터 가슴의 범위로 약간 높게 설치하는 경우가 많다. 평행봉 내와 같이 양쪽에 연속적으로 지지하는 장소가 있는 것이 이상적이지만 생활 동선의 모두에 난간을 설치하는 것은 곤란하기 때문에 옷장, 식탁, 소파 등의 가구의 배치나 높이를 변경하여 잡고 걷는 대상을 가

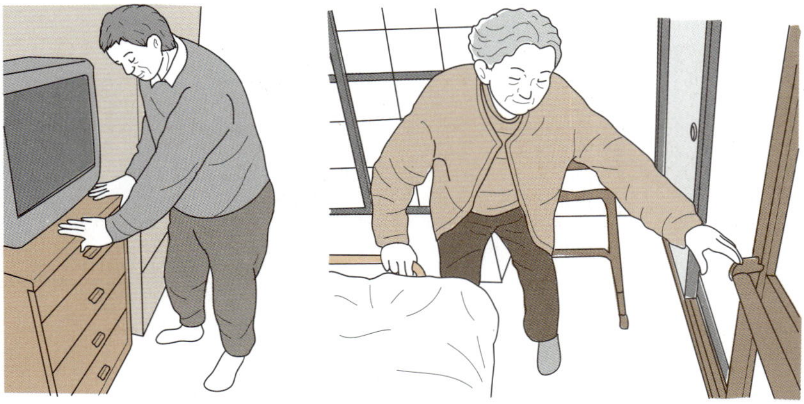

그림 2-8. 가구 등을 이용한 잡고 걷기

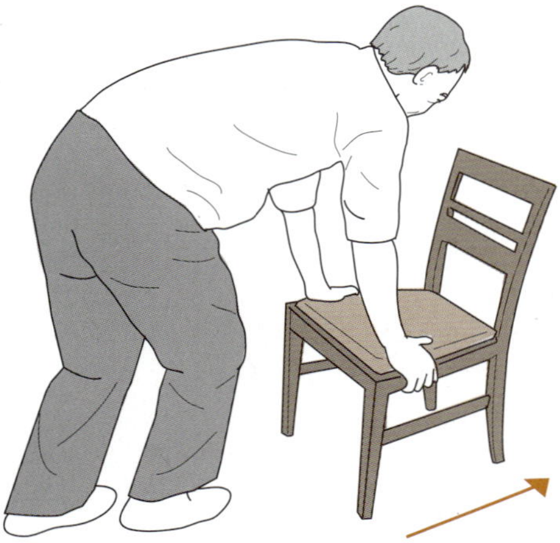

그림 2-9. 안정된 의자를 밀어서 가는 보행

능한 한 손이 닿는 범위로 설정하는 것이 현실적인 대응이다(**그림 2-8**). 또한 가구 등은 균형이 무너졌을 때에 안정하여 있는가를 확인한다.

가구 등을 잡고 걷기에서는 물건을 들고 운반하는 것은 곤란하기 때문에 왜건을 활용한다.

지팡이나 보행기 등의 보행 보조구는 T자 지팡이보다도 4점 지팡이, 지팡이보다도 보행기라는 것처럼 조작성보다도 안정성을 중요시하여 선택한다. 보행기는 자동정지기능의 부착 등 저항이 큰 형태가 안전하고 안정된 의자 등의 이용도 가능하다(**그림 2-9**). 또한 넘어졌을

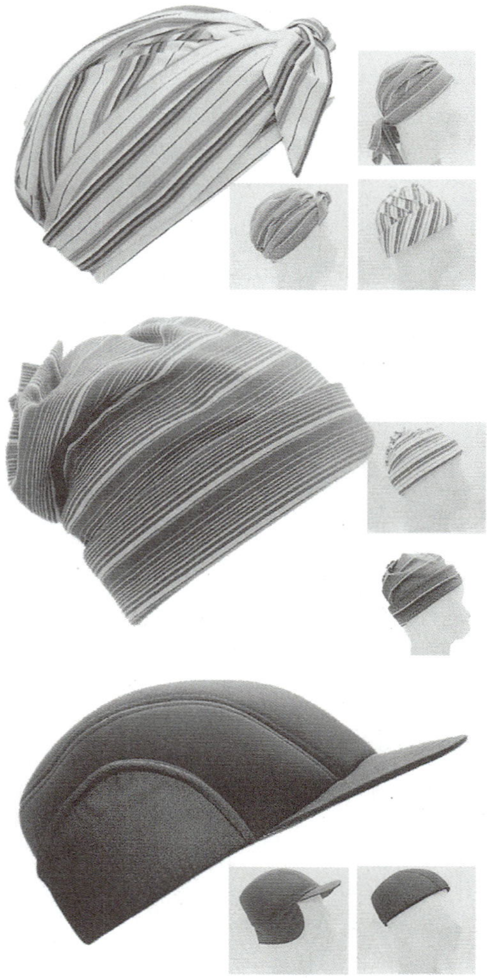

그림 2-10. 머리보호 모자

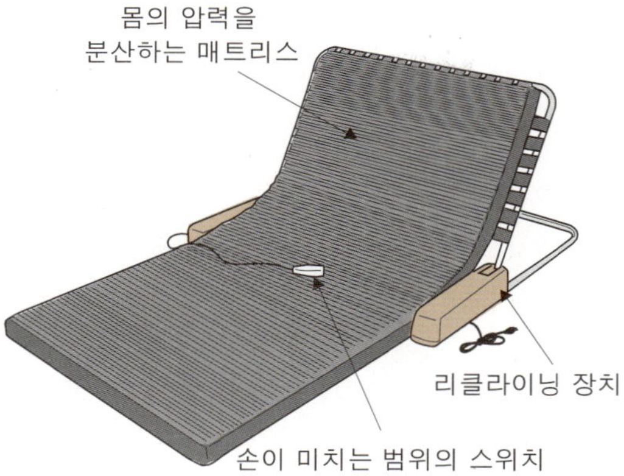

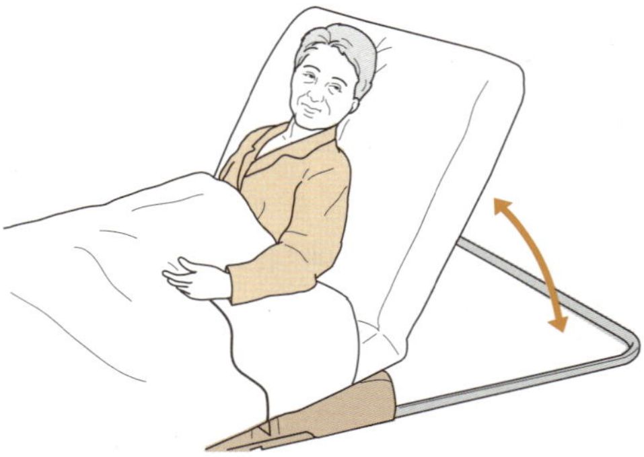

그림 2-11. 요의 밑에 설치하여 등 부위가 오르내리는 기기

때의 머리의 부상을 방지하기 위해 머리보호 모자도 유용하고 디자인성이 높은 것은 비교적 잘 받아들여진다(**그림 2-10**).

보행의 보조방법은 가구 등을 잡고 걷기가 가능하다면, 간병인의 뒤쪽에서부터 양 어깨를 받침으로 하거나 간병인과 마주보는 손으로 이끄는 보행 등이 실용적이다.

5 손발 이동 · 앉은 자세 이동

손발 이동이나 앉은 자세 이동은 보행과 비교하여 중력중심이 낮고 또한 서서 웅크리는 동작을 수반하지 않기 때문에 안전한 이동방법이다. 또한 요 등의 일본식 생활에도 적합하고 가구 등을 잡고 걷기가 실용적인 시기에서도 거실 내에서 난간이 있는 위치까지의 짧은 거리의 이동에 실용적이다.

안정성이 나쁜 경우는 벽의 가장자리를 이동하고 몸을 기댈 수 있도록 하여 안정을 도모한다. 또한 무릎이 아플 때는 서포터 등의 이용도 효과적이다.

바닥이 낮게 설계된 특수침대나 요 밑에 설치하여 등(back) 부위가 오르내려 일어나기를 보조하는 기기는 손발 이동하는 사람에게 유용하다(**그림 2-11**).

6 휠체어

의자, 침대, 변기좌석 등의 높이는 바닥에서부터 대략 40 cm 이상이기 때문에 휠체어에서부터 옮겨타기에 중력중심의 아래위 움직임이 적다. 또한 휠체어는 보행에 비하여 넘어짐 · 굴러 떨어짐의 위험이 적어 안전한 이동수단이지만, 재가에서는 병원이나 시설과 달리 방이나 집의 정면의 폭이 좁기 때문에 휠체어의 회전공간을 차지할 수 없거나 문지방이나 문틀 등의 층계차이 때문에 주행할 수 없는 경우도 많다. 대여하여 유통하고 있는 휠체어의 대부분은 구동에는 통행 폭 800 mm 정도, 회전에는 최소 직경 1,400 mm 정도의 원형 공간을 필요로 하기 때문에 가옥의 상황을 평가하여 가능한 한 콤팩트한 휠체어를 선택하는 것이 긴요하다. 옥내용으로 개발된 6륜 휠체어는 최소로 51 cm의 반경으로 회전할 수 있어 일본가옥에서 유용하다(**그림 2-12**). 또한 화장실, 욕실 등의 이동하는 곳에서의 옮겨타기를 안전하게 할 수 있도록 난간의 설치나 가옥 전면의 확대, 층계차이 해소, 변기 등 옮겨 타는 것에 가능한 한 접근할 수 있도록 환경을 정비한다.

증상의 진행에 따라서 이동방법을 휠체어로 변경하는 경우 조금이라도 계속 걷고 싶다는

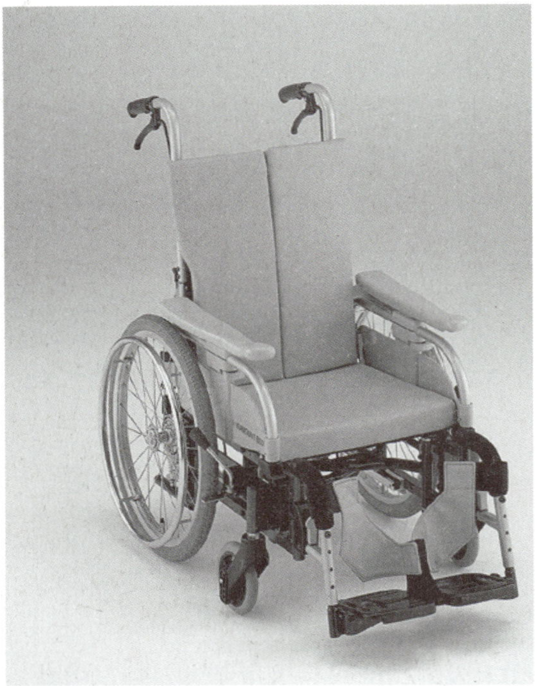

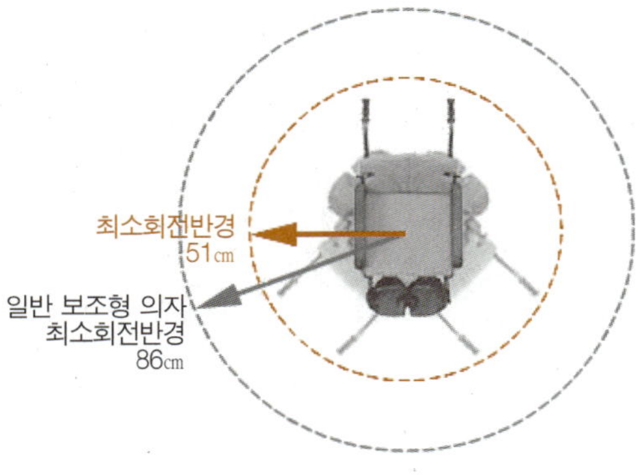

그림 2-12. 6륜형 휠체어(마쓰시타 덴코우)

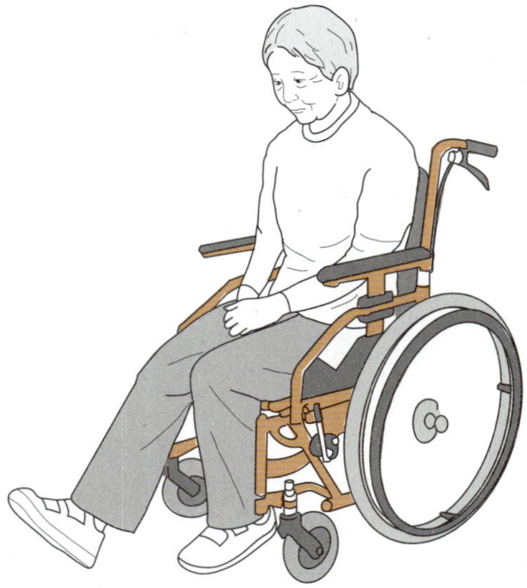

그림 2-13. 좌석 면이 낮고 풋 서포트가 맞췄다 떼었다 하는 것이 가능한 휠체어에 의한 다리 구동

본인이나 간병인의 기능유지에 대한 기분을 배려하는 것이 중요하다. 폐용증후군을 방지하기 위해서도 데이케어나 방문재활 등의 서비스에 의한 보행훈련의 기회를 확보하도록 조정한다.

휠체어는 차륜에 카버를 씌우거나, 손가락을 끼워 넣지 않도록 손잡이 테(hand rim)를 차륜에 밀착시키는 등을 하여 손가락을 보호한다. 또한 팔의 수의성이 저하되어 있는 경우는 다리에 의한 구동이 실용적인 경우도 많다. 발이 바닥에 닿도록 좌석 면을 낮게 설정하고 풋 서포트(foot support)는 맞췄다 뗐다 할 수 있는 것을 선택한다(**그림 2-13**).

휠체어의 좌석 면이나 등받이 땅김새의 조정, 자세기능이 높은 휠체어 쿠션을 활용하고 휠체어에서의 자세를 안정시키는 것이 중요하다(**그림 2-14**). 또한 기립성저혈압에는 reclining이나 tilt 구조가 있는 것이 효과적이다.

휠체어의 옮겨타기는 일어서기나 보행과 마찬가지로 난간이 있으면 안정되기 때문에 옮겨타는 장소에는 난간을 설치한다. 침대와 휠체어 사이의 옮겨타기에서는 침대용의 가동식의 난간이 유용하다(**그림 2-15**).

앉은 자세유지가 곤란하다면 휠체어의 옮겨타기시 리프트를 검토한다. 리프트는 조작이나 매다는 기구의 착탈에·시간이 들지만 간병인의 요통을 방지하고 안전한 옮겨타기를 가능케 한다. 마루바닥 주행식, 고정식, 설치식이 있고

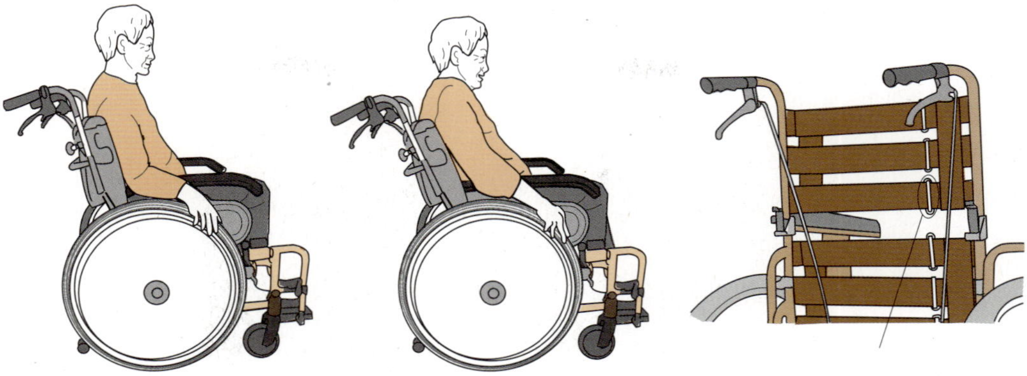

그림 2-14. 등받이의 땅김새 조정 장치를 부착한 휠체어

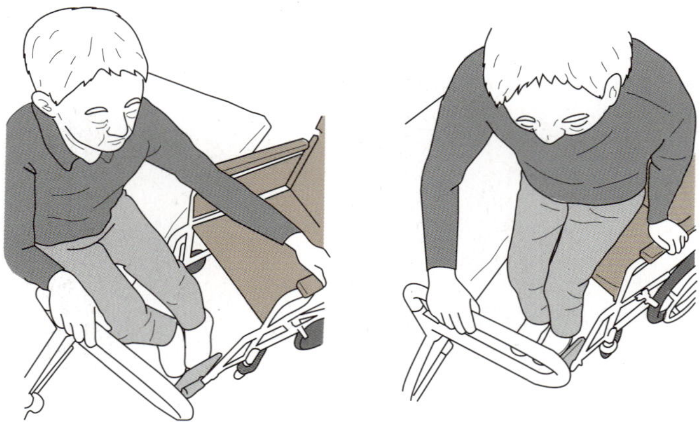

그림 2-15. 가동식 난간

가옥상황이나 경제상황에 따라 선택한다.

d. 셀프케어

1 식사 · 몸 단정히 하기 · 착탈의

몸통이나 팔의 운동실조에 의해서 손가락의 정교성이 저하하기 때문에 안정된 자세에서 넘어지거나 부상당하지 않도록 셀프케어를 시행하는 것이 가장 중요한 과제이다.

식사는 1일 3회로 빈도가 높지만 목욕이나 배설에 비해서 힘의 보조가 필요하지 않고 또한 고생하지 않고 먹는 것을 즐겨보고 싶다는 의향에서부터 보조로 시행되는 일이 많은 동작이다. 본인이나 가족의 의향과 동작의 안정성이나 피로에 유의하여 지원하는 것이 필요하다.

구체적으로는 테이블에 팔꿈치나 아래팔(전완)을 올려놓고 또는 등받이나 팔걸이가 있는 의자를 이용하여 자세를 안정시킨다. 또한 테이블에 팔꿈치나 아래팔을 올려놓고 어깨관절의 움직임을 제한함으로써 운동실조의 영향을 적게 할 수 있다. 한쪽 손으로 반대의 손을 잡는 것도 유용하다(**그림 2-16**). 추를 이용(0.5～

2 kg)하면 동작이 안정될 때도 있으나 맞췄다 떼었다하는 품이 들어 실용적이지 않은 경우가 많다.

운동실조에 의한 부상을 피하기 위해서는 유아용의 부드러운 스푼이나 끝이 둥근 포크가 유용하고 한입의 양도 적어 음식물 섭취와 삼키는 것이 쉬워진다. 또한 편마비용의 뜨기 쉬운 식기는 안정성이 좋고 미끄럼 방지가 있어 사용하기 쉽다.

몸 단정히 하기에서는 등받이나 팔걸이가 있는 의자를 이용함과 동시에 위팔(상완)을 몸에 붙인다. 한쪽 손으로 반대의 손을 잡는 등을 하여 동작을 안정시킨다(**그림 2-17**). 특히 세수는 앞쪽경사 자세에서의 양손 동작이 되어 불안정해지기 때문에 양 팔꿈치를 받침대에 짚는다. 몸통 앞면으로 싱크대(sink)에 기대는 등의 궁리를 한다. 젖은 타월 등으로 대용하는 것도 하나의 방법이다. 또한 전동칫솔 등은 편리하다.

착탈의는 앉은 자세에서 시행하는 것을 습관화하고 벽 등에 기대서 자세를 안정시키지만 방의 모퉁이나 가구 등을 이용해서 기대는 면을 증가시키면 보다 안정된다. 마루에 앉아서 시행하는 경우도 책상다리 자세에 의해서 지지하는 면을 넓게 하면 좋다. 바지 등 하의의 착탈은 난이도가 높은 동작이지만 누운 자세에서 브리지를 만들면서 시행하면 안전하게 시행할 수 있다. 또한 button aide나 단추를 매직테이프로 변경한다. 또는 지퍼를 조작하기 쉽게 하기 위해 링을 붙이는 등, 자조구를 활용한다.

2 배설

존엄성의 유지를 위해서도 가능한 한 화장실에서의 배설을 지원하지만 배설의 빈도가 높은 경우나 야간 등에 화장실까지 이동할 때에 넘어질 위험성 있는 경우는 휴대용 변기나 요강

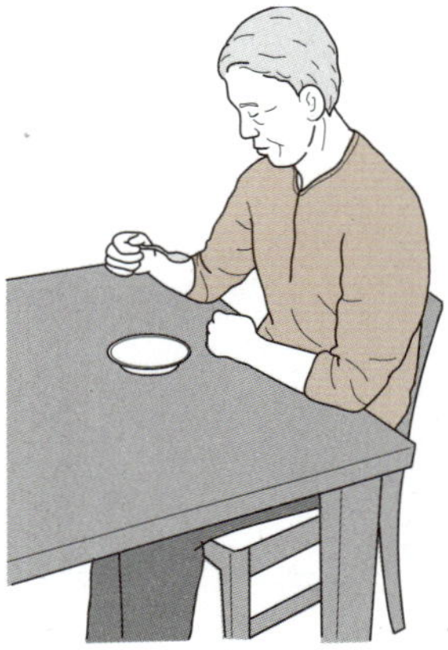

A. 팔꿈치를 테이블에 올려놓다

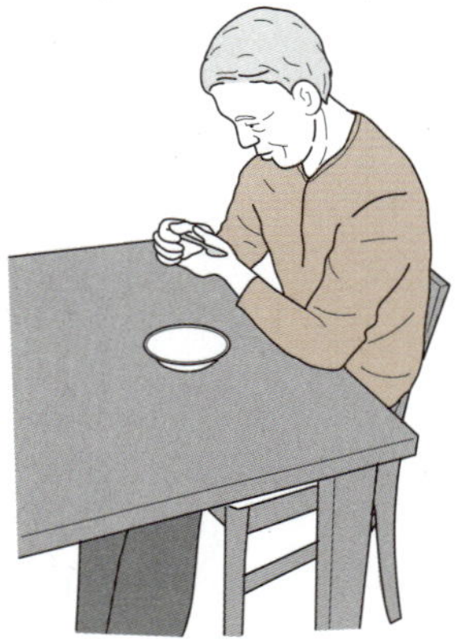

B. 한쪽 손으로 반대쪽 손을 잡다

그림 2-16. 테이블에서의 식사동작

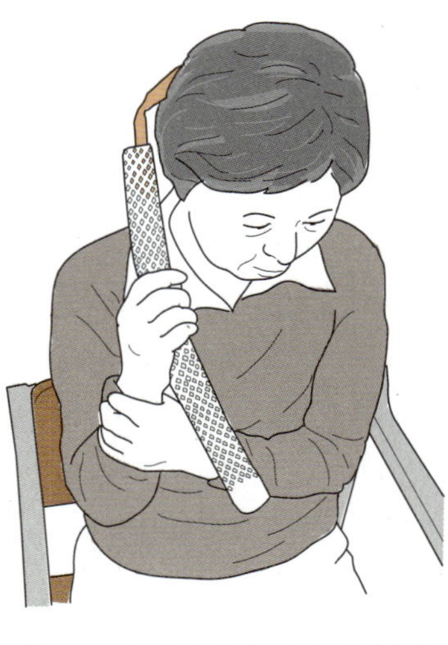

그림 2-17. 몸 단정히 하기 동작(위팔을 몸에 붙인다)

을 활용한다. 요폐(urinary retention) 또는 잔뇨(residual urine) 등의 폐색증상이 고도라면 자기도뇨나 방광유치 카테터의 적용으로 되기 때문에 자기도뇨를 위한 손가락의 정교성 또는 간병상황 등에 대해서 주치의에게 정보를 제공하여 가능한 한 자립성을 확보하도록 지원하는 것이 중요하다.

화장실의 출입구는 밖으로 여는 문이 많고 문의 개폐는 앞뒤방향으로의 균형이 무너지기 쉽기 때문에 벽에 기대다, 난간을 잡다 등을 하여 자세를 안정시킨다. 주택개조에 의해서 문을 미닫이문으로 하면 동작이 쉬워진다.

하의를 올리고 내리는 것은 화장실이 좁은 것을 활용하여 난간을 잡고 벽에 기대어 자세를 안정시킨다.

변기좌석으로 옮겨타기에서는 앉을 때 힘이 넘쳐 넘어지는 일이 없도록 이동양식이 보행이나 휠체어일 때는 난간을 이용하고, 그리고 앉은 자세 이동에서는 플랫폼을 이용한다. 변기의 뒤쪽에 등받이가 있는 것은 안정성이 향상된다(**그림 1-18**). 또한 변기의 위에 설치하여 변기좌석의 높이를 조절하는 높이보정 변기좌석이나 간단한 설치공사로 설치할 수 있는 설치형태의 변기좌석 승강장치는 안전성의 확보에 유용하다. 높이보정 변기좌석이나 변기좌석 승강장치는 걸터앉는 변기좌석으로서 개호보험의 급여대상(구입)이다.

휴대용 변기는 등받이, 팔걸이가 있는 것을 사용하고 침대에서부터의 옮겨타기에는 침대용의 난간을 이용하면 안전하다. 화장실용 휠체어는 휠체어채로 변기에 접근할 수 있기 때문에 좁은 화장실에서의 옮겨타기 동작을 생략할 수 있으나 거실에서부터 화장실까지의 층계차이나 공간 등, 휠체어를 사용하기 위한 환경

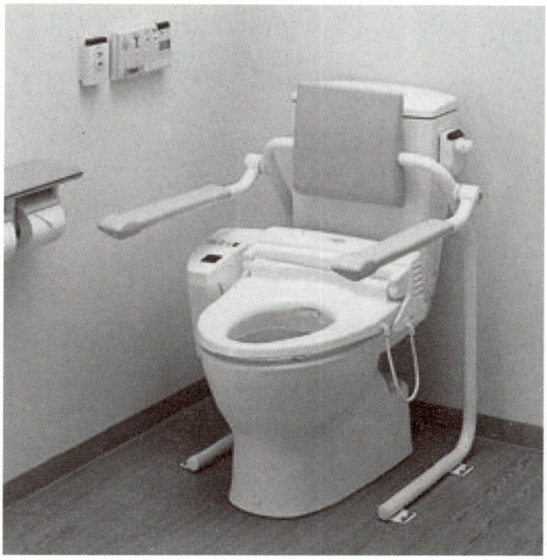

그림 2-18. 변기의 등받이

정비가 필요하다.

배설 후의 뒤처리는 온수세정 변기좌석을 활용하면 좋다. 온수세정 변기좌석은 양변기만이 아니라 기차식 변기에도 설치가 가능하며, 세정 변기좌석기능이 붙어있는 휴대용 변기도 있다.

3 목욕

욕실의 출입은 외짝문 또는 두짝의 접기식 문이고 안쪽으로 열리는 것이 많고 탈의실과 욕실에는 층계차이가 있는 것이 일반적이다. 이 때문에 화장실의 출입구와 마찬가지로 벽에 기대는, 난간을 잡는 등을 하여 자세를 안정시킨다. 문이 유리로 만든 것은 위험하기 때문에 강화 플라스틱 등 깨지기 어려운 것을 사용한다.

욕실은 미끄러지기 쉽고 욕조의 출입이나 몸씻기는 난이도가 높은 동작이기 때문에 안전성의 확보가 특히 중요하다. 특히 서서 가랑이를 벌리고 욕조를 넘는 경우는 난간을 양손으로 잡을 수 있도록 설치하고 다리를 더해서 항상 3점으로 지지하도록 한다. 난간의 위치에 따라

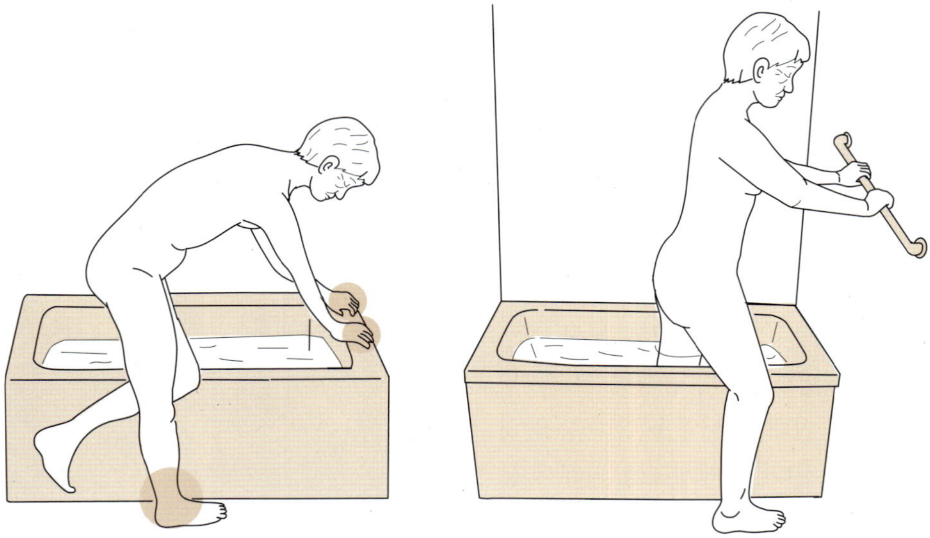

A. 3점으로 지지

B. 난간을 높게 설치하여 중력중심이 높아지지 않도록 주의한다.

그림 2-19. 욕조에의 옮겨타기

서 중력중심이 지나치게 높아지는 일이 있으므로 유의한다(**그림 2-19**). 앉아서 넘는 경우는 손을 넓게 짚고 확고하게 벽에 의지하도록 지도한다(**그림 2-20**).

몸 씻기는 등받이와 팔걸이가 부착된 몸 씻기 의자를 이용하거나 씻는 장소에 바로 앉아 욕조나 벽에 기대어 자세를 안정시킨다. 욕실이 좁은 경우는 의자를 이용하면 보조 공간을 차지할 수 없는 경우도 있어 등받이 대신에 벽에 기대는 방법이 적당하다[5]. 샤워는 가동식의 잠금쇠를 설치하여 손으로 잡지 않고 사용할 수 있도록 하거나 샤워의 손잡이에 물을 멈추게 하는 장치가 붙어있는 것을 활용한다.

욕조에의 옮겨타기가 자력으로 곤란하면 이동 리프트를 검토한다. 샤워용의 휠체어의 좌석 면이 분리되어 그대로 매다는 기구가 되는 리프트는 자세가 안정되기 때문에 척수소뇌변성증에 적합하다(**그림 2-21**).

e. 가정생활

조리, 청소, 세탁 등의 가사동작에서는 다른

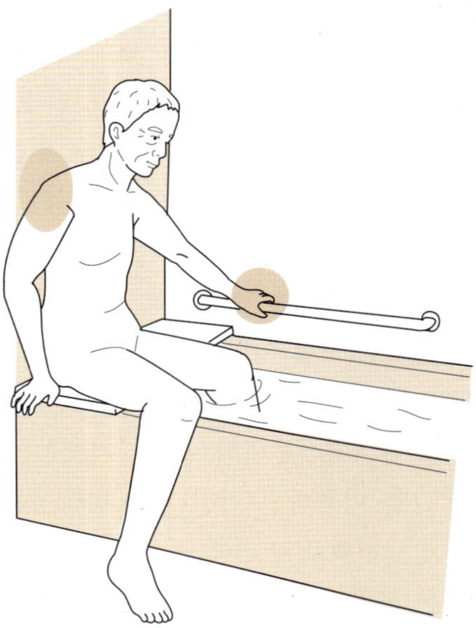

난간을 이용하여 벽에 기댄다.

그림 2-20. 앉아서 욕조에 옮겨 탄다.

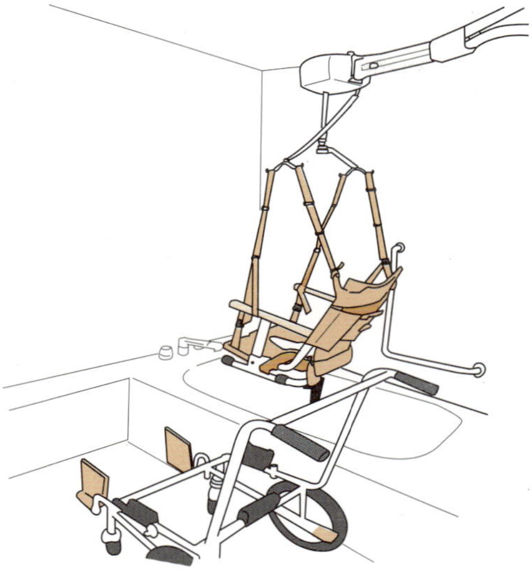

그림 2-21. 샤워용 휠체어가 매다는 기구가 되는 리프트

동작과 마찬가지로 가구나 벽에 기대거나 또는 의자를 이용해서 자세를 안정시킨다. 또한 전자조리기기, food processor, 세로형 세탁기, 가벼운 청소기 등, 조작하기 쉬운 가전제품을 활용한다.

f. 사회생활

원질환의 진행과 더불어 근력저하, 전신의 내구성 저하 등의 폐용증후군을 예방하는 것이 중요하다. 척수소뇌변성증은 중년기 이후의 발병이 많다는 것 때문에 취업의 계속적인 지원이나 가사지원이 필요하다. 통근방법, 직무내용을 파악하여 이동이나 작업자세에 대해서 지도한다.

척수소뇌변성증은 일본 후생노동성 특정질환이다. 의료비, 개호보험의 적용이 되는 의료서비스 등에 대해서 공적 비용 부담을 받을 수 있기 때문에 시읍면 창구, 또는 병원의 의료 social worker에 상담하면 좋다. 또한 운동기능

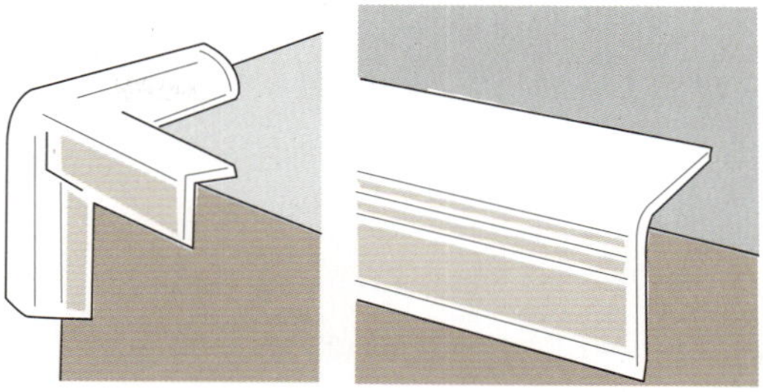

그림 2-22. 가구의 보호 장치(protector)

장애 등의 증상에 의해서 일상생활에 지원이 필요하게 되면 신체장애인 인증도 받을 수 있기 때문에 이들을 잘 활용하는 것이 중요하다.

III 주거환경의 정비

환경정비의 목적은 일어서기나 보행 시에 균형이 무너졌을 때에 부상이나 넘어짐을 방지하는 것이다. 좁은 일본가옥의 특징은 벽 등을 잡고 걷기에는 편리하지만 휠체어를 이용하는 경우는 통행 폭이나 회전 공간의 확보가 필요하다.

안구운동 장애에 의해서 아래쪽으로의 주시도 곤란하기 때문에[9], 이동 동선 상의 바닥 위에는 물건을 두지 않도록 하고 카펫 등은 털이 짧은 것으로 한다. 가구의 모서리에는 보호 장치(protector)를 부착하고(**그림 2-22**) 창호 문 등 안정성이 나쁜 것을 잡지 않아도 되도록 가구를 배치전환하거나 고정한다. 또한 유리창문은 파손하여 부상하는 경우가 있으므로 강화 플라스틱으로 만든 것으로 변경하는 것이 좋다.

난간의 설치는 이동이나 옮겨타기의 안정성의 확보에 효과적이지만 벽면의 재질을 보강하는 등을 하여 확고하게 고정하는 것이 중요하

다. 또한 벽에 지나치게 가까이 하여 설치하면 순간적일 때에 잡기 어렵다는 것, 또한 지나치게 가늘면 힘세게 잡는 데에는 적합하지 않기 때문에 난간의 형상이나 설치 위치, 난간의 굵기, 재질의 보강방법에 대해서 시공자와 협의해 두는 것이 필요하다. 난간은 본인에게 실제로 동작을 시켜보고 결정하는 것이 반드시 필요하다.

심부감각에 장애가 있는 경우, 시각적인 보상에 의해서 균형을 유지하기 위해 복도나 계단에는 바닥조명이 있으면 안전성이 향상된다. 조명용 스위치는 누름식 등의 조작하기 쉬운 것을 선택한다.

욕실이나 화장실 등에서의 기립성저혈압에 의한 넘어짐 등에 대비하여 알림 장치를 설치하면 안심이 된다. 또한 체온조정기능의 장애 등의 자율신경 장애가 있는 경우는 실내의 온도나 습도의 조정에 배려하고 에어컨이나 선풍기 등을 활용한다.

IV 유의사항

이 질환에서는 편마비나 하반신마비와 같이 건강한 쪽(팔다리)이 분명하지 않기 때문에 건강한 쪽(팔다리)을 강화하는, 또는 건강한 쪽(팔다리)에 의한 보상기능을 활용함으로써 생활기능수준을 향상시키는 명확한 수법을 정하기 어렵다. 운동실조라는 특징에 입각하여 동작마다 온몸의 상황을 판단하면서 안전한 방법을 지도하는 것이 중요하다. 특히 증상의 진행에 수반하는 안전한 이동방법의 선택은 폐용증후군을 방지하고 활동성을 유지하기 위해 필요하고 개별적으로 상이한 생활환경에 적합한 것을 선택한다.

기립성저혈압은 운동실조와 함께 생활동작의 저해요인이다. 일어서기 동작, 이동 동작, 머리감기 동작 등의 동작요인뿐만 아니라 배뇨 후나 식사 후 침상에 누워있는 상태에서도 혈압이 저하하는 일이 있으므로[10], 이것에 배려하여 생활동작 지도를 시행한다. 기립성저혈압에는 ① 일단 앉아서 한숨 돌린 다음에 일어나는 등, 급격한 자세변환을 피한다, ② 취침 시의 누운 자세에서는 머리를 올린다, ③ 탄성붕대나 탄성양말을 이용하는 등의 대응을 시행한다.

V 과제

일상생활활동을 유지 · 개선하려면 적절한 의료관리와 의학적 재활을 계속적으로 받는 것이 필요하다. 기능유지를 위한 훈련은 통원 · 통소에 의해서 계속적으로 시행됨과 동시에 가정에서 실시할 수 있도록 방문재활에 의해서 실제의 생활의 장소에서 지도하는 것이 바람직하다.

근본치료가 없고 진행성 질환이기 때문에 병에 대한 불안만이 아니라 생활이나 취업 등 다양한 문제를 갖고 있다. 적절한 의료관리(통원이나 방문 진료)와 함께 다양한 사회자원을 활용하는 케어 매니지먼트가 중요하고 장애의 진행에 수반하여 변화하는 요구(need)에 대응하기 위해 케어 매니저의 활약이 필요하다.

■ 문헌

1) 柳本真市：脊髄小脳変性症リハビリテーション実践マニュアル；概念，歴史，疫学，分類，診断. MB Med Reha, 28：1-7, 2003
2) 平田順一，黒岩義之：神経変性疾患総論. 総合リハ, 31：38-42, 2003
3) 菅田忠夫，真野行生：診断・評価・処方とリハビリテーション医の役割など．菅田忠夫，真野行生，和嶋早苗，伊藤俊一，佐々木学，中馬孝容，佐野礼子，齋藤光則，蕨 建夫：脊髄小脳変性症—診断から在宅生活まで．総合リハ，25：1017-1042，1997

4) 厚生省特定疾患運動失調症調査研究班：総括研究報告—平成3年度研究報告書．pp1-5，厚生省，1992

5) 渡邉愼一：筋萎縮性側索硬化症．伊藤利之，白野 明，田中 理，渡邉愼一編：地域リハビリテーションマニュアル．三輪書店，1995

6) 渡邊 進，中西亮二，山永裕明：脊髄小脳変性症．千野直一，安藤徳彦編集主幹，大橋正洋，木村彰男，蜂須賀研二編：リハビリテーションMOOK 10 神経疾患とリハビリテーション．p216，金原出版，2005

7) 日本嚥下障害臨床研究会監修，小椋 脩，清水充子，谷本啓二，本多知行，溝尻源太郎編：嚥下障害の臨床—リハビリテーションの考え方と実際．p201，医歯薬出版，1998

8) 長屋政博：脊髄小脳変性症における随伴症状とその対策．MB Med Reha，28：41-47，2003

9) 佐々木学，真野行生：作業療法．菅田忠夫，真野行生，和嶋早苗，伊藤俊一，佐々木学，中馬孝容，佐野礼子，齋藤光則，蕨 建夫：脊髄小脳変性症—診断から在宅生活まで．総合リハ，25：1017-1042，1997

10) 佐藤隆一：脊髄小脳変性症の理学療法．PTジャーナル，38：99-108，2004

3 근위축성측삭경화증 (ALS)

I 장애의 개요

근위축성측삭경화증(amyotrophic lateral sclerosis; ALS)은 상위운동신경세포와 하위운동신경세포가 선택적으로 침해되는 진행성의 질환이다. 증상은 상위운동신경세포 장애로서 근육긴장이나 힘줄반사의 항진, 병적 반사, 경성마비(spastic paralysis)가 나타나고, 하위운동신경세포 장애로서 근육위축, 근력저하, 근섬유속성 수축(muscle fasciculation)이 출현한다. 이 질환에서는 나타나기 어려운 증후로서 ① 욕창, ② 감각장애, ③ 방광직장장애, ④ 바깥눈근육(외안근) 마비의 네 가지(음성 4징후)가 있다[1].

임상적으로는, 팔다리 및 호흡근육을 포함하는 몸통의 운동기능 장애와 함께 혀 운동의 마비, 구음장애, 삼키기 장애가 생활기능을 저하시키는 직접적인 원인이 된다. 중년 이후에 발병하고 이환율은 남성에 약간 많다. 예후는 매우 나쁘며 증상은 급속히 진행되고 호흡근육 마비나 숨뇌마비(구마비)에 의한 호흡부전을 앓아 5년 이내에 사망하는 예가 많다. 특히 숨뇌마비나 팔의 마비 또는 근력저하가 선행하는 것은 다리의 마비나 근력저하가 선행하는 것에 비하여 예후가 나쁘다[1,2]. 인공호흡기 장착에 의해서 수년간 재가요양생활을 하는 경우도 있다.

수년간의 전체 경과 중에서 진행하는 근력저하에 대응하여 다음으로 일어나는 ADL 장애를 염두에 두면서 각 시기에 적절한 프로그램을 제공할 필요가 있다. 지적 수준은 유지되기 때문에 급속한 병상의 진행에 수반하는 심리적 불안은 크며 이에 더해서 감각장애가 없다는 것은 움직이지 않는 몸을 항상 의식하게 되어 대단한 고통을 강요당하는 상황이 된다[3]. 따라서 가족, 간병인, 의료제공자 등의 가까운 사람들과의 의사소통의 확보가 중요한 과제이다.

II 지도와 간병

a. 의사소통

병상의 진행과 더불어 목소리가 작고 천천히 되는 등 발어가 불명료해진다. 또한 팔의 운동마비에 의해서 글씨쓰기, 전화, 개인용 컴퓨터의 조작이 곤란해지고 온갖 의사소통이 급속히 장애된다. 의사소통은 사람으로서 살아가는 데에 매우 중요하고 환자의 존엄성의 유지를 위해서도 마지막까지 체념하지 않고 지원하는 것이 중요하다. 지원에서는 케어나 간병에 필요한 의사소통을 위한 것인지, 가족이나 친구와의 회화를 확보하기 위한 것인지, 또는 일기를 쓰기 위한 것인지 등 목적을 명확히 하고 각각에 적합한 방법을 검토한다.

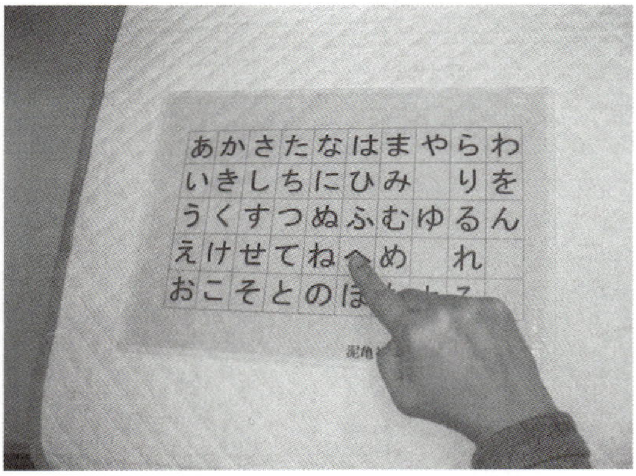

그림 3-1. 문자판

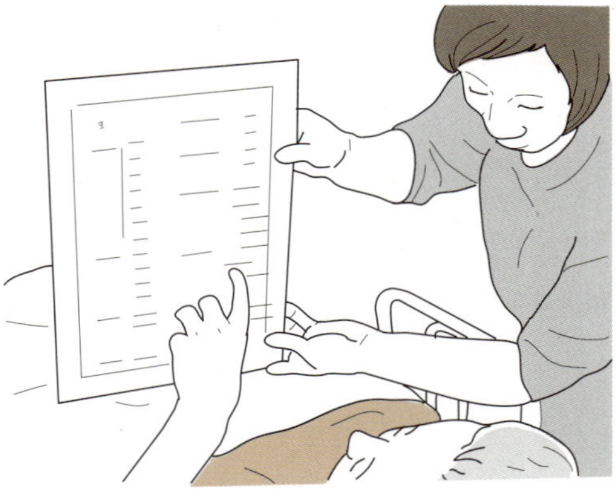

그림 3-2. 메시지 보드

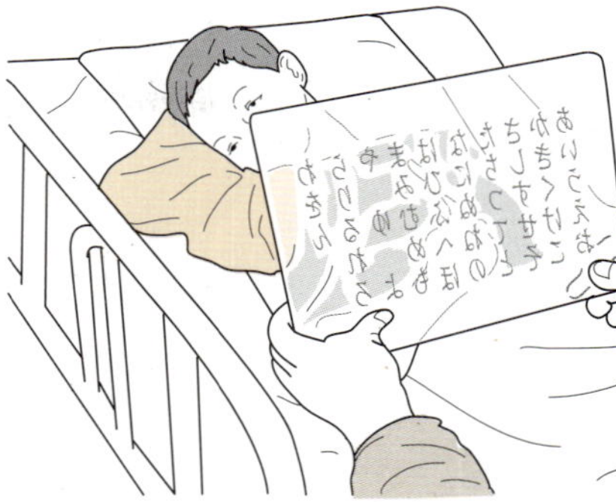

그림 3-3. 투명 아크릴판을 이용

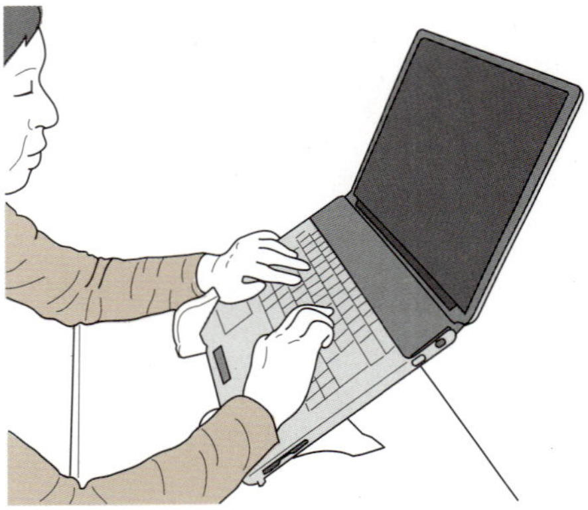

그림 3-4. 독서대로 키보드 조작을 용이하게 한다.

1 "네" 아니요"의 상징화[4)]

끄떡임, 깜빡임, 손가락 끝을 굽히는 등 단순한 동작을 "네" "아니요"의 상징으로서 사용한다. 간병인은 환자가 "네" "아니요"로 답할 수 있도록 말을 걸 필요가 있으나 발화가 곤란한 경우의 가장 실용적인 의사소통 방법이다.

2 필기 · 손바닥에 문자 쓰기

수내근 마비 등 팔의 말초부분의 마비가 중추부분의 마비보다 선행하여 있는 경우는 펜이나 연필 등의 필기도구의 자루를 굵게 하는, 또는 미끄러지기 어렵도록 하는 것에 의해서 글씨쓰기가 용이해진다. 일반의 사무용구에서 손잡이에 고무가 부착된 것이나 자루가 굵은 것이 있고 이들을 활용하면 좋다.

또한 손가락이나 발가락으로 시트나 간병인의 손바닥에 문자를 쓰고, 이것을 간병인이 독해하는 방법도 실용적인 방법이다.

3 문자판 · 메시지 보드

숨뇌마비에 의해서 발어를 할 수 없는 경우에는 위에서 언급한 손바닥에 문자를 쓰는 것과 함께 한글 문자판을 손가락으로 가리켜 한 자씩 골라내어 의사전달을 한다(**그림 3-1**). 간병에서 흔히 사용하는 얼굴, 손, 발 등의 신체부위, 좌우전후 등의 위치를 포함한 단어, 호소

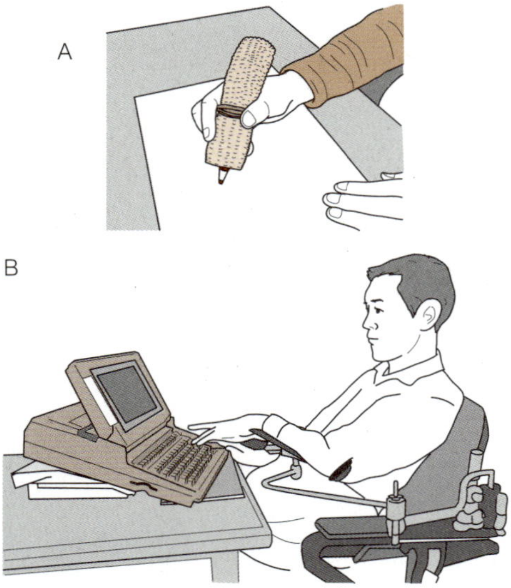

그림 3-5. 펜을 손수건으로 굵게 하여 잡기 쉽게 한다(A), BFO의 이용(B)

하는 일이 많은 사안 등을 조목별로 써서 두면 효율적이다〔메시지 보드(**그림 3-2**)〕. 손가락으로 가리키기가 곤란한 경우에서는 한글로 적은 투명의 아크릴판을 사용하고 간병인은 마주보는 면에 위치하여 안구의 움직임으로 문자를 판독한다(**그림 3-3**). 또한 간병인이 한글을 발성하고 본인이 적절한 부분에서 깜빡임이나 눈의 움직임 등으로 신호를 함으로써 한글을 한 자씩 전하는 방법도 있다[3].

4 개인용 컴퓨터 · 휴대전화 등의 전자기기의 이용

개인용 컴퓨터의 워드 프로세서, 인터넷, 전자메일 기능은 널리 여러 방면으로 사용되고 이들을 능숙하게 사용함으로써 다양한 의사소통이 가능해진다. 개인용 컴퓨터를 조작하기 쉽도록 스페이서 등으로 책상의 높이를 보정한다. 독서대에 의해서 경사를 주어(**그림 3-4**) 키보드의 위치를 조정한다. 또한 손가락에 의한

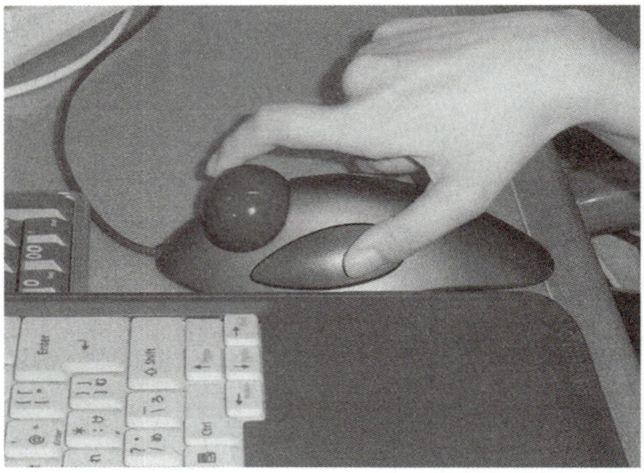

그림 3-6. 트랙볼에 의한 개인용 컴퓨터의 조작

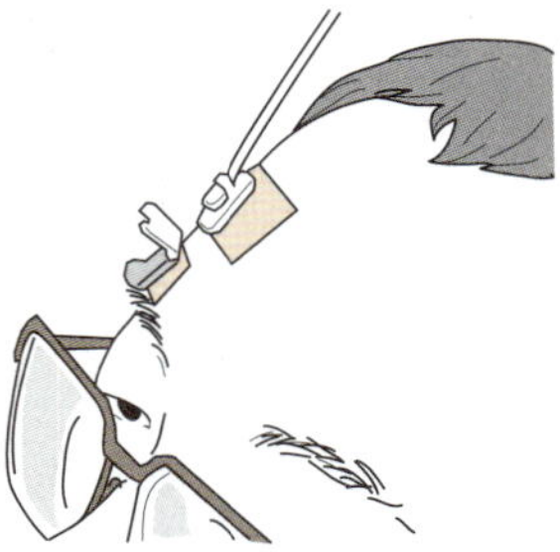

그림 3-7. 이마의 움직임을 이용한 광전식 스위치

조작이 곤란하다면 연필이나 펜 등의 막대모양의 것에 손수건을 감아서 굵게 하는, 또는 벨크로로 손바닥에 고정하여 조작하는 등을 고안한다. BFO(balanced forearm orthosis)도 효과적인 경우가 있으므로 시도할 가치가 있다(**그림 3-5**). 키보드 조작이 곤란하다면 마우스 패드, 트랙볼을 활용한다(**그림 3-6**).

휴대전화, 모바일형 개인용 컴퓨터, 전자수첩 등의 전자기기의 메일이나 메모장 기능은 연필 등에 의한 글씨쓰기가 곤란해져도 비교적 장기간 조작할 수 있기 때문에 유용하다. 특히 발병 이전부터 이들의 기기를 사용하고 있는 경우는 받아들이기 쉽기 때문에 조작단추가 큰 기기 등으로 변경하여 계속적으로 사용할 수 있도록 지원한다. 휴대전화는 보급이 급속히

진행되어 일반화되어가고 있으며, 전화나 메일 기기도 사용하기 편리한 정도가 좋아져 있기 때문에 사용경험이 없는 경우에도 장애가 경증인 동안부터 사용을 권장하면 좋다.

5 초인종 · 의사전달 장치의 이용

이동이 곤란해지면 간병인을 부르기 위한 초인종이 반드시 필요하다. 초인종의 스위치 조작은 손가락이나 발의 잔존하는 기능을 평가하여 푸시형, 레버형 등을 선택한다. 이 때, 시중에서 판매되고 있는 것을 사용하면 유지관리가 용이하다.

스위치 조작을 결정할 때의 평가의 요점은 ① 조작자세, 조작 장면을 명확하게 하는 것, ② 조작능력(근력, 수의성, 내구성), ③ 스위치의 세트업(setup)의 용이성이고, 특히 체위변환 등의 자세의 변화에 대응할 수 있는지가 중요하다[3].

의사전달 장치는 개인용 컴퓨터의 키보드나 트랙볼에 의한 조작이 곤란한 경우 스위치 조작에 의해서 문자를 입력하고 그것을 낭독하거나 인쇄할 수 있는 장치이다[4]. 스위치는 앞에서 언급한 것을 사용할 수 있으나 팔다리에 의한 조작이 곤란한 경우, 이마의 움직임이나 안구운동을 이용한 광전식 스위치, 근전식 스위치 등을 활용하면 좋다(**그림 3-7**).

b. 음식물 섭취 · 삼키기

증상의 진행에 따라 음식물 섭취 · 삼키기가 차츰 어려워지고 삼킬 때에 턱을 앞으로 내미는 것에 의해서 식도의 열림을 개선하여 음식물을 통과하기 쉽게 하는 등의 보상 삼키기를 매일의 식사 속에서 습득하고 있거나 자연히 음식의 형태를 삼키기 쉬운 것으로 변경하고 있는 경우가 많다[5]. 감각장애는 없기 때문에 어떠한 음식형태가 삼키기 쉬운가, 어떠한 자세가 좋은가 등 삼키기에 관한 자각증상을 잘 청취하여 지원하는 것이 중요하다.

음식물을 섭취하고 삼키기 쉬운 음식형태는 부드럽고 씹지 않아도 되는 것, 적당한 끈기가 있는 것(페이스트모양 · 젤리모양)이다. 삼키기는 누운 자세보다 앉은 자세가 쉽기 때문에 의자나 테이블의 높이를 조정하여 음식물을 섭취하고 삼키기 쉬운 자세를 검토함과 동시에 미각이 장애되지 않는다는 것을 염두에 두어 식사를 즐길 수 있도록 지원한다.

자주 흡인(잘못 삼킴)을 하게 되면 코를 경유하는 튜브영양이나 위샛길영양(위루영양, gastrostogavage) 등을 병용하여 입을 통한 섭취를 즐기면서 필요한 수분 · 영양을 보충하도록 원조하는 것이 바람직하다.

c. 기거 · 이동

1 기거동작

침대를 사용하면 다리를 내리면서 일어나 앉은 자세를 유지하는 등의 일련의 동작이 가능해지고 일어서기나 휠체어에의 옮겨타기 동작의 자립성이 향상된다. 또한 보조로 시행하는 경우도 이브자리 위에서의 간병동작과 비교하여 효율적인 간병을 할 수 있기 때문에 침대는 유용하다. 이브자리의 무게 등으로 몸 구르기를 하기 어려워 잠을 이루기 어려운 경우, 침대의 등 올림, 다리 올림을 할 수 있으면 약간의 몸의 움직임으로 안락성이 유지되는 일이 있으므로 등이나 다리부분의 경사각도가 스위치 조작으로 무단계로 조정할 수 있는 특수침대를 조기부터 도입하는 것이 적당하다. 또한 이브자리의 무게를 경감하고 몸 구르기 등의 몸의 움직임을 용이하게 하기 위해 병상에 있는 환

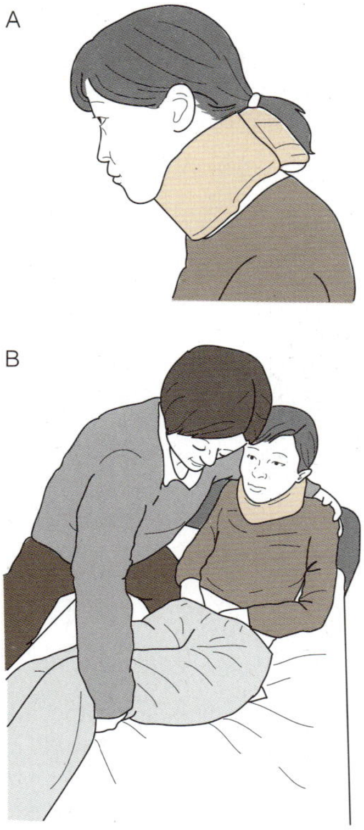

그림 3-8. 넥 칼라에 의한 목의 보호(A), 팔을 바지에 삽입하여 하는 보조동작(B)

자의 환부나 수술부위에 이불 등이 직접 닿지 않게 하기 위하여 받치는 기구를 사용하는 경우도 있다.

몸 구르기나 일어나기 때에 침대용 난간은 효과적이다. 침대용 난간을 가까이 끌어당기는 것처럼 하여 일어나는 것이 일반적이지만 팔을 사용할 수 없는 경우 다리를 난간에 걸어서 윗몸을 일으킨다[6]. 또한 침대용 난간은 가동식의 것이 있고 이것을 사용하면 일어서기나 휠체어로 옮겨타기가 용이해진다〔각론 2 "척수소뇌변성증"의 그림 2-15(93페이지)를 참조〕.

몸 구르기나 일어나기를 보조하는 경우는 근력이 저하된 어깨관절이 과도하게 폄(신전)·안쪽돌림(내측회전)을 하여 통증이 일어나지

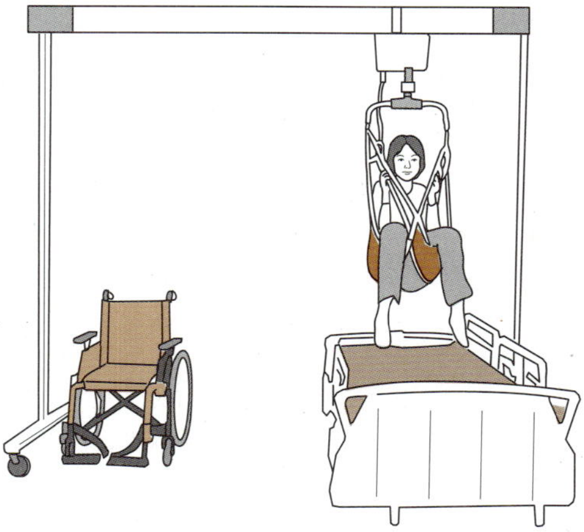

그림 3-9. 설치공사를 필요로 하지 않는 설치식 리프트

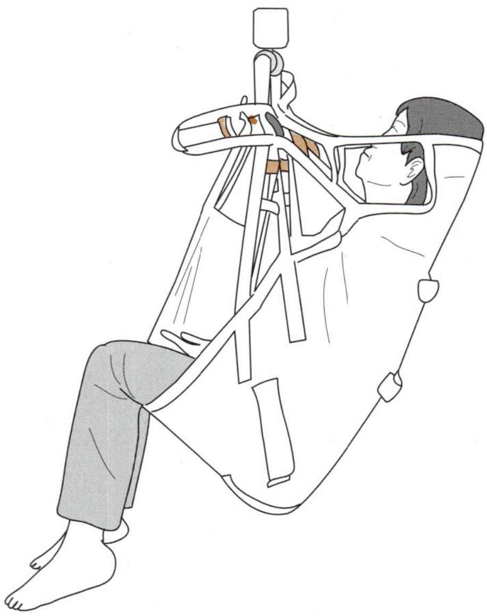

그림 3-10. 머리를 지지할 수 있는 매다는 기구

않도록 팔은 몸통의 앞쪽에 두고 보조한다. 이때, 팔을 환자의 바지나 보조 밴드의 배 부근에 삽입하고 고정하면 좋다[3]. 목도 넥 칼라 등으로 보호하면 안심이 된다(**그림 3-8**).

침대·휠체어 사이의 옮겨타기 보조가 곤란하면 이동 리프트의 도입을 도모한다. 병원이

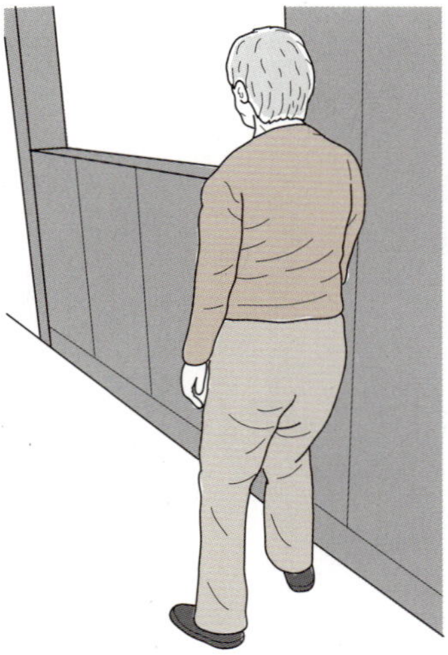

그림 3-11. 벽에 기대면서 하는 보행

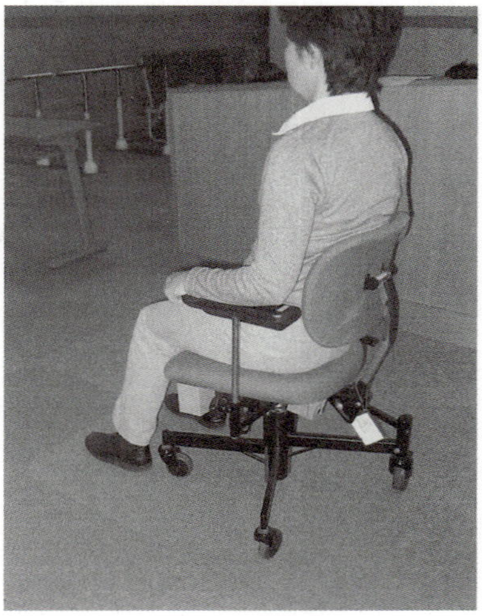

그림 3-12. 이동용으로서의 사무용 의자의 이용

나 시설에서 사용되는 마루바닥 주행식은 재가에서는 공간이 없어 사용하기 어려운 경우가 있다. 이 때문에 공사를 필요로 하지 않는 설치식의 리프트가 가장 실용적이며(**그림 3-9**) 매다는 기구는 머리를 지지하는 장치가 있는 것이 자세가 안정된다(**그림 3-10**). 이에 더해서 이동 리프트는 개호보험의 급여대상(복지용구 대여: 이동 리프트)이므로 적극적으로 활용하여 간병인의 요통방지 등의 안전성의 확보를 도모해야 한다.

2 보행

근력저하나 마비에 의해서 다리의 올림이나 지지가 곤란해지기 때문에 문턱이나 문틀 등의 층계차이를 넘어갈 때, 또는 문을 열고 닫을 때에 균형이 무너져 넘어지기 쉽다. 층계차이 해소나 난간의 설치는 효과적이지만 동시에 신체를 벽이나 가구에 기대는 등을 하여 균형이 무너지지 않도록 동작의 지도를 하는 것이 중요하다. 팔의 마비에 의해서 난간을 잡을 수 없는 경우는 벽 등에 기대어 이동하는 것에 의해서 자립하는 경우도 있다(**그림 3-11**).

다리의 경성마비에 의한 말발(첨족) 또는 근력저하에 의한 무릎꺾임이나 발처짐(drop foot)에 대해서 하지장구나 무릎장구가 적응이 된다. 그러나 병상의 진행에 의해서 장구를 본을 뜨고 만들고 있는 동안에 사용할 수 없게 되거나 병상의 진행에 의해서 이용할 수 있는 기간도 짧기 때문에 어느 정도 조정이 가능하고 간단한 것을 처방할 필요가 있다. 단하지장구(ankle foot orthosis; AFO)에서는 플라스틱과 같은 가벼운 것이나 서포터가 사용하기 쉽다.

보행의 보조는 보조 밴드를 가볍게 유지하여 동작에 방해가 되지 않도록 한다. 뒤쪽에서부터 신체를 밀착시켜 껴안는 것처럼 하는 등, 마비의 진행의 정도에 따라 다양하지만 어떻게 보조를 하면 좋은지 본인에게 확인하면서 시행한다.

3 휠체어

옥내의 보행이 곤란해져 휠체어로 이동을 하는 시기에는 팔에 의한 휠체어 조작이 곤란하여 보조용의 휠체어가 도입되는 경우가 대부분이다. 그러나 다리에 의한 조작으로 실내의 이동이나 방향전환 등 자력으로 할 수 있는 경우도 있어, 폐용증후군의 방지나 심리 면을 고려하여 가능한 한 잔존기능을 활용하는 관점에서 자기가 조작할 수 있는 휠체어를 도입하는 것이 중요하다[6]. 개호보험의 이용대상이라면 휠체어는 대여를 할 수 있고 상황의 변화에 따라서 교체할 수 있으므로 활용하면 좋다.

또한 일반의 사무용 의자에도 자세유지기능을 갖고 있는 것도 있어 낮 동안의 작업용 의자로서의 이용과 함께 거실 내의 이동에 사용하는 예도 있다(**그림 3-12**).

휠체어는 생활상의 이동과 함께, 낮 동안의 앉는 기구로서의 기능이 중요하다. 자세유지가 곤란한 경우, reclining 구조, tilt 구조, 머리를 지지하는 머리받침(head rest)의 장착구조를 가진 휠체어를 이용하여 쾌적한 앉은 자세를 지원한다[3]. 특히 reclining이나 tilt 구조는 안락함을 유지하기 위해 유용하다(**그림 3-13**).

목의 근력저하에 의해서 머리의 유지가 곤란한 경우, 넥 칼라를 사용한다. 통원 등 자동차에 승차하고 있을 때에는 효과적이지만 장착이 곤란하다는 것, 열기가 찬다는 등의 이유로부터 일상적으로 사용되는 일은 적다. 또한 헤어밴드를 이용하여 뒤쪽에서부터 고정하는 등의 방법도 있다[3].

d. 셀프케어

1 식사 · 몸 단정히 하기 · 착탈의

식사동작의 보조구로서는 팔의 올림을 보조하는 spring balancer(**그림 3-14**), 스푼이나 포크의 파지를 보조하는 파지장구, 미끄럼 방지 매트, 안정성이 좋은 접시 등이 있다. 이 질환은 편마비나 말초신경마비와는 달리 급격한 증상의 진행을 나타내고 피로하기 쉽기 때문에 이들의 보조구를 사용해도 일시적으로는 동작이 개선된다 하더라도 지속적인 효과는 기대할 수 없으나 조금이라도 동작을 용이하게 하고 싶거나 한입이라도 자기가 먹고 싶은 요구(need)가 있다면 적극적으로 활용해야 한다[3].

식사는 안정된 자세에서 시행하는 것이 중요하고 의자는 양 발을 바닥에 확고하게 접지시키고 식탁은 팔을 사용하기 쉬운 높이로 설정한다. 삼키기는 누운 자세보다 신체를 일으킨 상태 쪽이 용이하기 때문에 침대 위에서는 등

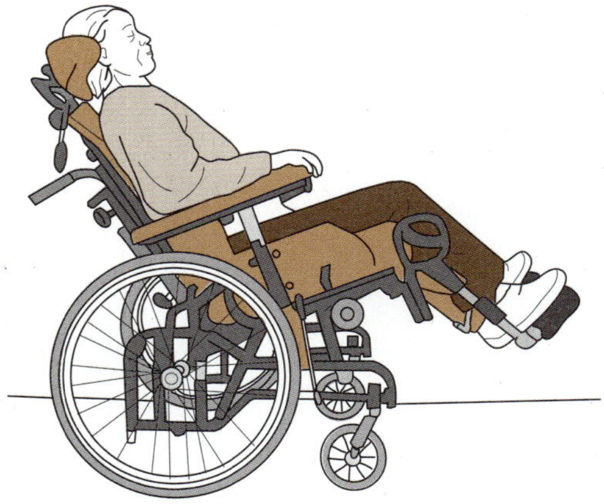

그림 3-13. tilt · reclining 구조가 부착된 휠체어

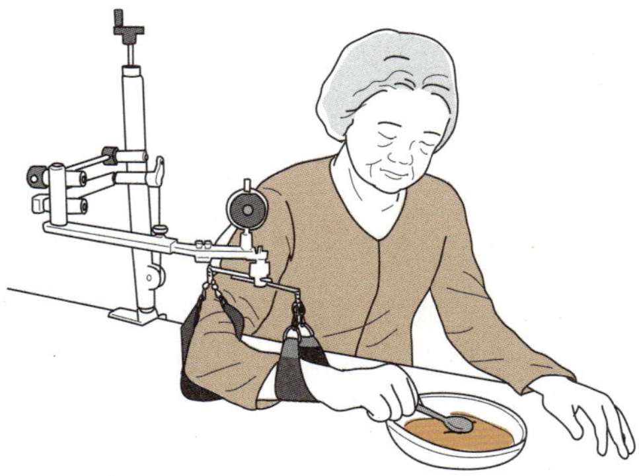

그림 3-14. Spring balancer

받이를 올려서 over table을 사용하고 쿠션 등으로 자세를 조절하여 시행한다[3].

몸 단정히 하기에 대해서는 질환의 진행에 따라 팔의 올림이나 파지가 곤란해지기 때문에 앉은 자세에서 팔꿈치를 짚고 시행한다. 빗이나 칫솔은 미끄럼 방지가 붙은 잡기 쉬운 것을 사용하는 등의 고안을 한다. 물로 흘리는 식의 칫솔은 가볍고 조작하기 쉽고 칫솔질을 하지 않아도 더러워진 것이 떨어져 편리하다.

❖ 칼럼

식사용의 로봇 팔

음식물을 식기에서부터 떠서 입으로 운반한다는 식사 동작 전반을 시행하는 로봇 팔은 스위치로 팔을 조작하는 것에 의해서 자력으로 식사가 가능해진다. 대여 제도도 있기 때문에 활용하면 좋다(그림).

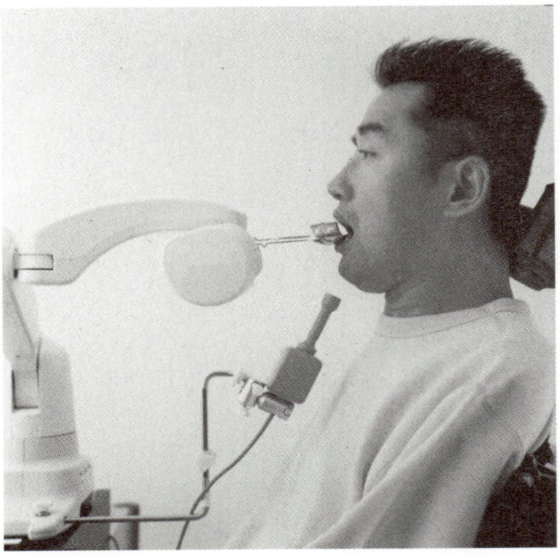

착탈의에 대해서는 낙낙한 옷의 착탈이 용이하며 단추나 지퍼보다도 매직테이프 쪽이 다루기 쉽다.

2 배설

이 질환은 방광직장장애가 없기 때문에 가능한 한 화장실에서 배설하고 싶다는 욕망이 강하다[3]. 화장실까지의 안전한 이동방법의 확립과 함께 좁은 화장실 내에서의 동작에 대해서 가급적 자립할 수 있도록 지원하는 것이 중요하다. 그러나 병상의 진행에 따라 화장실까지의 보행, 좁은 화장실 내에서의 서고 웅크리고 앉는 것이나 뒤처리에 보조가 필요해지면 간병인은 무리한 자세를 강요당하게 된다. 따라서 야간만은 휴대용 변기를 사용하는 등, 간병인으로서 무리가 없는 배설방법을 선택하여 실시할 수 있도록 원조할 필요가 있다.

화장실의 문은 보통 안에서 밖으로 열리는 문이고 개폐동작 때에 균형이 무너지기 쉽기 때문에 가능하다면 미닫이문으로 변경한다. 화장실 내의 이동이나 변기에서의 서고 웅크리고 앉는 동작에서는 난간을 사용하지만 좁은 화장실 내에서는 벽에 기대서 시행하는 방법도 효과적이다.

변기에서의 서고 웅크리고 앉는 것은 양변기 좌석을 약 5~10 cm 높이 보정을 함으로써 용이해진다. 또한 변기좌석 승강기는 스위치를 조작할 수 있으면 변기에의 옮겨타기를 자립하는 경우가 있으며 보조로 시행하는 경우에서도 좁은 화장실 내에서의 서고 웅크리고 앉는 것의 보조가 매우 편안해진다(**그림 3-15**). 일본식 변기에 대해서는 간이변기를 이용하여 서구화한다. 휴대용 변기는 팔걸이나 머리받침이 붙어 있어 몸통 및 머리를 유지할 수 있는 것이라면 안정적으로 사용할 수 있다.

배설 후의 청결은 온수세정 변기좌석을 사용하면 좋다.

3 목욕

탈의장과 욕실의 층계차이는 욕실 내에 바닥

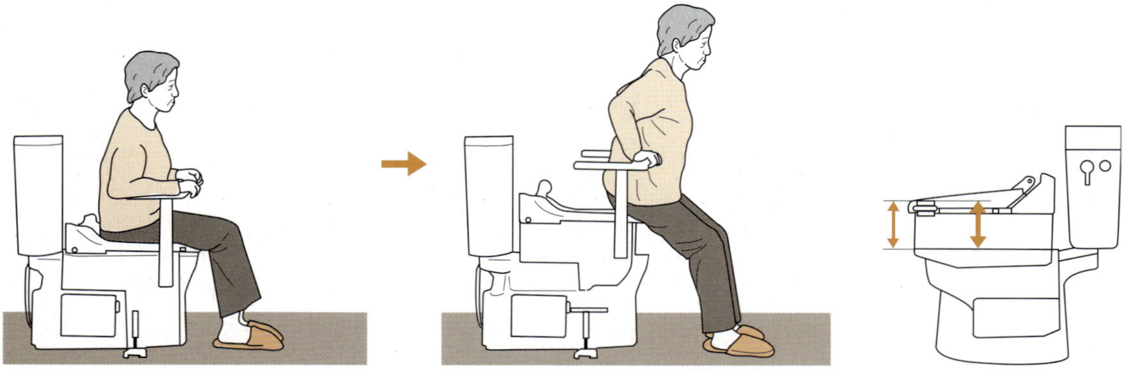

그림 3-15. 변기좌석 승강기

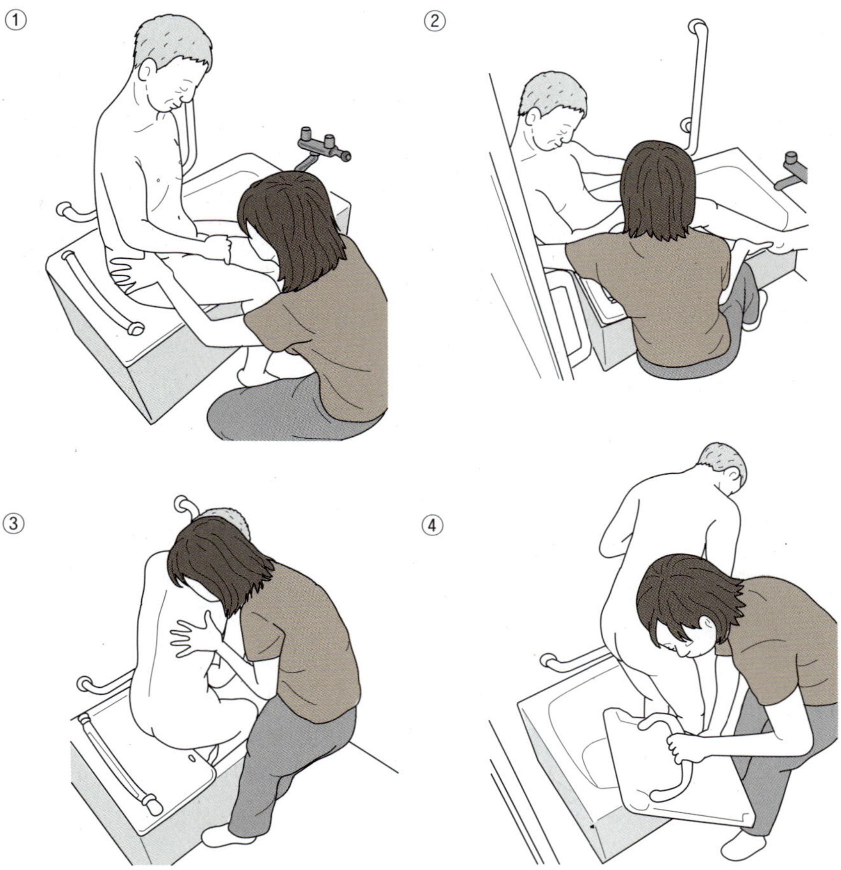

그림 3-16. 앉은 자세에서의 욕조 옮겨타기(보드의 이용)

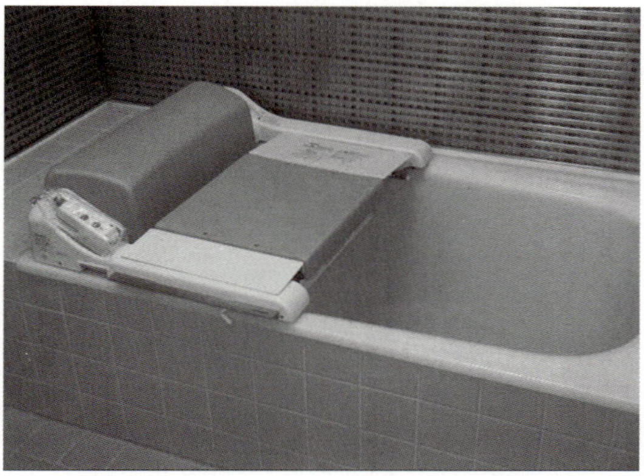

그림 3-17. 욕조 옮겨타기용 리프트

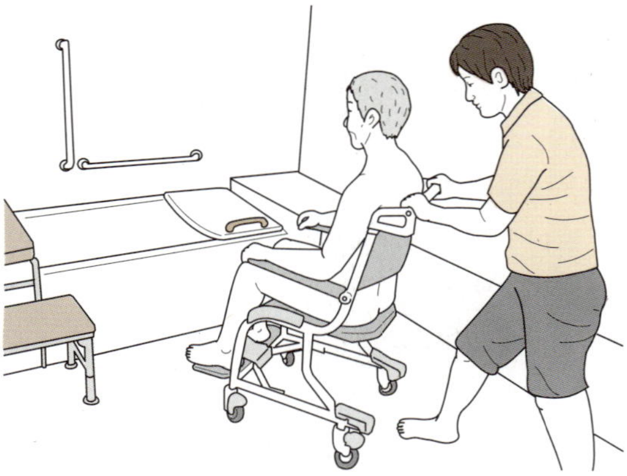

그림 3-18. 샤워용 휠체어

깔개를 설치하여 해소한다. 욕조로 옮겨타기 때의 서서 넘어가는 동작은 욕조 곁에 놓은 목욕 받침대나 욕조 가장자리에 걸친 널판에 일단 앉아서 시행하는 앉아서 넘어가기 동작으로 변경하면 안전하다(**그림 3-16**). 또한 욕조 내의 서고 웅크리고 앉기를 용이하게 하려면 미끄럼 방지 매트나 욕조 내 받침대가 효과적이지만 욕조 내 받침대를 사용하면 어깨까지 물에 잠길 수 없으므로 욕실을 충분히 따뜻하게 하거나 어깨에 타월을 놓고 샤워로 따스함을 얻는 등의 배려가 필요하다. 욕조의 가장자리에 설치하는 간이 리프트는 공사를 수반하지 않고

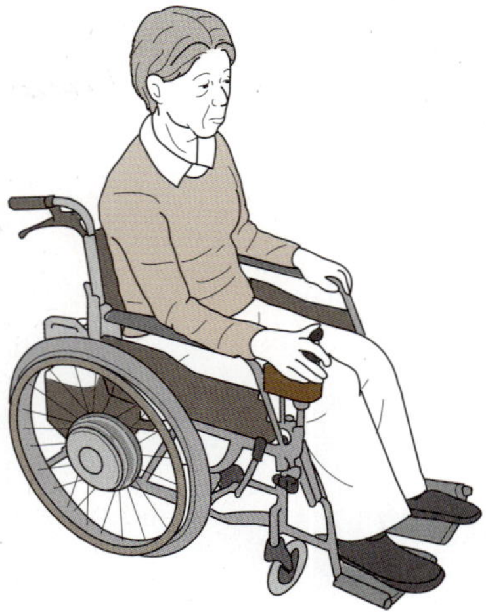

그림 3-19. 접어 개키는 것이 가능한 전동 휠체어

개호보험으로 대여가 가능하므로 활용하면 좋다(**그림 3-17**).

몸 씻기는 의자를 이용하면 서고 웅크리고 앉기나 몸 씻기의 보조가 쉬워지지만 바닥에 앉는 것보다 불안정해지기 때문에 몸 씻기용의 의자의 팔걸이나 욕실의 벽 등을 이용하여 몸을 지지하면서 몸을 씻는다.

보행에 의한 이동이 곤란해져도 샤워용 휠체어를 사용하는 것에 의해서 비교적 오래 욕실에서의 샤워목욕이 가능해진다(**그림 3-18**). 욕실 내의 바닥깔개의 설치에 의한 층계차이 해소, 동선 상의 경사대(slope)의 설치 등과 동시에 이것을 도입하는 것이 적당하다[6].

e. 가정생활

급속하게 진행되는 운동장애에 의해서 조리, 세탁 등의 가사동작은 조기부터 어려워진다. 발병 전부터 가사동작을 시행하고 있는 경우는 작업자세를 선 자세에서부터 앉은 자세로 변경하거나 왜건을 이용해서 세탁물 등을 운반하는 등 안전성에 배려한 동작지도를 시행한다.

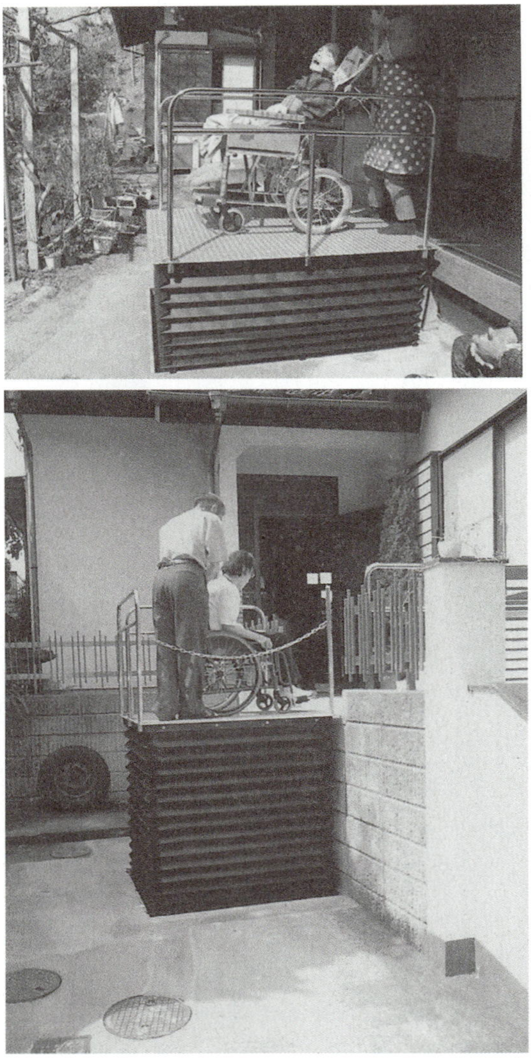

그림 3-20. 층계차이 해소기

f. 사회생활

ALS는 중년 이후의 발병이 많다. 이 시기는 한창 일할 나이이며 사회생활의 역할도 크고 마지막까지 삶의 보람인 일이나 취미 등을 통해서 사회활동을 계속하고 싶다고 바라는 사람이 대부분이다. 매일 병상이 진행되는 가운데 정신적인 지지를 위해서도, 삶의 보람으로 하고 있는 활동을 지원하는 것은 중요하며 외출기회의 확보, 의사소통방법의 확립에 대해서 항상 염두에 두고 지원하는 것이 중요하다. 특히 취업을 계속하는 것은 QOL의 향상에 효과적이기 때문에 일의 내용을 청취하여 자조구의 소개, 직장 내에서의 이동용구의 소개 등 필요한 지원을 한다.

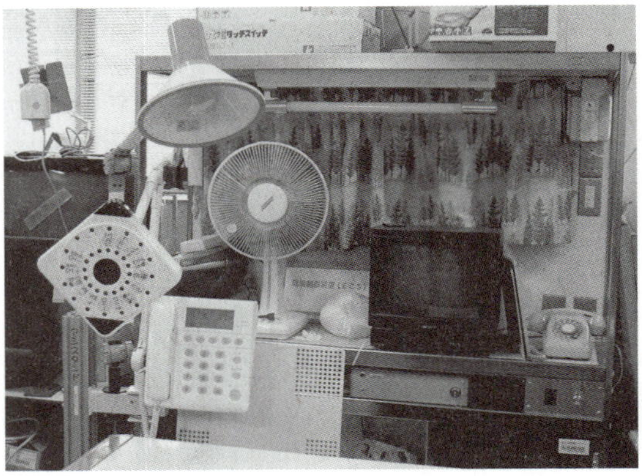

그림 3-21. 환경제어장치

보행이 곤란한 시기에서는 전동휠체어가 적응이 되지만 콤팩트하고 접기가 가능한 간이형 전동휠체어는 실용성이 높다(**그림 3-19**). 개호보험으로 대여할 수 있기 때문에 적극적으로 활용하면 좋다. 또한 휠체어에 의한 외출에는 층계차이 해소기를 설치하면 편리하다(**그림 3-20**).

ALS는 일본후생노동성 특정질환이다. 의료비, 개호보험의 적용이 되는 의료 서비스 등에 대해서 공적 비용의 부담을 받을 수 있기 때문에 시읍면 창구, 또는 병원의 social worker에게 상담하면 좋다. 또한 운동기능 장애 등의 증상에 의해서 일상생활에 지원이 필요하게 되면 신체장애인의 인정도 받을 수 있으므로 이들을 잘 활용하는 것이 중요하다.

III 주거환경의 정비

병상의 진행이 비교적 급속하기 때문에 욕실, 화장실, 계단 등의 대대적인 개조는 시간적으로 맞지 않는 경우가 많다. 따라서 난간이나 간이 경사대(slope)의 설치, 수세용 쇠 장식을 레버 식으로 변경하는 등 간단한 주택개조와 복지용구로 대응하는 것이 현실적이다. 주거환경 정비의 목적은 할 수 없는 것을 할 수 있도록 한다는 적극적인 자립지원이 아니라 현재 시행하고 있는 동작을 용이하게 하는 것, 조금이라도 계속해서 실시할 수 있도록 하는 것이다.

난간의 설치는 보행, 옮겨타기, 서고 웅크려 앉기에 효과적이다. 손으로 쥘 수 없는 경우에는 편평한 난간을 설치하여 아래팔 부분을 올려놓고 체중을 싣는 방법도 있고, 팔의 마비의 정도를 평가한 다음에 난간의 높이 · 형상을 선택한다.

TV, 냉난방기구, 전화, 특수침대 등의 전기기기를 침대 위나 휠체어 위에서부터 조작하는 환경제어장치는 자립지원에 효과적이다〔**그림 3-21**, 각론 4 "경수 손상"의 그림 4-34(140페이지)도 참조〕. 조작 스위치는 압력센서, 터치센서, 광전센서 등이 있고 잔존능력에 따라 대응할 수 있다.

IV 유의사항

가정운동(home exercise)은 조기에 잔존능력이 남아있는 근육에 대한 근력유지훈련과 관절구축이 예측되는 관절에 대한 관절가동범위 훈련을 지도하지만[6], 일상생활활동이나 사회활동을 가능한 한 계속하는 것에 의해서 폐용증후군을 방지하는 관점이 중요하다.

근본치료가 없는 이 질환은 병상의 진행에 따라 일상생활활동은 급속히 곤란해지기 때문에 훈련 · 지도의 목적은 현재 시행하고 있는 동작을 계속적으로 시행할 수 있도록 하는 것이 된다. 구체적으로는 현재 시행하고 있는 동작을 보완하는 복지용구나 동작을 신속하게 도입함과 동시에 효율적인 보조방법을 지도하는 것이 중요하다. 복지용구의 도입이나 주택개수는 상당한 경제적 부담을 강요하기 때문에 장애의 진행을 예측한 것을 권장하기 쉽지만 너무 이른 시기부터 정보제공을 하여 의욕을 손상시키지 않도록 주의한다.

말기에는 야간의 체위변환이나 청결 등, 일상생활 전반에 걸쳐서 간병인은 많은 보조를 강요당한다. 필자 등의 경험으로는 일상적인 간병인 1명에 더하여 체위변환, 휠체어에의 옮겨타기 등을 시행할 때에 보조적 간병인이 필요하며 보통 1.5명 이상의 간병체제를 갖출 필요가 있다. 이 때문에 간병의 피로에 충분히 주의하여 여유가 있는 간병을 할 수 있도록 가정도우미의 이용이나 가족 · 친척의 원조체제 등에 대해서 조기부터 케어 매니지먼트를 시행할 필요가 있다[3].

V 과제

원활한 재가생활을 보내려면 의료 · 간병 · 보건 서비스가 밀접하게 연계되어 제공될 필요가 있다. 특히 의학적 관리는 중요하며 간병인에게 보건위생관리나 영양관리방법의 지도를 충분히 시행함과 동시에 긴급할 때의 대응에 대해서 의료기관과의 밀접한 연계를 취하는 것이 반드시 필요하다. 이를 위해 케어 매니지먼트를 지지하는 의료기관을 핵심으로 한 지역사회 네트워크를 구축하는 것이 과제이다.

■ 문헌

1) 森本 茂：筋萎縮性側索硬化症．総合リハ, 29 ： 1007-1012, 2001
2) 平田順一，黒岩義之：神経変性疾患総論．総合リハ, 31 ： 38-42, 2003
3) 渡邉愼一：筋萎縮性側索硬化症．伊藤利之，白野 明，田中 理，渡邉愼一編：地域リハビリテーションマニュアル．三輪書店, 1995
4) 大澤富美子：進行性神経筋疾患者の補助代替コミュニケーション(ACC)．聴能言語学研究, 16 ： 55-60, 1999
5) 市原典子：運動ニューロン疾患．JOURNAL OF CLINICAL REHABILITATION, 15 ： 627-633, 2006
6) 森本 茂：筋萎縮性側索硬化症．千野直一，安藤徳彦編集主幹，大橋正洋，木村彰男，蜂須賀研二編：リハビリテーション MOOK 10 神経疾患とリハビリテーション．pp179-189, 金原出版, 2005

4 경수 손상

I 장애의 개요

경수 손상이란 뇌에서부터 뻗은 신경섬유의 다발인 척수가 7개의 목뼈(경추골)의 척주관을 지나는 부분에서 손상되는 것을 말한다. 이 부위에서 척수가 완전히 손상되면 팔 · 몸통 · 다리의 기능장애가 발생하고 사지마비가 된다.

척수손상자의 발병은 1년 동안에 약 5,000명이라 일컬어진다. 경수 손상이 그중의 약 60%를 차지하고 게다가 그 40% 정도가 완전 손상이다. 손상의 부위는 제5 · 6 · 7경수부분에 많이 발생한다. 손상 원인은 넘어짐 · 떨어짐, 자동차 · 오토바이에 의한 교통사고, 수영의 다이빙 · 스키 · 럭비 등의 스포츠 사고 등의 발생률이 높다.

또한 최근의 고령사회에 수반하여 고령자의 경수 부전손상자의 발생률이 증가하고 있다. 이것은 목뼈 척추원반(추간판)의 변성이나 뒤세로인대(후종인대)의 골화, 변형성경추증 발병률의 증가에 의한 것이다. 고령자는 기능노화에 의한 평형감각이나 근력의 저하로 경미한 충격에 의해서 경수의 손상이 일어나기 쉽기 때문이라고 생각된다. 고령자의 경우는 중심성 손상이 많고 다리(하지)기능과 비교해서 팔(상지)기능이 개선되기 어렵다. 기능개선이나 생활적응에는 많은 시간이나 노력을 들이는 배려가 필요하다.

경수가 손상되면 다양한 증상이 발생한다. 운동 · 지각마비에 의한 호흡기능 장애, 팔의 기능장애, 자세유지 장애, 이동장애 등이다. 또한 자율신경기능장애에 의한 몸의 상태의 불량이 발생한다. 기립성저혈압에 의한 현기증이나 구역질, 심할 때는 의식이 소실한다. 또한 발한장애에 의한 체온조절기능장애, 대소변의 마려움의 상실이나 실금 · 요폐 · 변비 등의 배설기능 장애, 두통 · 혈압상승 · 안면홍조 등의 자율신경 과반사 증상이다. 이들의 기능장애는 많은 합병증의 발생요인으로도 된다. 운동 · 감각마비는 욕창 · 관절구축 · 뼈 위축 · 폐렴이 발생하기 쉽고 배설기능 장애는 요로계통의 감염증을 발생시키기 쉽기 때문에 충분한 관리가 필요하다.

경수 손상자의 부위진단은 잔존하는 근육군과 근력의 정도를 기초로 "기능수준(Zancolli의 분류표")으로 표시되는 경우가 많다(**표 4-1**). 그리고 완전 손상인가, 불완전 손상인가의 판별을 시행한다. 예컨대 "제6목뼈 완전손상(C6기능수준: C는 경수분절을 나타낸다)"이란 제6경수분절이 지배하는 기능은 완전히 잔존하지만, 제7경수분절이 지배하는 기능 이하는 완전히 장애되어 있다는 것을 가리킨다.

경수 손상자의 지도 · 훈련은 개개의 기능수준에 의해서 획득 가능한 생활기능의 상한을

표 4-1 Zancolli의 기능분류

<table>
<tr><th>최하위기능
척수분절</th><th>가능한 동작</th><th>잔존 운동기능</th><th></th><th colspan="2"></th></tr>
<tr><td rowspan="2">C5</td><td rowspan="2">팔꿈치
굽힘</td><td rowspan="2">위팔두갈래근
위팔근</td><td>A</td><td colspan="2">위팔노근(−)</td></tr>
<tr><td>B</td><td colspan="2">위팔노근(+)</td></tr>
<tr><td rowspan="4">C6</td><td rowspan="4">손 등쪽굽힘</td><td rowspan="4">긴 · 짧은노쪽
손목폄근</td><td>A</td><td colspan="2">손 등쪽굽힘 약함</td></tr>
<tr><td rowspan="3">B</td><td rowspan="3">손 등쪽굽힘
강하다</td><td>1. 원엎침근(−), 노쪽손목폄근(−)</td></tr>
<tr><td>2. 원엎침근(+), 노쪽손목폄근(−)</td></tr>
<tr><td>3. 원엎침근(+), 노쪽손목폄근(+)
위팔세갈래근(+)</td></tr>
<tr><td rowspan="2">C7</td><td rowspan="2">손가락 폄</td><td rowspan="2">손가락폄근
새끼폄근
자쪽손목폄근</td><td>A</td><td colspan="2">자쪽손가락의 완전 폄이 가능
노쪽손가락 및 엄지손가락은 폄이 불능</td></tr>
<tr><td>B</td><td colspan="2">노쪽 및 자쪽 손가락의 완전 폄이 가능
엄지손가락의 폄은 약하다.</td></tr>
<tr><td rowspan="2">C8</td><td rowspan="2">손가락 굽힘
엄지 폄</td><td rowspan="2">깊은손가락굽힘근
집게폄근
긴엄지폄근
자쪽손목굽힘근</td><td>A</td><td colspan="2">자쪽손가락의 완전 굽힘이 가능. 노쪽손가락 및 엄지손가락은 굽힘이 불능. 엄지손가락의 완전 폄이 가능.</td></tr>
<tr><td>B</td><td colspan="2">노쪽 및 자쪽손가락의 완전 굽힘이 가능.
엄지손가락 굽힘은 약하다. 엄지두덩근은 약하다. 얕은 손가락굽힘근은 ±</td></tr>
</table>

[Zancolli E : Structural and Dynamic Bases of Head Surgery(2nd ed), pp229-262, Lippincott, 1979에서 인용, 일부변경]

예측하여 계획적으로 실시해가게 된다. 장애가 중증이기 때문에 부상의 초기에는 심리적인 갈등이 크다. 장애수용이나 동기부여를 배려한 대응, 지도계획이 필요하다.

II 지도와 간병

경수 손상자가 생활기능을 획득하기 위한 지도는 잔존하는 근육군의 양이나 근력의 정도를 끝까지 확인하면서 단계적으로 실시된다. 완전 손상의 경우는 기능수준마다 자립이 가능한 상한 동작항목이 표시되어 있다(**표 4-2**). 이것은 임상의 현장에서의 시행착오의 실적과 경수 손상자 자신의 노력에 의한 능력개발의 성과에 의한 것이다. 같은 기능수준에서도 개개의 의욕 · 관절의 유연성 · 운동기술(motor skill) · 체형 · 연령 · 이용하는 복지용구 등의 차이나 통증 · 관절구축 · 경련의 유무 등에 따라서 획득능력이나 실용성에 차이가 생긴다. 개개의 상태에 맞춰서 동작지도의 방법이나 기간의 선정을 시행해야 한다.

경수 손상자가 일상생활활동(ADL)을 자립하여 시행하기 위해 중요한 기능이 있다. 휠체어와 침대 사이의 옮겨타기나 용구 조작을 가능하게 하기 위한 손목관절 등쪽굽힘(폄) 기능이다. 이들의 기능이 잔존하는지 아닌지로 획득할 수 있는 ADL 능력의 가능성과 범위가 다르다. 옮겨타기 동작을 할 수 있는 기능수준은 C6B1 수준이 상한이라 한다. 옮겨타기 동작을 할 수 있다는 것은 몸 구르기 · 일어나기의 동

표 4-2 기능수준별 ADL 달성가능범위

	C4	C5A	C5B	C6A	C6B1	C6B2	C6B3	C7A	C7B	C8A	C8B
기거 · 마루 위 동작											
몸 구르기											
일어나기											
마루 위 이동											
옮겨타기 동작											
휠체어 - 침대											
휠체어 - 양식변기											
휠체어 - 자동차											
휠체어 위 동작											
푸시업											
윗몸 앞쪽굽힘 위치에서부터의 일어나 앉기											
발 올리기											
휠체어 구동											
식사동작											
물 마시기											
음식물 섭취											
몸 단정히 하기											
손톱 깎기											
머리손질, 면도, 세수											
이빨 닦기											
착탈의 동작											
전동 가치침대 위 착탈											
휠체어 위 착탈											
변기 위 착탈											
배뇨동작											
자기도뇨											
요강 사용											
배변동작											
침대 위 배변											
배변용 휠체어 사용											
변기 위 배변											
목욕동작											
샤워용 휠체어 사용							(이 수준에는 적용하지 않는 일이 많다)				
씻는 장소와 욕조 사용											

동작조건을 정비하면 대부분의 경우가 가능

기구나 자조구 등을 사용하지 않아도 대부분이 가능

(細谷 實, 中村春基 : 척수손상. 石川 齋, 古川 宏편 : 도해 작업치료기술 가이드 제2판, pp507-529, 文光堂, 2003에서 인용, 일부변경)

작이 가능하다는 것을 의미하고 있다. 기능수준이 내려가고 잔존기능의 범위가 확대하여 C6B2 수준이 되면 앞뒤 옮겨타기 동작에서부터 보다 효율적인 가로(옆쪽) 옮겨타기 동작이 가능해진다. 옮겨타기 동작능력의 획득은 휠체어에 의한 자유로운 이동이나 화장실에서의 변기에의 옮겨타기, 욕실에서의 씻는 장소로 옮겨타기나 욕조에의 출입, 자동차 좌석에 옮겨타기 등, ADL 전체의 자립성을 높인다. 또한 강한 손목관절의 등쪽굽힘(배굴) 운동이 가능한 C6B 수준에서는 힘줄고정용 작용(**그림 4-1**)이라 불리는 보상성 파지작용을 이용함으로써 ADL 능력의 확대를 가져오고 있다.

기능수준과 ADL 자립도와의 관계에서는 C6A 이상의 기능수준에서는 상위(잔존능력은 감소)가 될 수록 ADL의 보조는 증가하고 복지용구 사용이나 가옥개수의 필요성이 증가한다. C7A 이하의 기능수준에서는 잔존능력의 양과 질이 증가하기 때문에 ADL 자립범위는 더욱 확대하여 동작수행의 효율성이나 실용성이 향상된다.

a. 의사소통

편지(문자)나 전화(말)에 의한 의사소통은 이동장애에 의해서 생활행동의 범위가 제한되는 사지마비 환자에 있어서 중요한 생활기능의 하나이다. 의사소통의 수단은 잔존하는 기능의 정도에 따라 다르기 때문에 여기서는 기능수준별로 수단 · 방법을 소개한다.

1 문자에 의한 의사소통

C4 기능수준

마우스 스틱을 사용해서 개인용 컴퓨터나 워드프로세서를 조작하여 문장을 작성한다. 동시에 2개의 키(key)를 누르지 않도록 조작방법을 "사용자 보조의 옵션(컨트롤 패널에 표시)"으로 설정하여 사용하면 편리하다. 동시조작이나 조작속도 등의 조정이 가능하다.

키 조작에 문제가 있는 경우는 레이저 포인터를 안경 등에 장착하여 소정의 키보드에 대고 조작하는 기기[아트로닉스(주)]가 시중에서 판매되고 있다(**그림 4-2**).

C5 기능수준

키보드 조작은 손목관절 고정 장구에 막대를 고정하여 시행한다(**그림 4-3**). C4기능수준과 마찬가지로 개인용 컴퓨터의 기능설정을 하고 한손의 조작이 많지만 양손에 의한 조작도 가능한 수준이다. 글씨쓰기도 손목관절 고정 장구에 볼펜을 고정해서 시행한다.

C6 기능수준 이하

실용적인 글씨쓰기가 가능한 수준이다(**그림 4-4**). 개인용 컴퓨터의 키보드 조작은 손의 홀더(holder)에 막대를 고정하여 양손을 사용해서 시행할 수 있다.

2 전화에 의한 의사소통

C4 기능수준

팔의 기능을 사용할 수 없으므로 환경제어장치(environmental control system : ECS)를 조작하여 전화의 수신 및 발신을 한다. 조작은 시

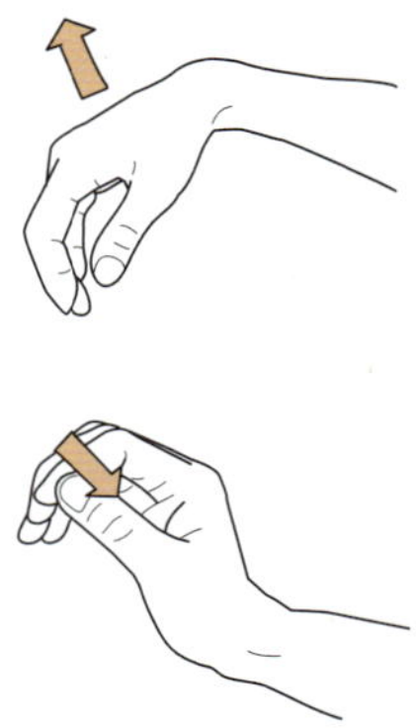

그림 4-1. 힘줄고정용 작용
힘줄고정용 작용(tenodesis action)이며 손가락굽힘근의 근력이 제로에서도 손목관절을 펴고 굽힘으로써 수동적으로 손가락이 굽는 작용을 말한다.

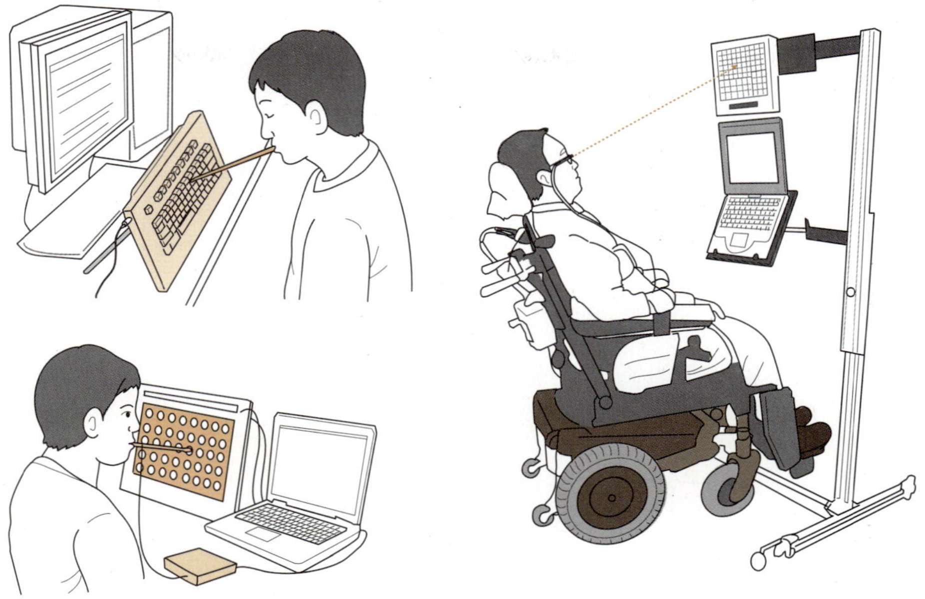

그림 4-2. 개인용 컴퓨터의 키 조작(C4수준)

중에서 판매되는 복지전화를 사용하여 날숨 센서 등에 의해서 시행한다. 스피커를 병용하면 수화기를 잡지 않고 떨어진 위치에서 회화를 할 수 있다.

C5 기능수준

전화기는 누름단추가 일반적이므로 손 부분에 막대를 고정하여 발신조작을 시행할 수 있다. 손 부분을 삽입하는 홀더를 붙인 수화기라면 들고 이야기하는 것이 가능하다. 수화기에서 떨어져서 통화(스피커폰의 단추를 누르다)가 가능한 전화기도 많고 수화기를 전화기에서부터 떼지 않아도 회화(수신 · 발신)가 가능해진다.

C6 기능수준 이하

전화를 걸 때의 다이얼 조작은 손가락 사이나 손 부위 홀더에 막대를 고정하여 시행하거나 조작하는 엄지손가락의 손허리뼈(중수골) 부분에 다른 손가락을 걸어 가쪽으로 당겨 엄지손가락을 고정하거나 하여 시행한다. 수화기는 힘줄고정용 작용을 이용해서 지지한다(**그림 4-5**).

b. 호흡 · 음식물 섭취 · 삼키기

1 호흡기의 관리

부상 초기나 고위 손상자(C4~5기능수준)에게는 호흡기능장애가 관찰된다. 침하성폐렴 등의 합병증을 병발하기 쉽기 때문에, 조기부터 배담 훈련이나 호흡근육의 기능개선 훈련이 필요하다. 또한 이 수준의 폐활량은 건강할 때의 30~50%로 저하하여 있기 때문에 허파의 합병증이 발생하기 쉽다. 상기 훈련에 더하여 흡연자에게는 금연지도를 시행할 필요가 있다.

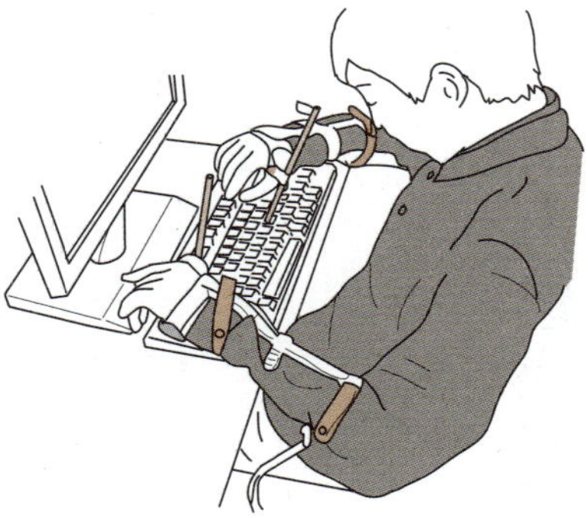

그림 4-3. 개인용 컴퓨터의 키 조작(C5수준)

제3경수분절 이상의 손상의 경우에는 인공호흡기가 장착된다. 이 경우는 자동흡인기를 사용해서 가래를 제거하는 등을 시행한다.

호흡근 훈련의 방법

바로 누운 자세에서 배의 위에 추를 올려놓고 배호흡(복식호흡)을 시행하는 방법, 깊은 호흡의 특히 최대들숨 때에 5초 정도 숨을 멈추는 방법, 노래를 부르는 · 바람총 등의 자기가 시행할 수 있는 훈련방법이다.

거담훈련의 방법

휠체어 앉은 자세의 경우는 팔을 그립에 걸어서 윗몸을 지지하고 한쪽의 손으로 가슴을 두드리며 배를 누르면서 거담을 시행한다. 이 때 기침을 하면서 시행하면 가래가 나오기 쉽다.

보조로 시행하는 방법에는 간병인이 가슴이나 배를 압박하면서 기침에 맞춰서 거담을 유도하는 압박방법, 겨드랑에서부터 가슴 앞부분으로 향해서 두드려가는 태핑방법, 가슴에 양손을 대고 숨을 내뱉을 때에 흔드는 진동방법 등이 있다.

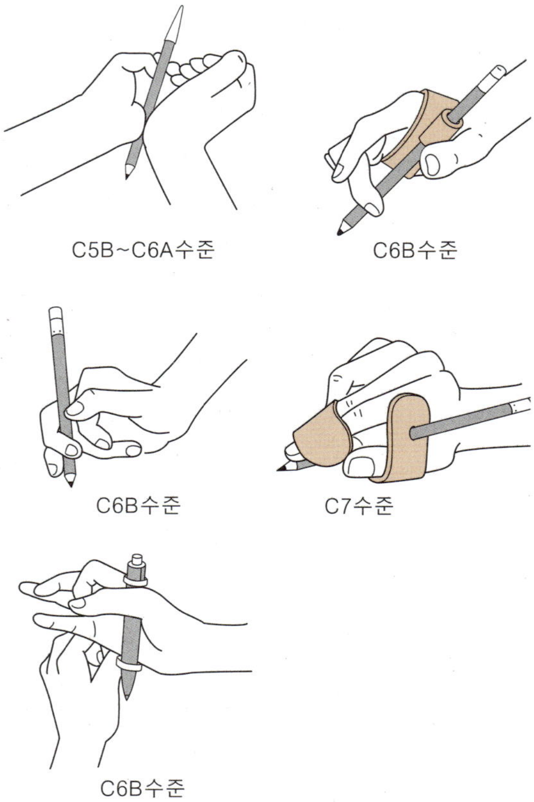

그림 4-4. 필기도구를 잡는 방법

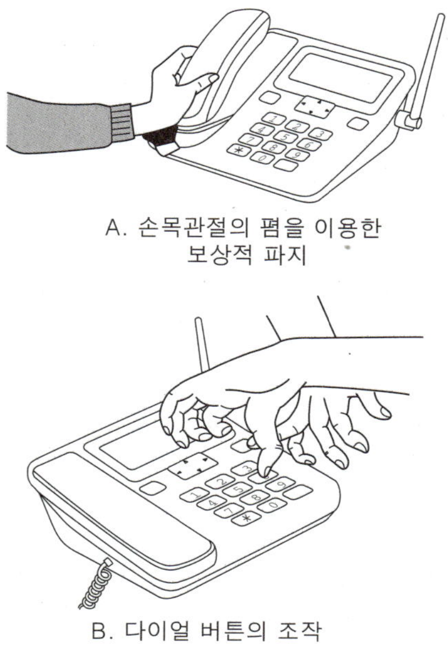

그림 4-5. 전화기의 조작(C6B수준)

2 음식물 섭취 · 삼키기

부상 초기의 창자(장관)는 신경인성 창자가 되어 창자 연동운동이 마비되어 있다. 이 상태가 회복하기까지 점적 · 유동식 · 멀건 죽 · 된 죽으로 단계적으로 실시하여간다. 이 시기의 식사보조는 흡인(잘못 삼킴)에 주의하여 시행한다. 회복기가 되면 C5기능수준 이하는 자력 섭취의 지도가 중점적으로 시행된다. C4기능수준도 음식물 섭취 보조구를 이용하여 자력섭취에 대처하는 경우도 있다. 보조할 때는 자세나 목의 위치, 음식물을 운반하는 타이밍에 배려하면서 시행한다. 나이가 듦에 따른 생리적 기능저하를 수반하는 50 내지 60세 이후의 경수 손상자에서는 흡인이 발생하기 쉬운 경향이 있다. 흡인에 의한 폐렴은 치명적으로 되기 쉽기 때문에 음식물 내용의 딱딱한 정도나 크기, 안정된 자세유지에는 주의를 기울일 필요가 있다. 잦은 흡인에는 튜브를 통한 영양, 그리고 마지막에는 위샛길영양(위루영양)을 검토한다.

c. 배설 조절

1 배뇨관리

발병 초기의 배뇨관리는 간헐도뇨 또는 요도에 카테터를 유치하여 시행한다. 간헐도뇨는 1일에 3~4회의 도뇨를 시행하는 것으로 감염이나 요로결석 등의 합병증이 적은 것이 이점이다. 유치 카테터는 간헐도뇨가 불가능할 때에 시행하는 것으로 세균감염에는 충분한 주의가 필요하다.

배뇨방법에는 하복부를 가볍게 율동적으로 두드리고 보조적으로 손의 압력이나 복압을 가하면서 배뇨하는 간헐도뇨법이나 카테터를 자기가 조작하고 요도에 삽입하여 배뇨하는 자기도뇨법이 있다. 또한 배의 벽에 구멍을 뚫어 방광에서부터 튜브를 사용하여 배뇨하는 방광샛길(방광루)이나 소변용기를 장착하여 시행하는 방법 등이 있다. 이들의 배뇨방법은 기능수준마다 적용이 고려된다. C5기능수준 이상에서는 방광샛길 · 요도 카테터 유치, 보조배뇨의 방법을 채택한다. C6기능수준은 자기도뇨나 방광샛길로 시행된다. 남성에서는 팬티식의 소변수집용기가 실용적으로 사용되고 있으나, 여성의 경우는 소변누출 등이 발생하기 쉽기 때문에 실용화에는 문제가 많다. C7기능수준 이하는 손의 압력이나 두드림, 복압을 이용하면서 자기도뇨를 시행하는 것이 가능하다.

2 배변관리

배변의 관리는 2~3일에 1회의 비율로 시행할 수 있도록 배변습관을 붙인다. 배변 시에는 전날의 취침 때에 설사약을 복용하고 아침식사 후에 좌약이나 관장을 병용한다. 배변에는 30분에서부터 1시간이 소요되기 때문에 침대 위나 자세를 유지하기 쉽고 개량된 변기 위에서 배설한다.

배변동작의 자립에는 변기에의 옮겨타기나 착탈의동작, 좌약이나 관장의 삽입 보조구의 조작 등 많은 기능이 요구된다. 동작조건이 갖춰지면 C6B1~2기능수준이 자립 가능한 수준이라 생각된다.

d. 기거 · 이동

1 몸 구르기, 일어나기 동작

C6B기능수준이 되면 바로 누운 자세에서 양손의 반동을 이용하여 시행하는 것이 가능해진다(**그림 4-6**). C6B1기능수준에서는 옆으로 누운 자세에서부터 팔꿈치를 움직이면서 한쪽 팔

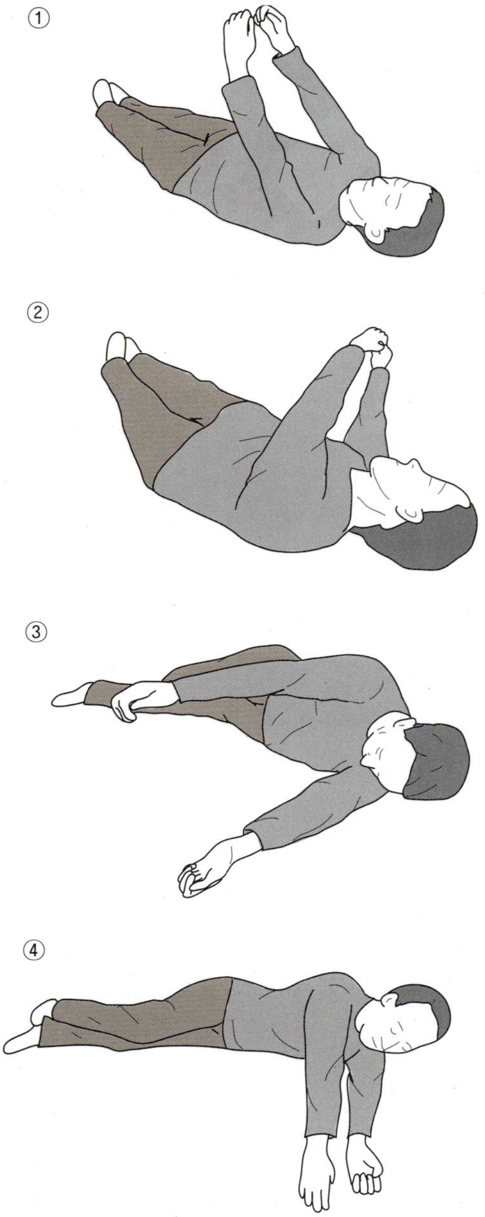

그림 4-6. 몸 구르기 동작(C6B2기능수준)

꿈치를 세워서 윗몸을 지지한다. 한쪽의 손을 무릎의 뒤쪽에 넣고 손의 등쪽굽힘(배굴)을 이용해서 다리를 번갈아 자기 앞으로 끌어당기면서 다리를 길게 뻗고 앉은 자세를 취한다(**그림 4-7**). C6B3기능수준에서는 양 팔을 뒤쪽으로 내려치면서 양 팔꿈치로 윗몸을 지지하고 한쪽씩 팔꿈치를 펴서 다리를 길게 뻗고 앉은 자세를 취할 수 있다(**그림 4-8**). 이 기능수준이 되면 동작의 안정성이나 속도가 향상된다.

C4~5의 기능수준은 자력에 의한 앉은 자세는 불가능하다. 전동 가치침대를 조작하여 앉은 자세를 유지한다. C4기능수준은 날숨(호기)이나 턱의 움직임을 이용하여 스위치를 조작하여 자세변환을 시행하고 C5기능수준에서는 팔꿈치나 손의 등쪽 면으로 약간 크게 만들어진 스위치 판을 조작해서 시행한다.

2 침대 위 이동 동작

침대 위에서의 앞쪽이동은 C6A~C6B1기능수준에서부터 가능해진다. 이 동작은 양 팔꿈치를 펴서 몸쪽에 붙이고 윗몸을 밀어내는 것처럼 손으로 바닥 면을 밀고 턱을 앞쪽으로 밀어내는 것처럼 하여 앞쪽으로 넘어지면서 이동하는 방법이다. 그러나 비만이나 관절제한이 있어 자립할 수 없는 경우에 다리를 길게 뻗고 앉아 앞으로 굽힌 자세에서 한쪽의 궁둥뼈(좌골)를 뜨게 한 상태에서 팔꿈치를 받침점으로 한 반동으로 골반을 뜨게 하여 앞쪽으로 이동시키는 방법이 효과적이었다고 보고되고 있다.

뒤쪽으로 이동 동작도 C6A~C6B1 기능수준에서부터 가능해진다. 이 동작은 몸쪽에 붙인 양 손바닥 면에 체중을 번갈아 이동시켜 압력제거가 된 쪽의 팔이음뼈(견갑대)를 뒤쪽으로 당기는 동작을 율동적으로 반복하면서 뒤쪽으로 이동하는 방법이다. C6B2기능수준이 되면 다리를 길게 뻗고 앉은 자세에서 뒤쪽으로 짚은 양 팔로 윗몸을 지지하고 엉덩이를 뜨게 하여 뒤쪽으로 이동하는 방법이 가능해진다.

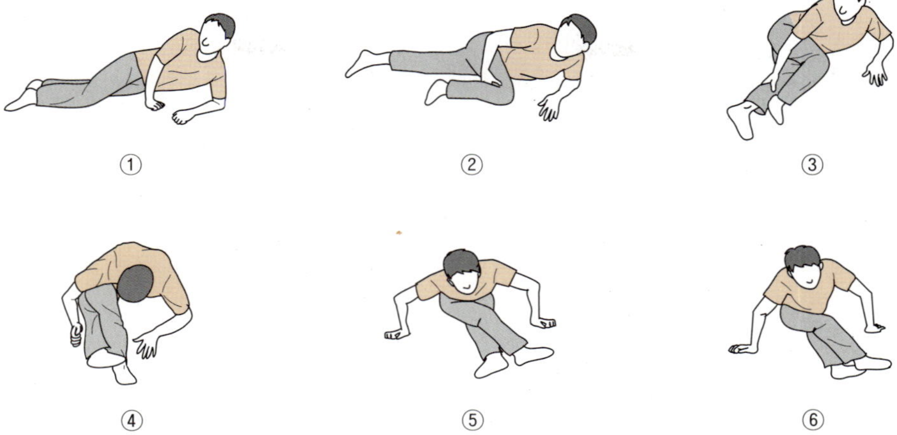

그림 4-7. 옆으로 누운 자세에서부터의 일어나기(C6B1 기능수준)

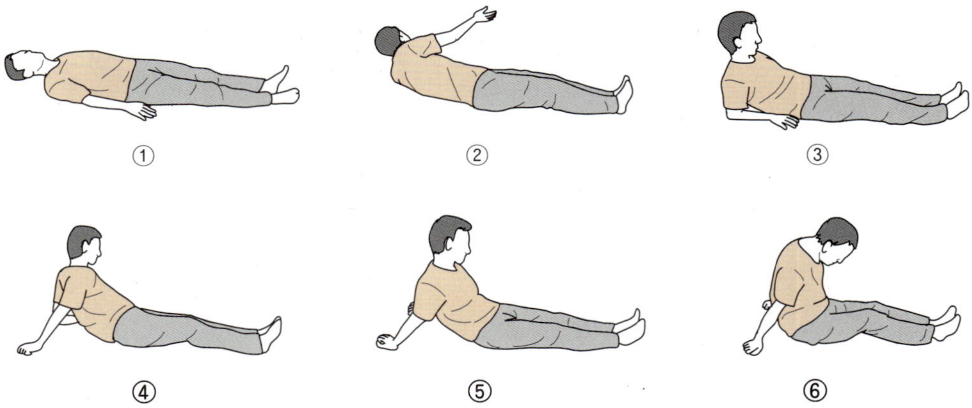

그림 4-8. 일어나기 동기(C6B3 기능수준)

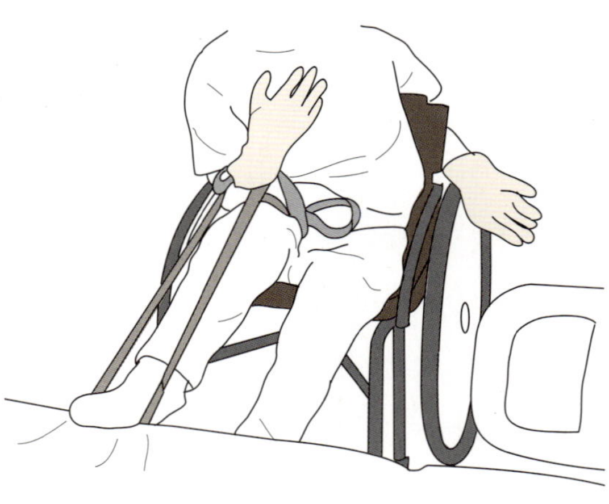

그림 4-9. 루프를 이용한 발 올리기 동작(C6A 기능수준)

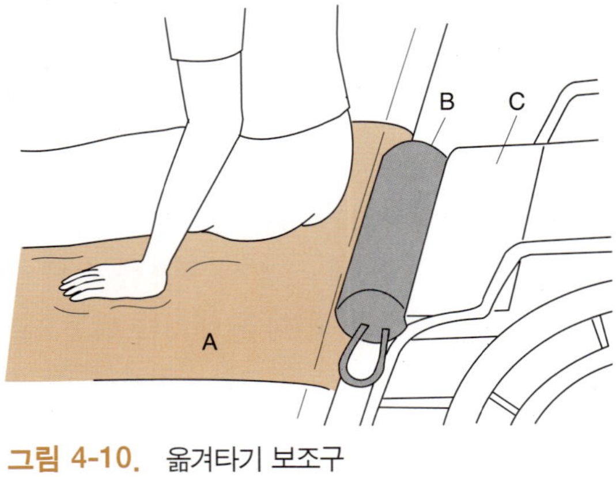

그림 4-10. 옮겨타기 보조구

A: 침대에 붙인 미끄럼 시트

B: 빈틈을 메우는 베개

C: 휠체어의 앞 절반에 미끄럼 천이나 시트를 붙인 것[두꺼운 안감이나 새틴(satin)의 퀼팅(quilting) 천이 좋다]

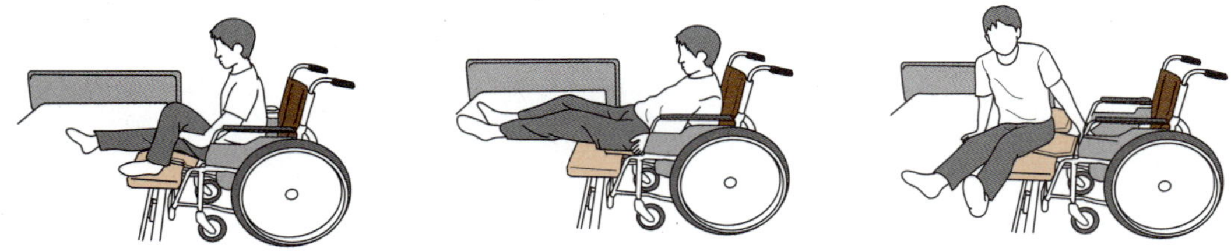

A. 손목의 폄을 이용하여 종아리를 침대 위에 올려놓는다.

B. 등받이(back rest)를 팔꿈치로 밀거나 팔걸이(arm rest)를 앞쪽으로 손등부위를 걸어서 윗몸을 끌어당기면서 시트 앞쪽으로 미끄러져 이동한다.

C. 윗몸을 옆으로 이동시켜서 엉덩이를 침대 위에 올려놓는다.

그림 4-11. 직각(앞뒤) 옮겨타기 방법

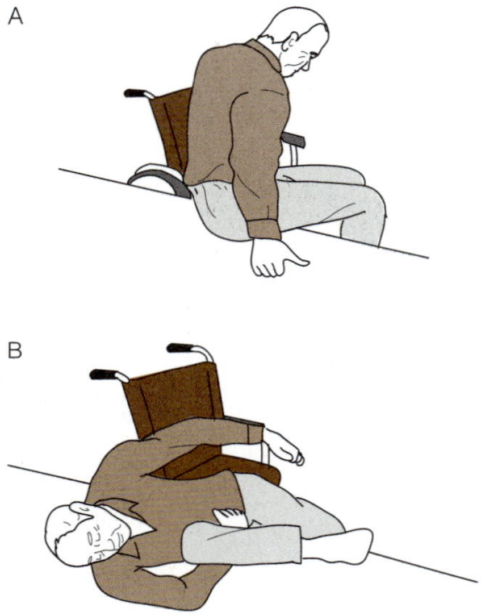

그림 4-12. 옆쪽 옮겨타기 방법(C6B3기능수준)

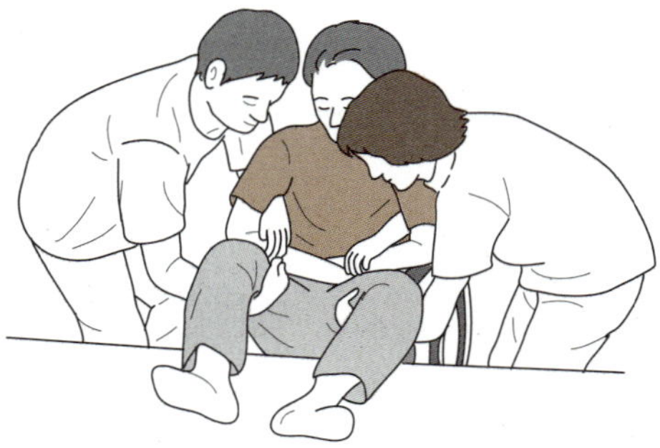

A. 2인 직각 옮겨타기

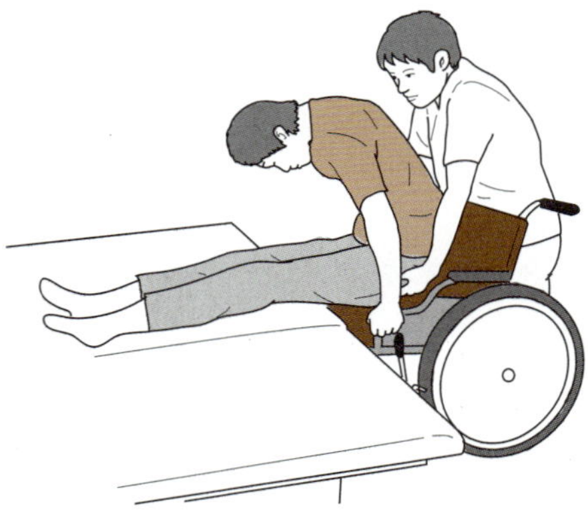

B. 1인 직각 옮겨타기

그림 4-13. 옮겨타기 보조방법

3 옮겨타기 동작

침대 위로 발을 올리는 동작

발을 올리는 동작은 다음의 두 가지 방법이 있다. 아래팔(전완)에 건 끈의 루프를 발에 걸고 아래팔을 당겨 올린 다음 내리는 반동으로 침대 끝에 올려놓는 방법(**그림 4-9**)과 한쪽 손을 무릎 아래에 넣어 팔로 넓적다리를 당겨 올리고 내릴 때에 종아리부위를 앞쪽으로 내던지는 것처럼 하여 발을 침대 끝에 올려놓는 방법이다. 전자는 C6A기능수준에 적용되고 후자는 C6B1기능수준 이하에 적용된다.

직각 접근

휠체어-침대 사이의 직각(앞뒤) 옮겨타기 동작은 C6B1~2기능수준이 자립 가능하다.

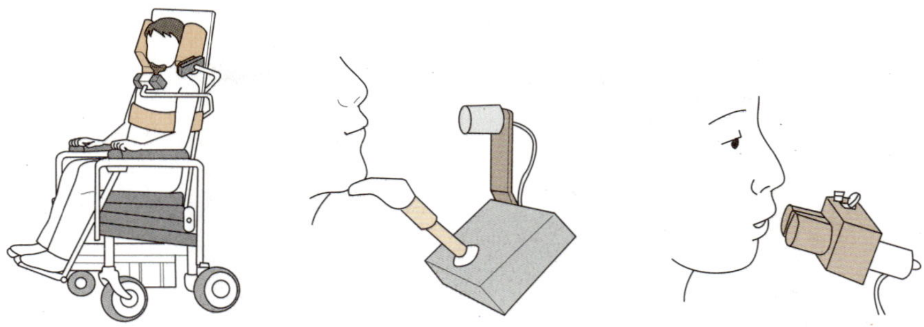

A. 턱으로 조작하는 방식의 full reclining 전동휠체어

B. joy stick lever를 턱으로 조작하여 휠체어를 구동한다.

C. 날숨을 이용해서 스위치 "ON?OFF"를 조작한다.

그림 4-14. 특수한 전동휠체어

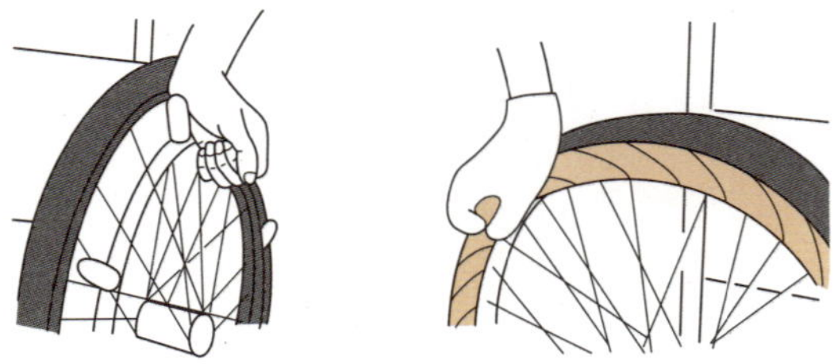

A. 놉이 부착된 손잡이테(hand rim) (C5기능수준)

B. 고무를 감은 손잡이테(C6~7기능수준)

그림 4-15. 휠체어의 구동

옮겨타기 동작을 안전하고 원활하게 시행하려면 휠체어와 침대의 틈새에 미끄러지기 쉬운 시트나 옮겨타기 판(transfer board), 틈새를 메우는 베개나 쿠션의 이용이 효과적이다(**그림 4-10**). 옮겨타기 방법은 hand grip부분에 팔꿈치나 아래팔을 걸어 윗몸을 지지하면서 한쪽의 손등부분을 무릎 아래에 넣어 종아리를 올려 침대 위에 발을 올려놓는다. 이 방법으로 양 발을 번갈아 침대 위에 올려놓는다. 휠체어를 접근시켜서 침대에 밀착시킨다. 양손을 손잡이테(hand rim)나 팔걸이(arm rest)의 위 등에 놓고 밀어올리기(push up)를 하여 엉덩이를 앞쪽으로 밀어낸다. 이 동작을 반복해서 시행하여 침대 위로 이동한다(**그림 4-11**).

옆쪽 접근

옆쪽(측방) 옮겨타기는 휠체어를 침대에 비스듬히 붙여서 시행하는 방법이다. C6B2~3 기능수준 이하가 자립 가능한 범위이다. 옮겨타기 방법은 휠체어 위의 엉덩이를 앞쪽으로 이동시켜 침대 위에 한 손을 짚고 반대의 손은 휠체어의 파이프 위에 놓고 밀어올리기(push up)를 시행하여 엉덩이를 침대 위로 이동한다(**그림 4-12A**). 옮겨 타서 침대 끝에 걸터앉은 자세가 되면 손등을 무릎 아래에 넣어 다리를 당겨 올리면서 침대의 뒤쪽으로 넘어지는 것처럼 옮겨 탄다. 윗몸을 침대 위쪽으로 미끄러져 움직이면서 양 다리를 침대 위에 올려놓는다(**그림 4-12B**).

보조로 시행하는 방법

C4~5기능수준은 일반적으로는 보조를 필요로 한다. 인력에 의한 보조는 안전성을 고려하여 2인 보조가 바람직하다(**그림 4-13**). 또한 기기에 의한 보조는 리프트가 이용되는 경우가 많다. 침대와 휠체어, 또는 욕실이나 화장실에의 이동이나 옮겨타기 등에 사용되고 천정 주행식이나 바닥 주행식, 고정식의 리프트가 있다.

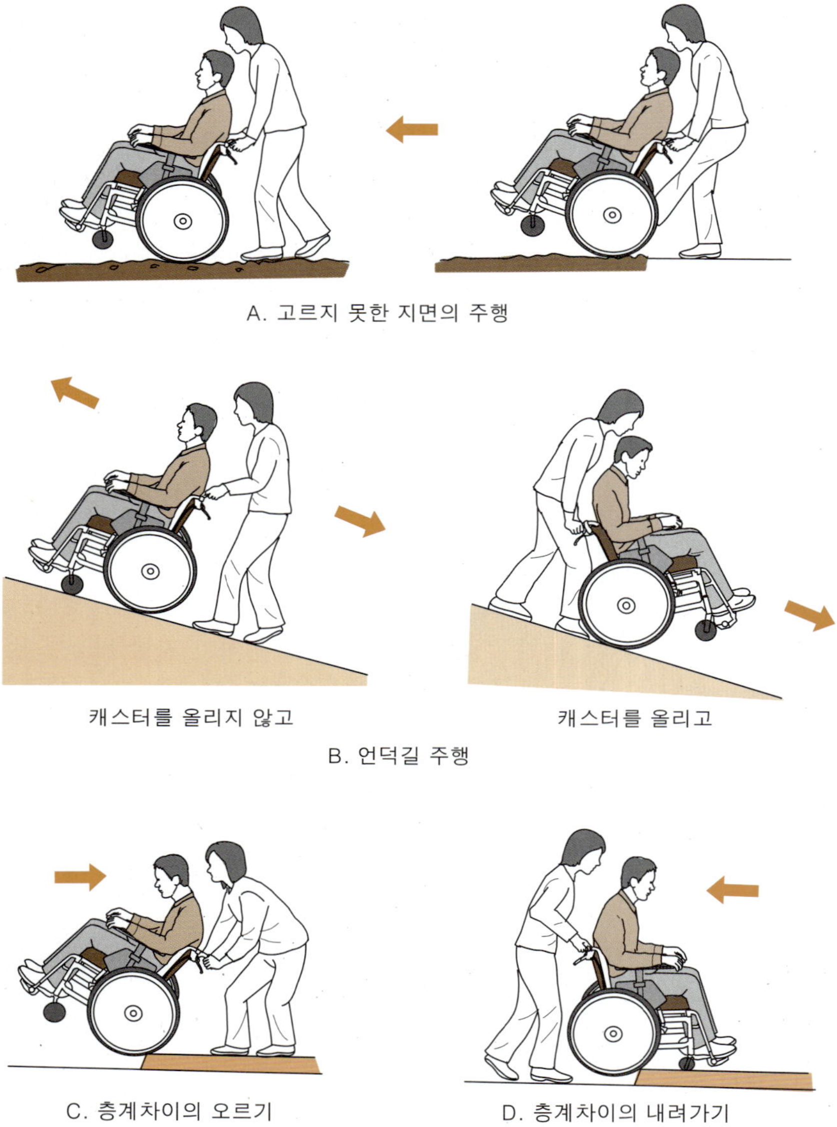

그림 4-16. 휠체어의 주행 보조

4 휠체어의 조작

휠체어의 구동

C4기능수준은 팔 · 손가락의 기능이 완전히 폐용되어 있기 때문에 특수한 전동휠체어가 사용된다. 머리받침(head rest)부분에 설치한 공기압 스위치를 머리로 조작하고 모니터로 확인하면서 조작하고 싶은 부분을 선택한다. 모니터에 의한 조작기능은 전원의 "ON · OFF", chin control arm의 스윙, reclining, 주행 등이다. 레버의 받침 접시에 턱을 올려놓고 조작하여 휠체어를 구동한다(**그림 4-14**).

C5기능수준은 표준형의 휠체어의 구동이 가능하다. 그러나 기능의 상태에 따라서 높이 부

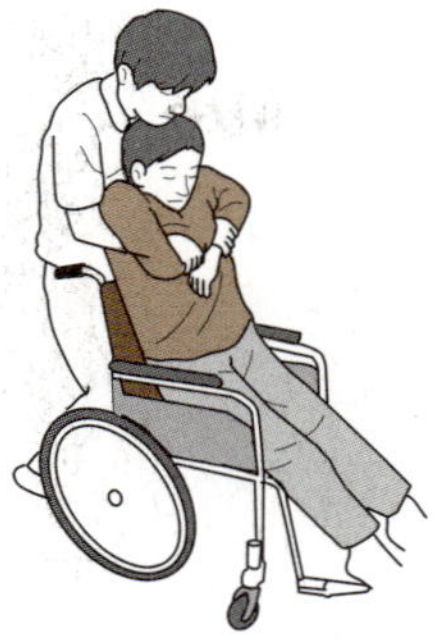

C4~5기능수준
간병인이 윗몸을 껴안고 위쪽으로 당겨 올려서 압력제거를 한다.

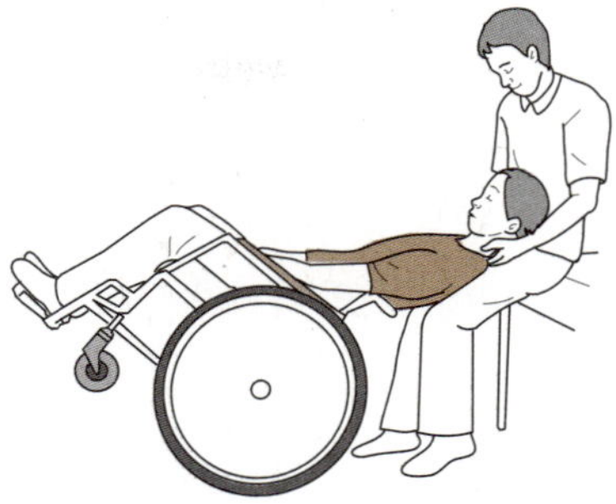

C5기능수준
휠체어를 뒤쪽으로 넘어뜨려 압력을 제거한다.

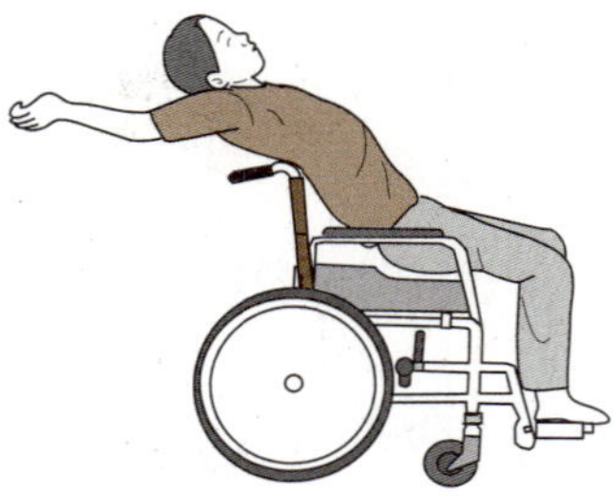

C6기능수준
윗몸을 등받이의 위 끝을 받침점으로 하여 젖히고 팔의 흔듦을 이용해서 엉덩이의 압력제거를 시행한다.

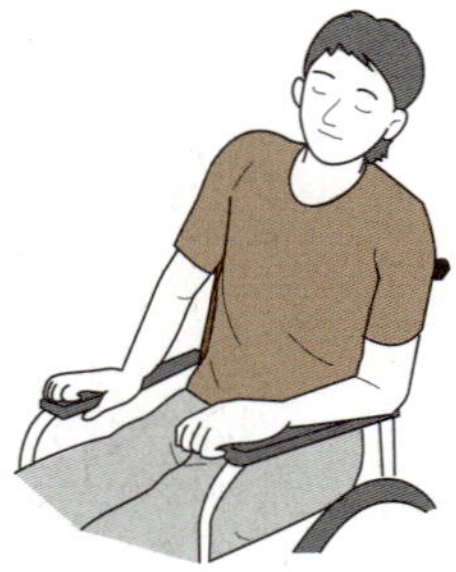

C6기능수준
윗몸을 한쪽으로 기울이고 한쪽의 엉덩이의 압력제거를 번갈아 시행한다.

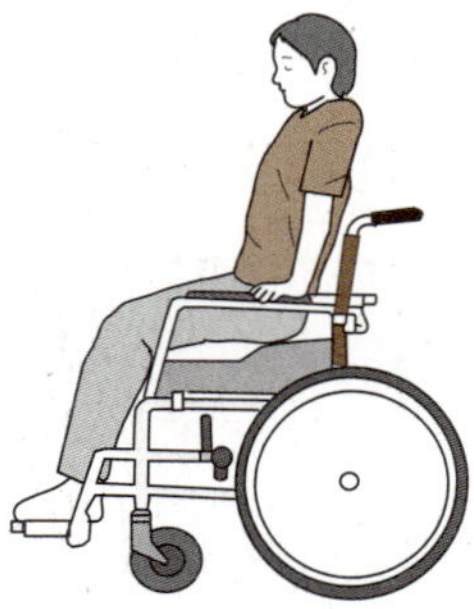

C7기능수준
밀어올리기(push up)에 의한 압력제거 방법

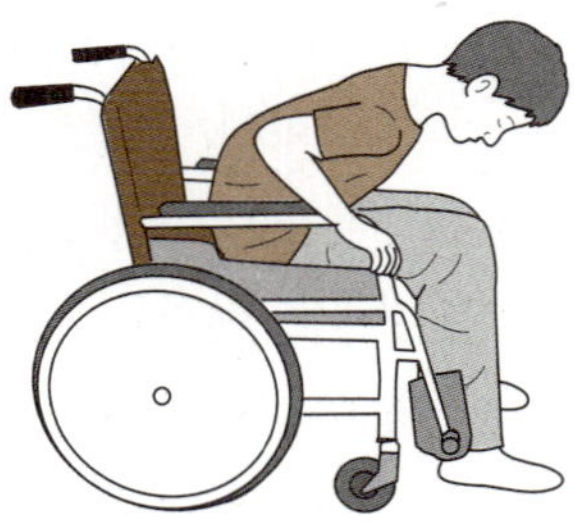

C7기능수준
발을 내려서 앞쪽으로 기울인다.

그림 4-17. 휠체어 위에서의 압력제거 방법

착된 손잡이 테(**그림 4-15A**)나 전동휠체어가 적용된다.

C6기능수준 이하에서는 고무나 비닐로 코팅된 손잡이 테(**그림 4-15B**)를 마찰고무가 붙은 장갑을 장착하여 구동한다. 이 수준의 휠체어 구동은 아래팔 뒤침(회외)위치에서 손잡이 테

와 타이어를 위쪽에서부터 손바닥으로 밀어붙이는 것처럼 하여 추진하는 방법이다. C7~8 기능수준이 되면 아래팔 중간위치에서 타이어를 양쪽에서부터 끼워 넣는 것처럼 하여 휠체어를 구동한다. 이 수준이 되면 평지주행훈련만이 아니라 경사로(slope), 슬라롬(slalom), 층계차이, 일반도로 등의 응용주행훈련을 실시한다.

휠체어 제작상의 주의할 점

경수 손상자의 휠체어 앉은 자세에서는 골반이 뒤로 경사져 앞쪽으로 미끄러져 앉게 되어 척추가 둥근 등이 되는 불량자세를 만들뿐만 아니라 구동성도 저하되기 때문에 휠체어의 주행성이나 시트의 적합성에 유의하여 제작하는 것이 필요하다. 모듈형의 휠체어는 안정성과 기동성의 조정이 가능하므로 편리하다.

휠체어 보조

휠체어의 주행보조는 고르지 못한 지면이나 언덕길, 층계차이 등을 이동할 때에 시행된다. 고르지 못한 지면에서는 캐스터를 올려서 큰 바퀴로 주행하면 진동이 적다. 언덕길에서는 등을 돌려서 내려가고 앞쪽을 향해서 오르면 불안이 적다. 완만한 경사면의 언덕길에서는 앞쪽을 향해서 보조하여 내려가는 경우도 있으나 대상자에게 불안을 주지 않도록 캐스터를 올려서 간병인이 뒤쪽으로 중력중심을 걸어서 약간 끌면서 천천히 주행한다. 층계차이의 오르고 내리기는 앞쪽을 향하는 것과 등을 돌려서 시행하는 방법이 있으나 천천히 등을 돌려서 시행하는 편이 안전하고 안정감도 높다(**그림 4-16**).

5 휠체어 위에서의 압력제거

하루의 생활의 대부분의 시간을 휠체어 위에서 지내는 경추 손상자로서 엉덩이의 압력제거는 반드시 필요하다. C4~5A 기능수준의 경우는 간병인이 껴안고 위쪽으로 당겨 올려 압력을 제거하는 방법, 또한 휠체어를 뒤쪽으로 넘어뜨려 시행하는 방법이 있다. C4 기능수준에서 특수 전동휠체어를 사용하고 있는 경우는 full reclining을 자기 조작을 하여 압력을 제거하는 것이 가능하다. C6이나 C7 기능수준에서의 압력제거 방법은 휠체어의 등받이를 이용하여 윗몸을 뒤쪽으로 젖혀서 시행하는 방법, 윗몸을 한쪽으로 경사시켜서 시행하는 방법, 발을 발판에서부터 내려서 윗몸을 앞으로 굽히게 하는 방법, 그리고 밀어올리기(push up)로 시행하는 방법이 있다(**그림 4-17**).

e. 셀프케어

1 식사동작

식사동작은 물 마시기와 음식물 섭취가 주된 동작내용이다. 물 마시기는 빨대와 커프가 부착된 컵을 사용한 방법이 있다. 자립 가능한 수준은 C5B 기능수준이다. 빨대의 위치조정 등 조건을 갖추면 C4 기능수준에서도 자유로이 마실 수 있다. C6B2 기능수준에서는 힘줄고정용 작용(tenodesis action)을 이용하여 컵을 파지하여 마시는 것이 가능하다. 음식물 섭취는 스푼 홀더나 굵은 손잡이의 스푼 등을 사용해서 시행된다. C5B 기능수준 이하는 자립 가능한 수준이지만 기능상태를 관찰하면서 식사용 자조구를 적용하는 등, 먹는 것의 용이성을 고려한 지도가 필요하다(**그림 4-18**). C4 기능수준에서는 식사용 지원 로봇[마이스푼, 문의처 : 세컴(주)]이 개발되어 이 기구를 이용하여 식사를 할 수 있다. 가격은 40만엔 전후로서 고가이지만, 대여의 이용도 가능하다. C5 기능수

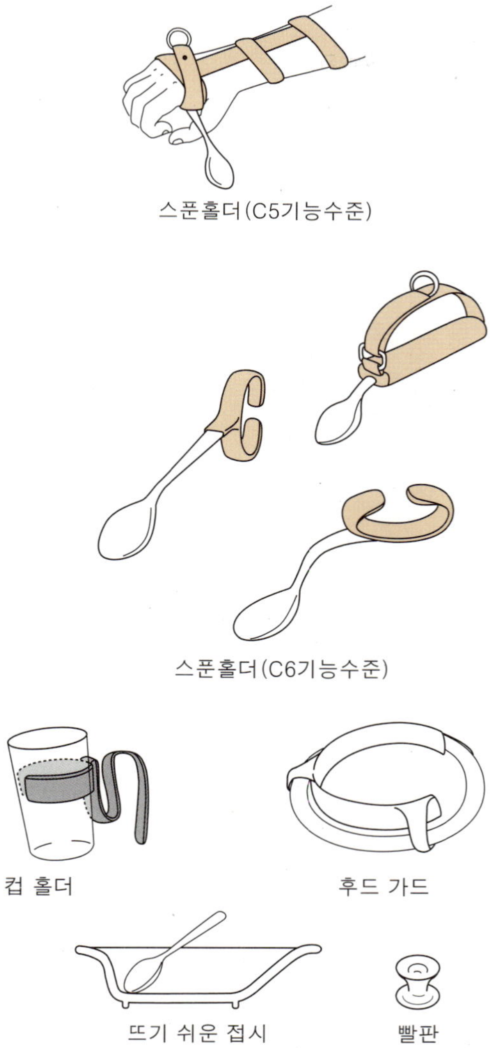

그림 4-18. 식사용 자조구의 여러 가지

준에서 앉은 자세 안정성이나 어깨를 올리는 근력, 지구력이 저하하여 있는 경우는 spring balancer 등의 보조기구가 이용된다[각론 3 "근위축성 측삭 경화증(ALS)"의그림 3-14 (106페이지) 참조].

2 몸 단정히 하기 동작

머리손질, 면도, 이빨 닦기 등은 조건을 갖추면 C5B～C6A 기능수준에서부터 자립이 가능하다. 손톱 깎기나 세수는 C6A～C6B1 기능수준이 자립이 가능한 수준이 된다.

C4 기능수준은 완전보조로 시행된다. 몸 단정히 하기 동작에 관련되는 것은 침대 위에서 시행하는 일이 많기 때문에 사전에 준비를 하여 시행한다. 즉, 가치침대의 각도를 올려서 하는 앉은 자세 유지, 오버테이블(over table)의 설정, 칫솔 · 물이 들어간 컵 · 빨대 · 쟁반 · 청결용 타월의 준비 등이다. 이빨 닦기는 간병인이 확인하기 어려우므로 거즈를 손가락에 감아서 입안이나 이빨의 부분을 닦는 방법은 효과적이다.

C5B 기능수준 이하에서는 헤어브러시나 면도기, 칫솔 등을 커프에 부착하여 시행한다. 면도기나 칫솔은 전동식이 실용적이다.

C6B 기능수준이 되면 세면대에 휠체어를 옆으로 붙여 하는 세수 등의 동작이 가능해진다. 타월의 절반을 물에 적셔서 얼굴을 씻고 건조한 부분의 절반으로 닦는 방법이나, 비누를 나일론 네트에 넣어 사용하는(잡기 쉽고 거품이 잘 난다) 방법 등은 효과적인 동작방법이다.

C6B2～3 기능수준에서는 양손의 사용이나 손가락 사이에 끼우는 등, 커프 등을 사용하지 않아도 조작이 가능해진다(**그림 4-19**).

3 착탈의 동작

C6A 기능수준은 전동 가치침대 위에서의 머리로부터 뒤집어씌우는 셔츠 · 아랫도리옷 · 양말 · 신발의 착탈은 조건을 갖추면 자립이 가능한 수준이다. 또한 휠체어 위에서도 아랫도리옷 이외의 착탈의가 가능하다. 특별한 조건을 갖추지 않아도 실용적 수준이 되는 것은 C6B2～3 기능수준이다. 이 수준에서의 의복의 조작에는 손등부분이나 엄지손가락에 의한 걸기 기능을 이용해서 시행한다. 또한 탈의할

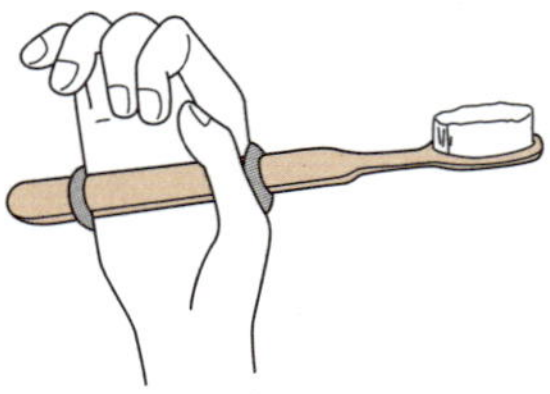

A. C5B~C6A기능수준
고리고무로 칫솔을
고정한다.

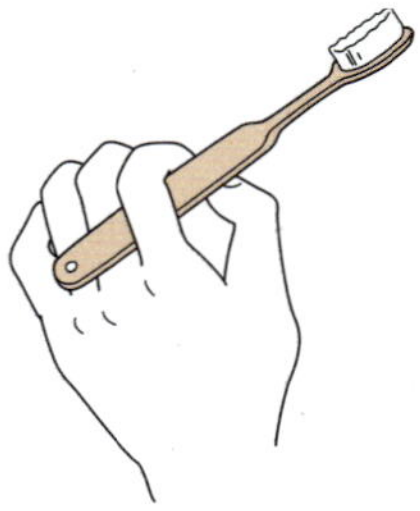

B. C6B기능수준
손가락 사이에 칫솔을
끼워서 고정한다.

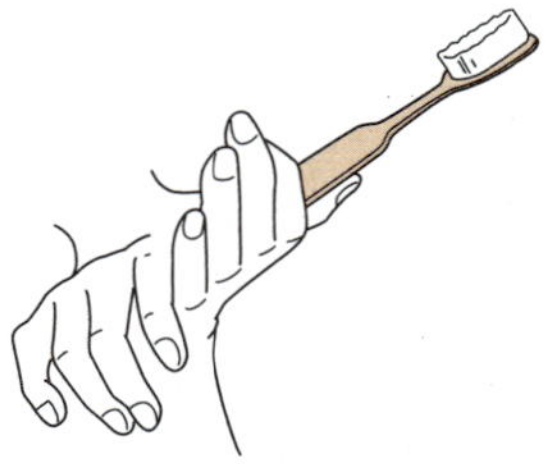

C. C7기능수준
양손으로 칫솔을 끼워
고정한다.

그림 4-19. 칫솔을 잡는 방법

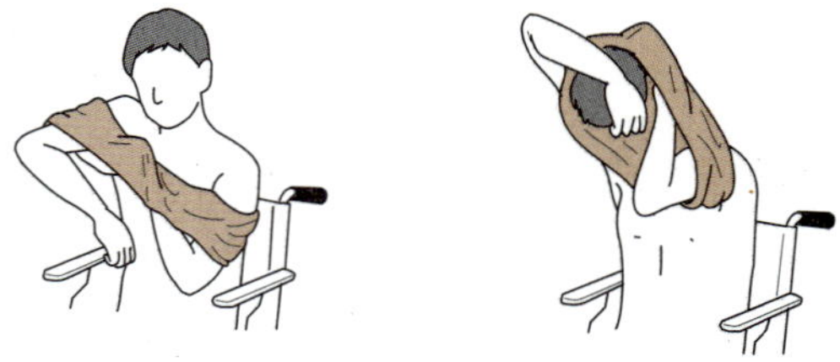

머리로부터 뒤집어씌우는 셔츠의 착의

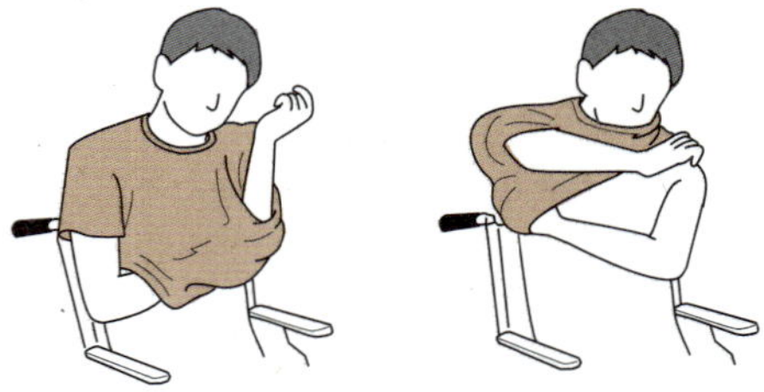

머리로부터 뒤집어씌우는 셔츠의 탈의

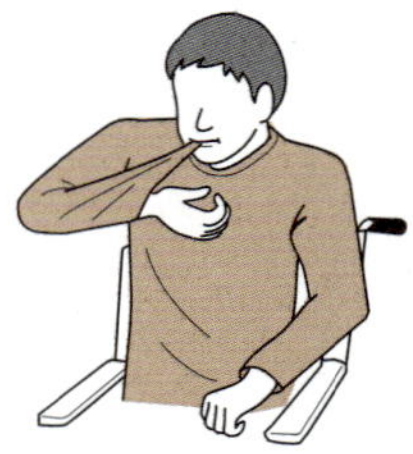

긴 소매 셔츠의 탈의

그림 4-20. 머리로부터 뒤집어씌우는 셔츠의 착탈

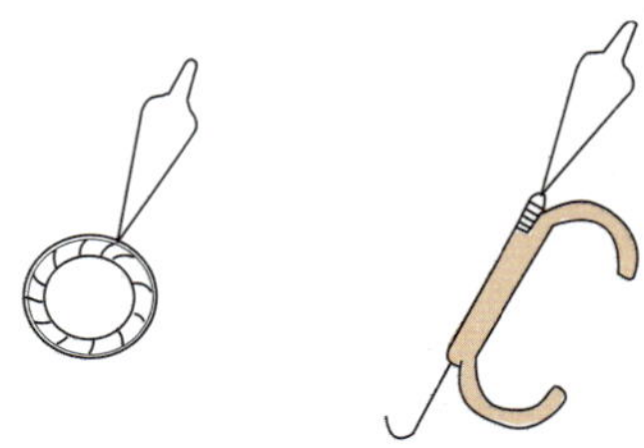

그림 4-21. button aide

때에는 소맷부리를 입으로 물고 잡아당기면서 소매로부터 팔을 빼는 동작이 시행된다(**그림 4-20**). 단추 등의 고정하는 쇠붙이의 조작은 기능의 상태에 따라 매직테이프가 이용된다. C6B2~3 기능수준이 되면 커프가 부착된 button aide 등의 자조구를 조작하여 단추의 착탈을 자립할 수 있다(**그림 4-21**). 아랫도리옷의 착달 동작에서는 의복의 엉덩이부분을 처리하는 것이 자립의 요점이다. 이 때문에 휠체어 위에서의 동작은 어렵고 C7A 기능수준부터 실용적으로 가능한 범위가 된다. 바지의 착의는 주머니에 손을 넣고 팔꿈치를 받침점으로 하여 팔꿈치를 굽히면서 손등부분으로 바지를 당겨 올린 동작이 이용된다(**그림 4-22**). 신발이나 양말의 착탈은 침대 위나 휠체어 위에서 시행한다. 휠체어로 옮겨 타고 침대 위에 한쪽의 발을 올려놓은 채로 두발로 깍지를 끼어 한쪽의 팔을 그립에 걸어 윗몸을 지지하면서 시행한다. 양말은 조작하기 쉽도록 루프를 붙여서 시행하거나 socks aide 등의 자조구를 이용해서 시행하는 경우가 많다(**그림 4-23**).

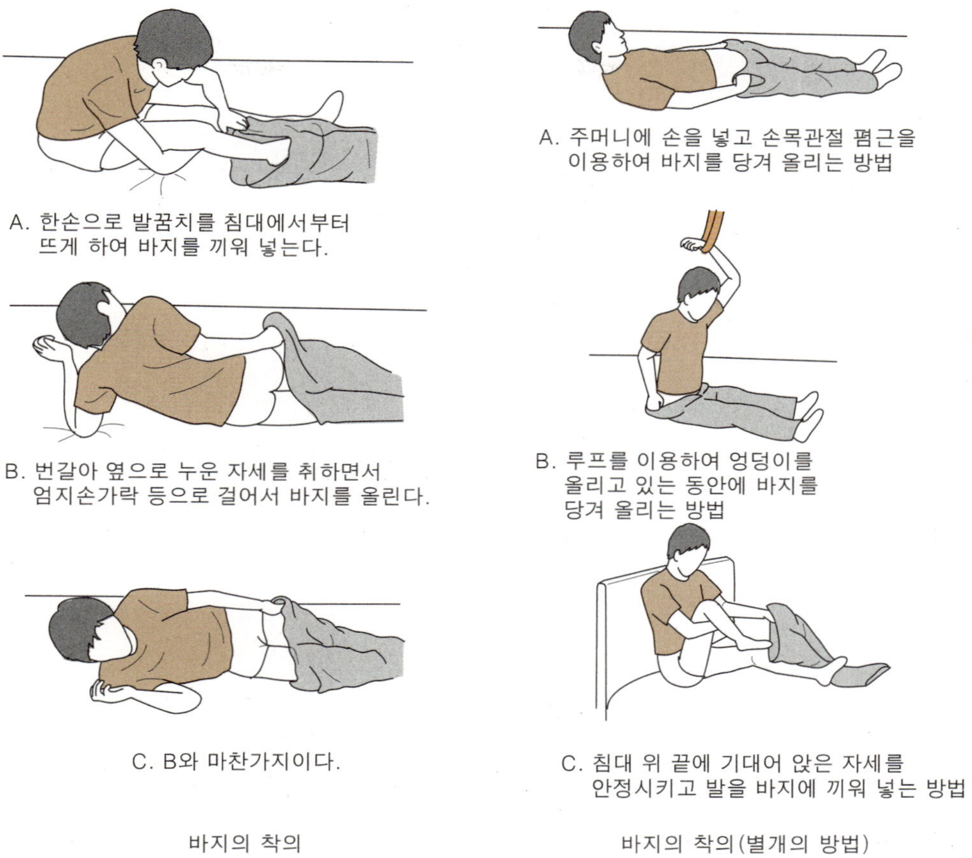

그림 4-22. 바지의 착의

C4~5A기능수준에서는 완전보조로 시행하는 경우가 많다. 바지의 착탈 보조는 침대 위에서 시행하고, 머리로부터 뒤집어씌우는 셔츠 등의 윗도리는 휠체어 위에서 시행하는 것이 보조하기 쉽다.

사용하는 의복은 낙낙한 것이 좋고 특히 겨드랑이나 소맷부리, 옷자락의 부분은 여유가 있고 신축성이 있는 재질이 바람직하다. 단추가 있는 옷보다 머리부터 뒤집어씌우는 옷이 사용하기 쉽다. 바지의 허리부분은 고무가 들어간 것이 조작하기 쉽다. 바지를 올리기 쉽도록 루프를 허리 부분에 붙여서 이용한다. 여성의 경우는 휘감는 스커트도 사용하기 쉬운 의복이다.

4 배뇨동작

경수 손상자의 배뇨에는 소변 수집용기를 사용하는 실금성 배뇨, 카테터를 사용해서 정시 배뇨를 시행하는 간헐도뇨, 간헐도뇨가 곤란한 경우에 사용되는 방광샛길이나 유치 카테터 등의 방법이 있다.

자립에 필요한 배뇨에 관한 동작은 카테터를 사용한 자기도뇨와 소변수집용기를 사용할 때의 조작내용이다. 자립이 가능한 기능수준은 휠체어 위 · 침대 위, 남 · 여 등 동작을 시행하는 장소나 성별의 차이로 다르다.

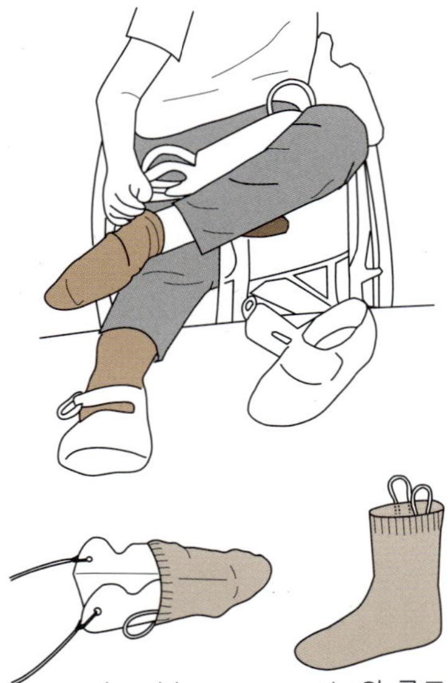

그림 4-23. 두발로 깍지를 끼어서 하는 양말의 착탈

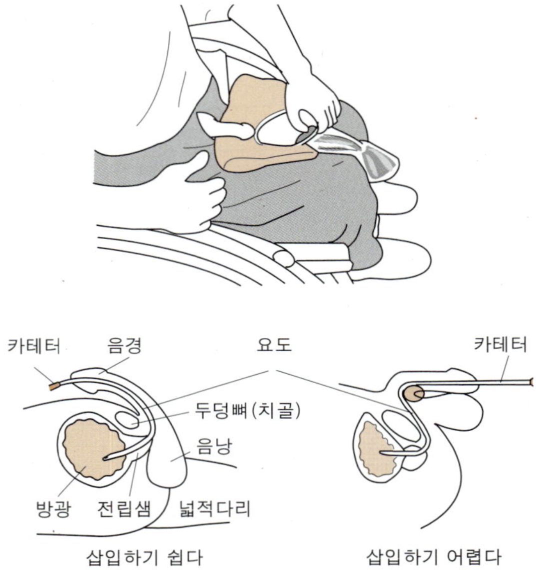

그림 4-24. 남성의 자기도뇨법

자기도뇨의 방법

침대 위에서의 자기도뇨 조작은 남성에서는 동작조건을 갖추면 C5B 기능수준부터 자립이 가능해진다. 여성에서는 C6B2 기능수준이다. 휠체어 위에서는 남성은 C6A 기능수준부터 가능해지지만 여성에서는 C6B3 기능수준에서 자립의 가능성이 있는 정도이다.

남성의 경우, 휠체어 위에서의 자기도뇨는 다음에 보여주는 것 같은 절차로 시행한다(**그림 4-24**).

① 받침대 위에 필요한 물품(타월, 소독약액, 소변용기 또는 소변제거용 패드, 카테터, 물 티슈, 쓰레기통)을 고루 갖춘다.
② 음부를 끄집어내고 그 아래에 타월을 깐다.
③ 소변용기 또는 소변제거용 패드를 준비한다.
④ 손가락과 음부를 소독한다.
⑤ 카테터를 요도에 삽입한다.
⑥ 배를 가볍게 두드려서 배뇨한다.

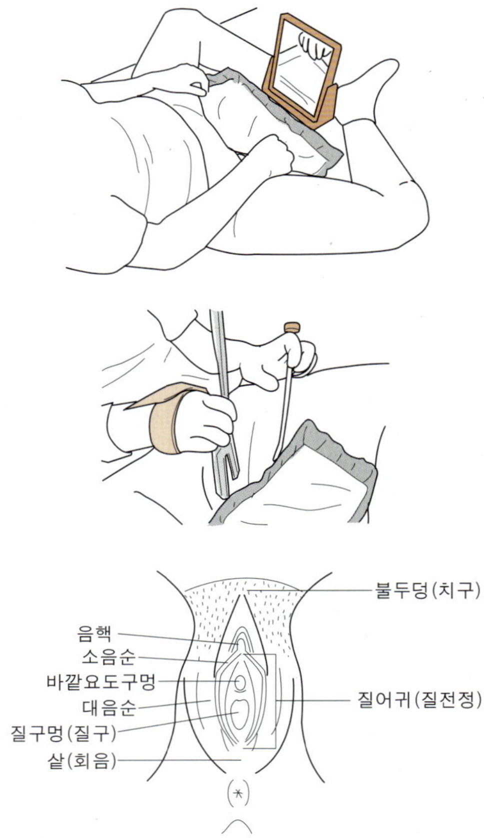

그림 4-25. 여성의 자기도뇨법

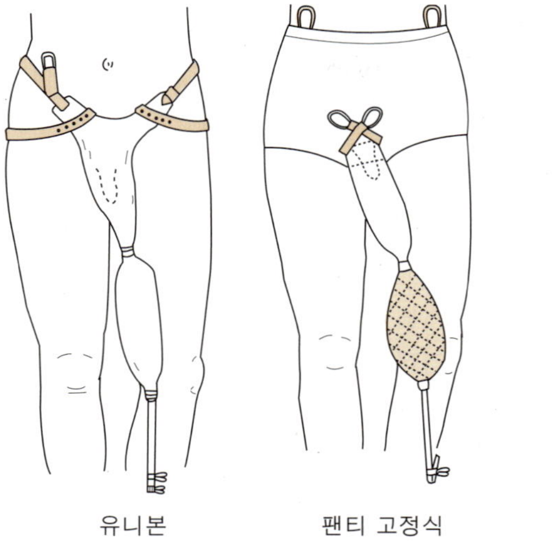

그림 4-26. 시중에서 판매되는 남성용 소변수집용기

⑦ 카테터를 뽑아낸다.

⑧ 소변용기의 소변을 오물 싱크대에 버린다.

⑨ 카테터와 소변용기를 세정하여 수납한다.

카테터는 자력으로 조작이 가능하도록 캡에 루프를 붙이는 등의 개량을 해서 사용한다.

여성의 경우는 자세유지나 기구조작의 용이성 때문에 침대 위에서 시행하는 일이 많다. 여성은 요도구를 확인하기 어렵기 때문에 남성과는 다른 자세나 기구가 필요하다. 다음에 나타낸 것 같은 동작의 절차로 시행된다(**그림 4-25**).

① 필요한 도구의 준비(남성과 다른 물품은 거울, 음부 개폐기)

② 가치침대를 올려 앉은 자세에서 개배(abduction in flexion)자세를 취한다.

③ 거울, 소변제거 패드, 소변용기를 갖춘다.

④ 손가락 · 음부를 소독하고 음부 개폐기를 사용해서 바깥요도구멍(외요도구)을 확인한다.

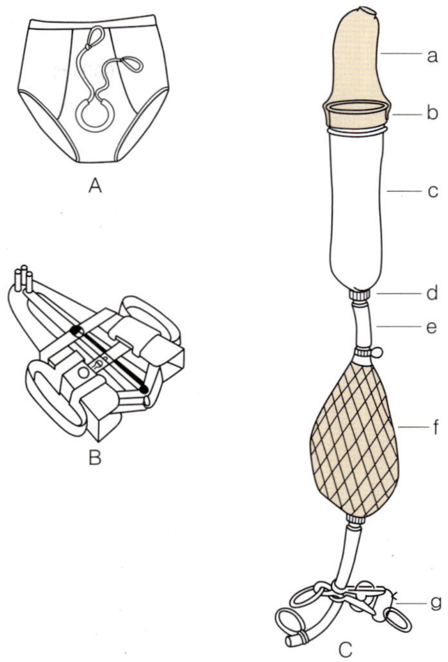

그림 4-27. 자주제작에 의한 팬티 고정식 소변수집용기

A. 구멍이 뚫린 팬티: 소변수집용기의 링 부분을 고정한다.

B. 3점 부지: 콘돔의 절단면 등을 넓히기 위한 자조구

C. 소변수집용기: a. 콘돔, b. 플라스틱 링, c. 빙경, d. 역류방지 밸브, e. 고무튜브, f. 소변을 저장하는 주머니, g. 배출밸브

⑤ 음부를 벌린 채로 카테터를 요도구멍으로부터 삽입한다.

⑥ 두덩부위(하복부)를 두드려서 소변용기에 배뇨한다.

소변수집용기를 사용하는 방법

남성에게는 효과적인 소변수집용기가 개발되어 있으나 여성의 경우는 없기 때문에 이용률은 매우 낮다.

시중에서 판매되는 남성용 소변수집용기에는 유니본[알케어(주)]이나 팬티 고정식[일본 오토 러닝 시스템(주)]이 이용되고 있다(**그림**

4-26). 팬티 고정식 소변수집용기의 장착은 C6B2 기능수준부터는 자립이 가능하다. 손가락의 기능이 장애되어 있기 때문에 다양한 자조구의 사용이나 용구의 개량이 필요하다. 자주제작에 의한 팬티 고정식 소변수집용기 장착에 필요한 조작방법을 다음에 제시한다(**그림 4-27**).

① 커프가 부착된 커터(cutter)로 콘돔의 끝부분(음경 삽입부분)을 절단한다.
② 음경(penis)을 삽입하기 쉽도록 사전에 콘돔을 막대를 사용해서 감아서 옮긴다.
③ 3점 부지(bougie)를 사용해서 플라스틱 링에 빙경과 감아서 옮긴 콘돔을 설치한다.
④ 콘돔 끝의 절단면을 3점 부지로 넓혀 음경을 삽입한다.
⑤ 소변수집용기를 장착하고 마지막으로 팬티에 플라스틱 링을 끈으로 고정한다.

소변을 저장하는 주머니로부터의 배뇨는 고무튜브를 조작하기 쉽도록 링을 부착하고 빨래집게를 조작하여 고무튜브를 벌려서 변기나 오물 싱크대에 배출한다(133페이지의 칼럼 참조).

보조로 시행하는 방법

배뇨보조는 C4~5 기능수준에 시행된다. 보조방법에는 배를 두드리거나 손으로 압력을 가하여 시행하는 방법, 카테터를 요도에 삽입하여 시행하는 방법, 유치 카테터나 방광샛길을 형성하여 시행하는 방법 등이 있다.

5 배변동작

경수 손상자의 배변동작에는 설사약의 복용, 관장이나 좌약의 삽입, 변기 면에의 옮겨타기, 아랫도리옷의 착탈, 뒤처리 등 다양한 동작이 요구된다.

그러나 동작의 조건을 갖추면 C6B2기능수준부터 자립이 가능하다. 배변은 침대 위 누운 자세에서 시행하는 경우, 배변 · 목욕용 휠체어를 사용해서 시행하는 경우, 높은 바닥식의 매립형 변기를 이용하여 시행하는 경우, 난간부착 양변기나 간병용 길고 둥근 변기(신체장애인용 변기)를 사용해서 시행하는 경우가 있다(**그림 4-28**). 잔존하는 기능의 정도나 옮겨타기 동작의 능력의 정도로 실시방법이 변화한다.

좌약의 삽입

좌약의 삽입은 커프가 부착되거나 고정 벨트가 부착된 보조구를 사용해서 시행한다. 변기나 배변용 휠체어 위에서의 앉은 자세와 침대나 높은 바닥식의 변기 등을 누운 자세에서 시행하는 경우가 있다. 손바닥 고정형 · 리처(reacher)형 · 지레 삽입형 등, 조작기능이나 조작자세에 맞춘 좌약 삽입도구가 임상현장에서 개발되어 있다. 그 중에서 몇 가지는 시중판매가 되고 있다(**그림 4-29**).

보조로 시행하는 방법

배변보조는 C4~5 기능수준에 실시된다.

침대 위에서 보조를 시행할 때에 준비하는 것은 비닐 시트, 신문지, 종이기저귀, 휴지 등이다. 전날에 설사약을 복용하고 배설하기 쉽도록 왼쪽을 아래로 하여 편안하게 누운 자세를 취하게 하고 좌약을 삽입한다. 배의 마사지나 손의 압력에 의한 배설을 촉진하고 나오기 힘든 때는 변의 적출을 시행한다.

배변용 휠체어를 이용하는 경우는 침대 위에서 좌약을 삽입한 후에 보조로 휠체어에 태운다. 휠체어 채로 화장실에 가서 변기에 삽입하여 배설을 촉진한다. 배변에는 시간이 걸리기 때문에 보온을 위한 무릎덮개나 앉은 자세의 안정성의 확인에 유의한다. 배변은 앉은 자세 쪽이 배설하기 쉽다고 한다. 휠체어 위에서의 장시간의 앉은 자세유지가 가능하도록 끈이나 난간 위에 설치한 널판 등의 보조구를 이용해서 윗몸을 지지하는 방법이 취해진다.

6 목욕동작

목욕동작은 착탈의, 씻는 장소 옮겨타기 · 이동, 욕조출입, 몸 씻기 등 동작의 공정이 길어 난이도가 높기 때문에 자립하기 어려운 동작이다. C6B3～C7A 기능수준부터는 자립하여 시행할 수 있다. 침대 위에서 의복을 착탈하고 목욕용 휠체어를 이용해서 샤워로 몸을 씻는 방

❖ 칼럼

소변수집용기에서부터의 배뇨[배출 밸브의 개폐(C6기능수준)]

소변수집용기에서부터의 배뇨는 배출 밸브의 조작이 가능하지 않으면 안 된다. 경수 손상자는 손가락의 기능장애가 있기 때문에 조작 가능한 자조구가 필요하다. 여기서는 값이 싸고 제작이 용이하며, 조작이 편안하고 사용하기 쉬운 빨래집게를 이용한 배출 밸브를 소개한다(그림 A).

소변을 모으는 조작(고무튜브를 닫는다)은 2개의 링을 좌우로 당기고 당겨서 끄집어낸 고무튜브를 빨래집게로 집어 닫는 방법이다. 이 때 한쪽의 링을 브레이크 레버에 걸어서 고정해두면 편안하게 고무튜브를 닫을 수 있다(그림 B의 a).

배뇨조작(고무튜브를 열다)은 고무튜브 끝부분에 있는 링을 위쪽으로 당겨 올리면 된다. 이 때 위쪽 소변수집용기까지 잡아당기지 않도록, 또한 장력이 효율적으로 작용하도록 소변을 모으는 주머니를 넓적다리부분의 벨트에 고정해둔다(그림 B의 b).

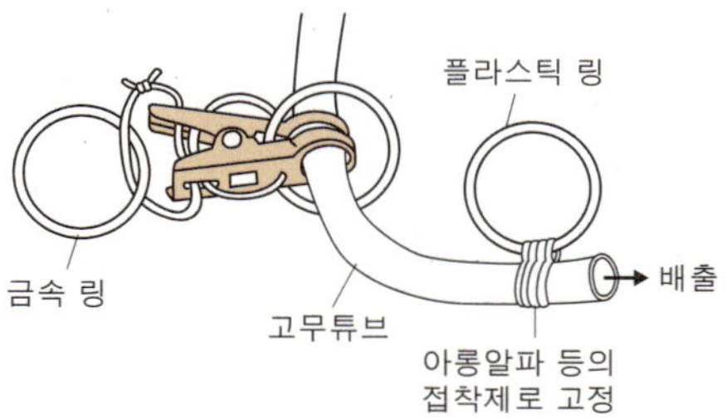

그림 A. 소변수집용기 배출밸브의 구조

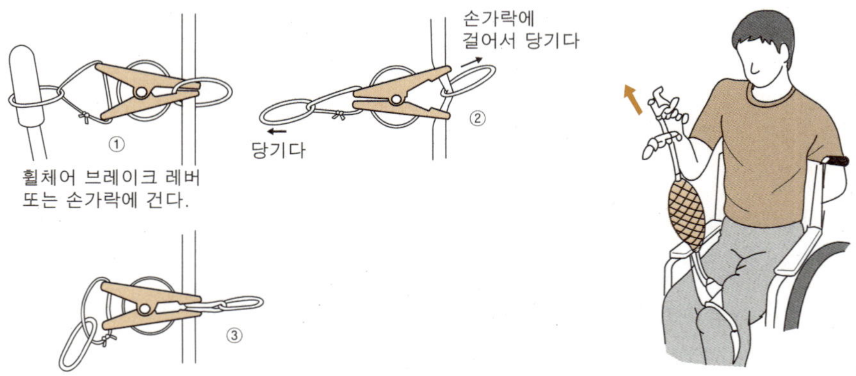

a. 소변수집용기 배출밸브를 닫는 조작
(측피)

b. 소변수집용기 배출밸브를 여는 조작
(배뇨)

그림 B. 소변수집용기 배출밸브의 개폐조작

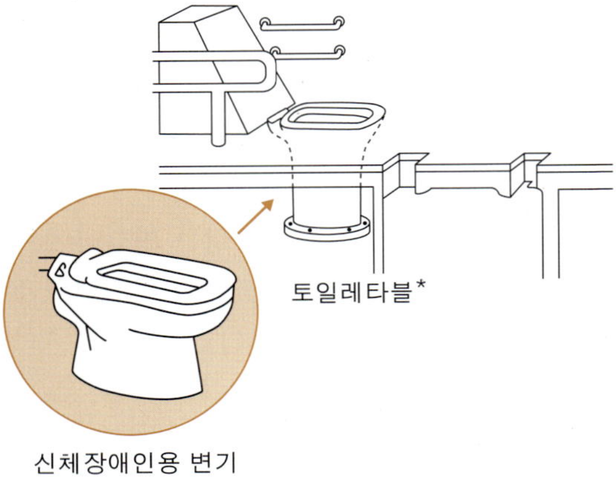

그림 4-28. 사지마비용 변기(C6B2기능수준)

*: 종합척수손상 센터 개발

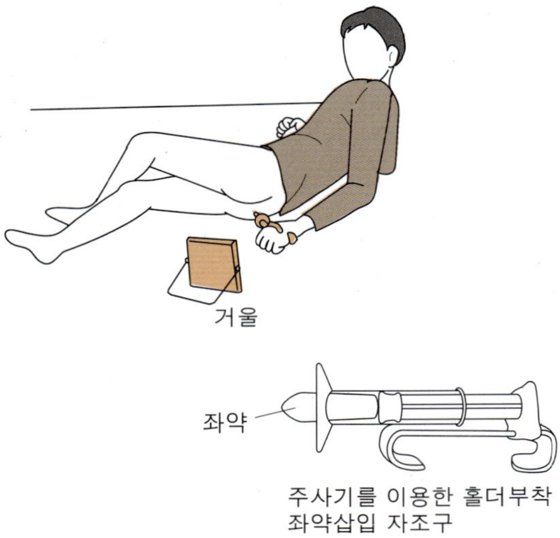

그림 4-29. 좌약 삽입기

법은 C6B1 기능수준부터 자립이 가능한 범위가 된다. 목욕동작을 시행하기 쉽게 하려면 씻는 장소를 높게 하고 욕조를 매립식으로 한 욕실 구조가 바람직하다(**그림 4-30**). 씻는 장소를 이동할 때에 피부에 상처가 나는 일이 있기 때문에 예방용의 욕실 매트를 이용한다. 또한 욕조의 출입이나 샤워의 사용 때 등은 필요에 따라서 난간을 설치한다. 욕조에 들어가는 경우

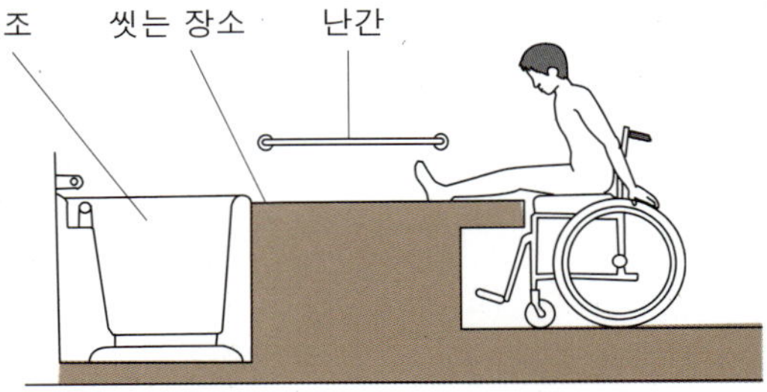

그림 4-30. 몸을 씻는 장소에의 옮겨타기

는 씻는 장소를 앞쪽으로 이동하여 양 다리를 욕조에 넣고 한쪽의 팔꿈치를 짚고 윗몸을 비틀어 반 옆으로 누운 자세가 되어 들어간다. 나올 때는 엎드려서 양 팔을 욕조의 가장자리에 걸어 양 팔꿈치를 짚고 전진하여 상반신을 욕조로부터 내며 팔을 난간에 걸어서 팔꿈치의 굽힘을 이용하여 엉덩이를 당겨 올린다(**그림 4-31**).

씻는 장소에서 몸을 씻는 방법은 다양하고 많은 종류의 몸 씻기용의 자조구가 소개되어 있다(**그림 4-32**). 잔존하는 기능수준, 앉은 자세의 안정성, 팔의 조작성, 동작환경 등, 개개의 상황에 적용한 방법을 선택할 필요가 있다.

보조로 시행하는 방법

C4~5기능수준에서는 완전보조로 시행된다. 욕실에의 이동은 리프트, 들것(stretcher), 목욕용 휠체어가 사용된다. 몸 씻기는 샤워를 사용하여 시행되고 욕조의 출입은 천정주행식 · 고정식 · 바닥 위 주행의 리프트가 이용된다. 또한 수압, 유압, 전동에 의한 의자식의 목욕용의 리프트가 사용되는 경우도 있다(**그림 4-33**).

f. 가정생활

가정생활은 셀프케어만이 아니라 여가활동

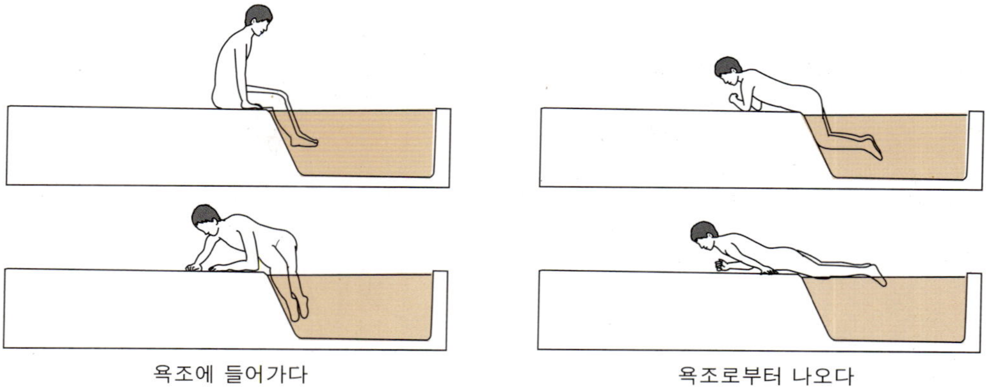

그림 4-31. 욕조에의 출입방법(C6B3~C7A기능수준)

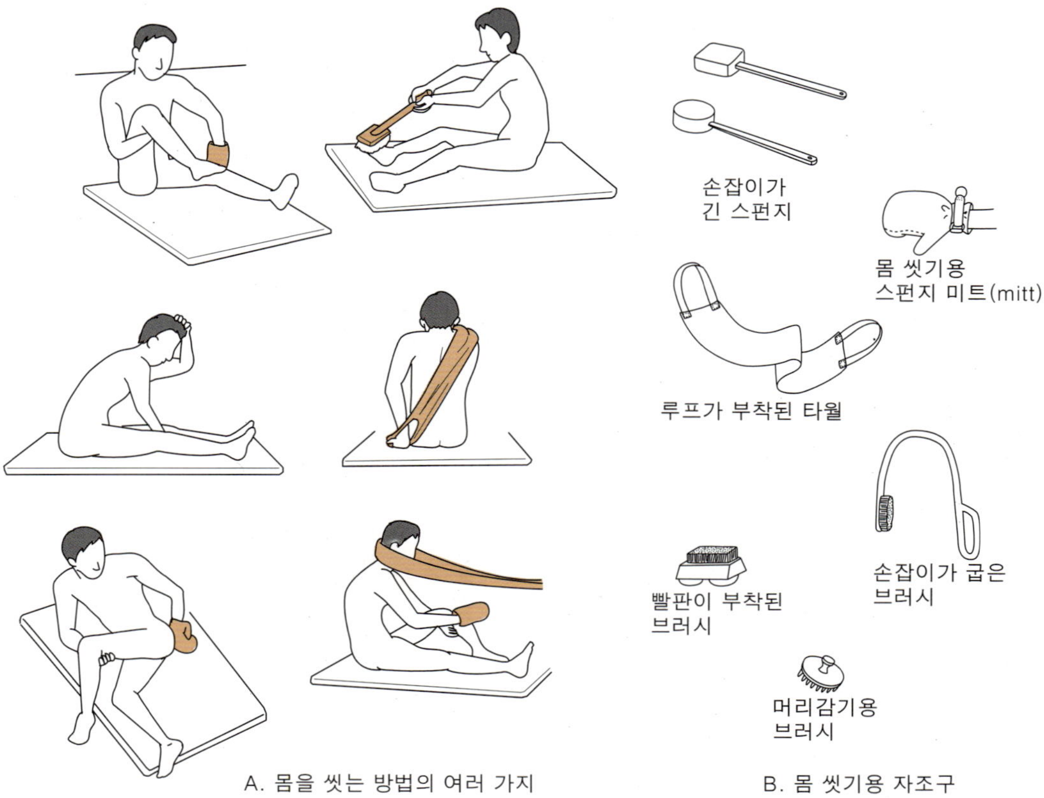

그림 4-32. 몸을 씻는 방법과 자조구

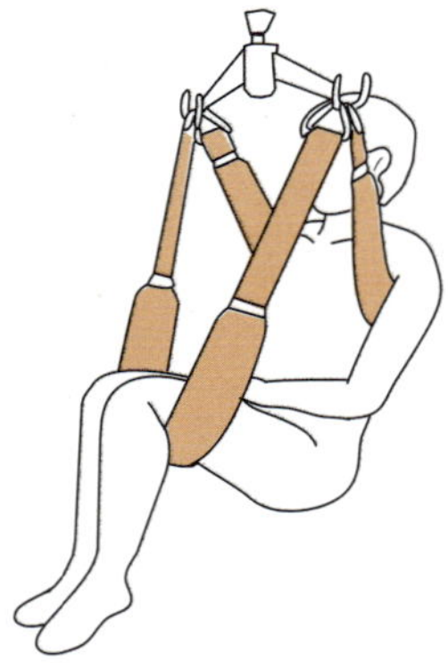

벨트식의 매다는 기구

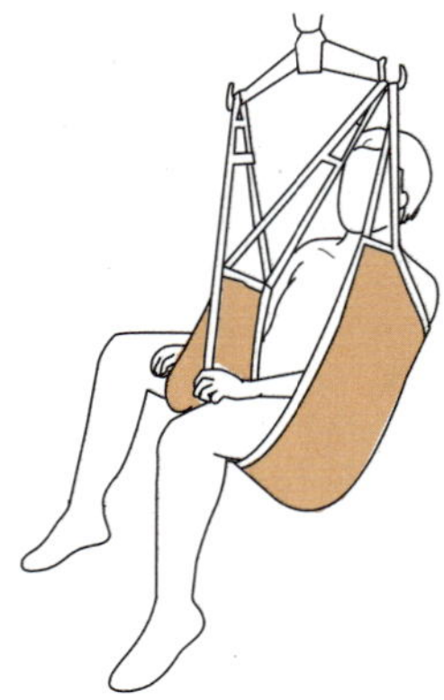

시트식의 매다는 기구

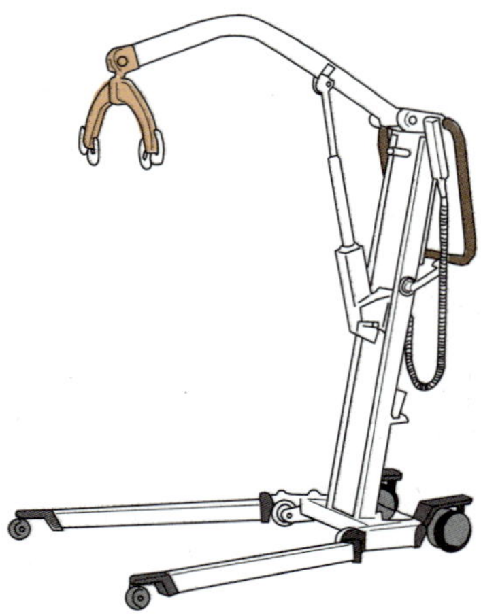

바닥주행식 리프트

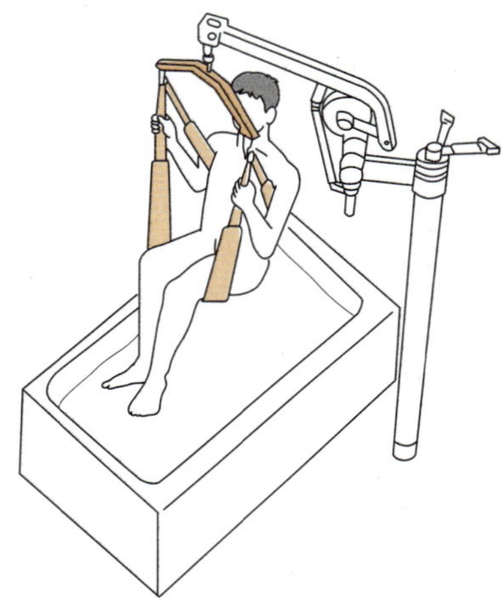

고정식 리프트

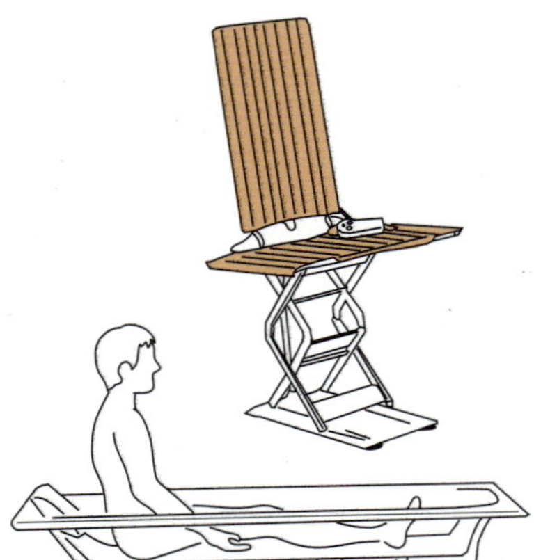

앉은 자세 목욕 리프트의 예(수압식)

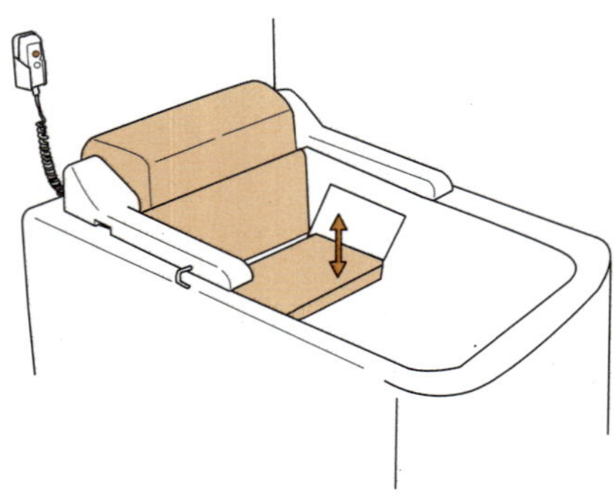

목욕보조 장치의 예(전동식)

그림 4-33. 목욕보조기구

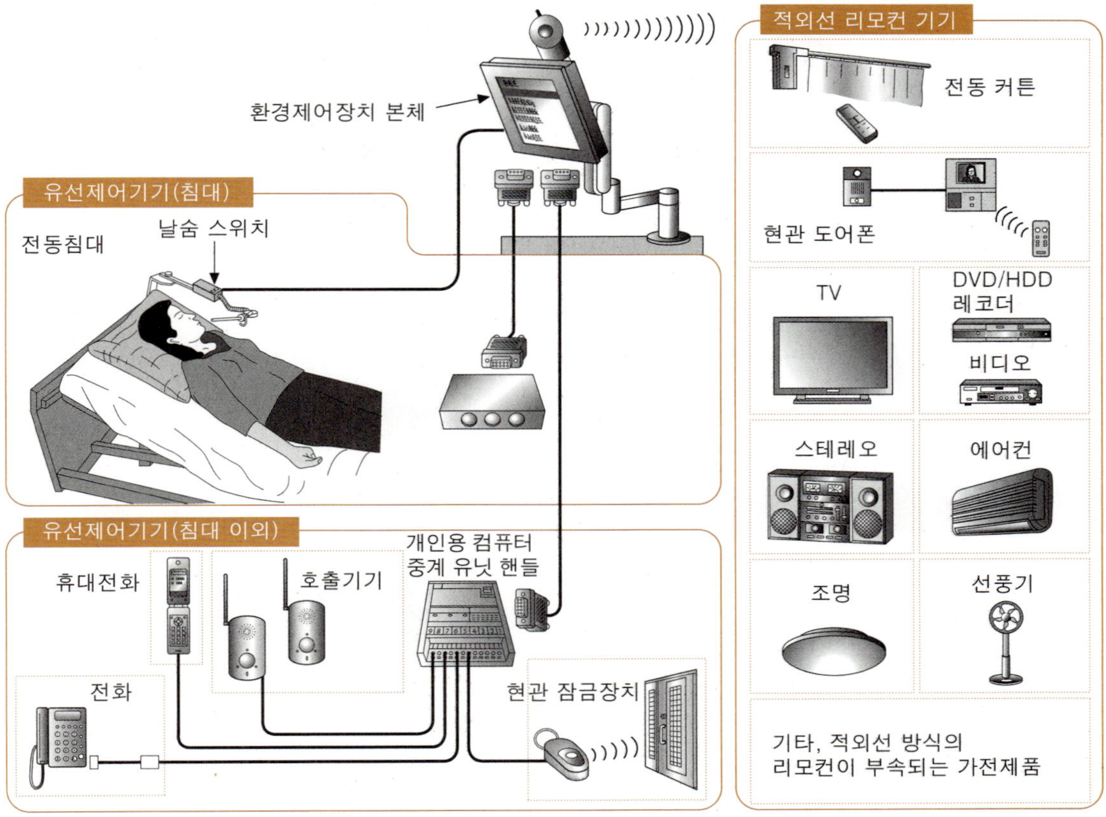

그림 4-34. 환경제어장치(ECS)의 전개
[일본 효고현립 복지마을 만들기 공학연구소 · 미쓰비시전기 컨트롤 소프트웨어(주) · 신산업 창조연구기구와의 공동 개발에 따름 "환경제어장치 · 미테라"의 카탈로그에서부터 인용]
판매 : (주) 액세스 인터내셔널, 제조 : 미쓰비시전기 컨트롤 소프트웨어(주)
기타의 환경제어장치 판매처 : 산요전자공업(주), (주)액세스 인터내셔널, 퍼시픽 서플라이(주), 아사히카세이 테크노 시스템(주), 메디케어(주), 알파텍(유한)

이나 작업(역할)적인 활동으로 구성되어 있다. 고위 손상자의 경우 자유로운 시간을 간병인의 손을 번거롭게 하지 않고 지낼 수 있는지 아닌지는 중요한 문제이다. 조명, 에어컨, 라디오, TV, 개인용 컴퓨터, 전화, 전동 커튼, 전동 침대 등의 스위치 조작의 자립이 생활의 자유도에 큰 영향을 주고 있다. 이러한 의미에서 C4 기능수준에 대한 환경제어장치(ECS : 그림 4-34) 도입은 유용하다. 환경제어기기의 조작 스위치에는 다양한 방법이 이용되고 있다. 누름 단추식 스위치, 빨대를 부는 날숨 스위치, 음성에 의한 마이크 스위치, 얼굴이나 손의 약간의 움직임을 감지하여 조작하는 압전소자 센서 스위치, 혀 터치 스위치, 근전 스위치 등이다. 이들의 스위치를 조작의 표시판인 제어장치(controller)와 접속하여 가전제품이나 생활관련 기구를 작동시켜 사용한다.

가정생활에서의 중요한 역할활동이 가사활

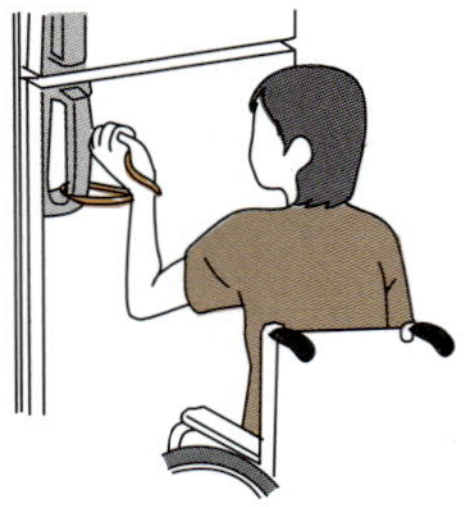

루프를 이용한 문의 열고 닫기

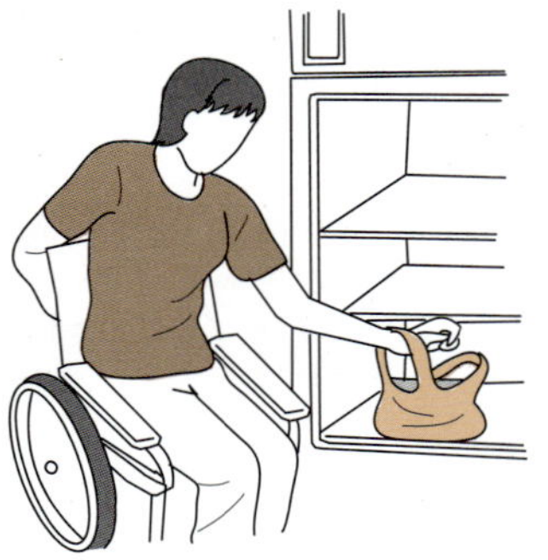

손에 드는 주머니를 이용하여
식품을 꺼내고 넣는다.

그림 4-35. 냉장고의 조작

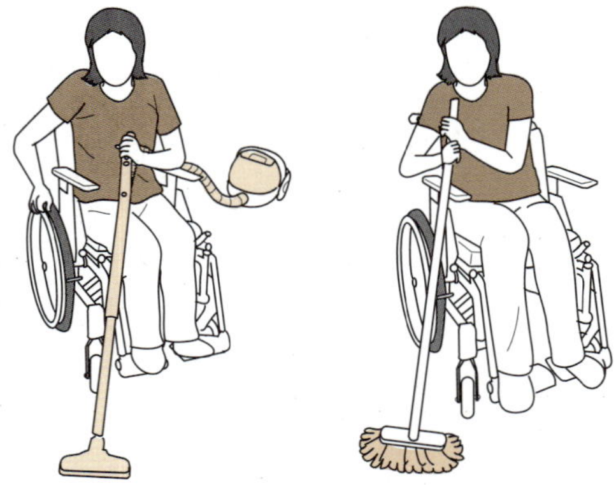

그림 4-36. 청소

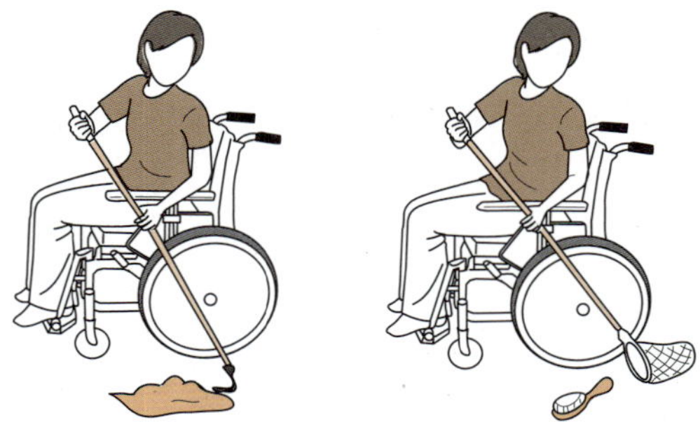

걸어서 들다 건져서 들다

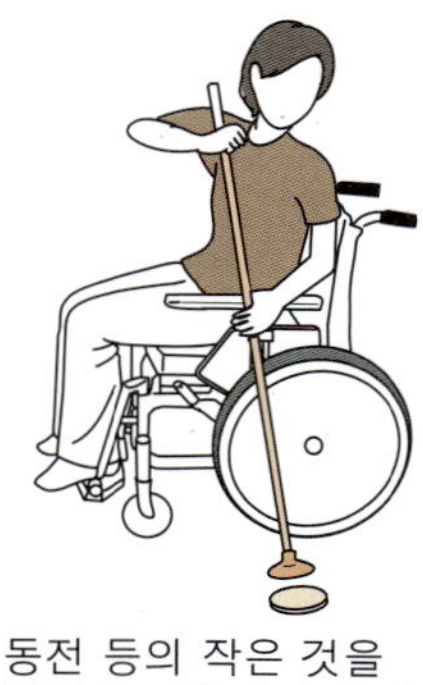

동전 등의 작은 것을
빨판을 이용해서 들다

그림 4-37. 리처(reacher)의 이용

동이다. 가사활동은 쇼핑 · 취사, 세탁, 청소, 정리정돈 등 그 활동내용은 여러 갈래에 걸쳐 있다. 활동을 수행하기 위해서도 많은 기능이 필요하게 된다. 이러한 의미에서 가사활동은 중노동이고 광범위한 기능장애를 가진 경수 손상자에게 동작환경의 정비는 반드시 필요하다 할 수 있다. 동작의 생력화에 배려하여 활동의 계속성을 도모하는 것이 중요하다. 가사활동을 중심적으로 담당할 수 있는 것은 C6B3~C7A 기능수준 이하이다.

1 취사 · 조리

부엌 환경에서는 휠체어에 대응한 싱크대, 수도꼭지는 레버식, 가스전은 원터치식이 사용하기 쉽다. 손이 미치는 범위의 작업이 가능한 작업대의 설정이나 조리도구 · 용구 등은 꺼내기 쉽도록 낮은 위치에 수납, 배치하는 등의 배려가 필요하다. 식기세척기의 정비나 전동조리기구의 사용은 동작의 생력화(laborsaving)에 효과적이다. 주전자나 냄비를 들어 나르는 것은 위험하므로 조리대까지 도달하는 철망을 가스레인지 위에 고정해두고 그 위를 미끄러지게 하여 운반하는 것이 안전하다. 냉장고의 사용에서는 루프나 빨판의 링을 문에 설치해두면 열고 닫기 쉽다. 또한 냉장고로부터 꺼내고 넣는 것은 상단의 것은 양손으로 잡아서 가능하지만 중간의 단 이하에 둔 것은 꺼내기 어렵다. 손잡이가 붙은 병이나 손에 드는 주머니를 사용하면 꺼내기가 편안하다(**그림 4-35**).

2 청소

세밀한 곳의 청소는 곤란하지만 대충하는 청소는 가능하다. 휠체어를 조작하면서 청소기나 자루걸레를 사용해서 시행하는 것이 가능하다(**그림 4-36**). 바닥 면에 떨어진 것을 줍는 경우는 약간 긴 막대(리처)에 훅이나 망, 빨판 등을 붙여서 시행할 수 있다(**그림 4-37**).

3 세탁

세탁은 완전자동세탁기가 보급되었기 때문에 자립하기 쉬워졌다. 조작도 누름단추식이기 때문에 편안하게 시행할 수 있다. 세탁물은 망에 넣어서 시행하면 꺼내기 쉬워진다. 이전에는 위쪽에서부터 세탁조에 넣는 형태가 일반적이었으나 최근은 낮은 위치에서 앞쪽으로 꺼내는 출입구가 있는 드럼식 세탁건조기가 판매되어 넣고 꺼내기가 편안해졌다. 의류를 정리할 때의 옷장의 서랍의 개폐는 끌어내기 손잡이에 끈을 매어 손등이나 손가락에 걸어서 잡아당겨 열 수 있다(**그림 4-38**).

g. 사회생활

1 취업 · 취학

경수 손상자의 취업이나 취학의 비율은 국립

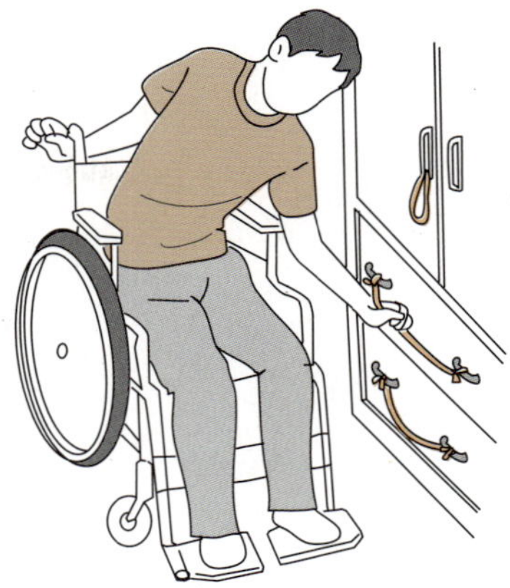

그림 4-38. 옷장의 서랍(C6B 기능수준)
서랍의 손잡이에 끈을 매고 그것을 잡아당겨서 시행한다. 한손은 휠체어의 손잡이에 걸어 윗몸을 안정시킨다.

신체장애인 재활센터에 의한 1993년의 퇴원자 조사에서는 취업률이 9%, 취학률이 18%이다. 사지마비에서 중증장애라는 것이 원인이겠지만 C6B3~C7 기능수준 이하이고 조건만 갖춰진다면 취업의 가능성이 있다. 직종으로서는 사무작업이나 제도(drawing), 컴퓨터 프로그램 작성 등, 컴퓨터와 관련되는 작업내용이 많다. 향후는 경수 손상자의 생활자립을 위해서도 컴퓨터 조작기술의 습득지도가 중요한 원조 항목이라 생각된다.

2 자동차의 운전

자동차는 경수 손상자에 있어서 생활 활동범위를 확대하기 위해 중요한 수단이 된다. 통근이나 통학, 취미나 스포츠활동 · 레저 · 오락 등의 실천에 효과적인 이동수단이다.

자동차의 운전에는 다음에 보여주는 동작을 자립하여 시행할 수 있어야 한다. 휠체어와 자동차와의 옮겨타기 동작, 휠체어의 자동차에의 신기 · 꺼내기, 핸들의 회전조작, 브레이크 · 액셀러레이터 조작, 라이트 · 깜빡이등 조작 등의

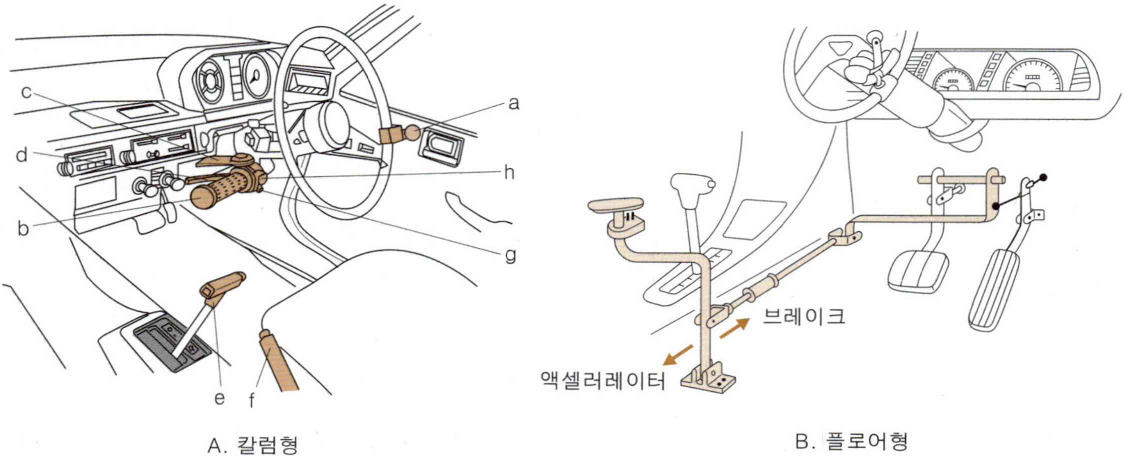

그림 4-39. 자동차의 형태

a: 회전 그립, b: 컨트롤 암, c: 액셀 레버, d: 브레이크 록 레버, e: 시프트 레버, f: 사이드브레이크 레버, g: 혼 스위치, h: 깜빡이등(winker) 스위치

동작이다. 사용하는 자동차의 형태는 브레이크 · 액셀러레이터의 조작위치나 형상의 차이로 칼럼형과 플로어형으로 구분된다(**그림 4-39**). 자동차의 운전이 가능해지는 것은 C6B1 기능수준 이하이다. 기능수준이 내려가면 동작의 효율은 향상된다. 자동차에의 옮겨타기나 휠체어에 싣는 데에 소요되는 시간을 C6B1과 C7B기능수준에서 비교하면 후자는 전자의 약 절반 이하이다.

자동차에의 옮겨타기 동작은 팔걸이(arm rest)를 떼어내고 휠체어가 움직이지 않도록 자동차의 혹에 고정한 후 transfer board를 설치하여 시행한다(**그림 4-40**). 자동차의 좌석에 옮겨 탄 후에 휠체어를 접어 개키고 캐스터를 자동차에 올려놓고 휠체어를 당겨 올려서 배 부분에 올려놓는다. 배의 위를 미끄러지도록 하면서 휠체어를 조수석 뒤쪽에 던져 넣는 것처럼 적재한다(**그림 4-41**). 이를 위해 외출용의 휠체어는 가볍고 소형으로 하면 다루기가 편안하다.

3 스포츠 · 경기

경수 손상자가 참여할 수 있는 전국 수준의 스포츠대회가 실시되고 있다. 경기종목으로서 휠체어 경주, 슬로람, 마라톤, 투척, 수영, 양궁, 탁구, 농구, 테니스, 스키 등 많은 종목이 있다(**그림 4-42**). 경기 스포츠는 동료 만들기, 삶의 보람 만들기, 사회참여 등 많은 효용을 가져다준다. 또한 스포츠는 경기로서만이 아니라 자기의 체력이나 지구력 강화, 건강한 몸 만들기를 목적으로 시행하는 것도 중요하다. 휠체어 위에서 농구공 등을 이용한 공 돌리기나 들어올리기 운동, 한쪽으로 걸고 하는 피벗 턴, 비탈길 주행운동 등, 혼자서 자유로운 시간에 시행하는 시간을 만들어 운동을 일상적으로 계속하도록 한다.

4 취미(여가)활동

사지마비를 갖고 있어도 다채로운 취미활동이 전개되고 있다. 스쿠버다이빙, 요트, 카누, 골프, 여행, 사진, 그림그리기, 서예, 그림편지,

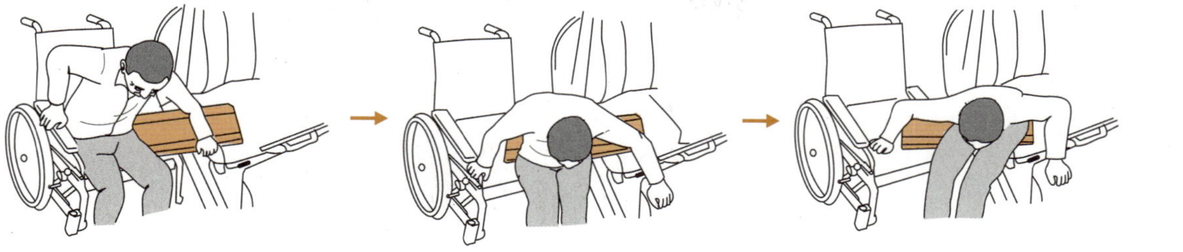

그림 4-40. 자동차에의 옮겨타기

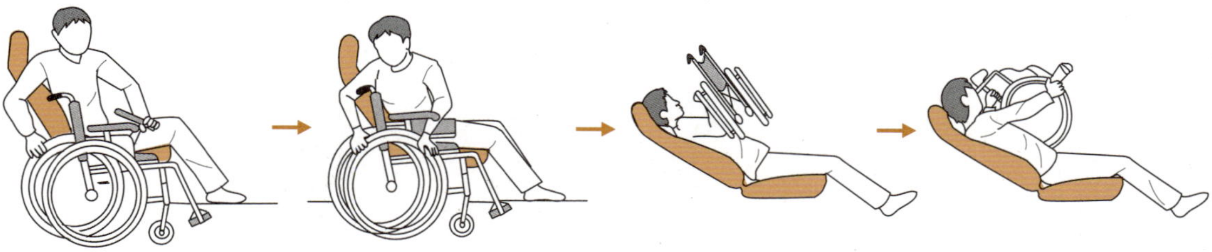

그림 4-41. 자동차에의 휠체어의 적재(C6B 기능수준)

원예 등이다. C4 기능수준은 개인용 컴퓨터를 마우스 스틱으로 조작하여 그림그리기나 서예를 시행하고 또한 붓을 입에 물고 그림이나 문자를 그릴 수 있다. C5~6 기능수준에서는 카메라를 양손으로 지지하고 날숨으로 셔터를 조작하는 것이 가능하다. C6B1~2 기능수준에서는 분재나 꽃 등의 식물, 새나 금붕어 등의 작은 동물을 돌보는 것이 가능하다. 생물을 돌보는 것은 일상적으로 정기적으로 시행할 필요가 있기 때문에 생활상의 역할행위가 되고 신체기능면의 유지만이 아니라 정신면에 미치는 효과도 생각할 수 있다(**그림 4-43**).

III 주거환경의 정비

1 거실

주택환경 정비의 방법은 경수 손상자 개개의 기능수준, 생활동작의 자립도에 따라서 달라진다. 보조형인가 자립형인가, 가족과의 공용인가 전용인가, 등에 따라 화장실이나 욕실의 배치나 설치하는 시설기구가 달라진다. 또한 경수 손상자는 체온조절기능이 장애되어 있기 때문에 온도조절이 되도록 거실에 에어컨을 설치하는 것은 필수사항이 된다. 개개의 기능상황이나 사용방법을 고려한 주택환경의 적용정비를 시행할 필요가 있다.

2 가옥 내 이동과 옥내외의 출입

옥내외의 이동에 관한 유의사항은 가옥 내 층계차이와 통로나 출입구의 폭이다. 가옥 내의 층계차이를 해소하고 복도 등의 통행 폭은 90 cm 이상, 출입구의 폭은 80 cm 이상이 필요하다. 출입구는 여닫이문보다 미닫이문이 사용하기 쉽다. 가옥에서부터 옥외로 나가는 경우는 층계차이 승강기나 경사대(slope)의 설치가 바람직하다. 경사대를 설치하는 경우는 휠체어의 구동능력에 따른 물매각도와 거리를 확인해

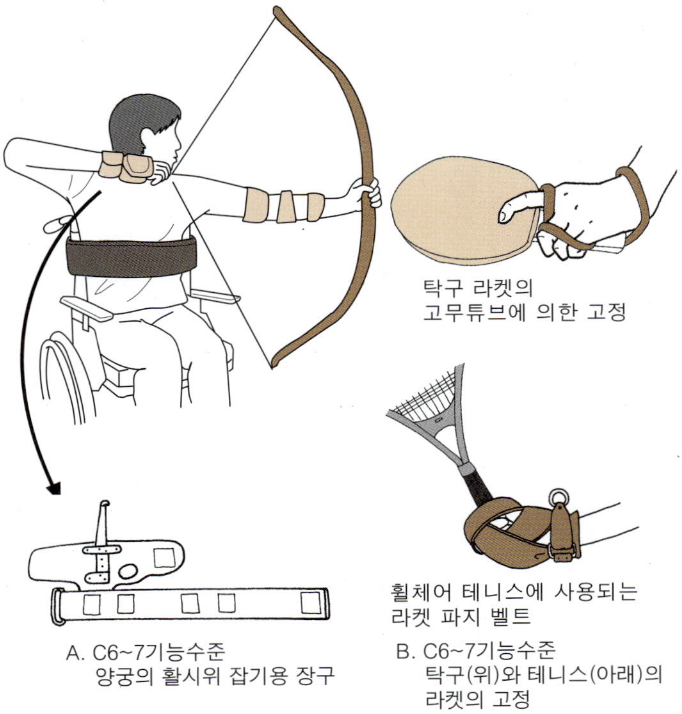

그림 4-42. 스포츠

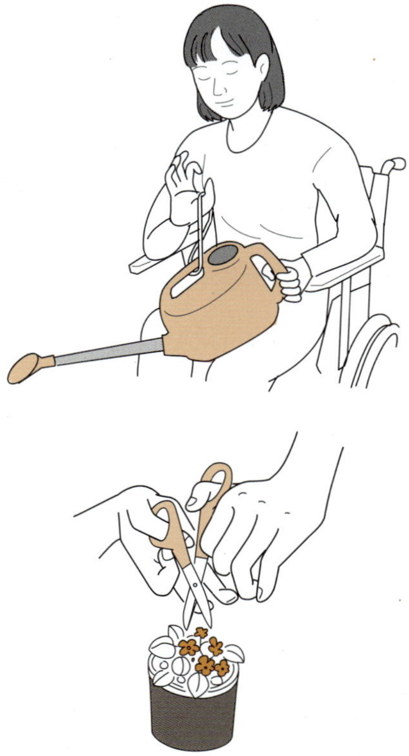

그림 4-43. 원예

서 시행한다.

3 화장실

배변동작은 오랜 시간을 필요로 하기 때문에 높은 바닥식이고 변기의 매립형의 화장실이 바람직하다. 휠체어에의 옮겨타기, 앉은 자세유지나 좌약 등의 조작이 자립하여 시행하기 쉬워진다.

4 욕실

탈의장 또는 씻는 장소에 옮겨 타기 쉽게 하기 위해 높은 바닥식으로 하고 욕조는 매립형식이 바람직하다(**그림 4-44**). 탈의장과 씻는 장소의 층계차이는 물기를 빼는 널판 등을 이용하여 없애고, 씻는 장소와 욕조의 층계차이는 출입하기 쉽도록 5 cm 정도로 한다. 씻는 장소에는 욕실 매트를 깔아 이동할 때의 외상 등을 방지한다. 몸을 씻기 위한 샤워기를 설치하고 필요에 따라서 자세 유지나 이동보조를 위한 난간을 정비한다.

5 보조로 시행하는 경우의 주택환경의 정비

일상의 생활간병에서 부담이 큰 것은 침대와 휠체어 사이의 옮겨타기 보조, 착탈의 · 이동 · 배설 등 일련의 배설보조, 그리고 욕실이동 · 욕조출입 · 몸 씻기 등의 목욕보조 등, 옮겨타기 · 이동 동작을 수반하는 간호이다. C4~5 기능수준에서는 옮겨타기 동작에 간호가 필요한 경우가 많고 또한 안전하고 동시에 안정된 동작이 곤란하기 때문에 이 기능수준의 경수

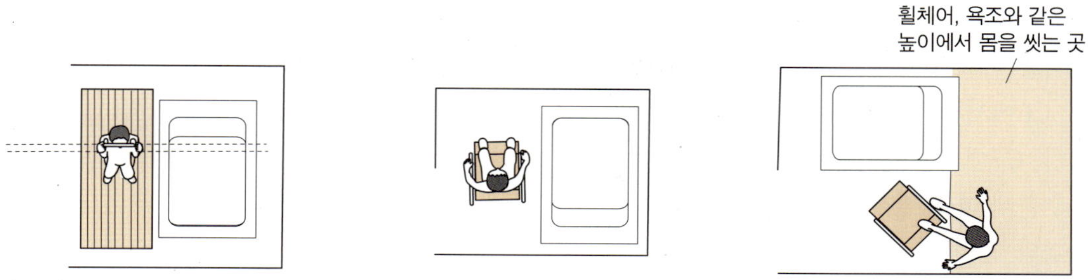

A. 천정주행식의 리프트를 설치하여 욕조의 출입 보조를 편안하게 한다.

B. 휠체어(샤워용 의자) 위에서 몸 씻기나 샤워목욕을 함으로써 특별한 개조를 하지 않고 가족과 공유의 욕실의 이용이 가능해진다.

C. 휠체어마다 욕실 내에 들어가 씻는 장소로 옮겨 탄다. 씻는 장소는 휠체어와 같은 높이로 한다.

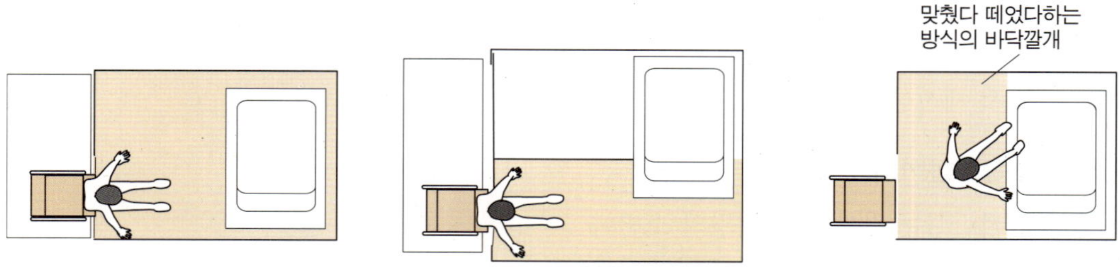

D. 욕실의 씻는 장소 전체를 휠체어와 같은 높이로 하고 휠체어는 욕실의 밖에 놓고 옮겨 탄다.

E. 씻는 장소를 절반 정도 휠체어와 같은 높이로 하고 휠체어는 욕실의 밖에 놓고 옮겨 탄다. 가족과 공동으로 씻는 장소를 이용하는 것이 가능하다.

F. 바닥깔개로 휠체어와 같은 높이로 높이보정을 하고, 그 위에 매트를 깔아서 이용한다. 맞췄다 떼었다 하는 방식으로 함으로써 가족과 공동으로 사용이 가능하다.

그림 4-44. 욕실의 고안

손상자에게는 천정주행식 리프트를 비롯하여 다양한 리프트가 이용된다(**그림 4-45**). 간호전용의 욕실의 경우는 욕조의 주위 2개 옆면에 사람이 설 수 있는 공간을 확보하면 리프트에 의한 목욕이나 몸 씻기 때에 보조하기 쉬워진다.

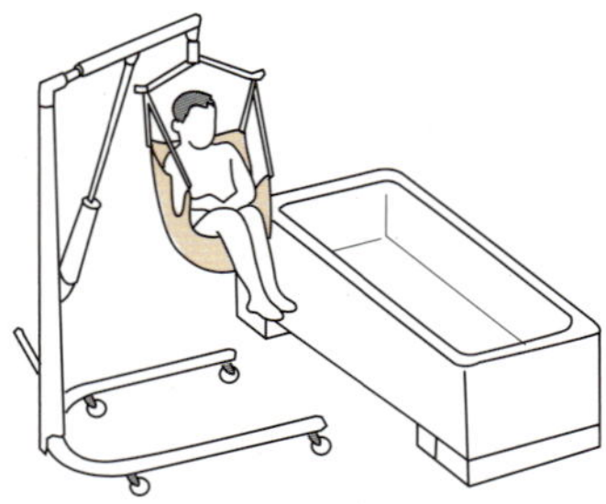

그림 4-45. 바닥주행식 리프트를 사용할 때의 욕조 설치

리프트 바닥 지지부분이 욕조의 아래에 들어가도록 욕조를 높이보정을 하여 설치한다.

IV 유의사항

경수 손상자는 광범위한 운동 · 감각마비, 그리고 자율신경 기능장애 등에 의해서 많은 합병증이 병발한다는 것은 앞에서 언급하였다. 배뇨장애에는 요로계통의 감염증 예방을 위해 충분한 관리가 필요하다. 욕창의 발생은 생활동작의 실시를 제한할 뿐만 아니라 체력의 저하나 전신상태의 악화를 초래하는 경우가 많다. 또한 C4에서는 어깨뼈 올림위치 구축, C5에서는 어깨 벌림(외전)위치와 팔꿈치 굽힘 위치, C6에서는 아래팔 뒤침 위치나 손가락 굽힘 위치, C7에서는 손가락 폄 위치의 구축 등, 기능수준에 따라 발생하기 쉬운 관절구축은 동작자립의 큰 제약이 된다. 조기부터의 예방조치가 필요하다. 기능저하나 통증이 발생하는 이소성 골화(heterotopic ossification)나 척수공동증(syringomyelia)에 대해서는 발생률이 높지 않다고 하고 있으나 정기적인 검사가 바람직하다. 여기서는 다음에 열거한 사항의 유의사항에 대해서 제시한다.

1 자율신경 과반사

자율신경 과반사는 방광 내에 다량의 소변이 굄, 변비나 통증 등이 유발요인이 되어 혈압의 급격한 상승, 두통, 발한, 닭살, 코 막힘의 느낌, 안면홍조, 느린맥(서맥) 등의 증상이 나타난다. 최고혈압이 200 mmHg를 초과하면 뇌내출혈 등의 발생으로 생명에 위험을 미치는 경우도 있으므로 조기의 대응이 필요하다.

2 체력 만들기와 비만예방

기능수준에 따른 생활동작능력을 획득하려면 개별적인 근력강화만으로는 무리한 경우가 많다. 생활동작 그 자체를 이용한 동작학습에 의해서 자세나 그 근육군의 사용방법을 터득해 갈 필요가 있다. 즉, 경수 손상자 특유의 "동작의 요령"을 습득하는 것이다. 동작능력의 획득이나 유지에는 몸의 상태 관리가 중요하다. 체중증가는 동작수행을 제한할 뿐만 아니라 생활습관병의 발병으로도 연결되기 쉽다. 일상적인 운동 · 활동의 계속이나 식사내용에도 신경을 쓰는 생활관리가 중요하다.

3 성기능장애

결혼이나 출산, 육아는 젊어서 부상한 경수 손상자에게 중요한 평생의 일(lifework)이다. 남성의 성기능은 사정이나 정신적 발기는 불가능한 일이 많지만, 인공적으로 자극하여 사정을 촉진하는 방법을 취한다. 여성의 경우는 부상 후에 일단은 생리가 멈추지만 수개월 후에 정상으로 되돌아온다. 이 때문에 임신은 가능하다. 경수 손상자가 자기의 생활이나 인생을 구축해가기 위해 적절한 정보가 제공되고 전문가의 조언이나 지도를 받기 쉬운 환경을 만드는 것에 유의할 필요가 있다.

V 과제

경수 손상자의 생활기능(skill)을 획득해 가기 위한 지도기술은 비약적으로 진보하였다. 그 결과 획득 가능한 동작능력의 상한항목이 최근 몇 년 사이에 크게 변화하고 있다. 향후의 과제로서는 상세한 동작의 분석연구를 하여 보다 효과적인 지도방법의 개발이 요구된다. 생활동작의 획득에는 동작을 보조하는 복지용구의 개발이 반드시 필요하다. 자립도나 실용성의 향상을 위해 또한 간병의 양의 감소를 목적으로 값이 싸고 사용하기 쉬운 기기의 개발이 요구된다. 특히 옮겨타기 동작이나 목욕 · 배설 동작에 관한 요구(need)는 높다. 간병 로봇의 개발이 진행되어 실용화 · 시중판매화의 시대로 되어왔다. 어느 동작을 간병 로봇에게 맡길 것인가, 각각의 입장에서 검토해야 할 사항일 것이다.

문헌

1) 真柄 彰，豊永敏弘，内田竜生，住田幹男，徳弘昭博，富永俊克，元田英一：脊髄損傷．総合リハ，32：29-34，2004

2) 二瓶隆一，木村哲彦，牛山武久，陶山哲夫，飛松好子編著：頸髄損傷のリハビリテーション 改訂第2版．協同医書出版，2006

3) 細谷 実，中村春基：脊髄損傷．石川 斎，古川 宏編：図解作業療法技術ガイド 第2版．pp507-529，文光堂，2003

4) 玉垣 努：C6A頸髄損傷者のADL自立度．OTジャーナル，30：719-724，1996

5) 神奈川リハ病院看護部脊髄損傷看護編集委員会編：脊髄損傷の看護―セルフケアへの援助．医学書院，2003

5 흉요수 손상

I 장애의 개요

외상이나 혈류장애, 감염에 의해서 척수가 손상되면 손상을 받은 부위보다 하위에서 척수의 기능이 장애된다. 일어나는 장애로서는 운동의 장애, 감각의 장애, 자율신경의 장애이다.

1 운동의 장애

흉요수 손상에서는 팔의 능동운동은 정상이다. 갈비사이근육군, 등근육군, 배근육군의 움직임은 손상된 신경학적 수준에 따라서 다르고 높은 수준의 흉수손상과 낮은 수준의 흉수손상에서는 몸통근육군의 잔존근력의 차이에 따라 앉은 자세 균형이 다르다. 척수손상의 표준화된 평가방법으로서 ASIA(American Spinal Injury Association)의 평가가 있으나 이 평가에는 몸통근육군의 근력평가는 포함되어 있지 않기 때문에 운동 득점(score)으로의 몸통의 기능은 평가할 수 없다. 요수손상에서는 손상된 신경학적 수준에 따라서 잔존하는 다리(하지)근육군이 명확해져 있고 보행의 실용성을 어느 정도 예측할 수 있다.

2 감각의 장애

손상된 신경학적 수준 이하의 감각의 장애가 발생하고 완전마비에서는 전체감각이 장애되어 욕창의 위험성이 증가한다. 부전마비에서는 감각이 일부 남고 경축, 통증 등이 심해져 ADL의 장애가 되는 경우가 있다.

3 자율신경의 장애

부교감신경이 우위가 되기 때문에 특히 상부 흉수 손상(Th5 이상)에서는 기립성저혈압이 일어나기 쉽다. 배뇨장애, 배변장애, 성기능장애, 마비영역의 발한장애, 창자(장관)운동의 장애 등이 일어난다.

II 지도와 간병

a. 배설조절

1 배뇨

요동력학(urodynamics)에 의해서 요로기능 장애의 평가를 시행하고 그 결과에 따라서 적절한 배뇨방법을 선택한다. 많은 경우, 간헐도뇨가 필요하게 된다. 적절한 도뇨 간격과 소변의 양을 유지하기 위해 수분 섭취량을 조절하고 청결 간헐도뇨를 시행한다. 남성의 경우에는 도뇨는 용이하지만, 여성의 경우에는 바깥 요도구멍(외요도구)이 잘 보이지 않기 때문에 체위의 고안이나 거울, 음순을 벌리는 기기를 사용하는 경우가 있다.

2 배변

배변주기를 파악하고 식사의 조절과 설사약

을 사용해서 습관화한다. 배변의 타이밍과 자세에 의해서 필요한 환경은 다르지만 앉은 자세에서의 배변에는 화장실의 개조가 필요해지는 경우가 많다. 변기에의 접근이 어려울 때는 일단 도중에 놓은 의자로 옮겨 탄 후 변기로 옮겨 탄다.

b. 기거 · 이동

팔이 정상이기 때문에 마루 위 동작에서는 골반, 다리를 움직이는 방법을 생각하면 된다. 팔의 근력, 몸통근육의 마비 정도, 척주 및 엉덩관절의 가동범위 등에 따라 가능한 동작이 다르다. 옥내외의 이동은 휠체어가 실용적이며 평지에서의 구동은 물론 언덕길 · 층계차이의 오르내리기도 필요하고 이것에는 휠체어의 캐스터 올리기에 익숙해지는 것이 중요하다. 휠체어에서부터 침대, 다른 의자에의 옮겨타기는 옆쪽 옮겨타기가 주체이지만, 어려운 경우는 앞쪽 옮겨타기, transfer board 등을 고려한다.

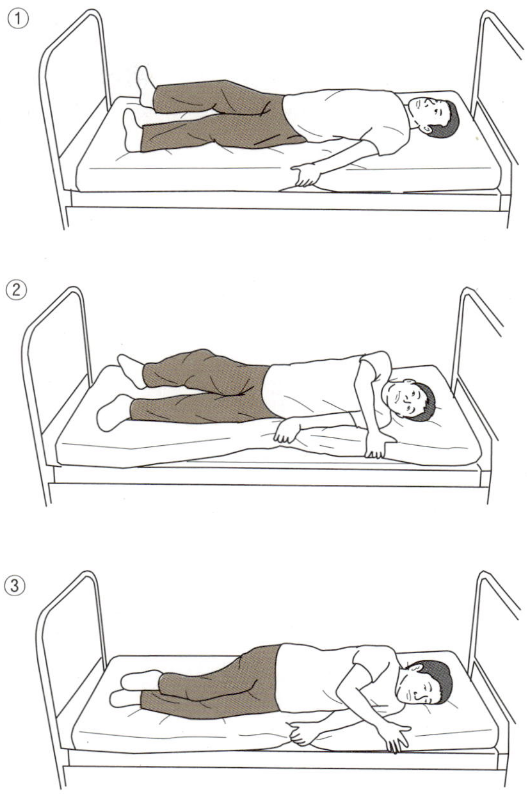

그림 5-1. 몸 구르기(물건을 잡다)

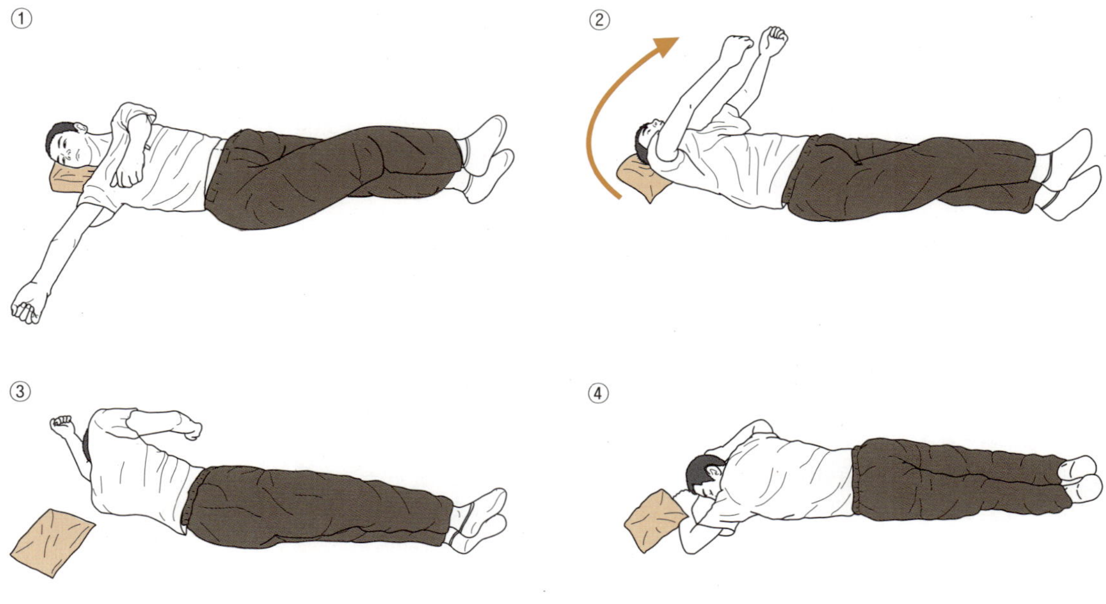

그림 5-2. 몸 구르기(물건을 잡지 않다)

하부요수 손상에서는 다리의 부전마비가 되어 보행이 가능해지는 것은 한쪽 단하지장구, 한쪽 장하지장구 이하이다. 대중교통기관이 장벽이 없어져(barrier-free) 있기는 하지만 옥외이동에는 자가용 자동차의 이용이 편리하다.

1 마루 위 동작

몸 구르기

1) 물건을 잡다(**그림 5-1**)
   ① 몸 구르기를 하는 쪽의 침대 난간 등을 잡고 몸통을 끌어당겨 회전시킨다. 난간이 없을 때는 침대의 매트를 잡고 팔꿉관절의 굽힘, 어깨관절의 모음(내전)을 시켜 몸통을 회전시킨다. 동시에 반대쪽의 어깨관절도 수평모음을 하여 몸통의 회전을 돕는다.
   ② 어느 정도 회전한 부분에서 반대쪽 팔로 난간을 잡아 끌어당겨 더욱 회전시킨다.
   ③ 팔, 몸통, 골반, 다리의 순서로 충분히 회전한다.
2) 물건을 잡지 않다(**그림 5-2**)
   ① 몸을 구르는 쪽이 아래가 되도록 다리를 교차시킨다. 몸을 구르는 쪽으로 공간을 비어둔다. 몸을 구르는 쪽과는 반대의 방향으로 양 팔과 머리와 목 부위를 회전시킨다.
   ② 팔꿉관절은 폄 위치로 하여 어깨관절 수평방향으로 흔들고 바닥에 닿기 직전에 멈춘다.
   ③ 반대방향(몸을 구르는 방향)으로 양 팔을 힘차게 흔들어 회전시킨다. 동시에 머리와 목 부위도 회전, 굽힘을 한다. 회전이 불충분한 경우는 ②부터 반복하여 반동을 준다.
   ④ 골반까지 충분히 회전한다. 몸을 구르는 쪽의 팔은 머리부위의 아래에 넣고 몸통, 골반, 다리의 순서로 회전한다.

누운 자세에서부터 일어나기 (그림 5-3)

①～③ 머리와 목 부위를 굽히고, 어깨를 폄과 모음(신전과 내전)을 시켜서 팔꿈치를 세운 위치가 된다. 이 때 바지를 잡거나 매트를 잡거나 하여 팔꿉관절을 굽혀서 몸통을 일으켜도 된다. 양손으로 침대 난간을 잡는 경우도 있다.

④ 한쪽의 팔꿈치에 체중을 실으면서 반대쪽의 팔꿈치를 펴서 뒤쪽으로 손을 짚는다.

❖ 칼럼

척수 손상자의 선 자세

자력으로 선 자세가 곤란한 척수 손상자의 재활에서는 조기에 기립성저혈압과 관절구축의 예방을 위해 선 자세를 취하는 경우가 많았다. 그러나 오늘날에는 급성기가 지나도 계속적으로 선 자세를 취하는 것의 의미가 주목을 받고 있다. 폐용성의 골다공증이나 근육위축에 대한 효과는 아직 실증되어 있지 않으나 경험적으로 배변이나 몸의 상태의 관리에 도움이 된다는 의견이 있다.

❖ 칼럼

생활습관병 (metabolic syndrome)

척수 손상자에서도 생활습관병, 특히 당뇨병이나 비만에 의한 지방간의 증가가 많다. 척수손상자의 표준적인 BMI(body mass index)는 건강한 사람보다 작아 19~20 정도라 일컬어진다. 일하는 근육이 적은 척수손상자는 운동을 해도 소비 에너지가 적기 때문에 생활습관병의 예방에는 섭취 에너지의 양(식사)의 조절이 바람직하다.

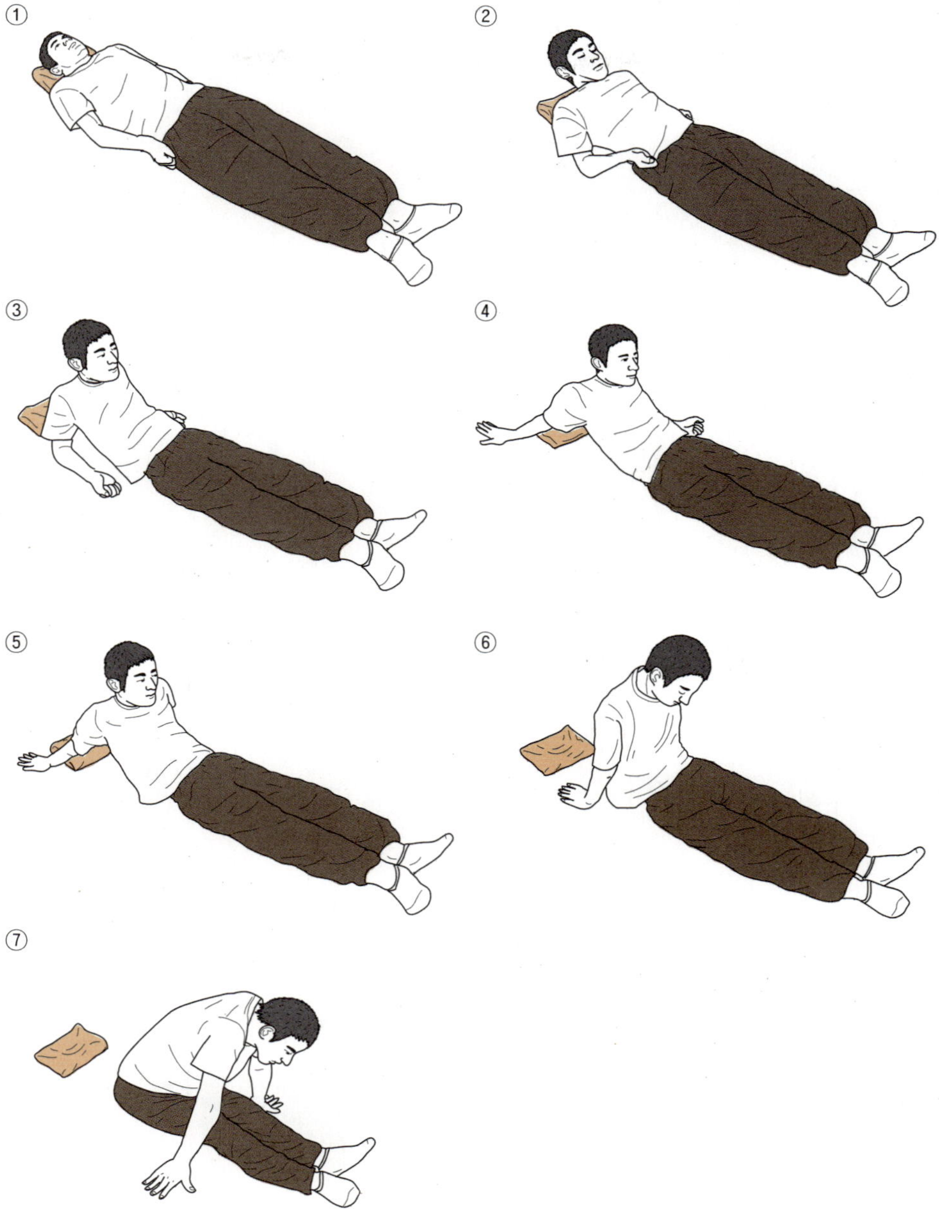

그림 5-3. 누운 자세에서부터의 일어나기

⑤ 반대쪽으로 체중을 옮기면서 또 한쪽의 팔꿈치도 펴서 마찬가지로 손을 짚는다.

⑥⑦ 양 팔을 동시에, 또는 번갈아 서서히 앞쪽으로 이동하여 다리를 길게 뻗고 앉은 자세가 된다.

푸시 업(push up) (그림 5-4)

① 몸통을 앞으로 기울인다. 무릎관절은 완전히 펴고 엉덩관절을 굽힌다. 손은 옆쪽에서부터 약간 앞쪽으로 짚는다. 손가락은 주먹 쪽이 바닥에서부터 거리를 크게 잡을 수 있다.

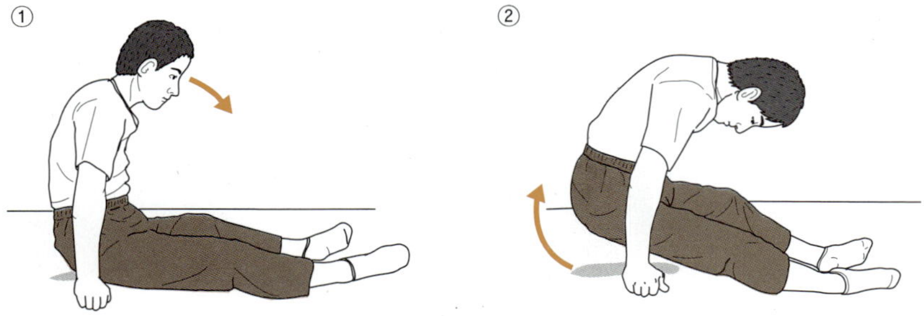

그림 5-4. 푸시 업

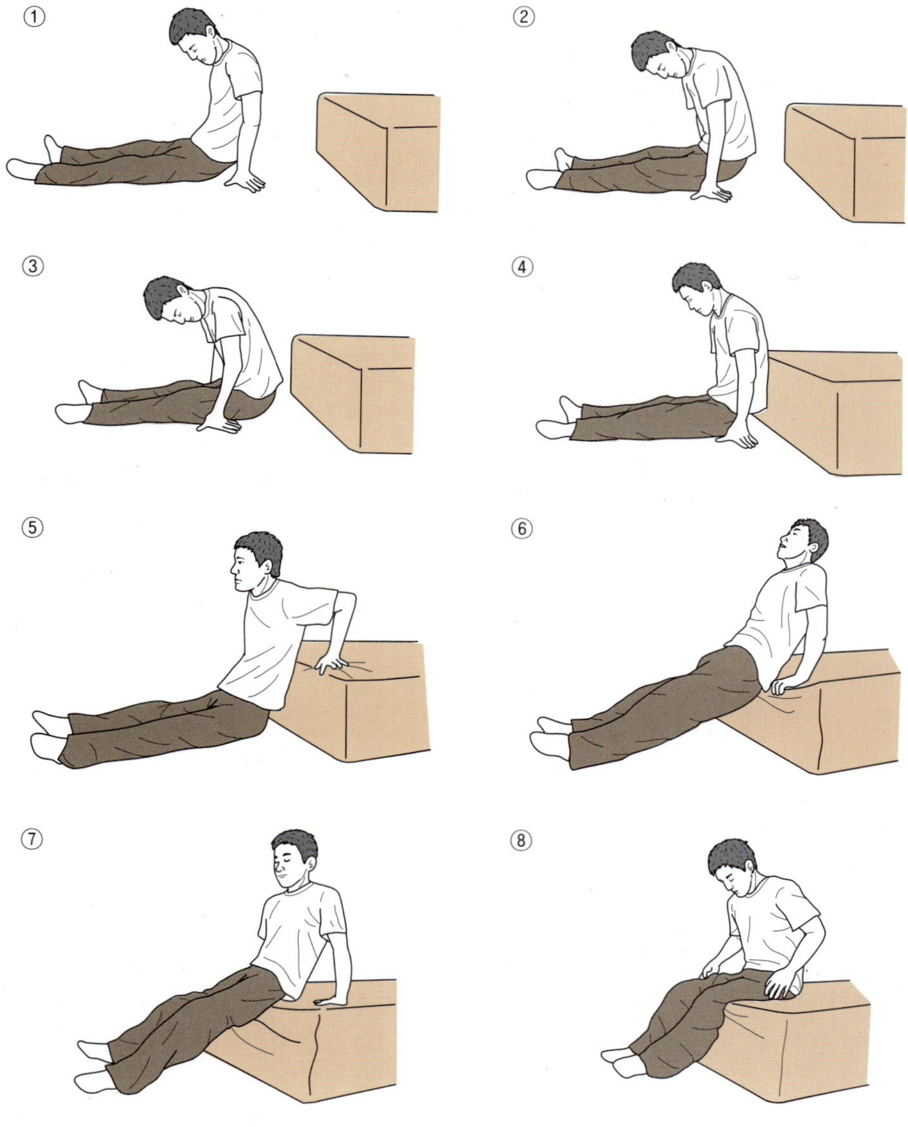

그림 5-5. 앉은 자세 이동과 층계차이 오르내리기

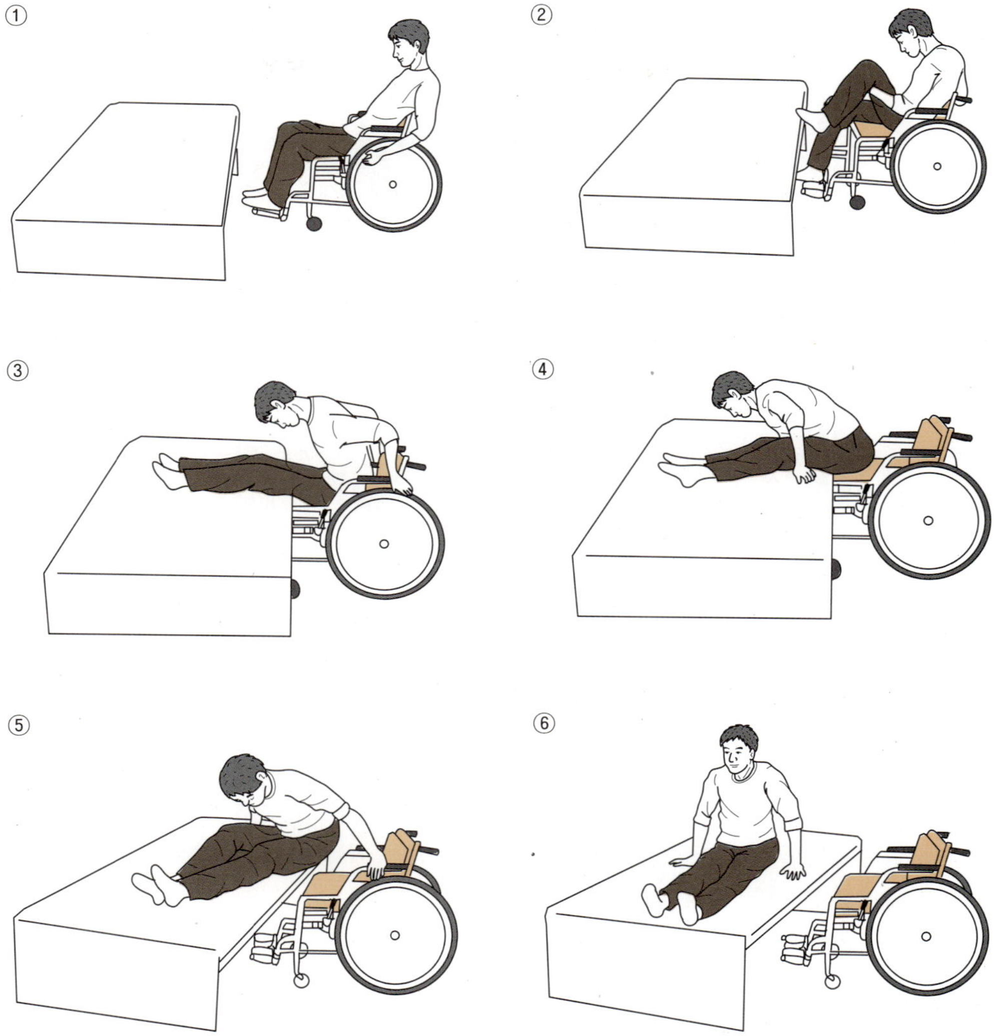

그림 5-6. 휠체어에서부터 침대에의 옮겨타기(앞쪽 옮겨타기)

② 몸통의 앞경사에 맞춰서 엉덩이를 뒤 위쪽으로 당겨 올린다.

앉은 자세 이동 (그림 5-5)

①~④ 푸시 업을 이용해서 뒤쪽, 앞쪽으로 이동한다. 다리는 뒤에서부터 따라오는 형태가 되기 때문에 뒤쪽으로 하는 것이 이동하기 쉽다. 손을 약간 뒤쪽으로 짚고 엉덩이를 뜨게 하여 뒤쪽으로 착지시킨다.

⑤~⑧ 푸시 업을 이용해서 층계차이를 오른다. 층계차이에 뒤쪽으로부터 접근하고 층계차이의 위에 손을 짚는다. 팔을 폄과 동시에 몸통도 펴서 엉덩이를 뒤쪽으로 당겨 올려 층계차이에 올려놓는다. 손을 뒤쪽으로 이동시키고 푸시 업을 하여 넓적다리까지 층계차이에 올려놓아 자세를 갖춘다.

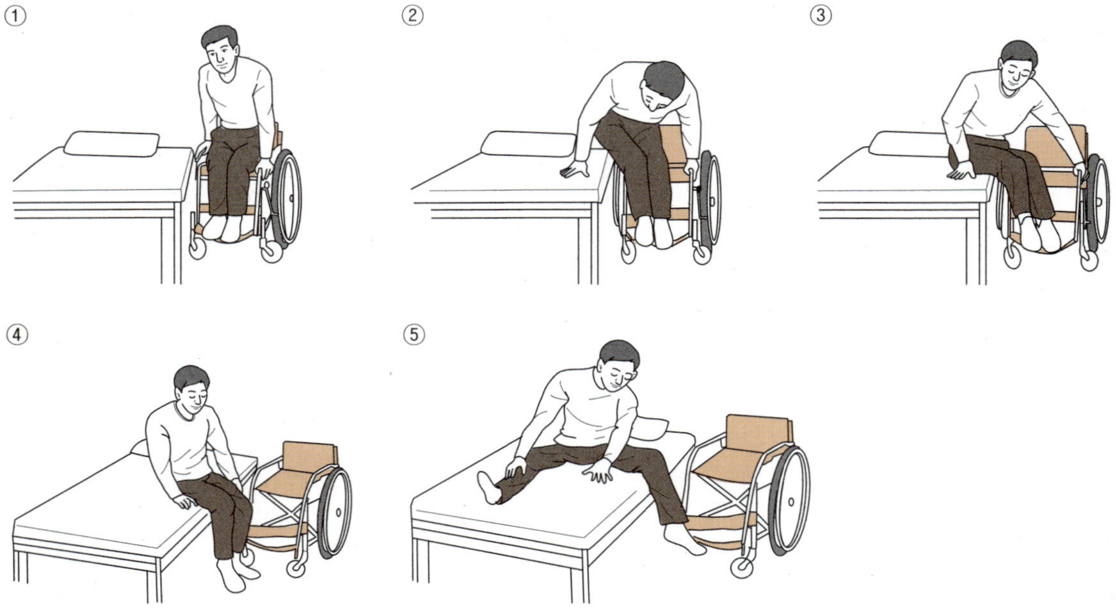

그림 5-7. 휠체어에서부터 침대에의 옮겨타기(옆쪽 옮겨타기)

휠체어에서부터 침대에의 옮겨타기

1) 앞쪽 옮겨타기(**그림 5-6**)

① 침대에 대해서 휠체어를 약간 틈새를 두고 직각으로 붙인다. 틈새는 다리를 침대에 들어올리기 위한 간격이고 약 30 cm 정도이다.

② 손으로 양 다리를 침대 위에 들어올린다.

③ 그대로 휠체어를 전진시켜서 침대에 밀착시킨다.

④ 휠체어의 arm support나 구동바퀴를 쥐고 푸시 업을 하여 앞쪽으로 이동한다. 바닥 위의 앉은 자세 이동과 마찬가지의 방법이다.

⑤⑥ 한손을 침대에 짚고 푸시 업을 하면서 엉덩이를 회전하여 완전히 옮겨 탄다.

(③에서 침대와 휠체어에 틈새가 생길 때는 leg support를 착탈한다. 파이프의 형상을 고안하는, transfer board 등을 이용하는 등의 대책이 필요하다. 또한 침대의 높이와 휠체어의 좌석면의 높이에 차이가 없는 것이 필요하다.)

2) 옆쪽 옮겨타기(**그림 5-7**)

① 침대에 대해서 휠체어를 비스듬히 붙인다(경사 30° 정도). 브레이크가 듣고 있는 것을 확인한다. 캐스터를 앞 트레일(앞쪽을 향함)로 하면 휠체어의 wheel base가 길어져 안정한다. 휠체어 좌석의 앞쪽으로 이동한다. 발은 foot support에서부터 바닥으로 내려두는 편이 안정되고 휠체어도 움직이기 어렵다. 침대 쪽의 발은 약간 앞쪽으로 내민다. 익숙해지면 발은 foot support에 올려놓은 채로 옮겨 탈 수 있다.

②~④ 한손으로 파이프를 잡고 한손으로 침대를 짚어 푸시 업을 하면서 arm support

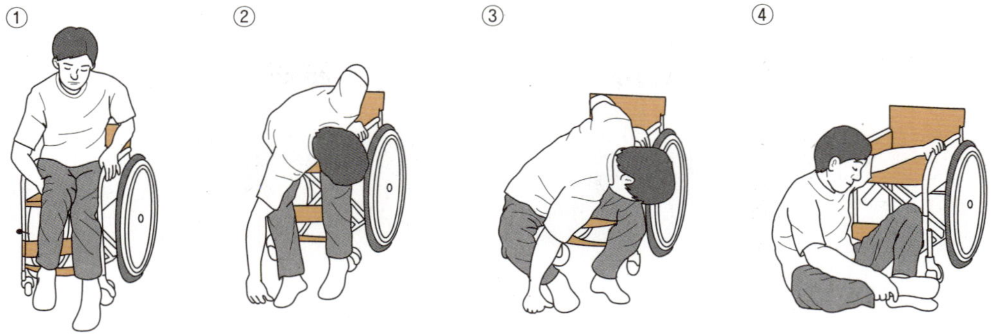

그림 5-8. 휠체어에서부터 마루바닥으로의 옮겨타기

를 넘고 엉덩이를 회전하여 옮겨 탄다. 침대에 손을 짚은 위치는 침대에 엉덩이가 알맞게 올라탈 정도로 떨어진 위기가 옮겨타기 쉽다.

⑤ 손으로 양 다리를 번갈아 침대에 들어올린다.

(③일 때, arm support가 엉덩이에 닿지 않도록 형상의 고안이 필요하다)

휠체어에서부터 마루바닥으로의 이동(그림 5-8)

① 양 다리를 폄 위치에서 바닥에 내리고 푸시 업으로 좌석 면의 끝까지 이동한다. 캐스터를 앞을 향하도록 하면 휠체어가 앞쪽으로 넘어지기 어려워진다.

② 양손을 arm support에 놓거나 또는 한손은 바닥에 짚는다.

③④ 앞쪽으로 미끄러지는 것처럼 내린다. foot support 위에 일단 내리는 경우도 있으나 그 경우는 뒷바퀴가 뜨기 쉽다.

바닥에서부터 휠체어에의 옮겨타기

1) 뒤를 향해서 옮겨타기(**그림 5-9**)

① 휠체어에 대해서 뒤로 향해서 접근한다.

②～④ Arm support를 잡고 푸시 업을 하여 엉덩이를 휠체어에 올려놓는다.

⑤ 휠체어 위에서의 푸시 업에 의해서 뒤쪽으로 이동하고 자세를 갖춘다(푸시 업을 하여 층계차이를 오르는 방법과 마찬가지이다).

2) 뒤로 향해서 옮겨타기(**그림 5-10**)

① 휠체어에 대해서 옆으로 향해서 접근한다. 휠체어 쪽의 다리를 세워서 휠체어로 지지한다.

② 반대쪽의 무릎을 굽힌다.

③④ 휠체어 쪽의 손은 arm support에, 반대쪽의 손은 마루바닥에 짚는다. 몸통을 앞으로 굽히고 바닥에 짚은 손을 중심으로 푸시 업을 하여 엉덩이를 올려서, 회전하여 좌석에 앉힌다.

⑤ 몸통을 일으키고 손을 바꿔 쥐어 푸시 업을 하여 휠체어 위에서의 앉은 자세 위치를 조정한다.

2 이동 동작

휠체어 조작(그림 5-11)

1) 캐스터 올리기

① 중력중심을 뒤쪽으로 옮기고 캐스터를 올린다. 손잡이 테(hand rim)를 뒤로 당기고 후진한 휠체어를 멈추는 것처럼 손

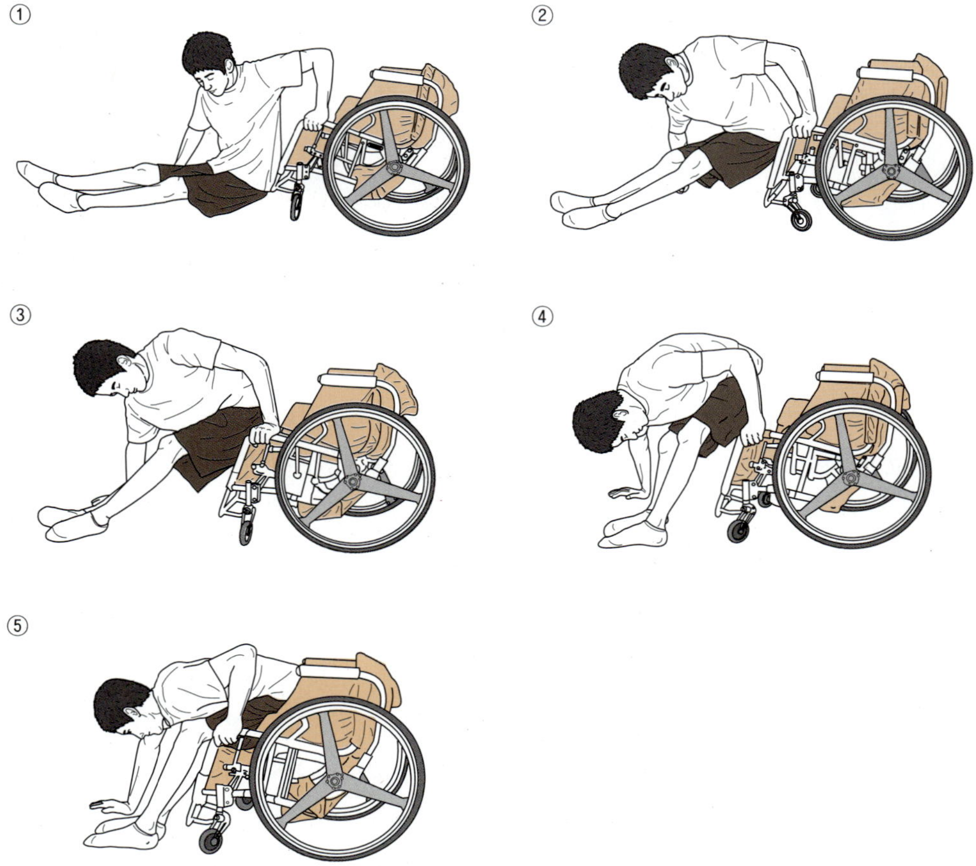

그림 5-9. 마루바닥에서부터 휠체어에의 옮겨타기(뒤로 향해서)

❖ 칼럼

척수장애의 원인

척수장애의 원인으로서는 교통사고나 산업재해가 많다고 하고 있었으나 최근에는 보행 시의 넘어짐 · 떨어짐이나 척수 혈류장애에 의한 마비가 증가하고 있다. 이 때문에 척수 장애자의 연령도 중고년이 많아지고 있고 ADL의 자립도는 마비수준으로부터 추측되는 상태까지 도달하지 않는 경우가 많아 병존증 · 합병증에 대한 대응이 중요하다.

❖ 칼럼

정신장애의 합병

정신장애에 의한 자살기도(투신)의 후유증으로서의 척수손상이 관찰된다. 흉요수의 손상이 많기 때문에 휠체어를 이용한 ADL은 자립할 것이지만, 정신증상이 안정되어 있어도 배설을 중심으로 한 자기관리는 곤란한 경우가 많다. 증상에 따른 시간이 걸리는 접근이 필요하다.

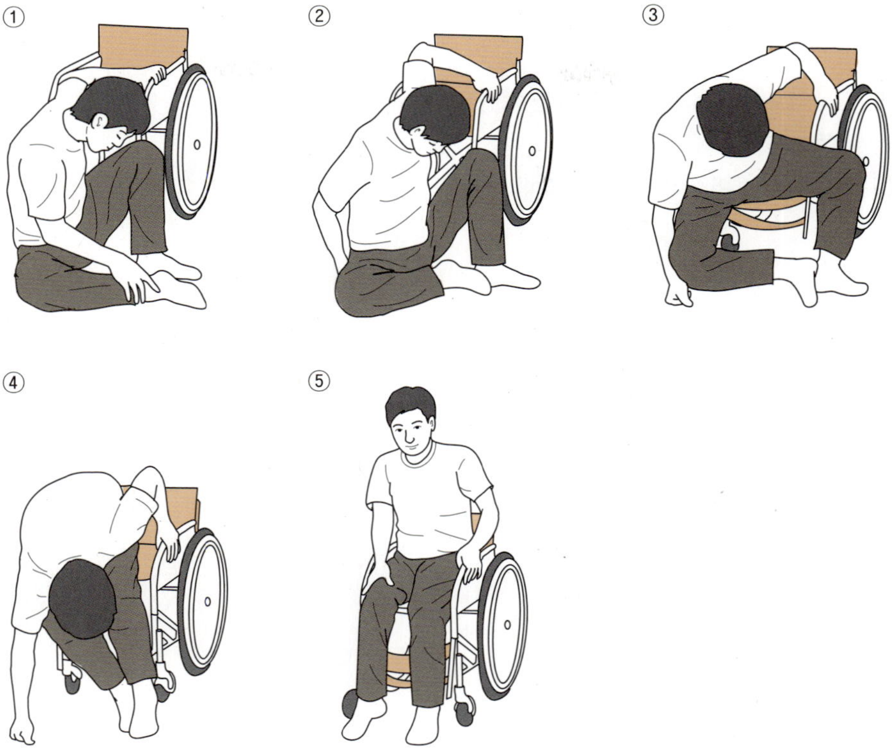

그림 5-10. 마루바닥에서부터 휠체어에의 옮겨타기(옆으로 향해서)

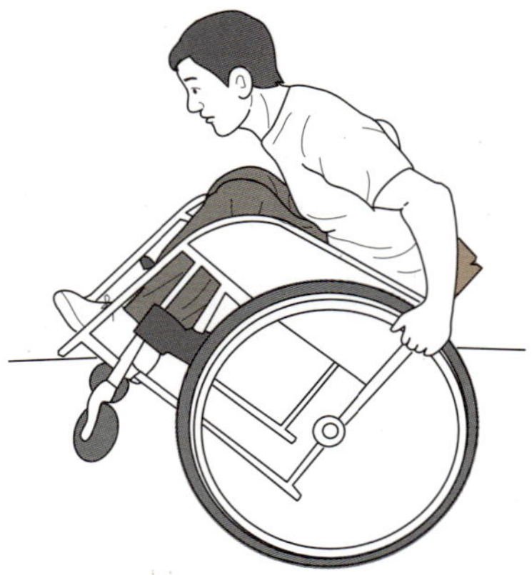

그림 5-11. 캐스터 올리기

잡이 테를 앞으로 민다.

② 몸통을 충분히 앞으로 굽히고 균형을 잡는다.

③ 만일 균형이 무너져 뒤쪽으로 넘어질 때는 손잡이 테를 쥔 채로 목을 굽혀서 뒤통수(후두부)의 타박을 예방한다.

2) 층계차이를 오른다(**그림 5-12**)

① ~ ③ 캐스터를 올려서 전진하고 캐스터를 층계 위로 올린다. 구동바퀴는 층계차이에 접촉할 때까지 그대로 전진한다.

④ 몸통을 앞으로 굽힌다.

⑤⑥ 손잡이 테를 강하게 앞으로 밀고 구동바퀴로 층계를 오른다.

(후진으로 올라가는 방법: 뒤쪽에서부터 접근하여 캐스터를 올린 채로 올라간다)

3) 층계차이를 내려간다(**그림 5-13**)

① 캐스터를 올린 채로 전진한다.

②③ 좌우의 구동바퀴를 가지런히 하여 천천히 아래 층계로 내려간다. 내려간 순간에 손잡이 테를 당겨 구동바퀴를 층계에 밀어붙여 휠체어를 안정시킨다.
(후진으로 내려가는 방법: 우선 구동바퀴부터 내려가고 다음으로 캐스터를 올려서 내려간다)

4) 비탈길을 내려간다(**그림 5-14**)
① 비탈길 바로 앞에서 캐스터를 올린다.
② 캐스터를 올린 채로 비탈길을 내려간다.
③ 평지에서의 캐스터 올림보다 중력중심

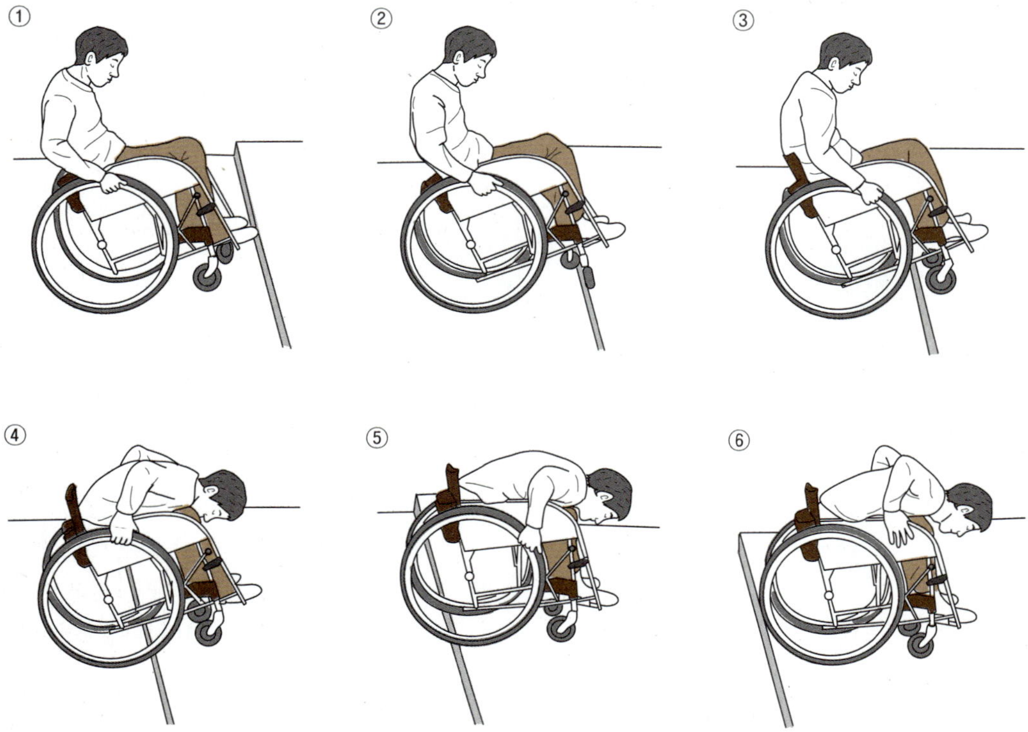

그림 5-12. 휠체어에 의한 층계차이 오르기

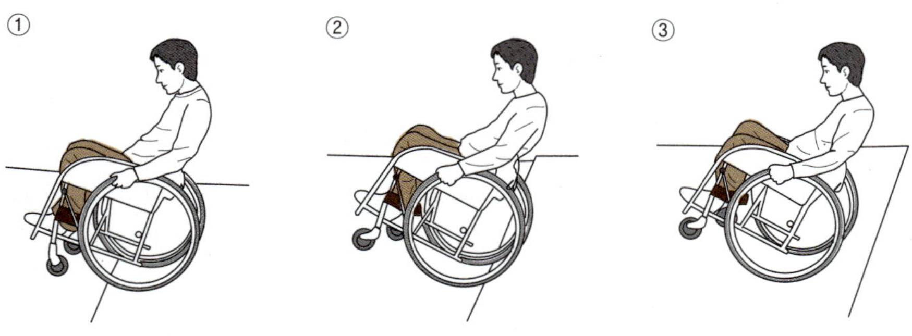

그림 5-13. 휠체어에 의한 층계차이 내려가기

을 뒤쪽으로 옮기고, 손잡이 테는 미끄러질 정도로 가볍게 쥐어 속도를 조절하면서 내려간다.

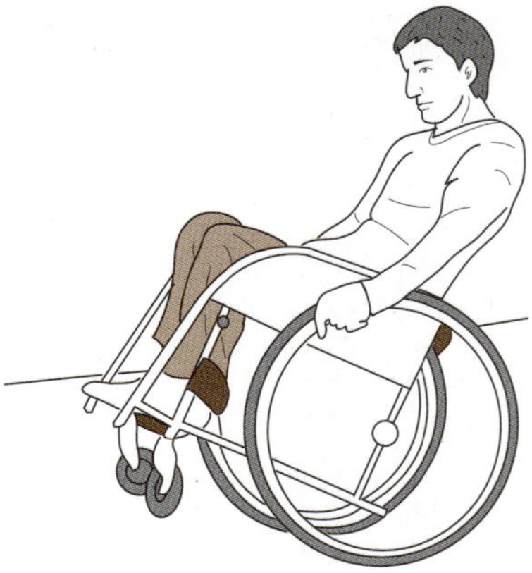

그림 5-14. 비탈길 내려가기

❖ 칼럼

장바구니용 서포트

무릎 위에 장바구니를 놓는다. 카트를 미는 등의 방법도 있으나 foot pipe에 장바구니용 서포트를 붙이는 방법도 있다(그림).

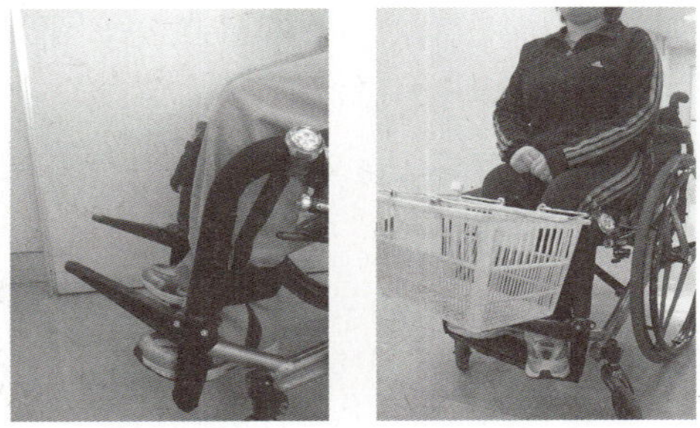

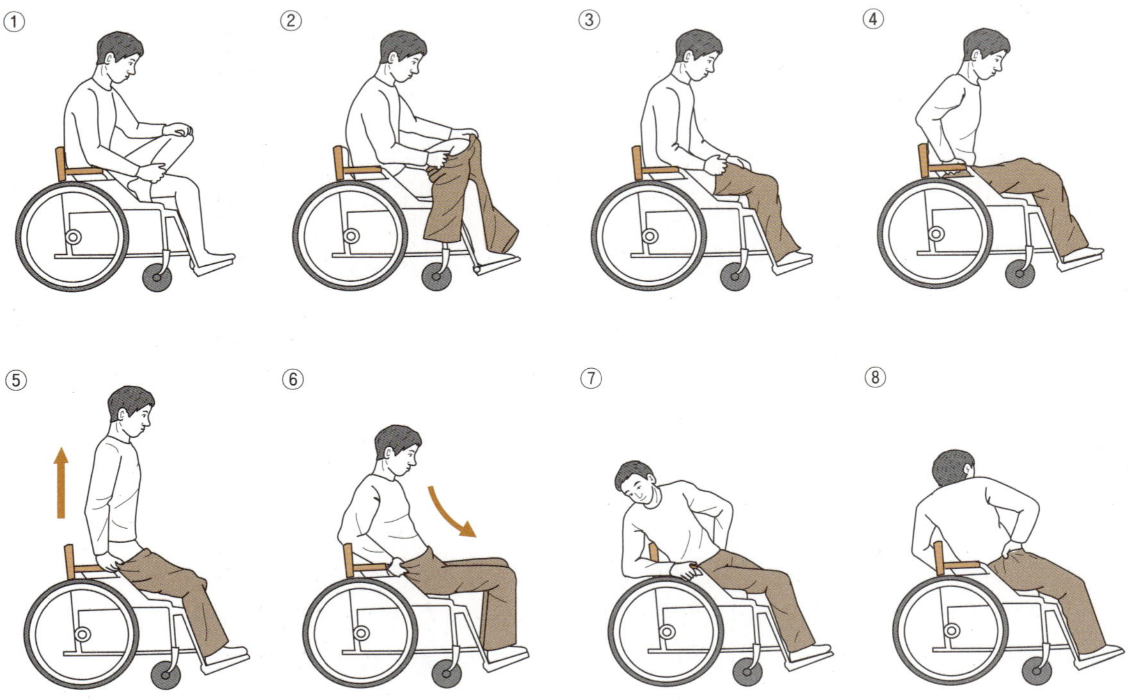

그림 5-15. 바지의 착탈

c. 셀프케어

하반신마비(대마비)에서는 팔만을 사용하는 ADL에는 문제가 없으나 일부의 착탈의 동작과 목욕 동작에 고안이 필요하다.

1 착탈의 – 바지를 입다, 벗다 (그림 5-15)

①～④ 휠체어 위에서 발을 깍지 끼고 바지를 양 발에 끼어 넣는다.
⑤ 바지의 위 끝과 arm support를 동시에 쥐고 푸시 업을 한다.
⑥ 엉덩이를 앞쪽으로 내려서 바지를 입는다.
⑦⑧ 몸통을 기울여서 한쪽씩 바지를 올린다.
(바지를 벗는 경우는 ⑥에서 엉덩이를 앞쪽으로 내리지 않는다)

2 목욕

씻는 장소에서부터 욕조에의 출입을 용이하게 하기 위해 씻는 장소의 높이와 욕조의 가장자리의 높이를 가지런히 하여 푸시 업을 이용해서 이동한다(Ⅲ. 주거환경의 정비를 참조).

d. 가정생활

취사 등의 작업을 위해서는 작업대의 아래에 무릎이 들어가는 것이 바람직하지만, 조리대가 높으면 냄비 안이 보이지 않기 때문에 휠체어에 탄 상태에서 무릎이 작업대의 아래에 들어가는 높이로 하고 가급적 낮게 한다(**그림 5-16**). 조리대 아래로 발이 들어가기 어려운 때는 옆으로 향해서 작업하게 된다. 조리대의 안길이(depth)는 깊숙한 안쪽까지 손이 닿도록 한다. 최근의 가정용 전자제품에서는 IH 쿠킹히터, 식기세척기, 드럼형 세탁건조기의 이용이 편리하다.

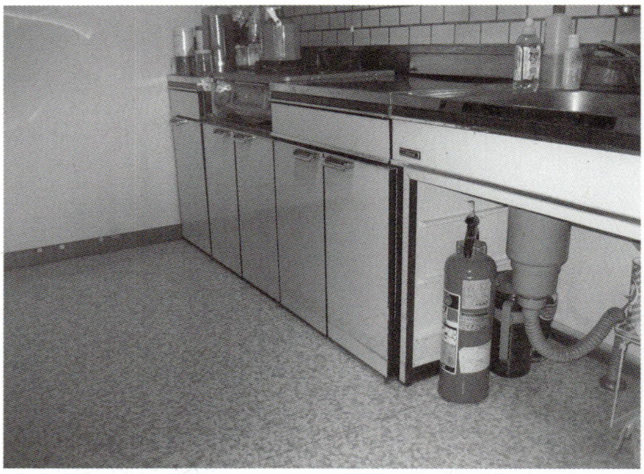

그림 5-16. 조리대의 조정
시스템키친의 받침대를 뗀다.
싱크대 아래의 수납부분을 떼어서 휠체어가 싱크대 아래로 들어가기 쉽게 한다.

e. 사회생활

취업에 있어서는 휠체어로 이용할 수 있도록 작업장의 환경을 정비할 수 있는 것이 바람직하다. 좁은 통로가 있을 때는 6륜형 휠체어, 앉은 자세에서의 작업이 어려운 때에는 standup 휠체어의 이용을 생각할 수 있다. 6륜형 휠체어는 회전반경이 작아 그 자리에서 회전할 수 있다(**그림 5-17**). standup 휠체어라면 선 자세에서의 작업도 가능하다(**그림 5-18**).

f. 자동차 운전

자동차의 개조와 옮겨타기

수동 운전보조 장치의 설치가 필요하다. 칼럼형과 플로어형이 있고〔각론 4 "경수 손상"의 그림 4-39(140페이지) 참조〕. 핸들에 회전용의 놉을 붙인다. 좌석과 휠체어의 간격이 생기는 경우에는 건너는 널판을 붙인다. 보통 휠체어는 조수석의 뒤쪽에 넣지만, 다른 짐의 적재를 고려하여 왜건 형태의 이용이 많다.

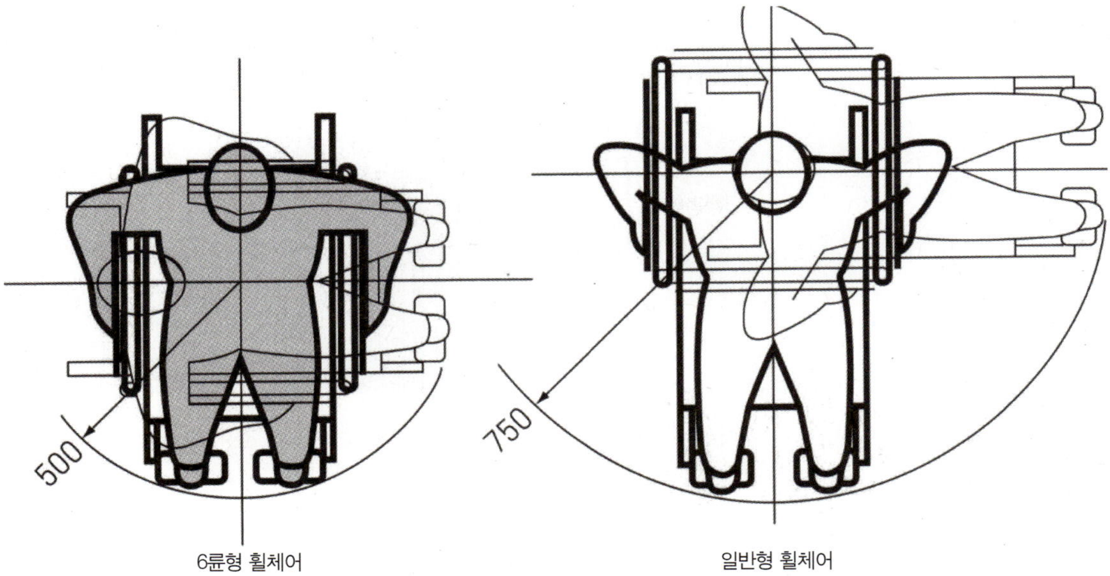

그림 5-17. 6륜형 휠체어와 일반형 휠체어의 회전반경의 차이

III 주거환경의 정비

1 옥내이동

마루바닥에 큰 층계차이가 없으면 보통의 목조가옥에서는 복도나 도어의 폭은 거의 문제가 없다. 도어는 위로 매다는 식의 미닫이로 하면 개폐 공간을 절약할 수 있어 휠체어에 의한 통과도 용이하다.

2 화장실

화장실로서 확보할 수 있는 넓이에 따라서 설비와 사용방법이 다르다. 휠체어로 화장실에 들어갈 수 있고 회전하기 위해서는 160×160 cm 정도의 넓이가 필요하다. 변기에의 옮겨타기는 가로의 옮겨타기가 된다. 화장실이 좁아 휠체어로 변기에 접근할 수 없는 경우는 도중에 의자를 놓아 이동하거나(**그림 5-19**), 앞쪽에서부터 옮겨 탄다. 이 경우에는 긴 변기가 필요하다(**그림 5-20**).

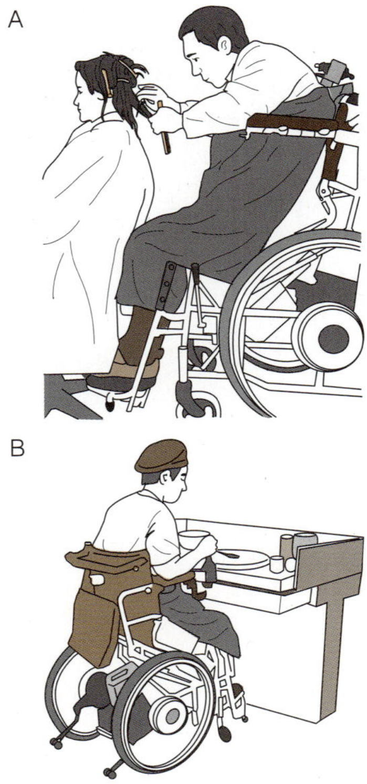

그림 5-18. standup 휠체어에 의한 작업
A: 이발사
B: 설계

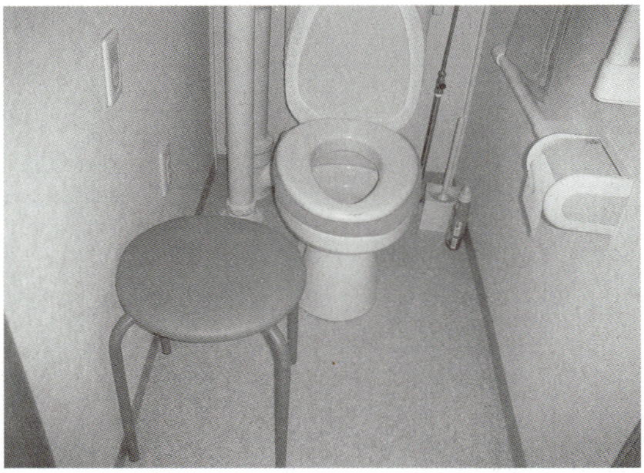

그림 5-19. 의자를 놓고 화장실에의 옮겨타기를 시행한다.

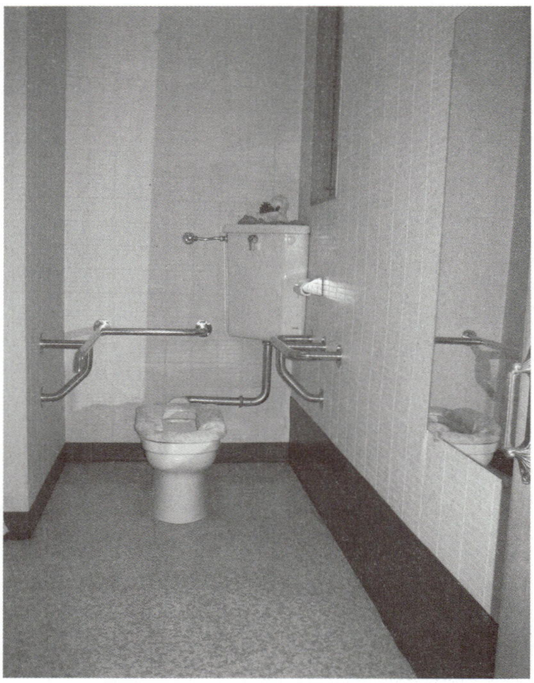

그림 5-20. 긴 변기

3 욕실

씻는 장소와 욕조의 출입이 문제가 된다. 욕조의 높이에 맞춰서 씻는 장소를 높이 쌓아올려서 층계차이를 해소한다(**그림 5-21**). 씻는 장소의 아래를 움푹 패게 하여 휠체어의 foot support가 들어가도록 한다(**그림 5-22**).

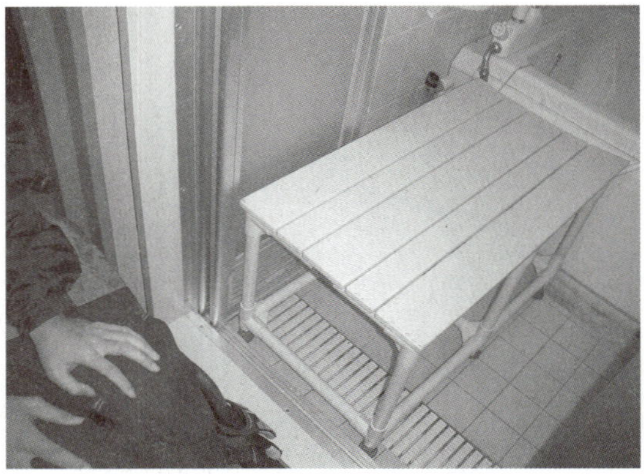

그림 5-21. 씻는 장소를 높이 쌓아올림

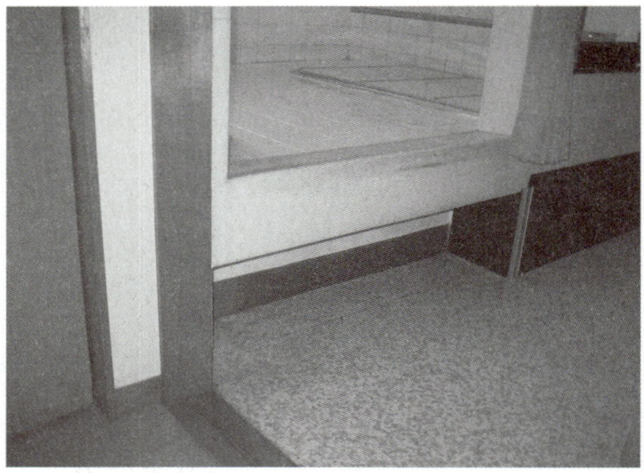

그림 5-22. Foot support가 들어가는 씻는 장소의 아래의 움푹 팬 곳

4 옥외 접근

주차장의 승강 공간으로서 운전석 쪽에 120 cm 정도의 공간이 필요하다. 비 오는 날을 고려하면 지붕이 있는 것이 바람직하다. 가옥에의 출입에는 경사대(slope)를 설치하거나(**그림 5-23**), 휠체어 승강기를 설치한다(**그림 5-24**).

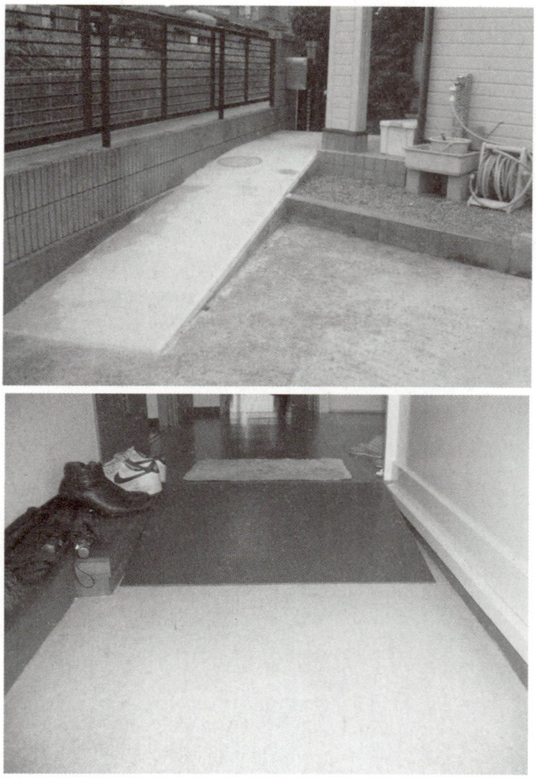

그림 5-23. 입구에 설치한 경사대(slope)

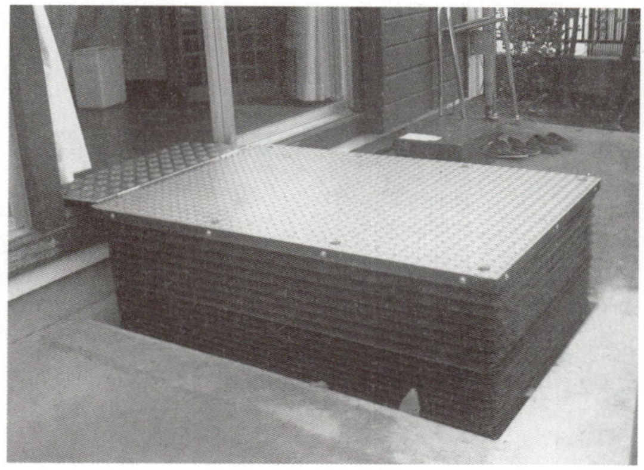

그림 5-24. 휠체어 승강기

IV 과제

하반신마비자는 다리에 의한 보행에 대신하여 휠체어를 사용하기 때문에 팔을 사용하는 ADL상의 문제는 적다. 그러나 이동 동작을 위해서는 다리의 보상으로서 팔을 사용하지 않으면 안 되며 충분한 훈련이 필요하다. 산업재해나 교통사고의 외상에 의한 젊은 나이의 하반신마비자에서는 큰 문제는 없으나 차츰 증가하고 있는 고령의 하반신마비자, 혈관원성의 척수장애 등 비외상성의 하반신마비자 등은 다리의 기능을 대체할 만큼의 팔·몸통기능은 기대할 수 없는 경우가 많다. 하반신마비라 해도 사지마비의 동작을 필요로 하는 경우도 있어 목표의 설정에 있어서는 배려가 필요하다.

■ 문헌

1) 神奈川リハビリテーション病院脊髄損傷マニュアル編集委員会：脊髄損傷マニュアル. 医学書院, 1994.

6 류마티스 관절염(RA)

I 장애의 개요

류마티스 관절염(rheumatoid arthritis: RA)은근골격계(관절이나 근육 등)의 증상을 주로 하여 만성적으로 증상이 진행되는 원인불명의 질환이다. 동시에 전신의 염증성 질환이기도 하며 전신성 질환으로서의 증상에도 충분히 유의할 필요가 있다.

1 통증

기능장애나 능력저하를 이해하고 원조할 때 우선 고려해야 할 것은 관절의 통증의 영향이다. RA는 통증을 빼고는 이야기할 수 없는 질환이며 활동능력은 통증의 상태에 크게 좌우된다.

통증의 상태(정도)는 질환 자체의 병세, 약제 이외에 일기 등의 영향도 받기 때문에 유동적이며, 시기나 계절 또는 하루 중에서도 시간대에 따라서 변화한다. 이 통증에 특히 큰 영향을 주는 것은 약물요법이고 약제효과가 나타나 통증이 경감하여 있을 때에는 활동능력도 향상된다.

통증에 의한 겉보기의 기능장애(통증 때문에 근력을 발휘할 수 없는, 관절을 충분히 움직일 수 없는 등)나 능력저하가 커지고 있는 경우도 있으므로 유의해야 한다. 또한 통증이 장기간 지속되고 있는 경우, 또는 통증에 대한 공포심으로 움직이지 않는 기간이 길어지는 것에 의한 관절구축이나 근력저하 등이 증대하는 경우도 있다.

이 통증에 대한 이해가 RA환자의 기분에 부응하면서 평가 · 지도 · 간병을 하는 열쇠라는 것을 잊어서는 안된다.

2 관절파괴와 변형

주증상인 관절 윤활막의 만성염증은 다발적으로 일어난다. 즉, 윤활막을 가지는 모든 가동관절이 양측성으로 침습될 가능성이 있다. 관절염의 지속에 의한 관절파괴가 일어나면 2차적인 장애로서 근육 · 힘줄의 균형의 무너짐 · 변형 · 근력저하 등이 유발되고 이들을 방치하면 RA의 전신의 독특한 자세이상이 발생하는 경우도 있다.

턱관절이 파괴되면 입을 벌리거나 음식물을 씹는 것이 곤란해지는 경우도 있어 보통의 음식형태로는 충분한 영향섭취를 할 수 없게 되는 경우도 있다. 목뼈(경추) 특히 고리중쇠관절(환축관절)에 병변이 미치면 목의 회전이나 앞굽힘을 제한하지 않을 수 없게 되어 ADL상 지장을 초래하게 된다. 어깨나 팔꿉관절이 파괴되면 신체의 각 부위나 물체에 팔의 도달기능이 저해되어 셀프케어나 가사동작을 비롯한 활동에 큰 지장을 초래한다. 손목관절의 파괴나 손가락의 변형 · 구축은 물체를 확고하게 쥐거나 다루는 것을 어렵게 한다. 특히 손가락관절의 파괴나 변형 · 구축, 또는 관절의 동요성은 정교성이 요구되는 섬세한 동작에 큰 지장을 초래하여 ADL 능력저하를 증가시키게 된다. 팔이음뼈 중 어깨뼈는 움직임이 유지되므로 어깨뼈의 움직임을 효과적으로 이용하여 어깨나 팔꿈치의 움직임을 보완하면서 상의의 착탈을 가능케 하고 있는 경우도 있다.

세수, 화장실, 목욕, 또는 가사 등의 목적을 충족시키기 위해서는 선 자세 유지나 신체의 이동, 자세변환 등의 기본적인 동작이 필요하고 엉덩관절, 무릎관절, 발목관절, 발가락의 관절의 파괴 · 변형의 영향은 크다. 온돌이나 마루에 앉는, 일어서는, 또는 온돌에 깐 이브자리에서 기거하는 등은 매우 어려운 동작이 된다. 발의 앞부분의 현저한 변형이나 통증이 있는 굳은살(변지)이 발생하면 선 자세 유지나 보행에 지장을 초래한다.

ADL 원조에 있어서는 턱, 목뼈에서부터 발끝에 이르기까지의 관절의 상태와 통증을 파악해두어야 한다.

3 전신성 질환이라는 것으로부터 일어나는 장애, 쉽게 피로함

RA는 전신성의 염증성 질환이며 원조, 지도에 있어서 유의해야 할 관절 밖 증상도 많다. 허파, 눈, 심장병변, 발열, 전신권대, 식욕감퇴, 적혈구침강속도 항진, 빈혈, 체중감소, 쉽게 피로함 등, 여러 가지 증상이 나타나는 동작, 활동, 생활지도를 원활히 진행시킬 때의 큰 저해인자가 되는 경우도 있다.

RA환자는 항상 체력의 소모가 큰 상태에 있고, 게다가 2차적으로 일어난 근력저하 등에 의해서 활동의 지구력이 저하하여 심신 모두 피로하기 쉽다는 것을 염두에 두어야 한다.

과도한 부하가 걸리는 동작이나 활동, 순발력을 필요로 하는 동작, 장시간 계속해야 하는 활동, 예컨대 무거운 짐을 들고 나르기, 먼 거리의 지속보행, 장시간의 선 자세 유지 등은 크게 제한된다.

4 여성에게 많은 질환이라는 것

RA의 이환율은 여성에 많다. 일본류마티스동우회의 류마티스 백서(2005)[1]에 따르면 환자의 남녀비율은 약 1 : 4라 일컬어지지만 회원의 남녀비율은 1 : 9라는 것이다.

RA라 진단되는 연령층은 30~50대에 많고 가정주부의 입장에서 생활하고 있는 사람도 많다. 주부의 역할은 일반적인 가사에 머무르지 않고 가족 한사람 한사람의 다양한 돌봄을 포함하여 실로 여러 갈래에 걸치고 동작의 지속성이나 관절에의 부하가 요구되는 활동을 매일 반복하고 있다. 이 때문에 신체적 · 정신적으로 무리가 겹치는 일도 있다. 동거인이 없는 경우는 심신의 부담이나 불안이 더 커지는 경우도 있다. 또한 시어머니와 동거하고 있는 경우는 거리낌도 있어 한층 더 무리를 하고 있는 경우도 있다. 이와 같이 겉보기의 능력 장애는 경증일지라도 상당히 무리를 하는 능력유지인 경우가 있으므로 유의해야 한다. 반대로 가족에게 과도하게 의존하거나 가족의 과도한 보호에 의해서 평소 원래의 능력을 발휘하지 않기 때문에 서서히 기능이나 능력이 저하하는 경우도 있다.

자립의욕이 높은 사람에서는 현저한 기능장애가 있는 경우를 제외하면 화장실 동작의 자립도가 높다. 이것은 자기가 하고 싶다는 기분의 반영이지만 상당히 무리를 하고 있는 경우도 있으므로 유의해야 한다. 또한 생리 때의 번잡한 처리나 몸의 상태, 정신적인 면도 고려해야 한다.

이 밖에 육아 등을 포함하여 가정 내에서의 역할 · 활동과 가족 · 환경 등을 종합적으로 파악한 다음에 능력 장애를 생각해야 한다.

5 RA환자의 고령화에 수반하는 장애상의 변화

류마티스 백서(2005)[1]에 따르면 RA환자의 고령화는 서서히 진행되고 있고 60세 이상이 62%를 차지하고 있다. 고령기의 여러 가지 질병이나 장애가 추가됨으로써 기능장애나 능력장애, 정신적 부담은 한층 커진다. 이 백서에 따르면 개호보험 이용자는 적고 이 제도에는 RA환자의 특성은 반영되어 있지 않아 많은 문제가 미해결인 채로라는 것이 지적되어 있다.

간병 노인보건시설 등을 이용하는 사람도 증가할 것이 예상되지만 고령기 장애의 이해에 더해서 RA의 특성에 대해서 충분한 이해를 심화시킨 다음에 환경정비, 지도 · 간병에 임하는 것이 향후 한층 중요해진다.

II 지도와 간병

a. 관절보호

관절보호란 생활양식, 관절염에 대한 심리적 반응이나 인적 환경(지원체제), 행동이나 환경을 바꾸는 것에 의해서 관절염에 좋은 영향을 미치려고 하는 의지나 행동에 대해서 평가해 가는 과정이다. 이 관절보호의 목적은 침해된 관절에 대한 부담과 통증을 감소시키는 것에 의해서 염증을 경감하고 관절구조를 보호하는 것에 있다[2].

또한 RA환자에서는 신체적 · 정신적 자원(에너지)을 낭비하여 과로하기 쉽기 때문에 충분한 휴식을 취하는 것과, 일 · 작업의 간소화, 합리화를 도모하는 것이 필요하다. 이것을 에너지 보존이라 부르고 있으나 이것은 관절보호와 밀접한 관계에 있고 관절보호의 일부에 포함시켜 생각해도 되는 것이다. 낮잠을 포함한 충분한 수면과 휴식은 체력을 유지하고 활동의 내구성을 증가시키는 데에 도움이 된다. 작업 · 활동의 진행 중에는 지쳐버리기 전에 휴식을 취하는 것이 체력유지에 효과적이다. 또한 평소의 가사동작에 있어서는 1일 또는 1주일의 일의 양이나 예정을 충분히 검토하여 생활에 필요한 활동을 가장 합리적으로 수행할 수 있도록 작업자세, 사용하는 도구, 가구의 배치, 작업순서, 움직이는 거리 등을 재점검하여 에너지 보존을 도모하는 것이 중요하다.

관절보호방법의 원칙으로서 Melvin[2]은 ① 통증에 배려한다, 통증이 발생하는 활동을 피한다, ② 안정과 운동의 균형을 유지한다, ③ 노력의 경감을 도모한다, ④ 변형이 일어나는 자세를 피한다, ⑤ 부하 내성이 있는 강한 큰 관절을 사용한다, ⑥ 안정성이 있는 관절의 사용방법을 한다, ⑦ 동일 자세를 오래 계속하지 않는다. ⑧ 즉각 중지할 수 없는 활동을 피한다, ⑨ 효과적인 자조구나 장구를 이용한다, 등을 열거하고 있다.

표 6-1에 평소의 지도를 위해 여러 가지 문헌을 참고로 하여 필자가 요약한 관절보호의 원칙과 구체적인 고려할 점을 나타냈다.

ADL 지도에 있어서는 관절보호의 원칙(에너지 보존을 포함)에 입각하는 것이 중요하고 한사람 한사람의 생활양식, 증상, 기능, 능력에 맞춰서 심리적 측면에 충분한 배려를 하면서

표 6-1 관절보호의 원칙

1. 통증을 유발하거나 강화하는 팔다리의 위치, 자세, 동작, 활동을 피한다.
2. 관절파괴나 변형을 조장하는 팔다리의 위치, 자세, 동작, 활동을 피한다.
   - 이브자리 · 매트: 몸이 가라앉지 않는 딱딱한 것을 선정하여 척주의 만곡이 강화되는 것을 방지한다.
   - 베개: 약간 낮은 것을 사용하여 목뼈의 앞굽힘이 강화되는 것을 방지한다.
   - 이불: 따뜻하고 가벼운 것을 사용하여 이불의 무게로 변형이 조장되는 것을 방지한다.
   - 의자에 앉은 자세: 등받이가 높고 수직인 의자에 깊숙이 바르게 걸터앉는다.
   - 선 자세: 직립자세를 유념한다. 양 다리에 균등하게 하중을 건다.
   - 보행: 팔의 근육을 이완시키고 양손을 자연히 흔든다. 발을 끄는 보행을 피한다.
   - 적은 관절이나 근육에 부담을 주지 않고 가급적 큰 관절이나 강한 근육으로 일을 한다.
   - 한쪽에만 부하를 걸지 말고 양손으로 동작을 한다.
   - 관절에 무리가 가지 않는 움직이는 방법이나 손(손가락)의 사용방법의 습관을 붙인다.
   - 동작이나 활동이 고통스러워졌을 때는 즉각 중지한다.
   - 노력을 강요하는 동작이나 활동을 피한다.
3. 안정과 활동의 균형을 고려한다.
   - 충분한 수면을 취한다.
   - 하루 종일 전혀 움직이지 않는 것은 좋지 않다. 무리가 없는 범위 내에서의 활동은 시행하는 편이 좋다.
   - 일을 하는 동안에는 짧은 시간 간격으로 조금씩 휴식을 취하도록 유념한다.
   - 같은 자세를 장시간에 걸쳐서 취하지 않는다.
4. 심신의 에너지의 불필요한 소모를 방지하기 위해 인적 · 물적 환경을 정비, 조정한다.
   - 가족의 적절한 원조나 협력, 배려는 무엇보다도 정신적 안정으로 연결된다.
   - 주거공간의 밝고 즐거운 분위기 만들기에 유념한다.
   - 합리적으로 움직일 수 있도록 작업에 사용하는 물건의 배치나 가옥구조를 고려한다.
   - 관절보호나 체력소모 방지에 도움이 되는 자조구 · 시중에서 판매되는 기구 · 부목의 적응을 고려한다.

(佐々木智也, 石田 肇 편: 류마티스 · 통증, 木村信子 감역: 류마티스성 질환 — 소아와 성인을 위한 재활, 재활학원 작업치료학과 편: 만성 류마티스 관절염의 관절보호를 위하여 등을 참고로 하여 필자가 요약한 것이다)

구체적인 지도를 진행하는 것이 필요하다. 이때, 가족에게도 적절한 원조를 하게 하도록 작용하는 것이 중요하다. 동작이나 활동에 있어서 좋은 습관이 붙을 때까지에는 시간을 필요로 하는 경우가 많지만 격려하면서 참을성 있게 반복하는 마음의 태세가 중요하다.

b. 기거 · 이동

1 몸 구르기

신체가 요에 가라앉아 버리면 몸 구르기 동작을 방해하므로 요나 매트는 몸이 가라앉지 않는 정도의 약간 딱딱한 것을 선택한다. 또한 이불도 가벼운 것으로 한다. 몸 구르기 동작에서는 몸의 축이 비틀리지 않도록 주의한다. 특히 목뼈 병변이 있는 경우는 목에 부하가 걸리지 않도록 주의가 필요하다. 팔을 사용할 수 있는 경우는 침대 난간에 아래팔을 걸어서 팔의 힘으로 보조하여 몸 구르기를 한다. 또한 바로 누운 자세에서의 목뼈의 앞굽힘을 방지하기 위해 베개는 약간 낮은 것이 바람직하지만, 중앙 부분은 낮고 양쪽이 약간 높게 되어있는 베개

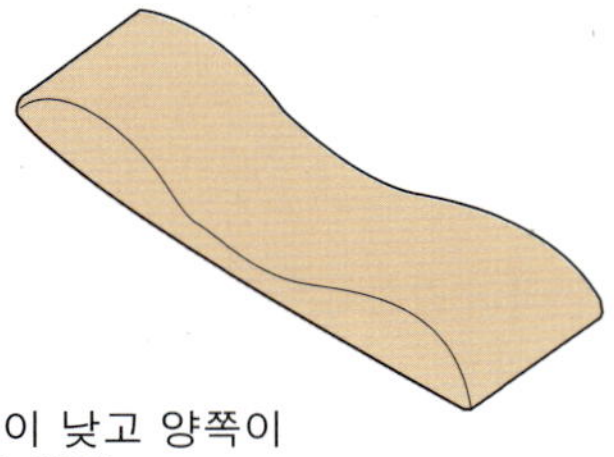

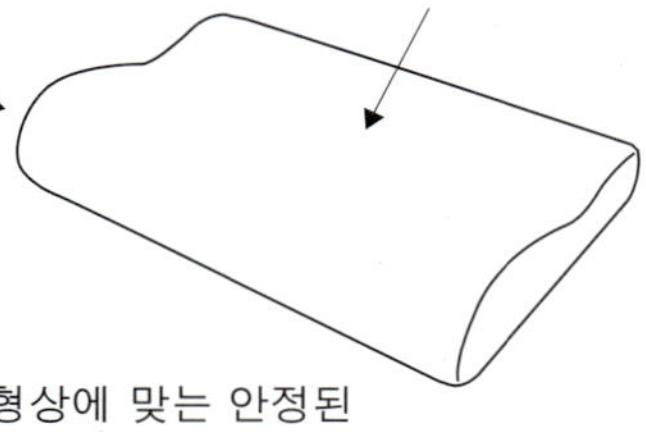

그림 6-1. 시중에서 판매되는 베개의 예

(**그림 6-1A**)라면 옆으로 향하였을 때에 어깨가 편안하다. 시중에서 판매되는 것도 있으나 타월로 고안하는 것도 좋다. 머리 · 목의 커브에 맞는 것도 있다(**그림 6-1B**). 또한 통증은 경감하지만 단기간 내에 무릎의 굽힘 구축이 일어나므로 권장할 수 없다. 몸 구르기 때에도 방해가 된다.

2 기거 · 이동

보통은 양 발을 침대 밖에 늘어뜨려서 한쪽의 팔꿈치나 아래팔을 받침으로 하여 윗몸을 일으키지만(**그림 6-2A**), 상반신의 무게를 받치는 팔꿈치에는 충분한 펴는 힘이 필요하고 팔꿈치나 어깨관절의 파괴가 있는 경우에는 권장할 수 없다. 침대 난간을 잡고 윗몸을 일으켜도 좋다. 아무튼 목뼈 병변이 있는 경우에는 넥 칼라를 장착한 다음에 시행하면 좋다.

발을 침대 난간, 또는 매트의 아래에 삽입한 막대에 걸어서 윗몸을 일으키는 경우도 있으나(**그림 6-2B**), 발목관절의 파괴나 통증이 경증이고 어느 정도 발등을 굽히는 힘(배굴력)이 있을 것이 조건이 된다.

팔로 윗몸을 지지할 수 없는 경우에 반동을 이용하여 일어나는 사람이 있으나 목뼈 병변이나 통증이 있는 경우에는 금기이다. 배의 근육을 강화하여 목에 힘을 주지 않고 목뼈를 똑바로 유지하도록 주의하면서 배근육의 힘으로 일어날 수 있도록 지도, 연습한다.

침대 난간에 묶은 띠(신축성이 없는 표백무명 띠 등)를 아래팔에 끼워 넣어 팔꿈치의 굽히는 힘으로 일어나는 경우도 있으나(**그림 6-2C**) 어깨나 팔꿈치의 관절병변, 통증이 없는 것이 조건이 된다. 이 경우도 목뼈 병변에 주의한다.

일어나기를 보조하는 경우는 목뼈와 등(back)을 똑바로 유지하도록 지지한다. 목뼈 및 팔의 관절파괴나 통증이 심한 경우는 전동침대의 이용이 권장된다.

침대나 의자에서 일어서기는 무릎에 큰 부담이 걸리기 때문에 무릎을 펴는 힘의 저하나 통증이 있는 경우에는 팔의 힘으로 보완하게 된다. 침대나 의자에 손을 짚고 일어서는 경우가 많은데, 이 때 MP관절의 불완전 탈구(아탈구) 경향이 있는 경우에는 손가락 등쪽에 체중이 걸려버리기 쉽다. 이것은 MP관절의 불완전 탈구 경향을 조장하는 것으로 연결되므로 피하게 한다. 대신에 침대나 의자의 곁에 테이블이나 약간 높은 탁자 또는 책상을 놓고, 거기에 아래팔을 올려놓아 팔 전체로 체중을 지지하도록 하면 손가락에 대한 부담이 적어져 보다 큰 관절의 힘으로 다리근력을 보완할 수 있다(**그림 6-3**). 양쪽의 지팡이(양 목발 등)를 이용하여 일어서는 경우도 있다. 침대의 난간이나 보조

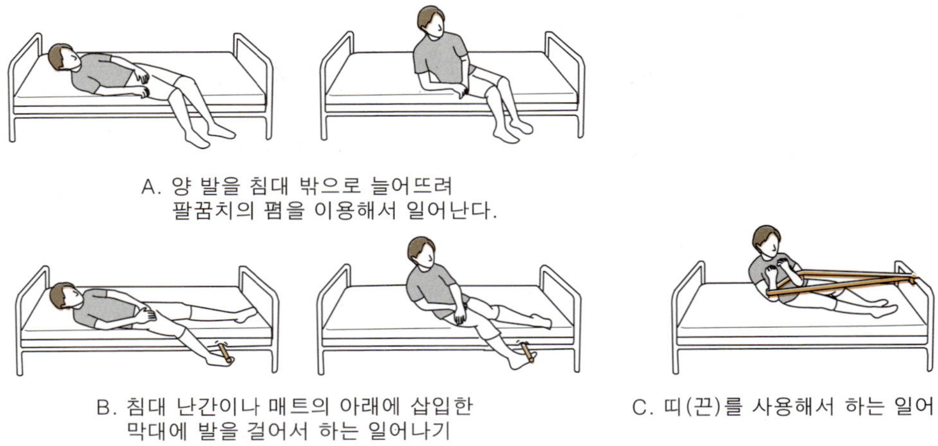

그림 6-2. 침대에서부터의 일어나기

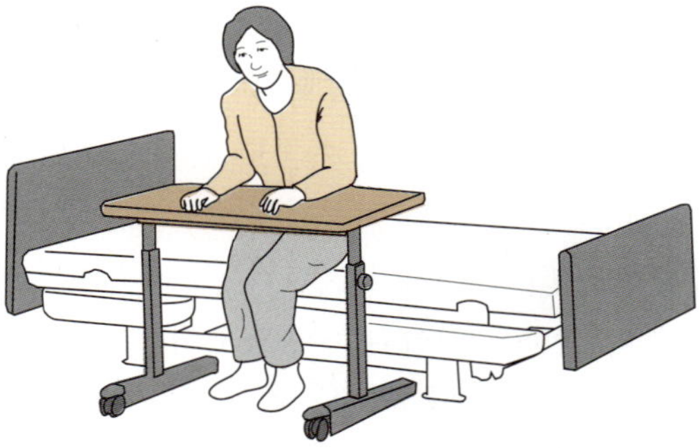

그림 6-3. 침대에서부터의 일어서기

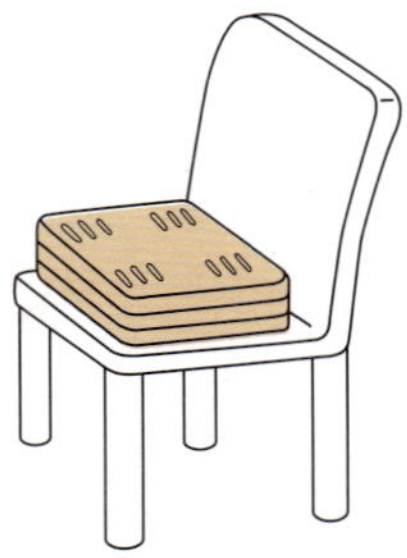

그림 6-4. 가까이에 있는 재료를 사용해서 하는 의자의 높이 보정

막대를 이용하는 경우도 있다. 다리의 근력이 약한 경우에는 침대의 높이를 약간 높게 하면 일어서기 쉽지만 끝에 걸터앉은 자세에서의 발목관절의 자세나 안정성 등에도 배려하여 개개의 상태에 따라서 대처해야 한다. 짧은 시간의 의자 앉은 자세라면 키친 매트나 목욕용 매트 등 손쉽게 구입할 수 있는 재료를 이용하여 일어서기 쉬운 높이로 조절할 수 있다(**그림 6-4**).

3 보행, 휠체어 조작

보행 지도를 할 때 우선 고려해야 하는 것은 신발과 지팡이이다.

신발이 발의 상태에 적합한지 아닌지는 보행 능력에 크게 영향을 준다. RA환자는 병원 내만이 아니라 잠깐의 외출 때에도 슬리퍼나 걸치는 신발을 신는 일이 많다. 이것은 신기 쉬운 적당한 신발이 없다는 것과 발목관절의 가동성이 제한되면 발을 끌듯이 살살 걷는 보행으로 걸을 수 있는 슬리퍼와 같은 것이 편리하다는 이유 때문이다. 선 자세 유지능력이나 보행능력을 유지하기 위해서는 조기부터 발의 아치, 발목관절 · 발 앞부분의 보호 등을 고려한 신발을 적용하는 것이 바람직하다. 최근에는 발의 상태에 맞추기 쉬운 신발의 개발이 진행되고 있어 이전에 비하여 적합성이 높은 신발을 구하기 쉬워졌다. 신발을 만드는 사람과 충분한 정보교환을 하면서 개개의 발에 맞게 조정하는 노력이 중요하다. 또한 RA환자와 정보를 공유하여 기능적인 면만이 아니라 디자인적인 면에서도 마음에 드는 신발을 구할 수 있도록 배려해야 한다.

지팡이는 보행 보조구로서 중요하다. T자형 지팡이, 로프스트랜드 지팡이, 목발, 플랫폼 지팡이, 언더 암 지팡이 등이 사용되고 있으나 본인의 기능, 사용목적(어디에 사용하는가)에 따라서 지팡이의 특징(이점 · 결점)을 충분히 검토하여 적용시키는 것이 중요하다. 양 손이 잠기는 목발 보행 등에서의 물건을 들어 운반하는 고안으로써 지팡이에 부착한 훅에 작은 바구니나 작은 양동이 등을 걸고 있는 예도 있다.

보행기는 다리가 많고 다리 사이의 폭도 넓어 지팡이보다 안정성이 있고 지팡이 보행의 전단계의 연습에 사용되는 일도 있으나 앞으로 진행할 때마다 양손을 들어올려야 하기 때문에 손목관절이나 손가락의 기능이 나쁜 경우나 통증이 있는 경우에는 적용이 어렵다.

보행차는 4륜의 것이 일반적이지만 6륜의 것이 보다 좁은 곳에서 자유로이 돌 수 있어 옥내에서의 이동에 적용하기 쉽다. 제자리에서의 360° 회전이 가능하여 화장실에의 출입 등에도 편리하다. 옥외용의 것은 브레이크가 붙어있을 것, 짐을 수용하는 장소가 있을 것, 이동 도중에 걸터앉아 쉬는 신체에 맞는 높이의 좌석이 붙어있을 것 등을 확인한다. 신체기능이 높아 쇼핑을 위한 외출 등을 적극적으로 하고 있는 사람의 경우, 실버 카(silver car)를 이용하고 있는 예도 있으나 의자나 브레이크가 붙어있는 것, 또한 기대서 몸을 지지할 수 있는 경우를 고려하면 어느 정도의 중량이 있고 중력중심이 낮은 것이 안정되므로 안심할 수 있다.

휠체어에는 수동식의 것과 전동식의 것이 있고 RA환자가 실제로 타고 있는 종류도 풍부하다. 일상생활에서 활용하고 있는 예에서는 신체기능에 맞춰서 브레이크의 위치나 길이, 잡는 부분의 형상이나 굵기, 좌석 면의 높이나 좌석 면의 폭 등의 개조를 실시하고 있는 일이 많다. 수동식의 휠체어는 손가락이나 손목관절에 부담이 걸리기 때문에 표준형의 휠체어에 걸터앉아서 무릎의 굽힘과 폄으로 전진, 후진하고 있는 사람도 있다. 이 방법은 다리기능이 좋으면 좁은 곳에서 자유로이 돌 수 있고 손을 자유로이 사용할 수 있다는 이점도 있다. 옥외에서의 장거리 이동에는 전동휠체어나 스쿠터형의 전동3륜 또는 4륜차가 효과적이다(4륜차가 안정성은 높다). 이들의 전동휠체어나 전동3륜 또는 4륜차는 활동범위를 넓혀 사람과의 교류기회를 증가시키는 데에 도움이 되고 있으며 QOL의 향상으로 연결되어 있는 경우가 많다. 수동 · 전동 어느 경우에도 신체기능, 생활양식 · 생활패턴, 사용목적 · 희망 등에 따른 조정이 필요하다. 옥외이동의 경우는 교통량, 도로의 요철이나 도로의 폭 등의 환경을 잘 파악한 다음에 안전하게 이동할 수 있도록 연습, 지도하는 것이 중요하다.

C. 셀프케어

1 식사

식사에 관한 지도에 있어서는 RA의 장애 특성에 입각한 고려, 배려가 반드시 필요하다. 식기의 크기나 무게, 식사용구(젓가락 · 스푼 등)의 형상, 식사하는 장소의 환경, 식사에 소요되는 시간, 음식물의 형태(딱딱한 정도나 크기), 영양 면, 식사를 할 때의 자세, 식기를 잡거나 용구를 사용하는 것에 관계되는 각 관절의 움직임, 근력, 안정성, 지구력, 통증 등에 더해서 목뼈의 통증이나 안정성, 앞굽힘 제한의 정도, 음식물을 입에 넣는 것이나 씹는 것에 관계되는 턱관절의 움직임이나 통증, 장구나 자조구의 이용의 유무 등, 실로 많은 평가 · 지도의 관점이 요구된다.

보통, 매일 3회 반복되는 식사는 전신성의 염증성 소모질환인 RA환자로서 필요한 영양을 적절하게 섭취하기 위해 중요하다. 또한 빈혈증상이나 장기간의 복약에 의한 위장장애 등의 전신증상을 완화하기 위해서도 "먹는 것"의 힘이 필요하다[4]. 투병생활이나 QOL 향상에 있어서 매우 중요한 식사를 맛있고 즐겁게 고통이 없이 쾌적하게 시행하기 위한 고안이나 여러 직종과의 연계(기회를 놓치지 않는 정보교환이나 지도 · 간병방법의 변경)는 매우 중요하다.

식사동작은 RA환자의 ADL 중 가장 자립도가 높은 동작이다. 게다가 손가락에 상당한 변형이 있어도 젓가락을 사용하고 있는 예가 많은 것이 특징이다. 이것은 손가락의 변형이 서서히 진행되기 때문에 그 변형에 순응하여 간다는 이유에 따르지만, 식사는 젓가락을 잡는 편이 맛있게 느낀다는 일본인 특유의 습관이나 심정이 더해져 있다는 것도 간과할 수 없다.

식사용구의 취급은 어떻게든 가능해도 어깨나 팔꿈치, 특히 팔꿈치를 굽히는 힘이 약하여 음식물을 입으로 가져가기 어려운 경우에는 다른 쪽의 손으로 아래팔 또는 손을 지지하여 보조한다(**그림 6-5A**). 손으로 식기를 유지하려면 손가락의 근력과 내구성이 요구된다. 가벼운 약간 작은 식기에 소량씩 음식물을 옮김으로써 식기의 유지가 가능해지는 경우도 있다. 또한 손으로 유지하는 대신에 팔과 가슴 사이에 식기를 껴안는 것처럼 하여 고정해도 된다(**그림 6-5B**). 팔꿈치의 굽힘 각도가 작아 스푼 등의 식사용구가 입에 도달하지 않는 경우도 자주 있다. 용구의 길이를 늘이는 것만으로는 입을 지나쳐버리기 때문에 스푼에 각도를 주어 입에 도달하도록 고안한다(**그림 6-5C**). 현재 고안된 스푼이나 포크, 젓가락 등이 많은 종류가 시중에서 판매되고 있으므로 갖고 있는 용구의 수정이 어려운 경우는 구입을 고려한다.

식기를 손이나 팔로 유지하는 대신에 식탁의 높이를 어깨에 부담이 가지 않는 정도로 조금 높게 하여 식사용구의 왕복거리를 짧게 하는 편이 편리한 경우도 있다. 또한 목뼈 병변이 있는 경우에도 식탁의 높이를 어깨의 가동성과 근력에 따라서 조금 높게 설정하여 목뼈의 심한 앞굽힘을 피하도록 한다. 고리중쇠관절의 불완전 탈구에 의한 경수증상이 나타난 사례에서는 팔의 감각장애가 식기나 용구의 잡는 기능에 나쁜 영향을 미친다. 목뼈 칼라를 장착하는 것이 필수적이지만 목뼈나 턱의 움직임이 제한되기 때문에 "먹고 싶은 마음이 들지 않는" 방해가 되는 장구가 되어 식사 때에는 떼어내는 일도 적지 않다[5].

식사동작은 장애가 상당히 중증이 되어도 미리 설정된 환경 하에서 먹는 방법의 여하를 묻지 않는다는 조건에서는 자립도가 가장 높은 동작이지만, 사회생활의 영위라는 관점에서는 문제도 있다. 스즈키[5]는 먹는 방법이 보통의 방법과 다르기 때문에 "사람들 앞에서는 아주

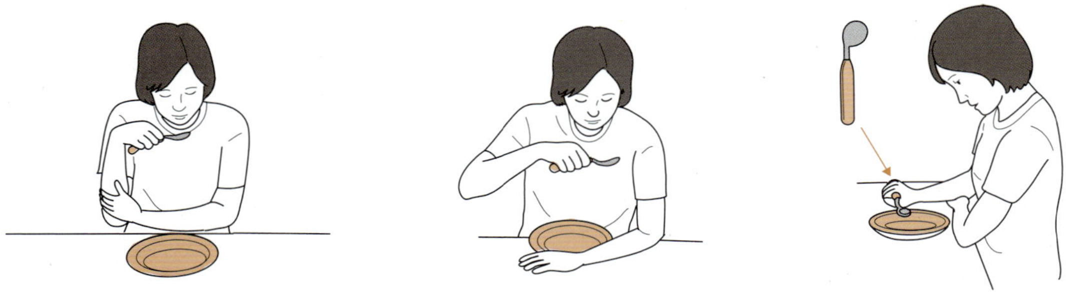

A. 용구를 든 손을 다른 쪽 손으로 지지하여 팔꿈치의 굽히는 힘을 보완하여 입으로 가져간다.

B. 팔과 가슴과의 사이에 식기를 끼워서 고정한다.

C. 굽은 스푼의 사용

그림 6-5. 식사동작의 고안

부끄러워서 먹을 수 없다"고 외식을 기피하거나 먹기 힘든 것을 피하거나 생활범위가 한정되어 좋아하는 것을 먹고 싶은 장소에서 자유로이 즐길 수 없게 되는 등의 RA환자의 식사에 대한 현 상황을 열거한 다음에 QOL를 고려한 주체적인 식사의 본연의 모습을 포함한 접근이 중요하다는 것을 지적하였다.

2 몸 단정히 하기

세수

목뼈를 앞으로 굽히면 목 부위의 통증이 일어나고 손이 얼굴까지 도달하지 않으며, 손가락의 변형 때문에 양손으로 물을 떠올릴 수 없는 등, 세수하는 동작이 제한되는 경우가 많다. 세면대를 조금 높게 하면, 목이나 몸통의 무리한 앞굽힘을 경감시킬 수 있으나 간단히 높이의 조절을 할 수 없는 경우도 많으므로 손의 도달기능을 보완하기 위한 자조구의 이용이 실제적이다. 손잡이가 긴 세수 브러시(**그림 6-6A**)나 손수건이나 거즈를 끝에 휘감은 효자손 등은 손의 도달기능을 보완하는 이외에 물을 뜰 수 없는 등의 손가락기능의 저하를 보완할 수도 있어 일상적으로 흔히 사용된다.

이닦기

턱관절의 병변 때문에 입을 벌리는 것의 제한이 있는 경우는 브러시부분이 조금 작은 칫솔을 사용하면 어금니까지 닦기 쉽다. 도달기능이 저하하여 있는 경우는 손잡이가 긴 것을 함으로써 동작을 하기 쉽게 된다(**그림 6-6B**). 손잡이를 잡는 것이 불충분하다면, 굵은 손잡이로 한다. 전동칫솔의 사용도 고려할 수 있으나 손잡이 부분이 무겁고 생각하는 방향으로 움직이기 힘들다고 호소하는 사례도 있으므로 시험적으로 사용해서 잘 검토하면 좋다.

손톱 깎기

작은 손톱깎이는 강한 집기(pinch), 쥐기(grip)의 힘을 필요로 하기 때문에 실용적으로 사용할 수 없는 예가 많다. 약간 큰 손톱깎이를 이용하면 힘의 효율이 좋다. 시중에서 판매되는 손톱깎이로 자르기 힘든 경우는 플라스틱이나 나무판 등에 손톱깎이를 고정하여 약한 힘으로도 누를 수 있도록 한다(**그림 6-6C**). 침대용 작은 탁자(**그림 6-6D**)를 이용하면 손톱깎이가 안정되어 동작이 용이하다.

머리손질

손의 도달기능이 불충분한 경우는 뒷머리를

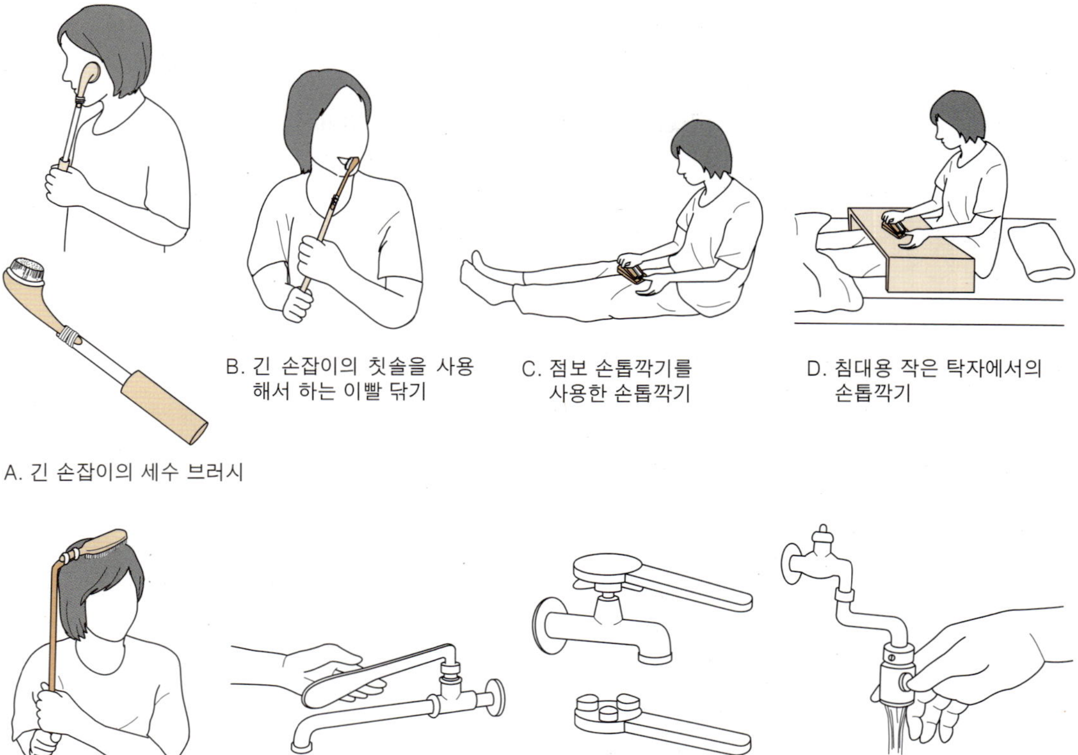

A. 긴 손잡이의 세수 브러시

B. 긴 손잡이의 칫솔을 사용해서 하는 이빨 닦기

C. 점보 손톱깎기를 사용한 손톱깎기

D. 침대용 작은 탁자에서의 손톱깎기

E. 긴 손잡이의 헤어브러시

F. 레버식 수도꼭지

G. 나무로 만든 수도꼭지를 비트는 기구
수도꼭지의 형태에 맞춰서 나무 조각으로 걸리는 부분을 만든다.

H. 누름단추식 수도꼭지

그림 6-6. 몸 단정히 하기를 용이하게 하는 자조구의 예

빗을 때에 목뼈의 앞굽힘을 강제하지 않기 위해서도 자조구의 이용이 실제적이다. 효자손이나 막대에 빗이나 브러시를 고정하여 긴 손잡이로 한 것을 이용할 수 있다(**그림 6-6E**). 가볍고 사용하기 쉬운(각도를 조절할 수 있는) 시중판매품도 있으므로 구입을 고려하는 것도 좋다.

수도꼭지의 개폐

레버식의 수도꼭지(**그림 6-6F**)가 편리하지만, 수도꼭지의 형태에 맞춰서 나무로 만든 수도꼭지를 비트는 기구(**그림 6-6G**)를 만들어도 좋다. 가벼운 플라스틱으로 만든 시중판매품도 있다. 누름단추식의 수도꼭지(**그림 6-6H**)나 자동수도꼭지의 이용도 좋다. 다만, 자동수도꼭지는 센서가 반응하면 생각하지 않는 곳에서 물이 나와 버리는 일이 있어 사용 장소를 고려할 필요가 있을지도 모른다.

3 착탈의

앞이 트인 상의의 착탈

보통은 더 움직이기 나쁜 쪽의 소매를 먼저 끼워 넣고, 다음으로 다른 쪽의 손을 뒤쪽으로 돌려서 소매를 몸쪽 가까이까지 끌어당겨서 소

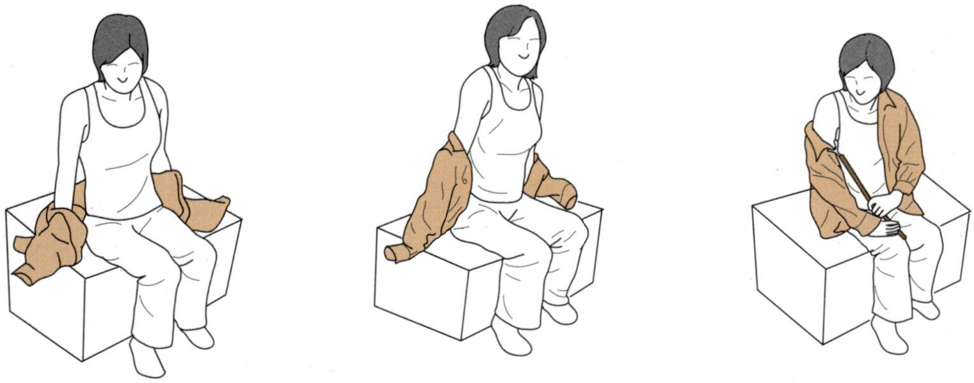

그림 6-7. 어깨뼈의 움직임을 이용한 앞이 트인 상의의 착의

매를 끼워 넣는다. 손이 반대쪽의 어깨까지 도달하지 않는 경우는 효자손이나 리쳐로 당겨 올린다. 어깨의 굽힘이나 벌림(외전), 팔꿈치의 굽힘이 현저하게 작은 경우에도 움직임이 남아있는 어깨뼈의 움직임을 이용해서 착의가 가능하다(**그림 6-7**). 침대 위(몸의 뒤쪽)에 미리 상의를 펼쳐 놓고 양손을 소매에 끼워 넣는다. 다음으로 어깨의 약간의 굽힘 · 벌림과 어깨뼈의 올림, 모음과 벌림(내외전)을 이용해서 팔꿈치 위까지 밀려올라가게 한다. 그 후 목뼈나 턱관절에 문제가 없는 경우에는 옷깃을 입으로 물어 어깨까지 끌어올린다. 이것은 RA환자 실제의 동작으로부터 학습한 방법이지만 목뼈의 앞굽힘이나 회전을 강요하기 때문에 목뼈를 보호하는 관점에는 바람직하지 않다. 효자손이나 리쳐를 이용해서 어깨까지 끌어올리도록 지도하는 것이 바람직하다. 끈의 양끝에 빨래집게(또는 튼튼한 그립)를 붙여서 하나를 옷깃에, 다른 쪽을 커튼에 고정시켜서 손의 대용으로 하고, 고정시키지 않는 소매를 끼워 넣은 후, 몸을 돌리도록 하여 커튼에 고정시킨 다른 쪽의 소매를 끼워 넣는 방법[6]도 있다. 단추를 채우기 어려운 경우는 매직테이프로 고정하거나 button aide(**그림 6-8**)를 이용하면 좋다. 이에 더해서 button aide에 한정하지 않고 자조구의 이용에 있어서는 편리하다는 이유만으로 안일하게 계속 사용하면 원래 갖고 있었던 기능이 손상되어버리는 경우도 있으므로 본인의 상태에 맞춘 섬세한 재평가와 지도가 반드시 필요하다.

머리부터 뒤집어씌우는 방식의 상의의 착탈

목뼈의 병변이 있는 경우에는 머리부터 뒤집어씌우는 것은 머리를 끼워 넣을 때에 목뼈의 앞굽힘을 강제하는 경우도 있으므로 권장할 수 없다. 다만, 터틀넥 스웨터(turtleneck sweater)는 보온과 목의 보호를 겸하여 겨울철에 착용하는 일도 있다. 목뼈의 강한 앞굽힘을 피하도록 주의하면서 착탈한다. 근력이 약하여 팔을 올리는 것이 어려운 경우에는 테이블에 팔을

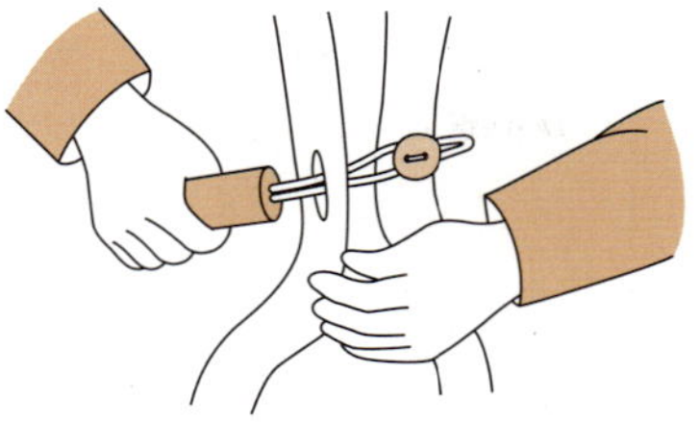

그림 6-8. Button aide를 사용한 단추 채우기

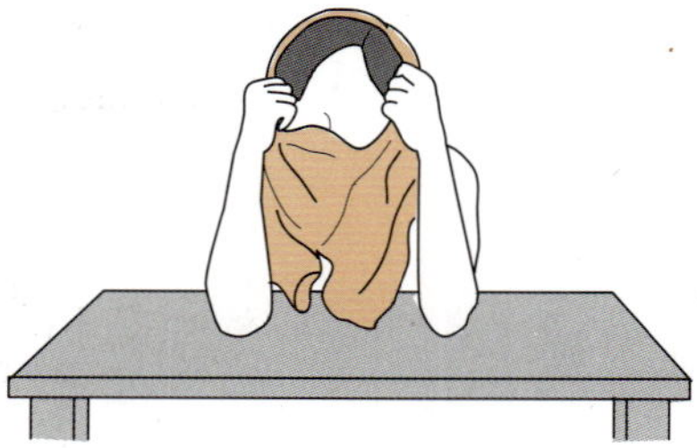

A. 테이블에 팔꿈치를 짚고 머리부터 뒤집어쓴다.

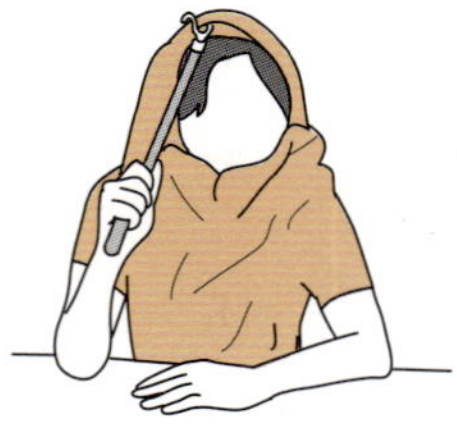

B. 리쳐를 사용해서 머리부터 뒤집어쓴다.

그림 6-9. 머리부터 뒤집어씌우는 방식의 상의의 착의

짚고 머리를 끼워 넣는 방법도 있다(**그림 6-9A**). 손이 머리에 도달하기 어려운 경우에는 리쳐에 옷깃을 걸어서 뒤집어 씌운다(**그림 6-9B**).

바지, 짧은 바지의 착탈

침대의 끝에 걸터앉은 자세나 의자에 앉은 자세가 가능하다면 리쳐를 사용해서 바지를 당겨 올릴 수 있다(**그림 6-10A**). 자기 몸의 가까운 곳에 리쳐가 없는 경우는 빨래집게에 끈을 붙인 간이 panty aide를 만들면 좋다(**그림 6-10B**). 엉덩이부위를 당겨 올리는 것은 한쪽씩 시행하거나, 선 자세 또는 바로 누운 자세에서 시행한다. 개조한 바지(앞이 트이고 지퍼 고정으로 한다, 위 끝을 정중으로 끌어당기기 위한 루프를 붙인다, 잠금쇠는 갈고리 훅으로 한다)의 이용으로 착탈이 가능해지는 예도 있다. 스커트는 휘감기 스커트가 착탈하기 쉽다. 짧은 바지의 착탈도 바지의 착탈과 거의 마찬가지로 생각한다. 보통의 짧은 바지의 착탈이 곤란한 경우 개조한 짧은 바지(기저귀 카버 식으로 한 것)의 이용으로 가능해지는 경우도 있다(**그림 6-10C**).

양말의 착탈

양말의 착탈에서는 발끝의 넣기와 발꿈치의 당겨 올리기가 문제가 된다. socks aide와 리쳐를 이용해서 착탈하는 것이 편리하다(**그림 6-11A**). socks aide는 각각의 기능에 맞춰서 재질, 디자인 등 여러 가지 고안되어 있다. 시중에서 판매되는 것도 있다. **그림 6-11B**는 RA환자가 고안한 방법이지만 빨래집게로 socks aide를 고정하여 양말에 socks aide를 삽입하는 동작을 용이하게 하고 있다. 현재 갖고 있는 양말의 고무가 꼭 끼기 때문에 착탈하기 어려울 경우는 지퍼를 붙이거나 고무의 일부를 절단하여 뽑아내는 것에 의해서 동작이 편안해지는 경우도 있다(**그림 6-11C**). 고무부분이 부드럽고 신축성이 큰 시중에서 판매되는 양말도 있으므로 적용할 수 있다. 또한 착탈방법에 대해서도 다리를 늘어뜨린 자세에서는 잘 되지 않는 경우도 있으므로 적당한 높이의 받침대를 이용하는 등 개개의 상태에 맞는 방법을 고안하면 좋다.

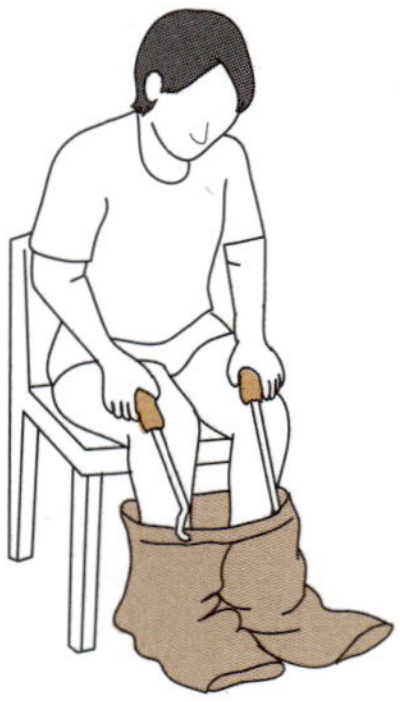

A. 리쳐를 사용해서 하는
바지의 당겨 올리기

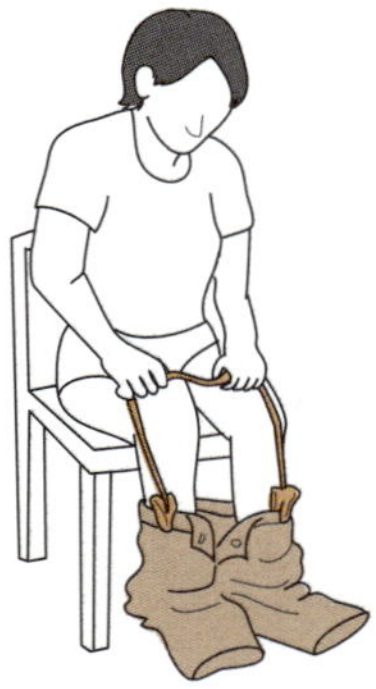

B. 빨래집게를 이용한 간이
panty aide를 사용한
바지의 당겨 올리기

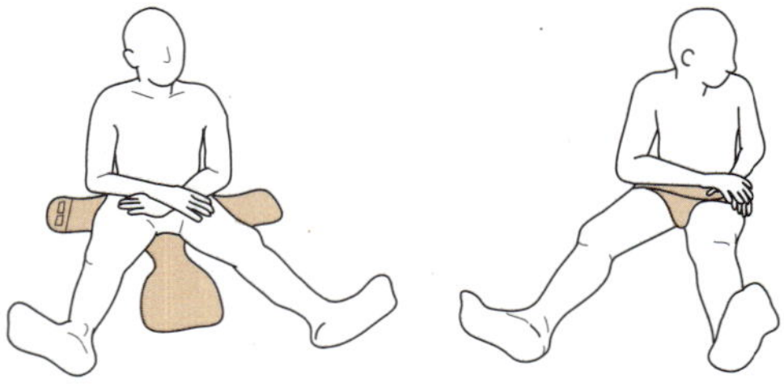

C. 개조한 짧은 바지를 침대 위에
펼쳐 놓고 짧은 바지의 위까지
엉덩이를 이동시켜 매직 테이프
로 고정시킨다.

그림 6-10. 바지, 짧은 바지 착탈의 고안

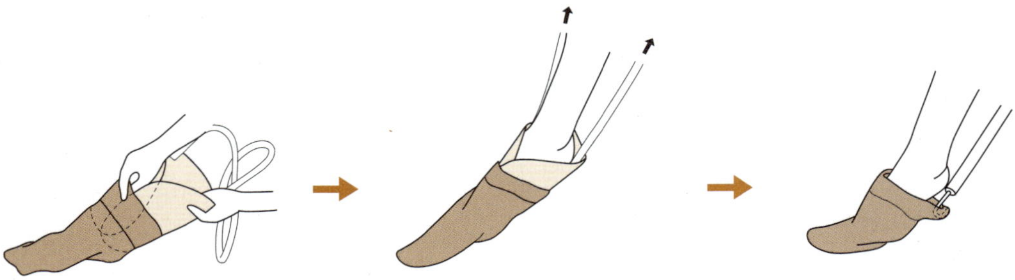

socks aide를 둥글게 하여
양말에 삽입한다.
입구를 잘 펼쳐 둔다.

socks aide의 끈을 끌어 당겨서
발끝을 넣는다.

socks aide를 뺀 후, 리쳐를
사용해서 발꿈치를 당겨 올린다.

A. socks aide를 사용해서 하는 양말 신기

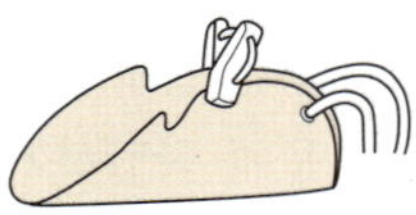

socks aide를 빨래집게로
고정한다.

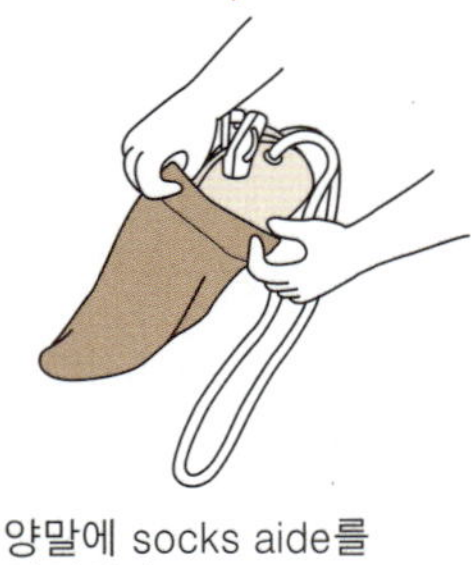

양말에 socks aide를
삽입한다.

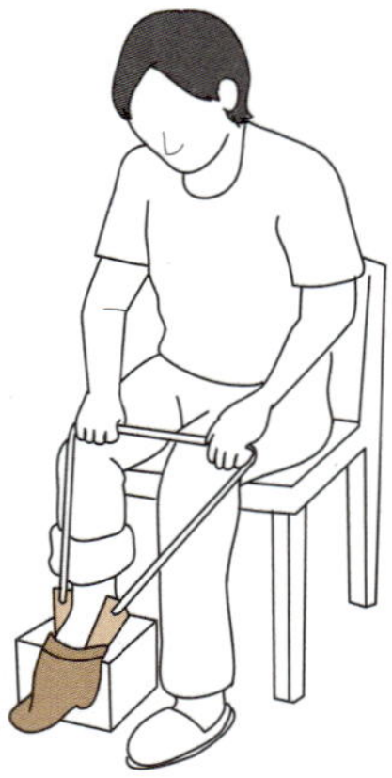

빨래집게를 잡고 받침대 위에
발을 올려놓고 socks aide를
뽑아낸다.

B. 빨래집게로 socks aide를 고정시키는 방법

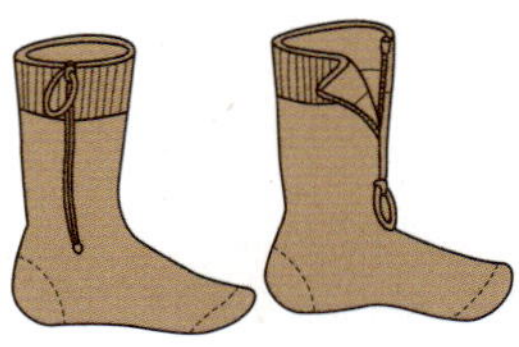

지퍼를 붙인다.

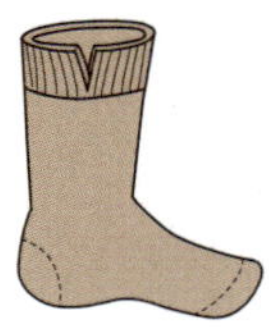

고무의 일부를 절단한다.

C. 양말의 개조사례

그림 6-11. 양말 신기의 고안

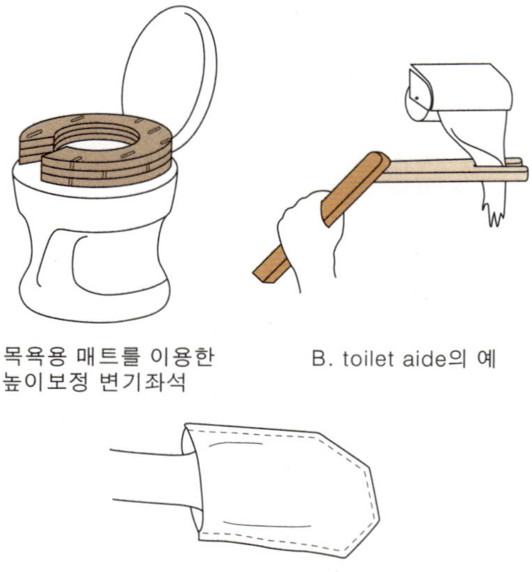

A. 목욕용 매트를 이용한 높이보정 변기좌석

B. toilet aide의 예

C. 1회용 종이장갑

그림 6-12. 화장실 동작을 용이하게 하는 고안의 사례

4 배설

변기의 사용

다리기능이 좋은 경우에 일본식 변기를 이용하고 있는 예도 있으나 무릎관절에 대한 부담을 경감시키기 위해서는 걸터앉는 식의 변기가 바람직하다. 양변기의 설비가 없는 경우는 일본식 변기에 간이 걸상의 변기좌석을 씌울 수 있다. 넙다리네갈래근(대퇴사두근)의 근력저하나 무릎관절 통증 때문에 걸상의 변기좌석에서부터의 일어서기가 부자유스런 경우에는 키친 매트나 욕조용 매트 등 가까이에서 판매되고 있는 것을 이용하여 일어서기 쉬운 높이로 높이보정을 하면 좋다(**그림 6-12A**). 이 때 팔을 사용할 수 있다면 창틀이나 벽을 잡고 다리의 근력을 보완하도록 하지만 난간의 설치가 바람직하다.

뒤처리

어깨 안쪽돌림(내측회전) · 아래팔 엎침(회내)위치에서 구축을 일으키고 있는 일이 많으므로 이러한 경우는 앞쪽에서부터 손을 돌려서 엉덩이를 닦으면 좋다. 손의 도달기능이 불충분한 경우에는 toilet aide를 이용한다. toilet aide는 각 시설 또는 개인에서 여러 가지의 것이 고안되어 있으나 **그림 6-12B**는 RA환자가 고안한 것이다. Aide에 벤 자국을 넣어 거기에 종이를 짧게 삽입하여 휘감는다. 사용 후는 변기의 가장자리로 가볍게 문질러 종이를 제거한다. 종이를 잡는 것이 부자유스런 경우는 1회용 종이장갑(**그림 6-12C**)의 이용도 생각할 수 있다. 샤워 세정식의 변기도 보급되어 있으므로 적용을 고려할 수 있다. 기종이 많으므로 적용에 있어서는 본인의 기능이나 사용하기 편리한 정도를 충분히 고려할 필요가 있다.

5 목욕

매일의 목욕은 전신의 청결을 유지하는 목적 이외에, 온열효과에 의한 통증의 경감이나 정신적인 이완효과도 기대할 수 있어, 심한 염증기를 제외하면 RA환자에게 권장해야 할 사항이다.

그러나 ROM 제한, 근력저하 등으로 몸 씻기 · 머리감기 동작이 부자유스럽게 되는 경우도 많다. 몸 씻기가 곤란해지기 쉬운 부위는 발(다리)과 등이다. 손잡이가 긴 body brush(**그림 6-13A**)의 이용은 발이나 등을 씻는 데에 도움이 되고 약간 긴 루프가 붙은 타월이나 때밀이수건(**그림 6-13B**)은 타월을 꽉 잡을 수 없는 경우나 어깨나 팔꿈치의 가동범위에 제한이 큰 경우에 편리하다.

타월이나 스펀지를 잡을 수 없는, 또는 손가락의 심한 굽힘을 피하고 싶은 경우에는 시중에서 판매되는 때밀이수건이나 망을 봉지모양

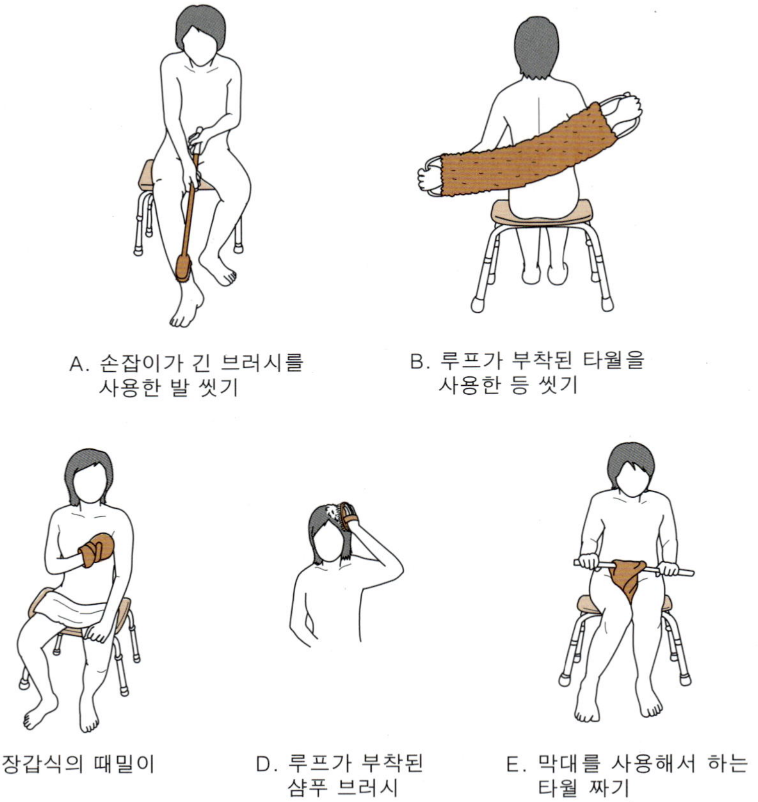

그림 6-13. 목욕동작을 용이하게 하는 고안

으로 봉합하여 손에서부터 빠지지 않도록 매직 테이프로 손목을 가볍게 졸라매고 손바닥으로 문지르도록 하면 편리하다(**그림 6-13C**).

머리를 감을 때, 손가락관절의 통증, 근력저하, 변형 등 때문에 손가락 끝 바닥으로 문지를 수 없는 경우는 손바닥부분이나 손목부분을 사용해서 문지른다. 루프가 부착된 샴푸 브러시 등도 이용할 수 있다(**그림 6-13D**). 손이 머리 특히 뒤통수에 도달하기 어려운 경우는 손잡이가 긴 헤어브러시를 이용할 수 있다.

타월 짜기는 손목관절이나 손가락에 부담이 크기 때문에 피하게 하고 싶은 동작이다. 수도꼭지에 수건을 걸어서 양손으로 짜면 관절에 대한 부담이 경감된다[7]. **그림 6-13E**는 RA환자가 고안한 짧은 막대를 이용한 타월 짜기의 방법이다.

목욕물통을 사용하는 경우에는 가벼운 플라스틱제의 것을 양손으로 다루도록 한다. 그러나 손목관절이나 손가락에 대한 부담을 적게 하기 위해서는 샤워기(가능하면 가동식의 것)의 이용이 바람직하다.

d. 가정생활

가정의 주부에서는 가사동작능력을 어떻게 유지할 수 있는지가 정신적인 안정을 포함한 QOL 유지 · 향상에 큰 영향을 미친다. 가정생활을 안정하여 유지하기 위한 중요한 조건이 두 가지가 있다. 하나는 RA환자 자신이 자기

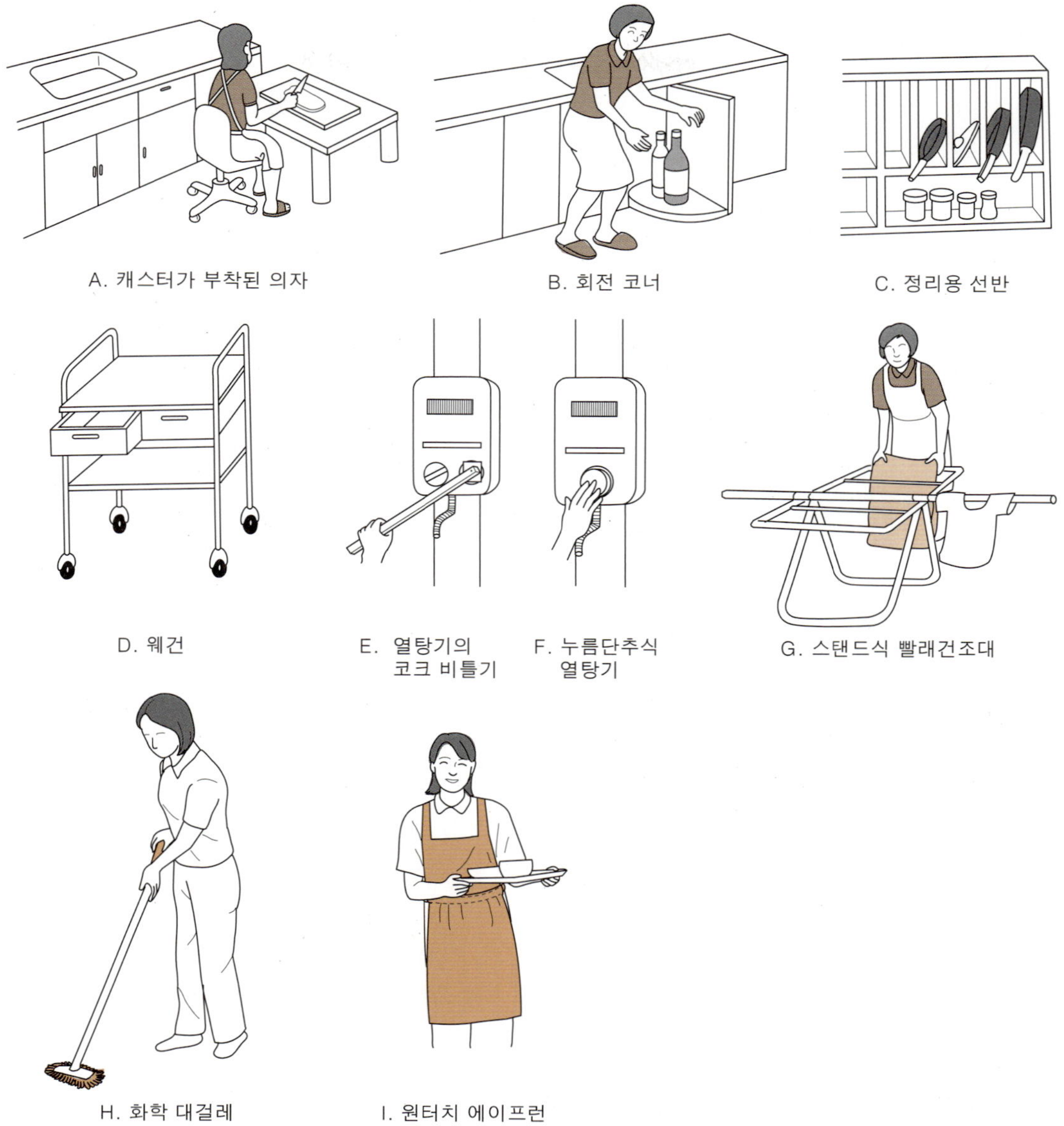

그림 6-14. 가사동작의 고안 사례

가사동작의 고안으로서 구체 사례의 일부를 제시하였다.

- 야채를 잘게 써는 등의 시간이 걸리는 작업은 의자에 걸터앉아서 시행하면 좋다. 캐스터가 붙은 의자(A)는 좁은 곳에서 자유로이 돌 수 있어 편리하다. 캐스터는 잠글 수 있는 것이 안전하다. 싱크대에서 씻는 일을 할 때, 캐스터가 붙은 의자로는 낮은 경우는 싱크대 전용의 약간 높은 의자나 받침대를 준비해두면 좋다.
- 무거운 병이나 깡통, 단지는 선반의 안 깊숙이에서 들어올려서 꺼내지 않아도 좋도록 회전 코너를 부착한다(B). 일요목수로 가족에게 부탁해서 만들면 좋다. 시중에서 판매되는 서랍식 수납장의 이용도 고려할 수 있다.
- 조미료나 냄비 등 자주 사용하는 것은 닿기 쉬운 장소에 꺼내기 쉽도록 정리하여둔다(C).
- 식기류나 완성된 요리는 손으로 들어 나르지 않고 왜건이나 캐스터가 부착된 받침대 등을 이용한다(D).
- 열탕기의 코크 비틀기가 부자유스런 경우는 자조구를 이용한다. 누름단추식의 열탕기도 보급되어 있다(E, F).
- 공간이 있으면 키가 낮은 빨래건조대를 이용한다(G).
- 가볍고 다루기 쉬운 화학걸레(mop)를 바닥 닦기에 사용한다(H).
- 에이프런은 일일이 끈을 묶지 않아도 되도록 만곡시킨 플라스틱을 끈 대신에 이용한다(I).

의 병의 특성이나 현재의 증상 등에 대해서 잘 인식하고 여러 기능을 유지하기 위한 자기관리가 확실히 되어있는 것이다. 이 자기관리란 ADL의 면으로 말하면 증상이나 몸의 상태에 맞춰서 무리 없이 움직이는 습관이 붙어있는 것과 신체기능의 저하를 초래하지 않기 위해서도 자기 자신이 하는 편이 좋은 동작과 증상의 악화를 초래하는 것 같은 동작을 확실히 이해하여 필요한 경우에는 가족에게 적절한 원조를 구하는 것 등을 가리킨다. 또 하나는 가족이 RA라는 병의 특성을 잘 이해하여 필요할 때에 적절한 원조나 협력을 해줄 수 있는 것이다. 이를 위해서는 초기부터 본인과 가족 양자에 대한 지도 · 원조가 긴요하다.

가사는 매일 반복되는 얼핏 보기에 단조로운 활동이지만 동작 하나하나를 채택하면 복잡하고 체력이나 지구력이 요구되는 것이 많다. 따라서 우선 1일 또는 1주일의 일의 양이나, 일의 순서에 대해서 아무래도 필요한 동작과 불필요하거나 또는 간략하게 만들 수 있는 동작을 검토하고 일의 내용이나 동작의 합리화를 도모하여 에너지의 절약에 노력하는 것이 중요하다. 그날 그날에 따라 일의 양이 대폭적으로 다르면 에너지의 소모가 고르지 못하여 피로를 초래하기 쉽다. 가사동작 능력을 오래 유지시키기 위해서는 매일 평균된 무리가 없는 일의 양을 처리할 수 있도록 생활 전체를 재검토하여 증상이나 체력에 맞는 계획을 세우는 것이 필요하다.

가사동작을 지도할 때의 힌트를 다음에 언급한다.

정신적으로 안정된 상태에서 가사가 계속될 수 있도록 고안하는 것

이것에는 가족의 배려가 가장 중요하다. 가능하다면 벽이나 커튼 등을 기분이 밝아지는 것 같은 색조의 것으로 바꾸거나 좋아하는 음악을 들으면서 작업한다든가, 약간의 고안에 의해서 정신적인 안정감을 얻을 수 있어, 기분전환을 도모할 수 있는 경우도 있다.

가사를 간소화하여 신체적인 에너지의 소모를 적게 하기 위한 고안을 하는 것

예컨대 ① 작업을 할 때는 용이하게 손이 도달하는 범위에 필요한 물건을 갖추어 둔다, ② 무리가 없는 자세로 작업을 한다, ③ 시중에서 판매되는 편리한 도구의 이용을 고려한다, ④ 물품은 들어올려서 운반하지 않고 미끄러뜨려 이동시킨다, 떨어져 있는 장소에는 캐스터가 부착된 받침대를 이용해서 운반한다, ⑤ 물품의 수납장소나 수납순서, 선반의 높이, 스위치의 위치 등을 고안한다, ⑥ 양손으로 작업하도록 지도한다, ⑦ 체력에 맞는 작업의 페이스를 지키게 한다, ⑧ 쇼핑에 가는 것이 곤란하고 원조할 수 있는 가족도 없는 경우에는 각종의 배달 시스템의 이용을 고려한다, 등이다.

이들의 원칙에 적합한 가사동작의 고안 사례를 **그림 6-14**에 나타냈다.

e. 사회생활

류마티스 백서(2005)[1]에 따르면, 일본 류마티스 동우회원의 79%가 사회생활에 RA의 영향이 있었다는 것이다. "취미 · 오락이 제한되었다"가 77.8%, "친척 · 이웃과 사귀기 위한 외출하기가 어렵게 되었다"가 70% 이외에 까닭 없는 차별을 받았다"가 9.5%로 되어있다. 이와 같이 RA환자는 사회생활에서 큰 제약, 제한을 받고 있다. RA에 대한 사회의 편견도 사회생활 확대를 방해하고 있다. 취미활동은 사회와의 접촉을 유지하는 수단임과 동시에 내적인 풍요로움을 확대하기 위한 중요한 요소이다. 취미가 있으면 가급적 계속할 수 있도록 원조해가는 것이 중요하다. 취미의 내용에 따라서 필요하다면 자조구를 연구하거나 손가락을 사용하는 데에 있어서의 주의사항이나 작업시간의 조정 등을 지도하거나 하여 취미를 계속하는 데에 있어서의 동작상의 저해인자를 조금이라도 제거하도록 한다.

친구나 친척과의 교류의 기회도 많이 만들도록 원조해야 한다. 외출을 할 수 없다 해도 전화나 편지, 이메일을 활용하는 습관을 붙이도록 원조한다. 또한 친구나 친척의 방문을 막는 일이 없도록 충분히 유의해야 한다.

백서는 RA의 직업생활에 대한 영향에 대해서도 언급하고 있으나 영향이 있었던 회원은 47.5%라는 것이다. 그 중의 62.4%는 "RA 때문에 휴직 · 퇴직 · 폐업하였다"라 하고 있으

❖ 칼럼

사회생활 유지에의 도전

매우 중증의 RA환자는 별개로 하고 RA는 셀프케어의 자립이 고작이라는 소극적인 생각에 사로잡혀서는 안 된다. 다음에 소개하는 것 같은 전향적인 자세로 생활을 즐기는 사람도 있다는 것을 유념하여 적극적인 원조 · 지도 · 간병에 임하기 바란다.

【사례 1】 취미인 관상용 국화 만들기로 매년 수상한 A씨

A씨는 팔다리의 가동범위 제한이나 근력저하가 큼에도 불구하고 젊었을 때부터 계속해온 관상용 국화 만들기를 계속하고 있었다. 화분의 이동은 A씨에게는 무거워 곤란하므로 가족이 거들었으나 물을 주는 것이나 화분마다의 잎이나 흙의 상태를 관찰하면서 국자로 시행하고 있다. 키가 큰 국화는 다룰 수 없기 때문에 키가 작은 국화만 키우기로 하고 있다는 것이다.

매년 몇 군데의 품평회에 출품하여 상을 받을 만큼의 재주가 있지만 A씨는 국화로부터 강인한 생명력과 정직성을 배워 격려된다는 것이다.

A씨가 키운 국화화분을 2개 받은 일이 있는데 그것은 훌륭한 꽃송이가 큰 국화였다. A씨는 이러한 취미가 있었던 덕분으로 RA와 전향적으로 맞설 수 있었구나 라고 감동을 받았다.

【사례 2】 이웃과의 사귐을 소중히 하는 N씨

N씨는 밝은 성격이며 자주 외출하고 여러 친구와의 교류를 계속하고 있다.

N씨는 외출하여 여러 사람들과 교류하고 즐길 수 있었던 다음날, 반드시라고 해도 좋을 정도로 몸의 상태를 망치고 있었다. 어느 날, 동네의 하수도 청소를 하러 나가서 하수도의 뚜껑을 혼자서 열고, 그 후 손가락의 통증이 심해졌다는 보고를 받은 일이 있었다. 아프고 피곤하였으나 정말 즐거웠다는 N씨의 표정은 밝았다.

증상의 변화를 두려워한 나머지 집에 틀어박히기 쉬워지는 것보다는 분명한 병의 악화로 연결되지 않는 한, 밖에서 사람과의 교류를 심화시킨다는 내적인 풍요로움을 보증하는 편이 훨씬 중요한 경우도 있는 것이라고 느꼈다.

【사례 3】 마지막까지 마음의 풍요로움을 계속 추구한 S씨

S씨는 일 이외에서 알게 된 사람이다. 모 병원에서 유능한 전문직으로 일하고 있었으나 손가락의 움직임이 나빠져 퇴직하였다. 그 후 특기를 살려서 병원장의 허가를 얻어 자원봉사자로서 주 3회, 입원환자의 서예교실의 강사로서 즐겁게 지내고 있었다.

서예의 붓은 굵기 때문에 잡기 쉽다고 한다. 이것 이외에도 가족과 해외여행에 가거나, 좋아하는 미술관 순례를 하거나 하여 S씨는 마음이 풍요로운 나날을 보내고 있었다.

손, 발 모두 상당한 변형을 가져왔으나 S씨는 통근에 자전거를 사용하고 있었다.

버스에 탈 수 있을 만큼의 기능을 갖지 않은 S씨, 직장은 걸어서 갈 수 없는 거리는 아니지만, 발과 무릎관절이 아프기 때문에 걸어서 통근하는 것은 무리라고 판단한 S씨는 평지라면 괜찮다는 것으로 자전거 통근을 결단한 것이다. 일단 타면 걷은 것보다 훨씬 편안하다는 것이었다.

S씨도 얼핏 보기에 무리를 하고 있는 것처럼 느끼지 않는 것은 아니지만, 확실히 자기의 몸과 상의한 다음에 활동하고 있었던 것이 된다.

S씨는 불의의 병발증이 발생하여 몇 년 전에 사망하였으나 마지막까지 마음의 풍요로움을 계속 추구한 사람이었다고 생각한다. S씨의 전향적인 삶의 방법은 계속 잊혀지지 않을 것이다.

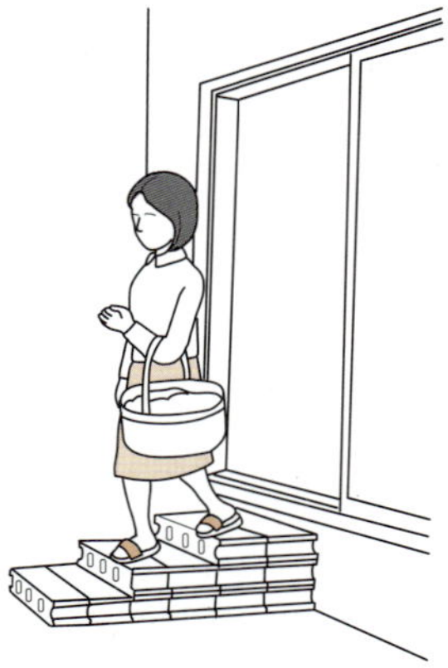

그림 6-15. 앞뜰로 나가는 블록 계단

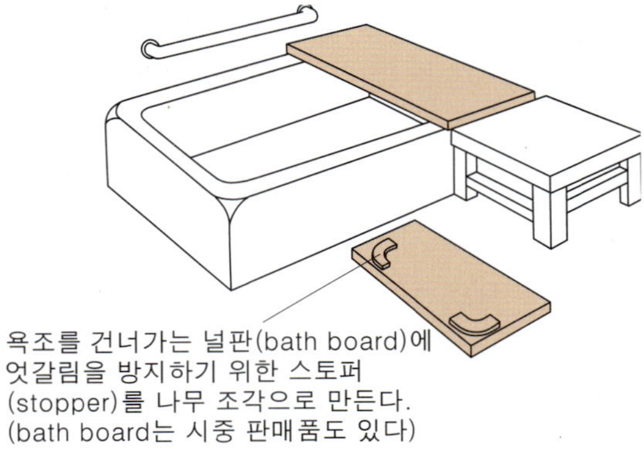

그림 6-16. 씻는 장소의 걸터앉는 받침대, bath board, 난간

며, "장애인고용촉진법"은 유명무실하고 안정된 직장을 구하는 RA환자의 절실한 목소리는 전달되지 않는다고 호소하고 있다. 한편, "직장의 이해로 편안한 일로 바꿨다"는 사람도 11% 있었다는 것이다. 이동능력이나 체력 · 팔 기능의 저하때문에 취업은 곤란을 수반하는 경우가 많지만, 본인의 희망이 있고 가족의 이해를 얻을 수 있다면, 가능한 한 기능개선이나 환경개선을 도모하여 자택 취업이나 자영의 길도 포함하여 사회와의 접촉을 최대로 모색하는 것을 체념해서는 안된다.

III 주거환경의 정비

RA환자가 생활하는 자택의 환경은 신체기능의 유지, 정신적 · 신체적 안전성의 확보, 간병인의 부담 경감 등에 있어서 매우 중요하다.

기본적으로는 일본식의 생활에서부터 서양식의 생활로 전환하는 것이 다리에 과도한 부담이 되지 않고 바람직하다. 바닥에 요를 까는 대신에 침대를 사용하다, 바닥에 앉는 생활에서부터 의자에 걸터앉는 생활로 바꾸다, 각로 대신에 방 전체를 따뜻하게 하는 난로나 히터, 에어컨을 사용하다 등이다.

서양식의 생활로 전환한다 해도 즉각 모두 대대적인 개수공사를 해야 한다는 것은 아니다. 큰 개수공사를 하지 않아도 약간의 고안(동작방법을 바꾸다, 가구의 배치를 바꾸다, 층계차이를 작게 하는 받침대를 설치하다, 의자를 필요에 따라서 곳곳에 활용하다, 자조구를 이용하다) 등으로 동작 · 활동이 편안해지는 경우도 많다. 주택을 개수할 때는 RA환자 자신의 생활양식, 희망, 현재의 신체기능, 향후 예상되는 신체기능, 가족구성, 연령 등을 고려하여 장기적으로 종합적으로 충분히 검토하는 것이 중요하다.

하야시[8]는 주택개수의 요점으로서 주거 공간(층계차이 해소), 생활양식의 서구화(침대나 의자의 도입), 배치나 동선(스위치나 콘센트, 선반이나 창문 등에의 도달의 고려, 일련의 동작 중에서의 이동의 적절화), 도어의 종류(여닫이문, 미닫이문, 커튼 등, 열리는 부분이 넓고 가벼운 것을 사용, 도어 놉의 형상에 대한 배려), 난간의 형상(손의 크기나 손가락 변형을 고려한 주위둘레), 동거자의 이해와 협력(동거자의 의견, 생활에 대한 배려)을 열거하고 있다.

층계차이에 대한 대처

개수의 지도 때에 우선 문제가 되는 것은 층계차이에 대한 대처이다. 집 안의 요철을 가급적 없애는 것이 편안하고 안전한 이동으로 연결된다. 최근의 주택은 문지방이 낮게 만들어져 있으므로 다리의 기능장애나 통증이 적으면 기둥이나 튼튼한 문을 잡고 넘을 수 있는 경우도 있다. 층계차이에서 특히 문제가 되는 것은 현관에서부터 복도, 욕실의 입구, 앞뜰로 통하는 출입구 등의 층계차이이다. 현관의 층계차이가 큰 경우에는 받침대 몇 개를 조합하여 낮은 계단을 만들고 튼튼한 신발장이나 난간을 잡으면 복도에 오를 수 있다. 10 cm 정도의 층계차이를, 현관에 놓은 약간 높은 받침대에 걸터앉은 후, 신체를 옆으로 이동시켜서 복도에 발을 옮기고 난간을 잡고 일어섬으로써 해소하고 있는 사람도 있다. 빨래를 말릴 때의 앞뜰에의 출입은 현관과 같은 생각으로 블록 등으로 낮은 계단을 만들면 좋다(**그림 6-15**). 경사대(slope)을 설치하는 것이라면 완만한 경사의 것으로 하지 않으면 오히려 걷기 어렵다. 발목관절의 가동범위 제한이나 통증이 있는 경우, 낮은 계단식 쪽이 오르내리기가 편안하다. 아무리해도 위의 층으로 갈 필요가 있는 경우는 계단승강기나 가정용 엘리베이터의 설치를 고려한다.

RA환자의 거실

가급적 계단을 오르내릴 필요가 없는 1층에 마련하도록 한다. 또한 화장실, 욕실, 세면장이 가까이 있어 일상생활의 모두가 자기 방의 주위에서 이루어지도록 한다[9]. 이동능력이 현저하게 저하하여 있기 때문에 침대 위에서 지내는 시간이 긴 경우는 일상적으로 사용하는 것(거울, 휴지, 전등이나 TV의 리모컨, 책 등)을 사용하기 쉬운(무리한 자세가 되지 않고 바로 손이 닿는) 장소에 배치한다.

욕실

탈의장과 씻는 장소의 층계차이가 있는 경우는 바닥 면이 낮은 씻는 장소 전면에 욕실용 깔개를 설치하여 평탄하게 한다. 욕실의 바닥은 목욕물에 젖어 미끄러지기 쉬우므로 씻는 장소, 욕조의 벽에는 난간을 설치하여 안전을 도모한다. 바닥에 미끄럼 방지 실(seal)을 적용시키는 것도 좋다. 욕조의 가장자리에 목욕용 난간을 부착하면 욕조의 출입이 안정된다. 욕조의 테두리가 좁아서 걸터앉을 여유가 없는 경우는 bath board나 욕조와 같은 높이의 샤워의자, 걸터앉는 받침대를 이용하면 출입 때의 동작이 안정된다(**그림 6-16**). 시중에서 판매되는 bath board도 있다.

화장실

입구는 휠체어나 보행차를 가급적 변기에 접근시킬 수 있도록 약간 넓게 하는 것이 바람직하다. 걸터앉는 동작이나 일어서기 동작의 안정을 도모하거나 기대기 위한 난간을 RA환자의 기능에 맞춰서 설치하는 것도 중요하다. 야마모토 등[10]은 신체장애가 진행되어 사용하기 쉽고 넘어짐 방지에도 도움이 되는 것으로서 화장실 내에 휠체어가 들어갈 수 있는 공간을 확보하는 것, 냉난방장치를 이용하기 위해 콘센트를 붙이는 것, 화장실에서 기분이 나빠지거나 넘어진 경우에 대비하여 알림 벨을 설치하는 것, 세정 샤워의 조작을 하기 쉽도록 리모컨을 분리하여 잡기 쉬운 위치에 걸어두는 것, 옆의 세면장과의 사이를 넓게 열어서 원룸으로 하는, 또는 미닫이문으로 하는 것, 등의 구체적인 요점을 열거하고 있다.

도어의 개폐 레버

도어 놉의 개폐는 손가락 변형이나 통증이 심한 경우 또는 파지하는 힘이 약한 경우는 곤란한 동작이 된다. 양손을 사용해서 놉을 돌리게 하고 있는 예도 있으나 레버식의 회전자조구(**그림 6-17**)를 이용하면 편리하다. 갈아붙이는 것이 가능하면 놉 대신에 레버를 붙인다. 레버에는 여러 가지 형상의 것이 있으나 손의 상태에 맞춰서 선택하면 좋다.

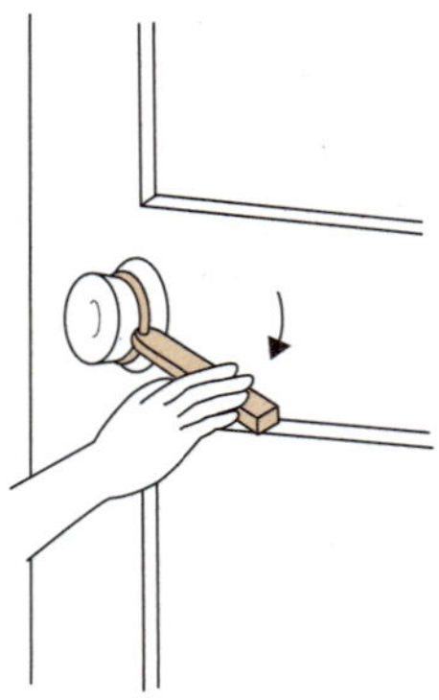

그림 6-17. 도어 놉용 자조구

❖ 칼럼

다리의 기능이 현저하게 나쁜 RA환자의 혼자서 빈집 지키기를 위한 변기

RA환자에게는 서양식의 생활이 추천되어야 하지만, 과연 모든 RA환자의 모든 경우에 해당되는 것일까. 가족이 직장에 나가 있는 낮 동안의 긴 시간, 다리기능이 현저하게 나쁜 사람을 위해 고안된 변기의 예가 있다. 평소에는 다다미(왜돗자리)에 요를 깔고 기거를 하고 있는 사람의 낮 동안의 변기 동작 자립을 위해 다다미 1매를 떼어내고 휴대용 변기의 높이에 맞춰서 띳장을 고쳐 설치하여 변기를 다다미와 평탄하게 하여 고정하고 있는 사례가 있다. 이 사람은 기어서 변기까지 가서 배설동작을 자립시키고 있다. 일어서기나 옮겨타기 동작이 곤란한 사람이 하루 종일 빈집을 지켜야 하는 경우에는 역설적이지만 바닥 면 변기를 사용하는 편이 안전하다는 좋은 사례이다.

IV 유의사항

1) 통증의 상태를 충분히 이해한 다음에 지도 · 간병을 진행시킨다. 통증에 대한 이해가 없이는 어떠한 지도도 효과가 없음을 명심한다.
2) 병상, 장애의 상태를 이해한 다음에 관절보호의 원칙을 지키면서 지도 · 간병을 진행시킨다.
3) 불필요한 체력의 소모나 정신적 피로를 방지하기 위한 고안에 노력하고 심신의 에너지를 온존시킨다.
4) ADL능력의 향상을 위해 자조구나 부목을 사용하는 경우는 장애의 상태에 적합한지를 정기적으로 재평가한다. 결코 방치하지 않도록 유의한다.
5) 초기부터 가족에 대해서 본인이 할 수 있는 활동, 가족의 원조 · 협력을 필요로 하

는 활동을 정확히 전달하고 이해를 한 다음에 실행을 시키도록 작용한다.

6) ADL 능력향상을 위해서는 충분한 연습의 기회와 시간이 필요한 경우가 많다. 본인의 의견 · 희망 등을 청취하면서 함께 연구해가는 것이 중요하다.

7) 사회생활의 유지 · 확대를 위한 원조를 중요시한다.

V 과제

1) 보다 확실한 관절보호(에너지 보존을 포함)로 연결되는 동작 · 활동방법의 연구.
2) 일상생활에서 상시 쾌적하게 장착할 수 있는 기능적인 부목의 개발.
3) 생활양식에 맞는 보다 사용하기 쉬운 자조구 · 기기의 개발.
4) 패션성이 손상되지 않는 기능적인 의복의 개발.
5) 눈이 내리는 지방이나 한랭지역의 겨울철, 우천용의 신발의 개발
6) 값이 싸고 간편한 가옥 개수방법의 연구.
7) 사회생활 확대에 대한 대처.

■ 문헌

1) 日本リウマチ友の会： 2005年リウマチ白書―リウマチ患者の実態―総合編. 流, 242 ： 10-61, 2005
2) Melvin JL 編著, 木村信子監訳：リウマチ性疾患―小児と成人のためのリハビリテーション. 協同医書出版, 1993
3) 日本リウマチ友の会：生活便利帳 4 福祉機器編. 流, 244 ： 7-46, 2005
4) 柴崎綾子：リウマチ患者の食事指導. 勝部定信, 相川崇史編：リウマチテキスト―疾患の理解とケアの実際 改訂第 2 版. p181, 南江堂, 2004
5) 鈴木明美：慢性関節リウマチに伴う食の障害へのアプローチ. 山根 寛, 加藤寿宏編：食べることの障害とアプローチ. pp105-124, 三輪書店, 2002
6) 磯 純子, 松田百合子： RA と自己管理. 勝部定信, 相川崇史編：リウマチテキスト―疾患の理解とケアの実際 改訂第 2 版. p177, 南江堂, 2002
7) 国立療養所東京病院附属リハビリテーション学院作業療法学科編：慢性関節リウマチの関節保護のために. 武田薬品工業医用機器部, 1980
8) 林 正春：作業療法(OT). 勝部定信, 相川崇史編：リウマチテキスト―疾患の理解とケアの実際 改訂第 2 版. p145, 南江堂, 2002
9) 日本リウマチ財団編, 越智隆弘監修：患者さんのための関節リウマチ治療ガイドライン. p126, 医歯薬出版, 2006
10) 山本純己, 仲田三平：生活上の注意. 川合眞一監修：関節リウマチ―薬剤追補版. p25, 医薬ジャーナル社, 2004,

7 팔의 절단

I 장애의 개요

인간이 생활하는 데에 팔의 역할은 매우 크다. 불행히도 그 팔을 상실한 경우, 한쪽보다도 양쪽, 그리고 잔존부위가 적을수록 큰 장애가 된다는 것을 생각할 수 있다. 일상생활활동(ADL)의 이동 이외의 모든 동작에서 팔의 관여가 필수적이다. 따라서 절단 수준에 관계없이 팔의 결손은 ADL에 어떠한 장애를 초래한다.

그러나 팔의 절단자는 팔의 물리적 결손 이외는 인지 면이나 신체 면에 거의 문제가 없으므로 ADL 중에서 잔존기능을 충분히 활용하여 질이 높은 생활을 보내는 것이 가능하다. 이를 위해서는 의수나 자조구의 이용도 포함하여 팔의 절단자 각 개인의 요구(need)에 맞는 섬세한 재활이 이루어져야 하지만, 실제는 의수의 사용이나 처방도 포함하여 적절한 재활이 이루어지지 않은 채로 사회에 복귀하고 있는 예가 많다. 그 배경에는 대상이 되는 팔 절단자의 증상사례 수가 다른 질환이나 장애에 비하여 적기 때문에 의수의 훈련을 포함한 팔 절단자에 대한 재활을 숙지하고 실시할 수 있는 의사나 작업치료사가 적다는 것을 들 수 있다. 이에 더해서 한쪽 손 절단자의 경우는 한손으로 대부분의 ADL을 할 수 있다는 것이나 앞에서 언급한 것처럼 팔의 물리적 결손 이외에 중대한 장애가 없다는 것 등으로부터 경증의 장애로 간주되고 있는 것이 요인으로서 생각할 수 있다.

다만, 절단 후 절단 끝을 사용한 훈련에 더하여 조기부터 의수 조작훈련을 받고 있는 팔 절단자의 60% 이상이 사회복귀 후도 의수를 계속 사용하여 보다 의미 있는 생활을 보내고 있다는 보고도 있다. 따라서 팔의 절단자의 생활의 질을 가능한 한 높이기 위해 각자의 니즈에 맞는 정확한 훈련이 제공되어야 하고 이를 위해서는 의수의 종류나 기능, 그리고 적응의 방법, 훈련방법을 알아둘 필요가 있다.

1 팔 절단의 부위별 명칭과 절단 끝 길이

팔 절단의 부위명칭과 절단 끝 길이의 계측부위는 1992년에 ISO(국제표준화기구)에 의해서 정해졌다(**그림 7-1**). 팔의 길이(또는 절단 끝 길이)를 계측하는 것은 의수의 길이와 구성요소인 소켓이나 이음매의 종류를 결정하기 위해서이다. 의수의 길이의 결정에는 보통 Carlyle index가 사용되고 있다. 양 팔의 절단의 경우는 키를 기준으로 하여 결정된다.

위팔(상완) 길이 = 절단자의 키 × 0.19

아래팔(전완) 길이 = 절단자의 키 × 0.21

2 팔 절단수준에 의한 잔존기능

팔 절단 후의 잔존기능은 **표 7-1** 대로이다.

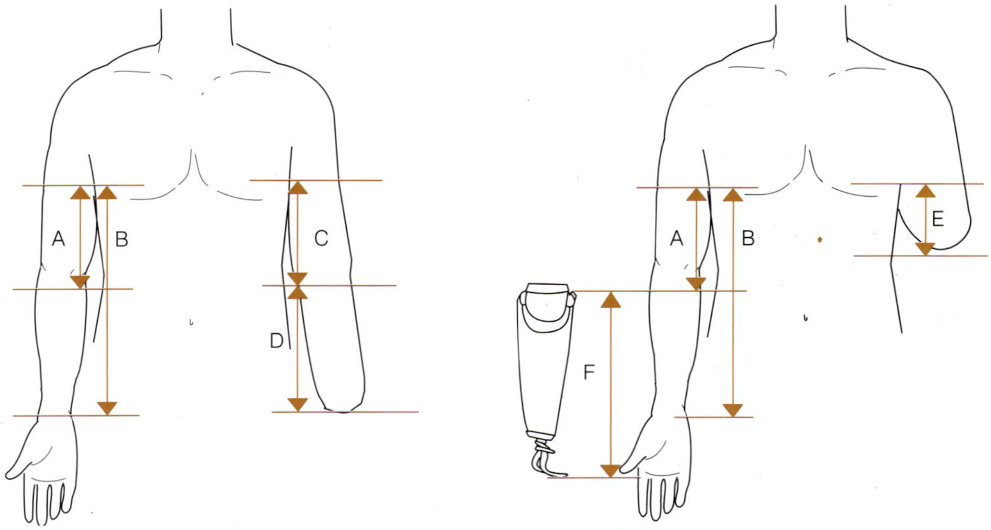

그림 7-1. 팔의 길이(또는 절단 끝 길이)의 계측 점과 의수의 길이

A: 위팔의 길이[겨드랑에서부터 위팔뼈 안쪽위관절융기(상완골 내측상과)]
B: 팔의 길이[겨드랑에서부터 자뼈붓돌기(척골 경상돌기)]
C: A와 같다.
D: 아래팔 절단의 절단 길이(위팔뼈 안쪽위관절융기에서부터 절단 끝)
E: 위팔 절단의 절단 길이(겨드랑에서부터 절단 끝)
F: 능동 훅 아래팔 부위의 길이(위팔뼈 가쪽위관절융기에서부터 엄지손가락 끝)
(澤村誠志: 절단과 의지. pp101-105, 医歯薬출판, 2007에서 인용)

의수를 제작할 때에는 이 잔존기능을 활용하는 구성으로 해야 하며 또한 재활훈련 때에 충분히 기능을 끌어내는 접근을 해야 한다. 의수를 장착하지 않는 ADL 지도에서도 마찬가지이고 특히 자조구를 고안할 때에는 중요한 힌트가 된다.

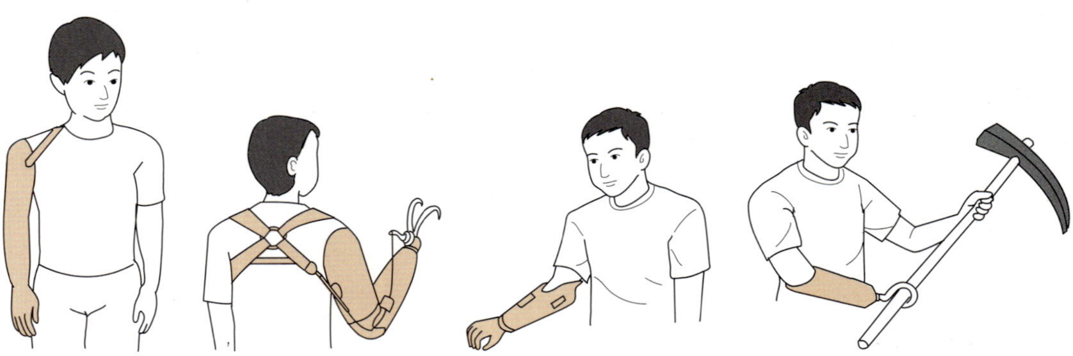

그림 7-2. 의수의 분류

표 7-1 팔 절단 수준에 따른 잔존기능

절단 수준	잔존기능
어깨가슴(견갑흉곽) 절단	절단 쪽 팔이음뼈(상지대) 모두가 결여되기 때문에 건강한 쪽 팔이음뼈와 몸통기능을 이용.
어깨 이단	절단 쪽 어깨뼈의 움직임을 이용할 수 있다.
위팔 절단 짧은 절단 끝 건강한 쪽 위팔 길이 30~50%	어깨관절의 가동범위는 건강한 쪽의 1/2 정도.
위팔 절단 표준 절단 끝 건강한 쪽 위팔 길이 50~90%	어깨관절의 굽힘 · 벌림(외전)의 가동범위는 거의 유지되지만 안쪽 · 가쪽 돌림은 건강한 쪽의 1/2 정도.
아래팔 절단 극히 짧은 절단 끝 건강한 쪽 아래팔 길이의 35% 이하	팔굽관절 굽힘은 100° 정도까지 가능하지만, 돌림은 불가능하다.
아래팔 절단 짧은 절단 끝 건강한 쪽 아래팔 길이의 35~55%	팔굽관절의 가동범위는 거의 유지되지만 돌림은 60° 이하이고 실용적이지는 않다.
아래팔 절단 중간 절단 끝 건강한 쪽 아래팔 길이의 55~80%	팔굽관절의 가동범위는 완전히 유지되어 있으나, 돌림은 건강한 쪽의 1/2 정도.
아래팔 절단 긴 절단 끝 건강한 쪽 아래팔 길이의 80% 이상	팔굽관절과 아래팔의 돌림 기능은 거의 유지되어 있다.

II 지도와 간병

a. 의수의 종류

의수는 기능 면에서부터 장식용 의수(**그림 7-2A**), 능동 의수(몸 안 힘의 원천: **그림 7-2B**, 몸 밖 힘의 원천: **그림 7-2C**), 작업용 의수(**그림 7-2D**)의 세 가지로 분류하는 것이 일반적이다.

1 장식용 의수

팔의 형태를 보전하기 위한 의수이며 어느 절단 수준에도 적응이 된다.

일반적으로 소켓과 이음매와 "손"의 형태를 한 손끝 도구, 각 부위를 연결하는 골격에 해당하는 줄기부분과 가쪽을 덮는 스펀지, 스타킹으로 구성된다. 팔꿈치 이음매와 손 이음매는 건강한 쪽 손 등을 사용하여 임의의 각도로 조정할 수 있다. 또한 손가락은 철사나 플라스틱의 관절로 만들어져 있고, 마찬가지로 각도조절을 할 수 있다. 제품에 따라서는 엄지손가락과 다른 손가락이 용수철로 닫는 것처럼 되어 있어 가볍고 딱딱한 물건이라면 쥘 수 있는 것도 있다. 장식용 의수는 형태를 보완하는 것이 주된 것이며 구성부품은 적고 가볍다. 최근에는 장식용 글로브의 외관이 향상되어 실제의 손으로 잘못 볼 정도로 정교하게 만들어져 있는 것도 있으나 그 재질에 따라서 취급에 주의가 필요하다(**그림 7-2A**).

2 능동 의수

물건의 파지 및 유지기능을 보전하기 위한 구조를 갖고 있는 의수이다. 구성은 기본적으로 장식용 의수와 같지만, 손끝 도구는 움켜잡기(파지) · 유지가 가능한 형태(용도에 따라서 다양한 종류가 있다)로 되어있고 그 조작을 시행하기 위한 구조가 부가되어 있다. 잔존하여 있는 팔이음뼈의 운동을 조작에 이용하는 "몸 안 힘의 원천" 의수와 손끝 도구에 편입된 모터를 배터리로부터 공급되는 전기로 구동하는 "몸 밖 힘의 원천" 의수로 분류된다. 장애인 자립지원법의 보장구 비용 지급기준에서는 몸 안 힘의 원천 의수를 "능동 의수", 몸 밖 힘의 원천 의수를 "동력 의수"로 나누고 있다.

몸 안 힘의 원천 의수(능동 의수)

잔존하여 있는 팔이음뼈의 운동, 주로 어깨뼈 벌림이나 어깨관절 굽힘 운동으로 손끝 도구에서부터 몸통의 등 부분에 뻗는 케이블을 잡아당김으로써 손끝 도구의 개폐나 이음매의 조절을 시행한다(**그림 7-2B**). 케이블에 느슨해짐이 발생하거나 반대로 지나치게 팽팽하여 있으면 효율적으로 손끝 도구를 개폐할 수 없기 때문에 항상 적당한 케이블의 길이를 유지할 필요가 있다. 따라서 신체의 뒷면이나 머리 위, 발끝에서의 파지하는 동작은 제한되는 일이 있고, ADL 동작에 영향을 주는 일이 있기 때문에 지도할 때에는 주의가 필요하다. 또한 잡는 힘은 손끝 도구의 고무나 용수철에 의해서 조절할 수 있으나 강력한 잡는 힘을 얻기 위해서는 고무나 용수철의 세기도 증가시키게 되어 개폐 시에는 팔이음뼈의 상당한 근력이 필요하다. 이 때문에 힘의 원천이 되는 근력이 약한 여성이나 충분한 관절운동을 얻기 어려운 위팔 이상의 절단자에서는 파지하는 힘을 얻는 것이 어려워, ADL 동작을 시행할 때에 영향이 나타날 가능성도 있다.

몸 밖 힘의 원천 의수(동력 의수)

주로 손끝 도구의 개폐를 동력에 의해서 시행하는 것이며, 그 힘의 원천으로서 액체 탄산가스를 이용한 가스 의수, 손끝 도구 개폐의 제어를 잔존하여 있는 팔이음뼈의 운동으로 스위치를 조작하는 전동 의수, 근전신호로 제어하는 근전 의수(**그림 7-2C**)가 있다. 근전 의수는 잔존하여 있는 근육의 근전위를 이용하는 것이며 기본적으로 수의적으로 근육수축을 할 수 있는 근육이라면 어디서도 이용할 수 있다. 가장 보급되어 있는 아래팔 절단용 근전 의수에서는 손끝 도구를 여는 제어를 손목관절 등쪽굽힘근군을 이용하고, 닫는 제어에는 손목관절 바닥굽힘근육군을 이용하고 있다. 이것은 움켜잡을 때의 손의 움직임, 즉 손가락의 폄·굽힘에 관여하는 근육의 수축에 가깝기 때문에 실제 파지하는 동작에 가까운 자연스런 감각으로 의수를 사용할 수 있다.

파지하는 힘은 모터의 토크(torque)에 의하기 때문에 절단자 자신에게는 부하가 걸리지 않는다. 그 파지하는 힘은 약 10 kg으로 강하고 또한 조절 케이블과 하니스(harness)가 불필요하기 때문에 어디서도 움켜잡을 수 있는 이점이 있다. 그러나 몸 안 힘의 원천에 비하여 중량이 있기 때문에 잔존 팔의 근력과 지구력이 필요하다. 더욱이 근전 의수의 ADL에서의 효과성(파지하는 힘이 강하다, 작업범위가 넓다 등)이 인정되어 있으나 일본에서는 근전 의수 지급에 대한 지급체제의 정비가 늦어져 있다는 것, 값이 비싸다는 것, 적합이나 평가·훈련을 할 수 있는 관련 스태프가 적다는 것 등 때문에 충분한 보급에는 도달하지 못하고 있는 것이 현 상황이며 향후의 과제이기도 하다.

3 작업용 의수

작업에 적합하도록 고안된 의수이며 특히 작업내용에 특화한 손끝 도구가 사용되고 외관보다도 기능을 중요시한 것이다. 어업이나 농업 등의 중노동에 사용되는 경우는 물이나 진흙 등으로 더럽혀져도 괜찮은 것 같은 튼튼한 손끝 도구와 이음매나 줄기부분의 조합으로 된다. 또한 악기연주나 스포츠에 이용하는 경우는 평소 사용하고 있는 의수에 작업에 적합한 손끝 도구를 바꿔 붙여서 사용할 수 있다(**그림 7-2D**).

b. 의수의 구조와 부품

의수의 기본적 구조는 절단 끝과 의수를 연결하는 인터페이스의 역할을 하는 소켓과 관절의 역할을 하는 이음매, "손"의 역할을 하는 손끝 도구(터미널 디바이스), 그리고 이들을 연결하는 줄기부분으로 구성되어 있다. 이에 더해서 파지하는 동작을 하는 손끝 도구나 관절 운동을 보상하는 이음매를 조작하기 위해서는 부품(control cable system 등)이 포함된다.

1 소켓

소켓은 절단 끝과 의수를 연결하는 역할과 잔존하는 팔의 기능을 의수에 전달하는 역할이 있다. 의족의 소켓과 달리 체중을 부하할 필요는 없으나, 의수를 효율적으로 이용하기 위해서는 충분히 적합한 소켓이 필요하다. 느슨함이 있는 소켓은 의수와 절단 끝의 연결을 불안정하게 하여 잔존하는 팔의 움직임을 의수에 전달하기 어렵게 한다. 절단 끝의 형태에 맞지 않는 소켓은 통증 등 불쾌감의 원인이 된다. 또한 의수를 장착한다는 것은 항상 의수를 "매달게" 된다. 따라서 "떨어지는 느낌"이나 "중량감"을 느끼지 않게 하기 위해서는 확실한 현수성과 적당한 전면 접촉이 필요하다. 이들을 체크하는 것을 소켓의 "적합"이라 하고 의수를 능숙하게 사용하고 계속 사용하기 위해 가장 중요한 요소라 생각한다.

의수의 소켓은 대부분이 열경화성수지로 만들어져 있고 내구성이 우수하여 비교적 가볍고 가공성도 높지만, 통기성은 거의 없다. 이 때문에 땀이나 습기를 도망시킬 수 없으므로 직접 장착하고 있으면 피부의 트러블을 일으킬 가능성이 있다. 땀이나 습기를 흡수하기 위해 의수를 사용하는 사람은 통 모양으로 된 붕대(stockinet)로 만드는 절단 끝 주머니나 양말, 셔츠의 소매 등으로 절단 끝을 싸서 의수를 장착하고 있는 경우가 많다. 또한 땀 등을 방치해 두면 잡균이 번식하여 냄새의 원인이 되므로 장착 후는 청결하게 유지하는 것이 필요하고 이들의 유지관리에 대한 지도를 하는 것도 ADL 지도의 하나라 생각된다. 항균 · 소취작용이 있는 stockinet가 판매되고 있으므로 이용하면 좋다. 팔 절단의 수준과 소켓에 대해서는 다음에 정리한다(**그림 7-3**).

아래팔 절단

절단 끝의 길이에 따라서 팔꿈치 굽힘과 아래팔의 엎침 · 뒤침기능이 바뀌기 때문에 소켓의 형태도 그것에 따라서 선택할 필요가 있다. 극히 짧은 절단 끝에서는 팔꿉관절 굽힘이 불충분해지기 때문에 굽힘 각도를 보완하는 배동(2배로 움직이는) 팔꿈치 이음매를 이용하므로 스플릿 소켓(그림 7-3A)을 사용하고 있다. 이보다도 긴 절단 끝(짧은 절단 끝에서부터 긴 절단 끝)에서는 능동 의수의 경우는 절단 끝을 삽입하기만 하는 삽입식의 소켓을 사용한다(**그림 7-3B**). 긴 절단 끝에서는 노뼈와 자뼈를 사이에 끼는 것처럼 소켓을 편평하게 함으로써 잔존하여 있는 아래팔 엎침 · 뒤침의 움직임을 의수에 전달하는 형상의 소켓으로 한다. 이들의 소켓은 위팔 커프를 통해서 8자 하니스로 매달지만 위팔뼈 관절융기부분과 팔꿈치머리(주두)부분에서 소켓을 걸어서 장착하는 자기현수성 소켓도 있다(**그림 7-3C**). 최근에는 실리콘으로 만든 슬리브를 절단 끝에 씌워서 의수를 장착하는 방법도 있다(**그림 7-3D**).

위팔 절단

위팔 절단에서는 절단 끝을 소켓에 삽입하여 장착하는 삽입식의 소켓(**그림 7-3E**)이 일반적이며 매다는 것은 8자 하니스에 의한다. 자기현수법으로서 오픈 숄더형(**그림 7-3F**)과 흡착형이 있다.

어깨 이단 · 어깨가슴 절단

어깨 이단에서는 어깨뼈의 움직임을 저해하지 않을 정도로 어깨를 싸는 캡 모양의 소켓(**그림 7-3G**)을 사용하고 8자 하니스에 더해서 가슴 앞면의 흉곽 밴드로 매단다. 어깨가슴 절단에서는 건강한 쪽의 빗장뼈까지 걸어서(**그림 7-3H**) 흉곽 밴드와 하니스로 매단다.

2 이음매

팔의 관절의 역할을 하는 부품이고 소켓과 몸통부분, 몸통부분과 손끝 도구를 연결한다.

어깨 이음매

어깨 이단 · 어깨가슴 절단에 사용하고 어깨관절 굽힘과 벌림을 가지는 굽힘 벌림 이음매

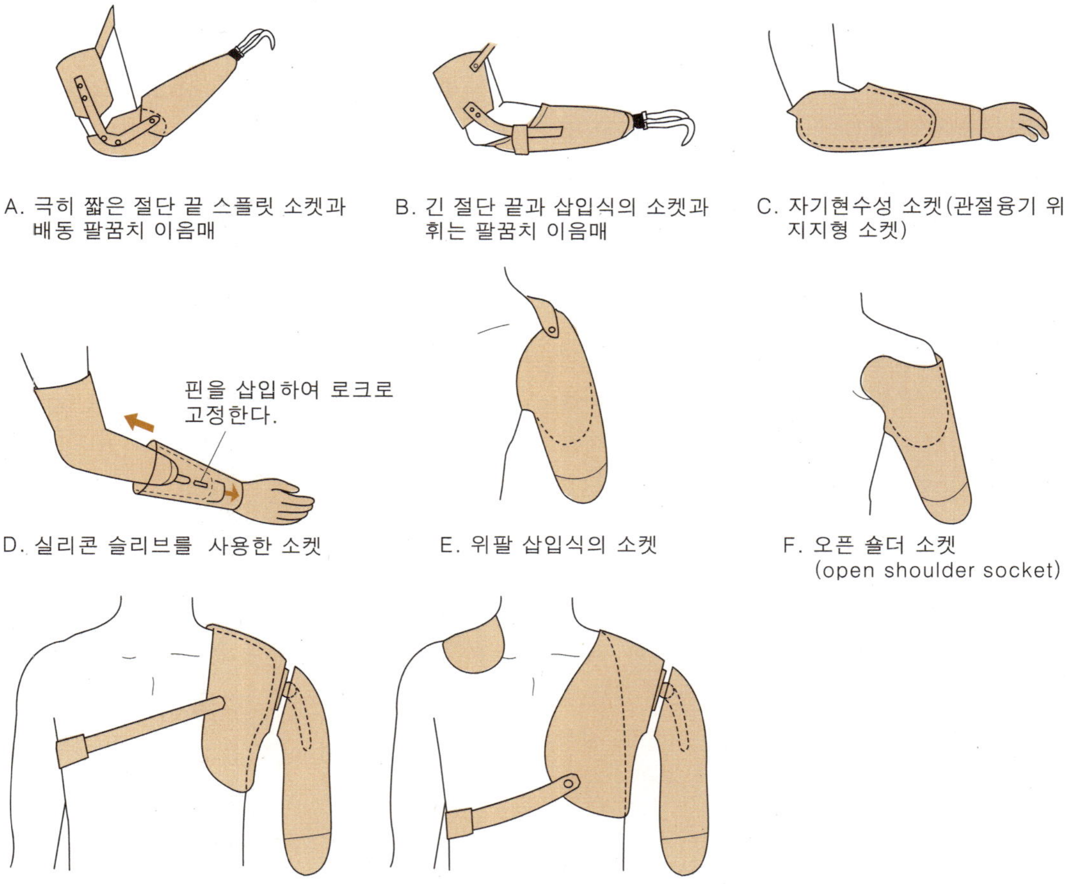

A. 극히 짧은 절단 끝 스플릿 소켓과 배동 팔꿈치 이음매

B. 긴 절단 끝과 삽입식의 소켓과 휘는 팔꿈치 이음매

C. 자기현수성 소켓(관절융기 위 지지형 소켓)

D. 실리콘 슬리브를 사용한 소켓

E. 위팔 삽입식의 소켓

F. 오픈 숄더 소켓 (open shoulder socket)

G. 어깨 이단용 소켓

H, 어깨가슴 절단용 소켓

그림 7-3. 의수의 소켓

가 일반적으로 사용되고 있으나 능동적인 작용은 없고 임의의 각도로 고정할 수는 없다. 이밖에 ball joint를 사용하여 자유로운 어깨관절의 움직임을 하는 만능 이음매, 어깨가슴 절단에 사용하는 2매의 널판을 합쳐서 굽힘과 폄을 할 수 있는 격판 어깨 이음매가 있다.

팔꿈치 이음매

위팔 절단의 능동 의수에서는 팔꿈치의 굽힘과 폄에 더하여 위팔의 회전기능을 가진 능동 블록 팔꿈치 이음매가 사용되는 일이 많지만 블록형 이음매는 부품 자체가 약 10 cm의 길이가 있기 때문에 표준 절단 끝에 사용할 때는 건강한 쪽의 위팔 길이와의 균형에 주의한다. 블록 이음매를 사용할 수 없는 경우는 경첩형 이음매가 사용된다.

해부학적인 팔꿉관절이 존재하는 아래팔 절단의 의수에서도 의수를 매달고 능동 의수의 조정 케이블과 위팔 커프를 연결하기 위해 팔꿈치 이음매를 사용한다. 잔존기능으로서 팔꿉관절의 운동은 가능하므로 가죽이나 나일론 벨트로 만든 휘는 팔꿈치 이음매가 사용된다. 아래팔 절단 극히 짧은 절단 끝에서는 팔꿉관절의 운동이 1/2 이하로 제한되지만, 한정된 굽힘운동을 기계적으로 배증하여 충분한 가동범위를 얻기 위해 배동 팔꿈치 이음매가 사용된다.

손 이음매

아래팔 줄기부분과 손끝 도구(terminal device)를 연결하는 부품이고 손끝 도구의 회전을 건강한 쪽 팔 등을 이용하여 수동적으로 시행할 수 있는 마찰식 손 이음매, 손목관절이 굽힘 각도를 얻을 수 있는 굽힘용 손 이음매, 훅형 손끝 도구와 핸드(hand)형 손끝 도구를 용이하게 교환할 수 있는 신속 교환식 손 이음매가 있다.

3 손끝 도구(terminal device)

"손"의 역할을 하는 부품이다. 현재의 손끝 도구는 손의 꽉 쥠(파지) · 유지기능을 재현하고 있고, 따라서 5개의 손가락을 사용해서 시행할 수 있는 것 같은 정교성을 보충하는 것은 어렵다. 그러나 다양한 종류의 손끝 도구가 개발되어 있으므로 팔의 절단자가 의수를 생활 속의 어떤 장면에서 어떻게 이용하는가에 따라 손끝 도구를 선택할 수 있다.

장식 핸드(그림 7-2A 참조)

손의 외관을 재현한 손끝 도구이고 일반적으로는 파지 기능은 없다. 장식용 핸드(hand)의 손의 형태를 모방한 외장을 글로브라 부르고 염화비닐수지가 일반적으로 사용되고 있다. 비교적 값이 싸고 긁히는 상처나 벤 상서에 강하지만 더러운 것이 물들기 쉽고, 특히 인쇄물의 잉크 등은 일단 물들면 지울 수 없게 된다. 최근에는 외관이나 질감이 리얼하고 잘 더러워지지 않는 실리콘으로 만든 글로브가 있으며 전자에 비하면 약간 고가이지만 볼품이 좋기 때문에 주목을 받고 있다. 다만, 찢어지는 강도(tear strength)가 염화비닐수지보다 뒤떨어지기 때문에 긁힌 상처나 벤 상처 부분에서부터 찢어져버리는 것에 주의가 필요하다.

능동 훅(그림 7-2B 참조)

금속으로 만든 훅(hook)형이고 설치된 컨트롤 케이블을 당김으로써 파지 · 유지를 할 수 있는 손끝 도구이다. 컨트롤 케이블을 당김으로써 훅이 열리고 당기는 것을 중지하면 고무나 용수철의 힘에 의해서 닫는 "수의적 열기 방식(voluntary opening ; VO)"과 반대로 컨트롤 케이블을 당기면 훅이 닫히고, 당기는 것을 중지하면 용수철의 힘에 의해서 열리는 "수의

적 닫기 방식(voluntary closing : VC)"이 있다. 능동 훅은 열려 벌어지는 폭이 넓고, 350 mm의 깡통 정도의 크기를 쥐는 것은 충분히 가능하다. 또한 훅의 끝은 틈새 없이 닫을 수 있고 뾰족해져 있으므로 작은 물건을 쥘 수도 있어, 기능의 보상으로서는 매우 편리성이 높다고 할 수 있다. 그러나 VO의 파지하는 힘은 고무나 용수철의 세기에 의해서 조절을 할 수 있으나 파지하는 힘을 강하게 할수록 케이블을 당기는 힘도 강해지므로 그 나름의 근력이 필요하게 된다. 더욱이 훅의 형상은 작업에 따라서 상이한 대상물을 보다 안정하여 쥘 수 있도록 고안되어 있는 것이 있다.

능동 핸드(그림 7-2C 참조)

능동 훅과 마찬가지의 컨트롤 기능을 가진 손끝 도구이며 손의 형상을 갈고 파지 · 유지 기능에 장식성을 더한 것이다. 능동 훅에 비하면 약간 중량이 있기 때문에 절단 쪽 팔의 근력이나 지구성이 필요하다. 파지는 엄지손가락과 집게손가락 · 가운데손가락의 세 손가락 집기의 형상이 일반적이며 손가락 끝이 둥그스름하기 때문에 끝에 틈새가 생겨 섬세한 물건의 파지는 어렵다.

작업용 손끝 도구(그림 7-2D 참조)

특정의 작업에 적합한 형상을 하고 있는 손끝 도구이고 외관보다도 기능을 우선한 것이다. 대표적인 것으로서는 C형 훅, 쌍 부리 훅, 낫을 들기 용도의 쇠장식 등이 있고 농업이나 토목 등의 중노동에 사용된다. 이것 이외에도 골프의 클럽이나 스키의 소토크를 유지하는, 농구나 야구 등의 구기를 하는, 또한 기타(guitar)를 치는, 바이올린의 활을 쥐는 등, 스포츠나 악기연주를 하기 위한 손끝 도구도 많이 고안되어 이다.

4 하니스

하니스(harness)에는 의수를 매다는 역할과 다음에 언급하는 컨트롤 케이블에 연결하여 잔존하는 팔 및 몸통의 움직임을 케이블에 전달하는 역할이 있다. 하니스의 패턴은 여러 가지가 고안되어 있으나 일본에서는 일반적으로 미국에서 개발된 것이 주류로 되어있다. 대표적인 패턴으로서는 8자 하니스, 흉곽 밴드식 하니스가 있다.

5 컨트롤 케이블 시스템

몸 안 힘의 원천 의수이고 손끝 도구의 개폐, 팔꿈치 이음매의 굽힘과 폄의 제어를 시행하는 시스템이다. 일반적으로 손끝 도구에서부터 의수 및 잔존하는 팔의 가쪽을 지나서 몸통 등부위(어깨뼈 부근)에서 하니스에 연결하는 1본의 케이블, 케이블의 활주를 효율적으로 하기 위한 외장 케이블 하우징, 그 주행을 중계하는 리테이너와 베이스 플레이트로 구성된다.

단식 컨트롤 케이블 시스템

1본의 케이블로 1개의 기능을 조절하는 시스템이고 주로 아래팔 의수의 손끝 도구의 개폐에만 사용된다.

복식 컨트롤 케이블 시스템

1본의 케이블로 2개의 기능을 조절하는 시스템이고 위팔 이상의 의수에서 손끝 도구의 개폐와 팔꿈치 이음매의 굽힘과 폄의 2개의 기능에 사용된다.

6 근전 의수

손끝 도구의 개폐를 모터에 의해서 시행하는 몸 밖 힘의 원천 의수이며 근전 의수는 근육이

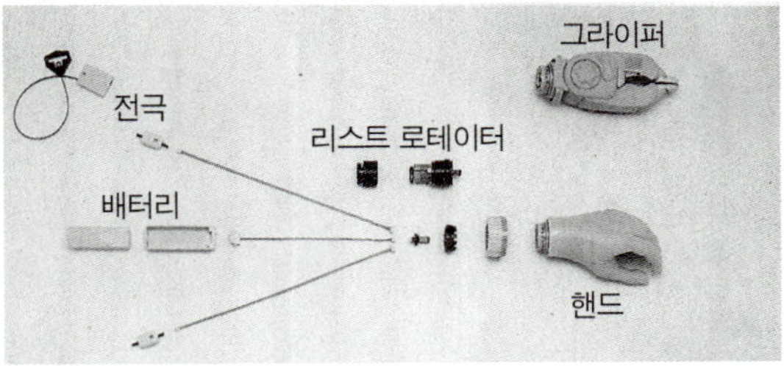

그림 7-4. 근전 의수의 구성
(Otto Bock사의 카탈로그에서)

수축할 때에 발생하는 미량의 근전위를 표면전극에서 검출하고 그것을 증폭기에서 증폭하는 것에 의해서 손끝 도구 개폐제어 릴레이 스위치의 on/off에 이용하고 있다. 국내외에서 가장 많이 사용되고 있는 독일의 Otto Bock사의 마이오 복을 예로 시스템에 대해서 설명한다.

구성 (그림 7-4)

1) 전극

피부 표면에서부터 근전위를 채취한다. 채취된 미약한 신호의 전압을 시스템 제어가 가능한 전압으로 증폭하는 증폭기가 내장되어 있다. 또한 얻어지는 근전위의 강약에 따라서 제어에 적합한 문턱값(역치)을 설정할 수 있는 감각조정기능이 설치되어 있다.

2) 배터리

종전부터 충전하여 이용하는 니카드전지가 사용되고 있었으나 최근에는 지속시간이 길고 충전에 의한 배터리 피로가 적은 리튬이온전지가 사용되고 있다. 하룻밤의 충전으로 거의 하루 종일 사용하는 것이 가능하다.

3) 손끝 도구

핸드형이 일반적으로 사용된다. 파지하는 힘은 90N이 있어 ADL상에서의 사용은 충분하다 할 수 있다. 또한 최근에는 엄지손가락 끝에 센서가 내장되어 쥐고 있는 물건의 중량의 변화에 따라서 파지하는 힘이 바뀌는 핸드도 시중에서 판매되고 있다. 예컨대 아무것도 들어가 있지 않은 컵을 들고 거기에 마실 것을 부었을 때에 그 중량의 변화를 감지하여 파지하는 힘이 자동적으로 변화하여 낙하를 방지할 수 있다.

ADL 이외의 장면에서는 중노동용의 손끝 도구가 있다. 파지하는 힘이 160N으로서 크고 또한 목재나 금속 파이프 등을 들기 쉬운 형상을 하고 있어, 핸드형과 비교하면 튼튼하게 만들어져 있다.

4) 손 이음매

전극에서부터의 근전신호를 전달하는 케이블과 배터리에서부터의 전력을 공급하는 케이블을 손끝 도구를 연결할 수 있는 플러그이다. 이에 더해서 손 이음매의 회전을 시행할 때에는 리스트 로테이터(wrist rotator)가 설치된다. 리스트 로테이터는 길이가 약 5 cm 정도 있고, 의수 소켓 내에 설치할 때는 케이블을 수납하는 공간의 확보도 포함하여 절단 끝의 길이가 건강한 쪽의 아래팔 길이보다 10 cm 이상 짧은 경우에만 이용할 수 있다. 반대로 절단 끝이 그것보다 긴 경우는 아래팔의 엎침과 뒤침을 어느 정도 바랄 수 있으므로 필요가 없다고 생각한다.

제어 시스템

채취된 근전위가 근전 의수의 기능을 어떻게 제어하는가에 의해서 제어 시스템이 분류되어 있다. 제어에 사용하는 근육은 **표 7-2**에 나타냈다. 팔 절단자의 근육수축기능, 절단 끝의 길이, 그리고 의수를 어떠한 장면에서 활용하는가를 평가하여 어느 시스템을 이용하는가를 선택한다(**그림 7-5**, 채취하는 근육을 포함한다).

1) 2 site 2 function

근전위를 채취하는 장소가 2개소(2 site) 있고 개개의 근전위가 각각 하나의 동작의 제어(합계하여 2개의 기능 = 2 function)를 하는 것이며 근전 의수의 기본적인 시스템이다.

2) 2 site 4 function

근전위를 채취하는 장소가 2개소(2 site) 있고, 개개의 근전위가 각각 2개의 동작의 제어(합계하여 4개의 기능 = 4 function)를 하는 시스템이다. 하나의 근육에서부터 발생하는 두 종류의 근전위(즉 강한 수축, 약한 수축)에 의한다. 약한 수축의 전위가 낮은 문턱값을 초과하면 핸드의 개폐의 제어에 작용하고, 강한 수축의 전위가 높은 문턱값을 초과하면 리스트(wrist)의 회전(엎침, 뒤침)에 작용한다. 4ch 시스템이라 한다.

3) 1 site 2 function

어떠한 이유로 하나의 근육에서밖에 근전위를 검출할 수 없을 때에 사용되는 시스템이고 2 site 4 function과 마찬가지의 제어를 하지만 약한 수축으로 핸드(hand)를 열고, 강한 수축으로 핸드를 닫는 시스템이다.

4) 비례제어 시스템

앞에서 언급한 시스템에 더해서 핸드의 개폐 속도와 파지하는 힘의 제어를 한다. 근육의 수축 속도와 강약을 검출하는 것으로, 천천히 수축하면 핸드는 천천히 개폐하고 파지하는 힘도 부드럽게 할 수 있다. 즉, 사용자가 신속하게 강한 근육수축을 하면 핸드도 신속하게 강한 힘으로 개폐하고, 반대로 천천히 약한 수축을 하면 핸드도 천천히 약한 힘으로 개폐를 한다. 예컨대, 깨지기 쉬운 달걀을 부드럽게 잡으려고 할 때에는 근육수축도 천천히 부드럽게 하면 좋다.

표 7-2 근전 의수의 제어에 이용하는 근육

절단 수준	근전 의수의 동작	
	핸드: 열다 뒤침	핸드: 닫다 엎침
아래팔 절단	손목관절 등쪽굽힘근육	손목관절 바닥쪽굽힘근육
위팔 절단	위팔세갈래근	위팔두갈래근
어깨 이단 어깨가슴 절단	어깨 이단에서는 어깨세모근 후부섬유에서 핸드를 열고, 전부섬유에서 핸드를 닫는다고 일컬어져 있으나, 실제는 분리된 근육수축을 하는 것은 어렵다. 근전위를 채취할 수 있는 근육이라면 기본적으로 어느 근육을 이용해도 되지만 가급적 손끝의 개폐 감각에 가까운 근육을 선정한다. 예: 큰가슴근, 등세모근	

위팔 이상의 절단에서는 핸드의 개폐가 아니라 팔꿈치 이음매의 제어에 근전 제어를 이용하고 손끝 도구의 개폐는 하니드를 통한 스위치 제어로 하는, 또는 케이블 컨트롤을 하는 능동 의수의 하이브리드 형태로 하는 경우도 있다.

5) EVO(electric voluntary open) 시스템

하나의 근육으로 핸드를 여는 것만 제어하고 근전위가 없어지면 자동적으로 핸드가 닫히는 시스템이다. 이것은 소아에 대한 근전 의수 도입 초기에 사용한다.

위팔 이상의 절단에서는 핸드의 개폐가 아니라 팔꿈치 이음매의 제어에 근전 제어를 이용하고 손끝 도구의 개폐는 하니스를 통한 스위치 제어로 하는, 또는 케이블 컨트롤을 하는 능동 의수의 하이브리드 형태로 하는 경우도 있다.

c. 의수의 적응

팔의 절단자에 대한 의수 적응의 요점은 두

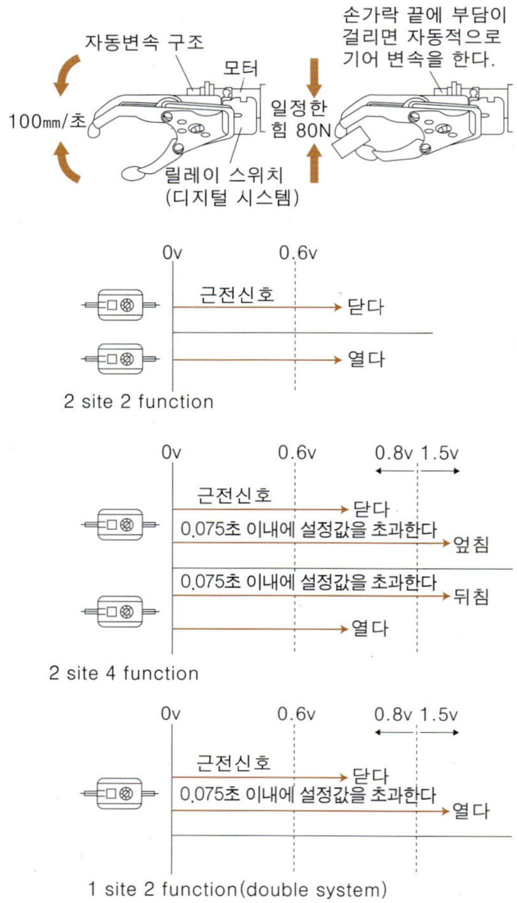

그림 7-5. 근전 의수 제어 시스템

가지가 있다고 생각한다. 하나는 팔의 절단에 의해서 일어나는 팔 장애의 정도와 정확한 의수의 구성요소의 선택, 또 하나는 본인의 사회복귀의 목표 및 그 후의 생활양식과 의수와의 조화이다. 이들을 정확히 시행하려면 우선 절단의 수준에 따라 어떠한 장애가 어느 정도 발생하는가를 이해할 필요가 있다. 그리고 하드웨어로서의 의수의 종류, 기능의 이점 · 결점, 그리고 한계를 이해하여 두는 것도 필요하다.

d. 의수 장착훈련

팔 절단자의 의수 장착훈련은 일반적으로 절단 끝의 수술 상처의 치유에서부터 절단 끝이 안정되는(성숙되는) 것을 기다려서 시작한다. 절단 끝이 성숙하기까지의 동안 절단 끝의 강화훈련, 잔존 팔의 근력강화, ROM 유지, 전신의 기능유지, 그리고 한손에 의한 ADL 훈련이 시행된다. 그러나 이 방법으로는 절단 끝이 성숙하기까지의 동안에 의수에 접촉함이 없이 지나가버려 한손 동작이 확립하여 결과적으로 의수의 실용적인 받아들임이 어려워진다. 그래서 최근에는 다리 절단과 마찬가지로 조기에 의수를 장착하는 "가의수 훈련"을 채택하는 일이 증가하고 있다. 절단 끝의 성숙에 수반하는 절단 끝 둘레길이의 변화에 맞춰서 석고붕대나 부목을 사용해서 소켓을 만들고, 시중에서 판매되는 "가의수용 부품"을 조립하여 장착 · 조작훈련을 시행한다. 이 지도방법에서는 절단 끝의 성숙을 기다리는 시간을 절약할 수 있다는 것과, 조기에 장착 · 조작훈련을 할 수 있기 때문에 훈련 초기부터 양손 동작을 경험할 수 있어 의수의 실용적인 받아들임이 좋아진다는 큰 이점이 있다. 구체적인 훈련항목에 대해서 설명한다.

1 오리엔테이션

팔을 상실하여 불안과 혼란 속에 있는 팔 절단자에 대해서 재활훈련에 들어가기 전에 반드시 오리엔테이션을 시행하는 것은 중요한 일이다. 의수의 종류, 할 수 있는 것과 할 수 없는 것, 한계 등을 설명한다. 그 다음에 향후의 훈련의 흐름을 설명하고 의수의 부품, 기능, 취급의 설명, 보장구 지급 시스템의 이해를 촉진하여 사회복귀 및 사회복귀 후의 이미지를 갖게 함으로써 불안을 제거하는 것이 필요하다.

2 의수 장착 · 조작훈련(몸 안 힘의 원천 능동 의수)

의수의 체크아웃

훈련 시작 전에 제작된 가의수의 체크아웃을 시행하고 기능을 확인한다. 손끝 도구의 파지하는 힘의 조정은 개폐를 위한 힘의 원천인 어깨관절, 팔이음뼈 등의 잔존기능을 고려하여 무리가 없는 범위에서부터 시작하는 편이 받아들임이 좋다.

기본동작 훈련

손끝 도구의 개폐, 팔꿈치 이음매의 조절, 손끝 도구의 개폐나 굽힘을 하기 위한 케이블 컨트롤에 필요한 신체를 움직이는 방법을 연습한다. 팔꿈치 이음매의 록(lock)을 잠그고 여는 데에 필요한 신체를 움직이는 방법, 팔꿈치 굽힘 각도의 제어와 타이밍을 연습한다.

대상물의 집기 · 파지 훈련

기본조작 훈련으로서 다양한 형상, 무게의 물품을 파지하고 임의의 장소에서 떼어놓는 연습부터 시작한다. 파지하는 물품, 물품을 운반하여 떼어놓는 장소(이동범위)는 다음과 같은 단계부여를 하면 좋다.

1) 파지하는 대상물의 단계부여

크기의 단계부여로서는 손끝 도구를 크게 벌리지 않아도 파지가 가능한 직경 2 cm 정도의 작은 물건부터, 손끝 도구를 최대한 벌려서 파지하는 큰 물건으로, 반대로 바늘이나 팥 등 매우 작은 물건으로 바꿔간다. 딱딱한 정도의 단계부여에서는 강하게 파지하여도 부서지지 않는 딱딱한 물건에서부터 부서지지 않도록 손끝 도구를 닫는 상태를 조정할 필요가 있는 부드러운 물건으로 바꿔간다. 형상에서의 단계부여에서는 굴러가지 않는 안정된 물건에서부터 굴러가버리는 것 같은 불안정한 물건으로 바꾼다. 또한 두께가 있는 물건에서부터 평탄한 동전과 같은 물건으로 단계부여를 한다.

2) 도달범위의 단계부여

최초에는 책상 위의 평면에서의 좌우, 앞뒤의 이동에서부터 시작하면 좋다. 다음으로 책상에 받침대 등을 놓은 위로 이동한다. 받침대의 높이도 서서히 높인다. 최종적으로는 바닥에서부터 책상 등 3차원에서의 파지, 떼어놓기의 조작이 가능하도록 한다.

양손동작훈련

기본적인 조작을 습득하면 간단한 양손동작 훈련을 도입한다. 단순한 동작에서부터 간단한 도구를 사용한 동작으로 단계부여를 한다.

1) 단순한 양손동작의 연습

한쪽 절단의 경우, 대부분 의수 쪽은 보조손이 되므로 의수로 어떤 물건을 유지하여 건강한 쪽으로 조작하는 동작부터 시행한다. 예컨대 굵은 끈을 의수로 유지하여 큰 구슬을 뀐다, 의수로 굵은 볼트(bolt)를 유지하여 너트(nut)를 잠그다, 등이다.

2) 간단한 도구를 사용한 연습

다음으로 의수로 물건을 유지하는 것만이 아니라 도구를 사용한 양손동작을 시행한다. 이때, 보조 손으로서 대상물을 파지 및 유지하지만, 필요에 따라서 섬세하게 바꿔 들거나, 누르거나 할 수 있도록 한다. 예컨대, 가위로 종이를 자를 때에 의수로 종이를 고정하고 자르는 방향을 따라서 섬세하게 종이를 바꿔 들게 하는 등이다.

응용동작훈련

다양한 파지동작을 경험하기 위해 응용동작 훈련을 시행한다. 간단한 수공예(craft)의 이용에서부터 플라스틱 모델 등, 섬세하고 복잡한 작업으로 단계부여를 한다. 또한 목공 등 큰 동작의 작업으로 옮겨가는 것도 좋다.

ADL 훈련(ADL 동작 중에서도 양손동작을 필요로 하는 항목의 연습)

병의 뚜껑을 열다, 끈을 매다 등의 실제의 생활 속에서 의수를 사용하는 것에 익수해지도록 하게 한다. 또한 장면에 따라서 손끝 도구의 적절한 사용방법을 지도한다. 필요하다면 자조구를 고안 · 제작하여 사용하다. 단계로서는 셀프케어부터 시작하여 가사동작 등 보다 응용적인 동작으로 옮겨간다.

직업훈련

팔의 절단의 원인으로는 산업재해에 의한 것이 많기 때문에 사회복귀의 목표가 직업복귀인 경우가 많다. 따라서 직업훈련은 의수 장착훈련 중에서도 중요한 것이다. 훈련을 시행함에 있어서 우선은 본인의 요구(need)와 받아들이는 쪽의 상황을 확인하여야 한다. 복귀하는 방향성이 결정되면 반드시 실제의 장면을 구체적으로 시뮬레이션을 하고 그 중에서 의수를 어떻게 사용하는가, 또한 어떤 의수가 적합한가를 대상자와 함께 확인한다.

e. 셀프케어

팔 절단의 셀프케어는 의수를 사용하는 경우와 사용하지 않는(절단 끝을 사용한다) 경우를 생각할 수 있다. 절단 끝을 사용하는 경우, 아래팔 절단자에서는 팔꿈치를 굽히게 하여 거는, 절단 끝으로 물건을 누르는 등으로 실용적으로 이용할 수 있다. 위팔 절단자에서는 잔존하여 있는 위팔과 몸통으로 물건을 사이에 끼울 수 있으나 절단 끝으로 물건을 누르기 위해서는 상당히 몸통을 구부릴 필요가 있기 때문에 이용할 수 있는 장면은 한정되고, 특히 양쪽 절단에서는 잔존하는 팔이 짧아지면 다리의 이용이 필요하게 된다. 이 때문에 몸통이나 다리의 유연성 · 근력을 확보해 두는 것도 중요하다. 의수의 사용은 한쪽 절단에서는 의수 쪽은 보조 손으로서의 역할이 일반적이고 물건의 유지 · 고정에 사용되는 일이 많다. 양쪽 절단에서는 절단 끝이 보다 긴 쪽이 실용 손이 된다. 팔꿉관절의 운동이 잔존하여 있는 아래팔 절단자는 상실된 파지동작만을 의수로 보완하게 되므로 의수의 사용은 매우 효과적이다. 팔꿉관절이 잔존하지 않는 위팔 절단자라도 절단 끝이 길면 어깨관절의 운동을 충분히 시행할 수 있기 때문에 팔꿉관절의 조절, 팔의 공간유지가 가능하므로 효과성은 높다고 생각된다. 위팔의 짧은 절단 끝보다 고위의 절단에서는 어깨관절의 기능이 상실되기 때문에, 팔의 공간유지가 곤란해진다. 따라서 신체의 앞면에서의 물건의 파지 · 유지에서 의수를 이용한다.

의수를 쾌적하게 장착하기 위해서는 절단 끝을 좋은 상태로 유지하는 것이 중요하다. 그리고 절단 끝은 정확한 케어를 하지 않으면 다양한 문제를 일으킬 가능성이 있다. 말초혈관이나 신경, 근육이 절단되어 있기 때문에 순환이 나빠, 혈류장애나 부종을 일으키기 쉽다. 특히 절단 직후는 부종에 의해서 절단 끝의 크기나 굵기가 바뀌면 의수를 장착하는 것이 곤란해져 무리하게 장착함으로써 상처를 입히는 일도 있다. 부종을 예방하기 위해서는 야간 등 의수를 장착하고 있지 않을 때에 절단 끝 붕대를 적절하게 감아서 적절하게 압박하여 두는 것을 지도한다. 또한 장기적으로는 절단 팔의 사용이 적어져 관절가동범위에 제한이 발생할 가능성이 있으므로 팔이음뼈 전체의 관절을 충분히 움직이는 것도 중요하다. 더욱이 절단 끝의 감각장애가 있는 경우 등은 외상이나 화상에 주의하고 잘 관찰하도록 지도한다.

의수의 소켓은 항상 청결하게 해둘 필요가 있다. 통기성이 없기 때문에 특히 여름철 등 더울 때에는 땀이 나고 무더워지기 때문에 잡균이 번식하기 쉽다. 계절을 불문하고 항상 의수를 떼어낸 후는 절단 끝을 비누로 깨끗이 씻고 소켓 내부도 세제를 묻힌 천으로 닦고 꽉 짠 타월로 세제를 닦아내거나 제균용의 젖은 티슈 등으로 닦아 청결을 유지하도록 한다. 또한 소켓에 직접 절단 끝을 넣지 않고 stockinet나 절단 끝 주머니를 절단 끝에 씌운 다음에 장착하면 좋다.

1 의수 장착

한쪽 절단

의수의 장착은 머리부터 뒤집어씌우는 셔츠를 입는 요령으로 시행할 때는 우선 절단 쪽 팔을 의수 소켓에 삽입하고 하니스나 케이블이 비틀리지 않도록 주의하면서 건강한 쪽 팔을 겨드랑 루프에 끼어 넣는다. 그 다음에 하니스의 크로스 부분을 들고 뒤집어씌우는 것처럼 하여 하니스와 케이블을 등으로 돌리고 몸을 흔들어서 안정시킨다. 앞이 트인 셔츠를 입는 요령으로 장착할 때는 마찬가지로 절단 쪽 팔을 소켓에 삽입한다. 소켓을 위로 올려서 하니스를 등 쪽에서 아래로 늘어뜨린 다음에 건강한 쪽 팔을 겨드랑 루프에 끼어 넣는다(**그림 7-6**).

양쪽 절단

의수를 책상이나 침대 등 안정된 넓은 장소에 웃옷을 펼치는 것 같은 요령으로 놓는다. 이 때 케이블이나 하니스의 비틀림이 없도록 한다. 양쪽의 절단 끝을 소켓에 삽입한 다음에 머리부터 뒤집어 씌우는 셔츠처럼 하니스를 등 쪽으로 돌린다. 또한 반드시 눕는 것 같은 자세에서 양 절단 끝을 소켓에 삽입하여 앞이 트인 웃옷을 입는 것처럼 하여 장착하는 방법이 있다(**그림 7-7A**). 이 때, 벽 등의 알맞은 높이에 의수를 걸어두는 훅을 설치하는 방법도 편리하다(**그림 7-7B**).

2 착탈의

한쪽 절단

1) 의수 없음

한쪽 절단의 경우는 절단 수준에 관계없이 착탈의 동작은 한손으로 거의 자립하여 시행할 수 있다. 이 때, 아래팔 절단의 절단 끝은 몸통의 앞뒤에서 의복을 누른다. 바지 등의 포켓에 절단 끝을 넣어 걸어서 들어올리는 것처럼 누르는 것은 사용방법이 가능하다. 위팔 절단의 절단 끝은 절단 쪽의 겨드랑에 의복을 끼우는 등의 사용방법이 가능하다.

- 머리부터 뒤집어씌우는 셔츠: 절단 쪽 팔을 소매에 끼어 넣고 이어서 건강한 쪽 팔, 머리의 순서로 씌운다.
- 앞이 트인 셔츠: 절단 쪽 팔을 소매에 끼어 넣고, 이어서 건강한 쪽 팔을 소매에 끼어 넣어 걸치고 건강한 쪽 팔로 단추, 지퍼를 채운다. 절단 쪽 팔의 커프스 버튼은 건강한 쪽 팔로 채울 수 있으나 건강한 쪽은 입기 전에 미리 채워두면 좋다. 손을 끼어 넣기 어려우면 단추에 고무를 부착하여 두거나, 매직테이프로 바꾼다(**그림 7-8**).
- 바지 · 팬티: 발끝을 넣고 건강한 쪽 팔로

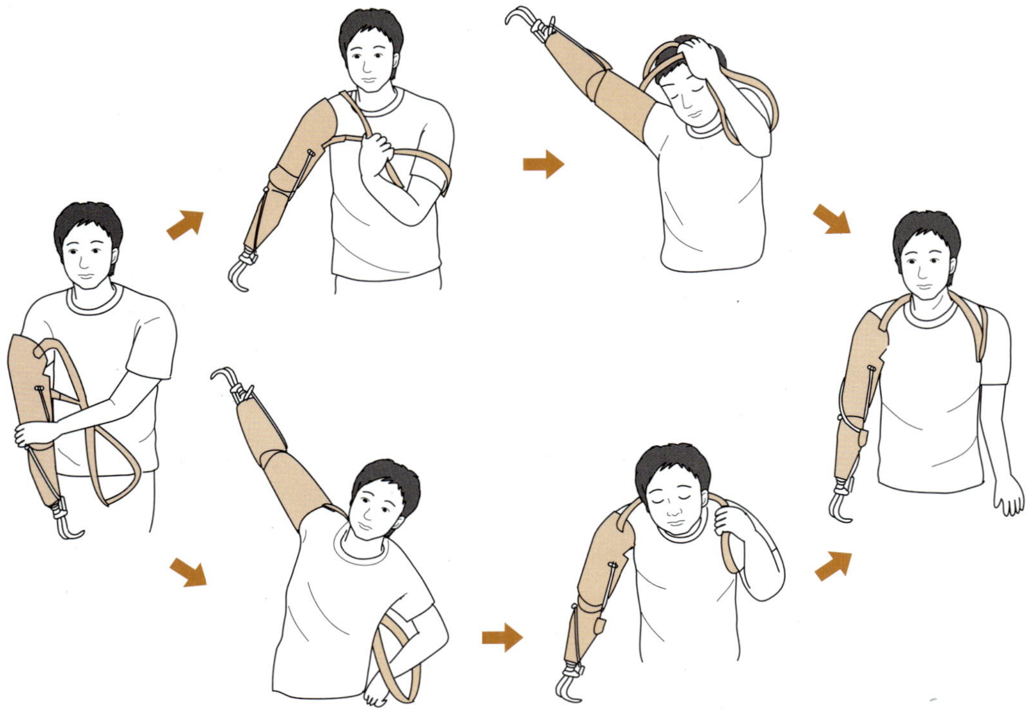

그림 7-6. 의수의 장착(한쪽 절단)

당겨 올린다. 바지 안에 셔츠를 넣을 때는 아래팔 절단자라면 몸통을 구부려서 절단끝으로 셔츠를 넣는 것처럼 사용할 수 있다.

- 브래지어: 뒤의 훅을 앞으로 돌려서 건강한 쪽 팔로 건다. 그 다음에 뒤로 되돌려서 절단 쪽 팔, 건강한 쪽의 순서로 손을 넣어 가지런히 한다.
- 양말: 건강한 쪽 팔의 5개의 손가락을 오므린 상태에서 양말의 입구에 삽입하고 손가락을 벌림으로써 입구를 넓혀서 그대로 발끝을 넣고 당겨 올린다.

2) 의수 있음

의수 그 자체는 속옷의 위에 장착하는 것이 일반적이므로 속옷 이외에서 사용된다. 아래팔 절단의 능동 의수에서는 훅의 형태는 거는, 잡는, 당겨 올리는 동작에 사용할 수 있다. 그러나 손끝 도구의 개폐를 위해 케이블에 걸리는 장력을 확보할 필요가 있기 때문에 케이블이 늘어지는 몸의 등 쪽에서는 사용할 수 없다. 또한 장력이 지나치게 걸리면 손끝 도구가 벌어지기 때문에 발끝에 손을 뻗히는 것 같은 동작에서는 몸을 구부리는 등을 하여 도달거리를 단축할 필요가 있다. 근전 의수에서는 케이블이 없으므로 손이 도달하는 곳이라면 어디서나 사용할 수 있다. 위팔 절단의 능동 의수에서는 팔꿈치 이음매를 굽히기 위해서는 어깨관절 굽힘, 어깨뼈 벌림의 동작이 필요하므로 당겨 올린다는 동작은 곤란하다. 이 밖에는 아래팔 의수와 마찬가지로 훅에 거는, 잡는, 누르는 것은 가능하다.

- 머리부터 뒤집어 씌우는 셔츠: 의수를 소

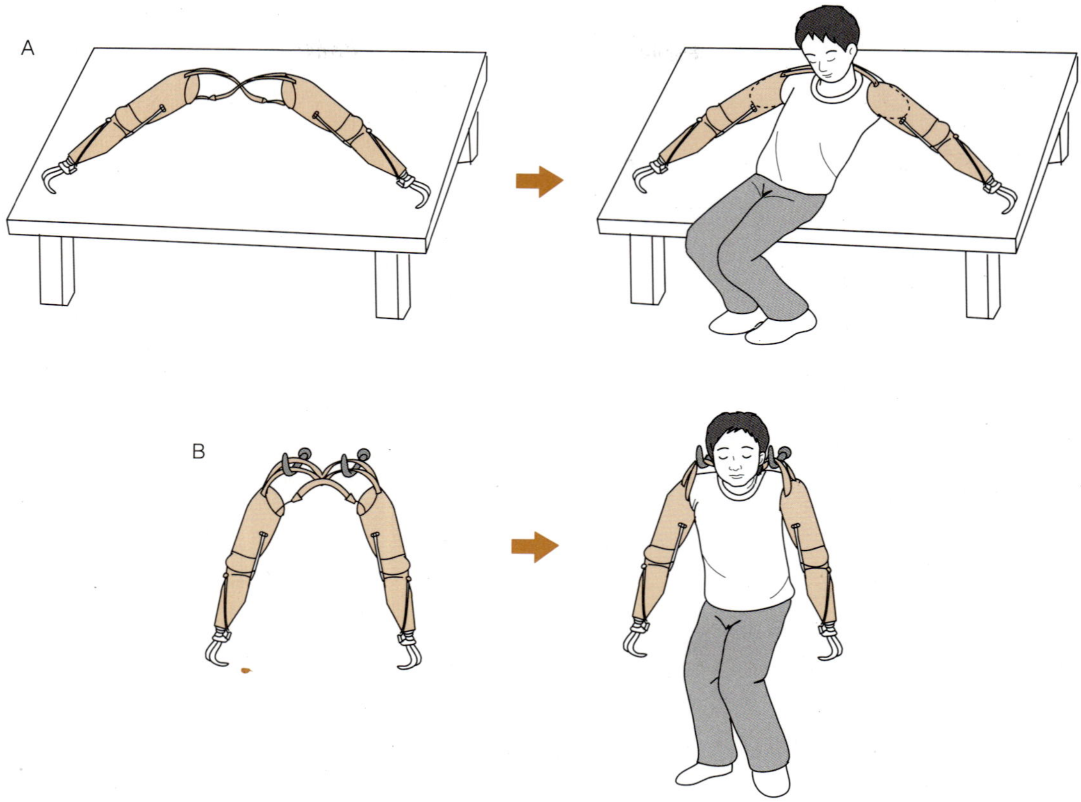

그림 7-7. 의수의 장착(양쪽 절단)

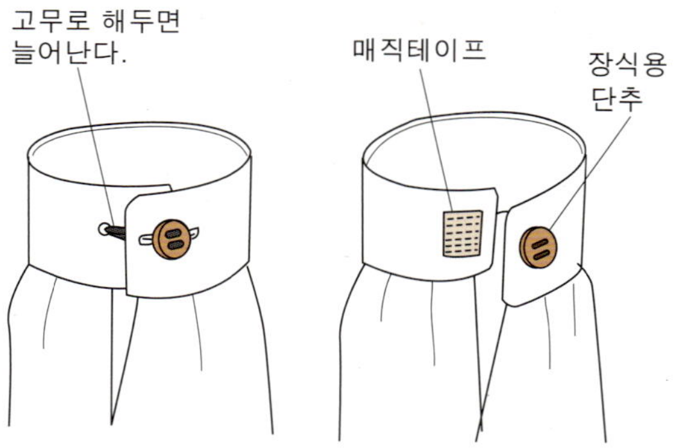

그림 7-8. 커프스 단추의 개량

매에 끼어 넣고 이어서 건강한 쪽 팔, 머리의 순서로 씌운다.

- 앞이 트인 셔츠: 의수를 소매에 끼어 넣고 이어서 건강한 쪽 팔을 소매에 끼어 넣어 걸치고 의수로 옷의 앞 · 아래를 잡고 건강한 쪽 팔로 단추 · 지퍼를 채운다. 절단 쪽 팔의 커프스 버튼은 건강한 쪽 팔로 채울 수 있으나 건강한 쪽은 입기 전에 미리 채워두는 것이 실용적이다.
- 바지 · 팬티: 건강한 쪽 팔로 발끝을 넣고 아래팔 절단은 의수와 건강한 쪽 팔로 당겨 올린다. 의수로 바지의 허리부분을 잡고 건강한 쪽 팔로 바지 안에 셔츠를 넣는다.
- 양말: 의수와 건강한 쪽 손으로 양말을 잡고 발끝을 넣으며, 팔은 케이블에 지나치게 장력이 걸려 손끝 도구가 벌어지지 않도록 유지하면서 신는다. 근전 의수의 경우는 발끝까지 손을 뻗혀도 손끝 도구의

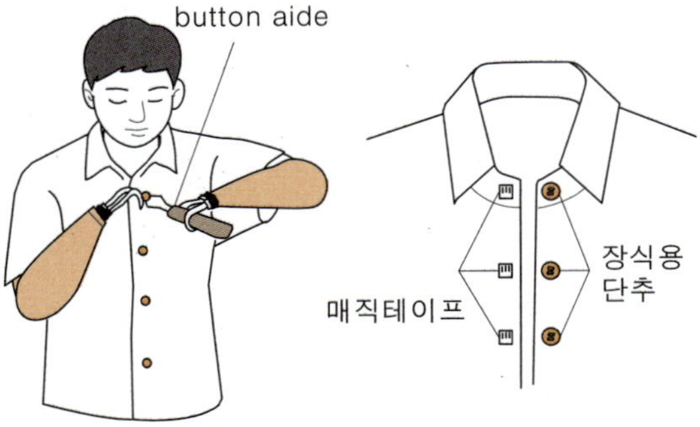

그림 7-9. 단추 채우기

개폐에는 영향이 없으므로 건강한 사람과 다르지 않은 동작으로 신을 수 있다.

양쪽 절단

1) 의수 없음

양쪽 절단에서는 절단 수준이 절단 끝의 이용에 영향을 준다. 양쪽 또는 한쪽이 아래팔 절단인 경우는 앞의 항에서 언급한 것처럼 절단 끝의 이용이 가능하다. 그러나 양쪽이 위팔 이상의 절단에서는 절단 끝의 이용은 실용적이지 않고 다리를 이용하는 것도 필요하다.

- 머리부터 뒤집어 씌우는 셔츠: 양쪽, 또는 한쪽에서도 아래팔이 잔존하여 있거나, 위팔 절단에서도 절단 끝이 긴 경우는 그 절단 끝을 이용하여 입는 것이 가능하다. 그러나 위팔의 짧은 절단 끝 이상이 되면 어떠한 보조나 전용의 자조구가 필요하다. 자조구의 예로서는 셔츠를 입기 쉽도록 걸어두는 막대(bar)를 설치하고 다리로 셔츠를 걸어서 입는 방법 등이 있다.
- 앞이 트인 셔츠: 머리부터 뒤집어 씌우는 셔츠와 마찬가지로 아래쪽의 단추를 미리 채워두고, 머리부터 뒤집어 씌우는 셔츠의 요령으로 입고, 입이나 자조구를 사용해서 위쪽의 단추를 채운다. 이 때 단추부분이 눈에 띄지 않도록 매직테이프를 붙여서 개량해 두면 좋다(**그림 7-9**).

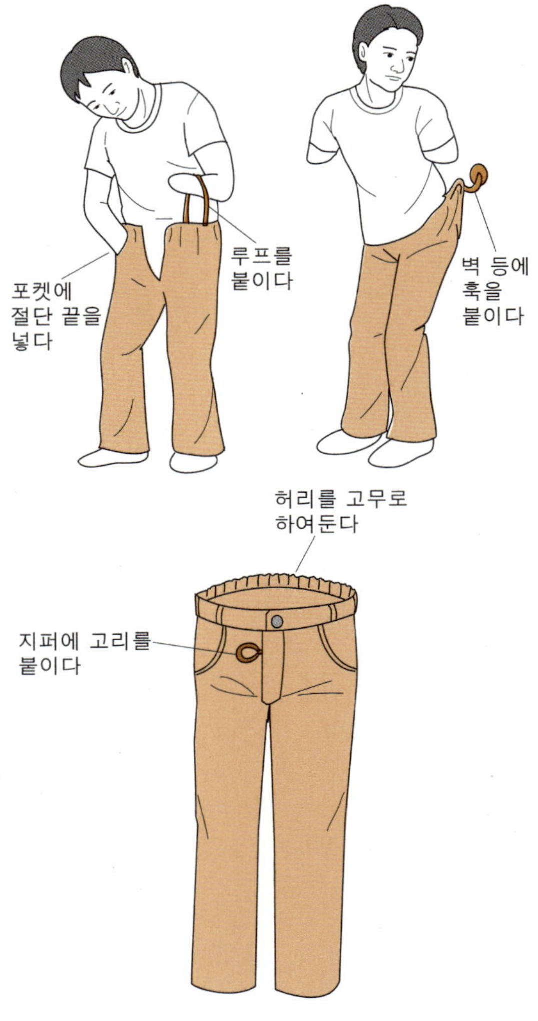

그림 7-10. 바지의 개량과 입는 방법

- 바지 · 팬티: 발끝을 사용해서 바지 · 팬티에 다리를 끼어 넣는 것은 할 수 있으나, 위팔 절단 이상에서는 당겨 올리는 것은 어렵다. 허리부분에 약간 긴 루프를 붙여두고 입으로 당겨 올리는, 벽 등에 설치한 훅에 걸어서 당겨 올리는 등의 방법도 생각할 수 있으나 의수를 이용하는 편이 실용적

이다. 단추는 걸어서 고정하는 훅으로 하거나, 허리부분을 고무로 하여 단추는 채워두는 등의 고안이 필요하다. 지퍼도 미리 채워 두든가, 고리를 붙여둔다(**그림 7-10**).

- 브래지어: 훅이 없는 형태의 브래지어를 머리부터 뒤집어 씌우는 셔츠의 요령으로 입는다.
- 양말: 발끝을 사용해서 신는 것은 가능하지만 연습이 필요하다고 생각된다. 양말의 입구에 루프를 붙여서 발끝으로도 들기 쉽도록 한다.

2) 의수 있음

양쪽 절단자에 있어서 의수는 보다 중요한 역할을 가진다. 특히 양쪽 또는 한쪽이 아래팔 절단의 경우는 실용 손으로서 활용되어야 한다. 위팔 이상의 의수로도 파지할 수 있는 범위에 제한이 있기는 하자만, 팔의 길이를 보완하는 것만으로도 이용가치는 높다.

- 머리부터 뒤집어 씌우는 셔츠: 아래팔 의수의 사용은 의수 없음의 항과 같다. 어깨의 관절운동이 상실되어 있는 어깨 이단 이상에서는 보조가 필요하다.
- 앞이 트인 셔츠: 기본적으로는 의수 없음의 항과 같지만, 단추 등의 채우고 벗기기는 아래팔 절단이나 절단 끝이 긴 위팔 절단에서는 button aide 등의 이용으로 실용적으로 가능하다. 어깨 이단 이상에서는 보조가 필요하다.
- 바지 · 팬티: 바지 · 팬티의 허리부분을 의수로 들고 발끝을 넣어서 당겨 올린다. 이 때, 케이블에 장력이 걸려 손끝 도구가 벌어진다면 발을 사용해서 발끝을 넣어 가능한 한 위로 올려둘 필요가 있다. 또는 손끝 도구를 포켓이나 벨트에 꿰어서 걸도록 한다. 단추나 지퍼는 의수 없음의 항과 같다.
- 브래지어: 의수 장착 전에 하므로 의수 없음의 항과 같다.
- 양말: 양말의 입구부분을 의수로 들고 발끝을 넣어서 당겨 올린다. 발끝은 가장 손을 뻗힐 필요가 있는 장소이므로 케이블에 장력이 걸려 손끝 도구가 벌어지기 쉽다. 무릎이나 엉덩관절을 충분히 굽혀서 도달거리를 짧게 하여 신도록 한다. 양쪽 아래팔 절단에서는 양쪽이 근전 의수의 경우는 영향이 없다.

3 식사

한쪽 절단

1) 의수 없음

밥공기를 들고 먹는, 나이프와 포크를 사용해서 먹는 등 이외는 한손 동작으로 대부분의 식사동작은 자립하여 시행할 수 있다. 병의 뚜껑이나 봉지를 여는(**그림 7-11A**) 등의 식사관련 동작에 대해서는 넓적다리부분에서 고정하는, 가위를 사용하는 등 자조구나 도구를 사용함으로써 해결할 수 있다.

2) 의수 있음

밥공기를 들다, 식기를 고정하다, 포크를 들다, 병이나 봉지를 들다 등에 의수를 이용할 수 있다.

- 밥공기를 들다: 훅을 아래로 향하게 하고 등의 부분(훅의 만곡한 부분)으로 밥공기의 실굽을 사이에 끼우는 것처럼 하여 든다(**그림 7-11B**). 이 때, 미리 팔꿈치를 굽혀서 먹는 위치로 한 다음에 건강한 쪽 팔로 들게 한다. 또한 파지하는 힘이 불충분하면 불안정해질 가능성이 있으므로 주의한다. 근전 의수도 마찬가지로 먹을 때의 팔

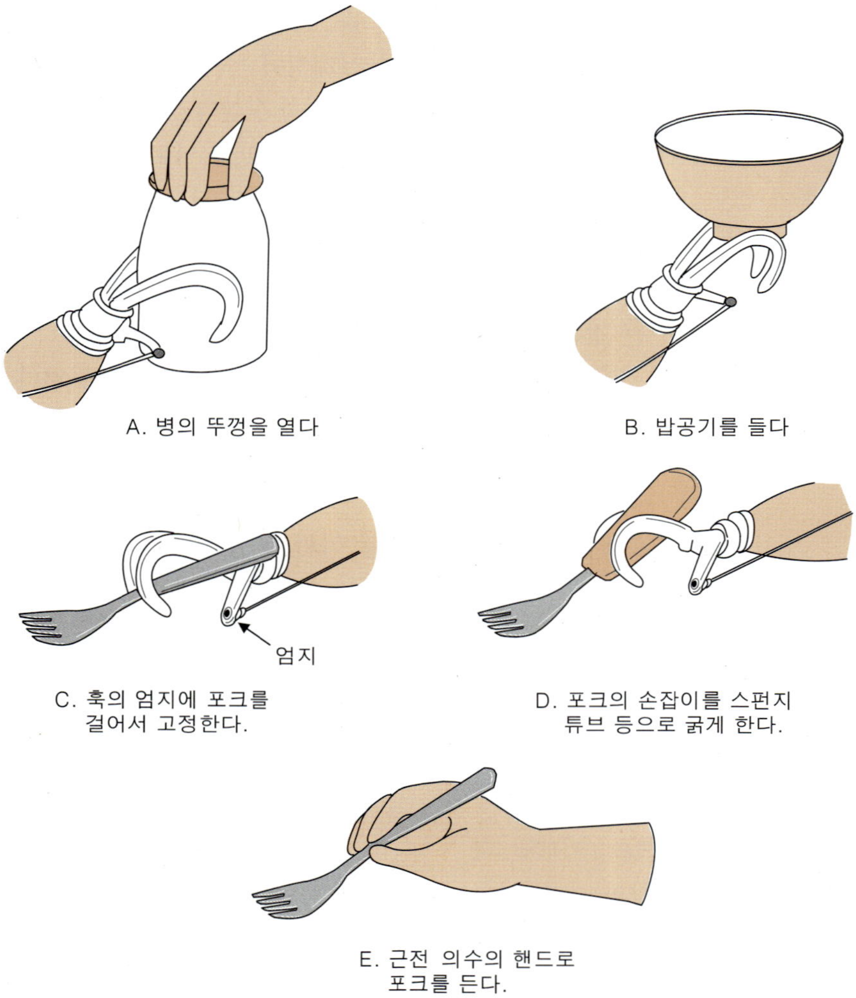

그림 7-11. 식사에서의 의수를 사용하는 방법

의 자세에 맞춰서 핸드(hand)의 방향을 조정해둔다.

- 포크를 들다: 포크를 집고 손잡이부분을 훅의 엄지에 걸어서 고정한다(**그림 7-11C**). 먹기 쉬운 방향으로 훅의 위치를 건강한 쪽 팔로 조정한다. 파지하는 힘이 불충분하면 포크를 음식물에 찔렀을 때에 빠져버리므로 훅의 고무의 매수를 증가시켜 파지하는 힘을 강하게 하거나, 포크의 손잡이에 스펀지 튜브 등을 감아서 굵고 미끄러지기 어렵게 해두면 좋다(**그림 7-11D**). 근전 의수에서는 포크를 세 손가락 집기의 요령으로 들게 한다(**그림 7-11E**). 파지하는 힘은 충분히 있으므로 포크는 그대로도 사용할 수 있다.

양쪽 절단

1) 의수 없음

한쪽 또는 양쪽이 아래팔 절단인 경우는 잔존하여 있는 아래팔부분에 커프와 스푼 등을 부착함으로써 식사동작이 가능하다. 위팔부분이 잔존하여 있는 경우는 커프에 더해서 긴 손잡이를 붙여서 도달거리를 보완하는 것도 필요하다. 어깨 이단 이상에서 팔의 기능을 완전히 상실한 절단자에서는 발끝을 사용하는 예도 있으나 신체의 유연성이 요구되므로 성인의 후천적인 절단자에서는 곤란하다. 따라서 자존하여 있는 기능을 이용해서 제어하는 전용의 자조구나 복지기기를 사용한다[각론 3 "근위축성측삭경화증(ALS)의 칼럼 "식사용 로봇 암" (107페이지) 참조].

2) 의수 있음

한쪽 또는 양쪽이 아래팔 절단인 경우는 의수를 실용적으로 사용할 수 있다. 밥공기를 들고 식사를 하는 것은 어렵지만, 테이블 위에서 식기를 고정하여 훅에 스푼이나 포크를 들게 하여 하는 식사가 가능하다. 스푼이나 포크를 확실하게 파지해두기 위해 손잡이를 굵게 하거나 미끄러지지 어렵게 해두면 좋다. 아래팔의 엎침 · 뒤침의 기능이 상실되어 있는 경우는 스푼을 뜨기 쉽고 입으로 가져가기 쉬운 각도로 조정하고 어깨관절의 벌림(외전)이나 몸통의 옆굽힘(측굴) 등의 보상 동작을 이용하게 된다. 위팔 절단도 마찬가지로 스푼의 각도 조정과 보상운동이 필요하지만, 이들의 설정에는 보조를 필요로 할지도 모른다. 어깨 이단 이상에서는 의수를 사용해도 식사동작은 곤란하므로 앞에서 언급한 것처럼 자조구나 복지기기를 사용한다.

4 몸 단정히 하기

한쪽 절단

1) 의수 없음

절단 수준에 관계없이 동작의 고안이나 약간의 자조구를 사용함으로써 한쪽 동작에 의한 자립이 가능하다. 타월을 짤 때에 수도꼭지에 걸어서 짜는, 건강한 쪽 팔의 손톱을 깎을 때에 한손용 손톱깎이를 사용하는, 칫솔에 치약을 묻힐 때에 캡을 여는, 칫솔을 고정하는 자조구를 생각할 수 있다.

2) 의수 있음

몸 단정히 하기 동작은 얼굴을 씻는 등 직접 몸에 접촉하는 동작이나 물을 만지는 장면에서는 딱딱한 금속의 훅으로 접촉하는 것보다 건강한 쪽 팔만을 사용하는 것을 선호하고 있다. 타월을 짜는, 캡을 여는, 칫솔의 고정 등에서는 의수를 이용할 수 있다. 근전 의수를 이용하는 경우는 정밀기계이므로 핸드 글로브의 끝이나 구멍이 뚫려 있으면 물이 들어가 고장의 원인이 되므로 주의한다.

양쪽 절단

1) 의수 없음

아래팔부분이 잔존하여 있으면 절단 끝을 이용할 수 있으나, 얼굴을 씻을 때는 물을 뜰 수 없으므로 타월을 이용하거나 팔의 길이를 보완하기 위해 몸통을 구부리는 등의 고안이 필요하다. 이 밖에는 칫솔이나 헤어브러시를 절단 끝에 고정하는 커프를 이용하는 등 자조구를 고안할 필요가 있다. 또한 칫솔은 전동칫솔을 이용하면 좋다. 위팔 이상에서는 절단 끝은 얼굴이나 머리에는 도달하지 않으므로 의수를 이용하거나 자조구를 고안한다.

2) 의수 있음

양쪽 또는 한쪽이 아래팔 의수인 경우는 타월을 이용하면 얼굴을 씻을 수 있으나, 훅이 딱딱하므로 주의한다. 머리를 빗는, 수염을 깎는, 이빨을 닦는 동작에서는 의수로 도구를 잡을 수 있으므로 실용적으로 이용할 수 있다. 위팔 의수에서도 범위에 제한이 있지만, 팔꿈치 이음매를 굽히고 훅에 도구를 들게 하여 어깨관절의 움직임을 이용해서 가능하다. 어깨 이단 이상의 의수에서는 몸 단정히 하기 동작은 곤란하여 자조구나 다리를 이용하게 되지만 많은 보조를 필요로 한다고 생각된다.

5 배설

배설에서 문제가 되는 것은 바지 · 팬티 등의 하의의 착탈, 배설 후의 뒤처리, 그리고 남성에서는 배뇨 시에 음경(penis)의 유지이다.

한쪽 절단

1) 의수 없음

한손 동작으로도 자립하여 시행할 수 있다.

2) 의수 있음

특별히 사용하지 않아도 시행할 수 있다.

양쪽 절단

1) 의수 없음

- 하의의 착탈: 아래팔부분이 잔존하여 있는 경우는 절단 끝을 이용하여 시행할 수 있으나, 고무가 들어간 허리나 루프가 붙어 있으면 보다 용이하게 할 수 있다. 위팔 이상에서는 벽이나 난간 등에 하의를 거는 훅을 설치한다.
- 배뇨 시의 음경(penis)의 유지: 아래팔 절단에서도 절단 끝으로만 유지하는 것은 어렵다.
- 배설 후의 뒤처리: 최근에는 많은 가정에서 세정기가 부착된 변기좌석이 보급되어 있으므로, 리모컨을 조작하기 쉬운 장소(절단 끝이 도달하는 장소, 또는 발로 조작할 수 있는 장소)에 설치함으로써 이용할 수 있다. 외출 시에는 신체장애인용의 다목적 화장실에는 세정기가 부착된 변기좌석이 있으므로 가는 곳의 정보를 얻어두면 좋다. 현재, 공공건물이나 주요 역, 백화점 등 대형 점포에는 대부분 다목적 화장실이 있다.

2) 의수 있음

- 하의의 착탈: 허리부분에 의수의 손끝 도구를 걸어서 밀어내려 내린다. 올릴 때는 포켓이나 벨트를 꿰어 넣는 부분에 걸어서 당겨 올린다. 아래팔 의수를 사용하고 있다면 가능하지만, 위팔 이상에서는 불충분하게 될 가능성도 있으므로 벽이나 난간에 훅을 설치하여 둔다.
- 음경의 유지: 아래팔 · 위팔 의수에서는 손끝 도구로 지지하는 것은 가능하지만 금속으로 만든 훅으로는 차갑고 딱딱한 감촉이 불쾌하게 느껴질 지도 모른다.
- 배설 후의 뒤처리: 의수 없음과 마찬가지로 세정기가 부착된 변기좌석의 이용이 적합하다.

6 목욕

목욕 장면에서는 기본적으로 의수의 사용은 불가능하므로 목욕방법이나 자조구의 고안이 필요하다(**그림 7-12**).

한쪽 절단

1) 의수 없음

루프가 부착된 타월이나 바디브러시를 사용하여 한손으로 자립해서 시행할 수 있다. 또한 아래팔 절단이라면 절단 끝에 미톤형의 스펀지를 붙이면 건강한 쪽 팔을 씻을 수 있다. 위팔 절단 이상에서 건강한 쪽 팔을 씻을 때는 타월을 넓적다리부분에 끼어 넣어 고정하고 팔을

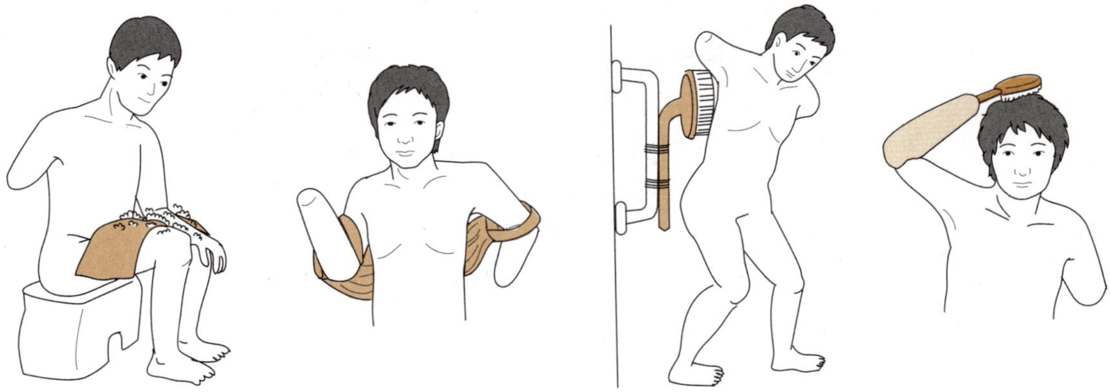

그림 7-12. 목욕에서의 고안

비벼대도록 한다.

2) 의수 있음

의수는 사용하지 않는다.

양쪽 절단

1) 의수 없음

아래팔부분이 잔존하여 있으면 미톤형 스펀지나 루프가 붙은 타월을 이용하여 씻을 수 있다. 위팔 이상에서는 욕실의 벽 등에 스펀지나 타월을 고정하여 몸을 비벼대거나, 발끝으로 스펀지를 지지하여 종아리 정도라면 씻을 수 있으나 보조를 필요로 하는 경우도 있다고 생각된다.

2) 의수 있음

의수는 사용하지 않는다.

자조구

몸을 씻기 위해 타월에 루프를 붙이는, 루프 모양으로 된 타월을 거는, 훅을 설치하여 몸의 일부를 대고 씻는, 샴푸나 바디샴푸의 펌프를 사용하기 쉽도록 개량하는 등 많은 고안을 필요로 한다.

f. 가정생활

1 가사

가사동작은 다양한 동작이 요구되며 한손으로도 가능한 것이 많지만 의수를 사용해서 하는 양손 동작으로 시행하는 편이 효율적이다. 이 때문에 팔이 절단된 주부인 경우, 가사를 시행한다는 명확한 목적이 있기 때문인지 의수를 계속적으로 사용하고 있는 예가 비교적 많다.

한쪽 절단

1) 의수 없음

- 조리: 한손 동작으로도 가능하지만, 재료를 썰 때의 고정, 가열할 때의 냄비나 프라이팬의 고정, 병이나 깡통의 개봉, 조리도구나 식기의 뒤처리 때의 파지 등에 자조구의 고안이 필요하다.
- 세탁: 빨래집게가 부착된 빨래 건조대에 빨래를 널 때에 한손으로 빨래를 들고 빨래집게에 끼어 넣는 동작은 연습을 필요로 한다. 또한 빨래 건조대를 테이블 등에 놓고 빨래를 빨래집게에 끼어 넣는 등 동작의 고안도 필요하다.

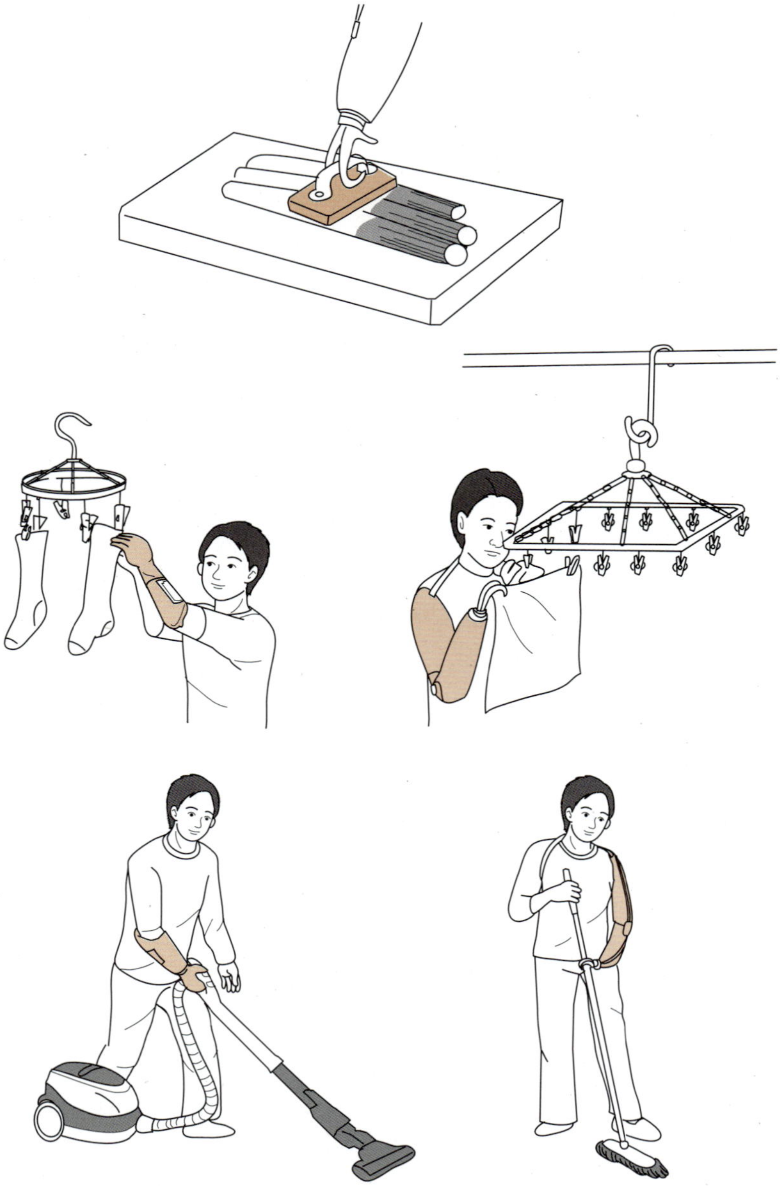

그림 7-13. 가사

- 청소: 청소기를 작동시키는, 비로 쓰는 동작은 한손으로 가능하다.

2) 의수 있음(**그림 7-13**)

- 조리: 아래팔 및 위팔 의수의 사용은 보조손으로서 효과적이다. 물이나 부엌칼, 불을 사용하므로 장식용이나 글로브를 씌워 있는 근전 의수의 핸드는 주의가 필요하다. 또한 훅 형태의 손끝 도구는 끝이 가늘어 도마 위에서의 음식재료의 고정이 불충분해지기 쉬우므로 누르기 위한 자조구를 고안하는 경우도 있다.

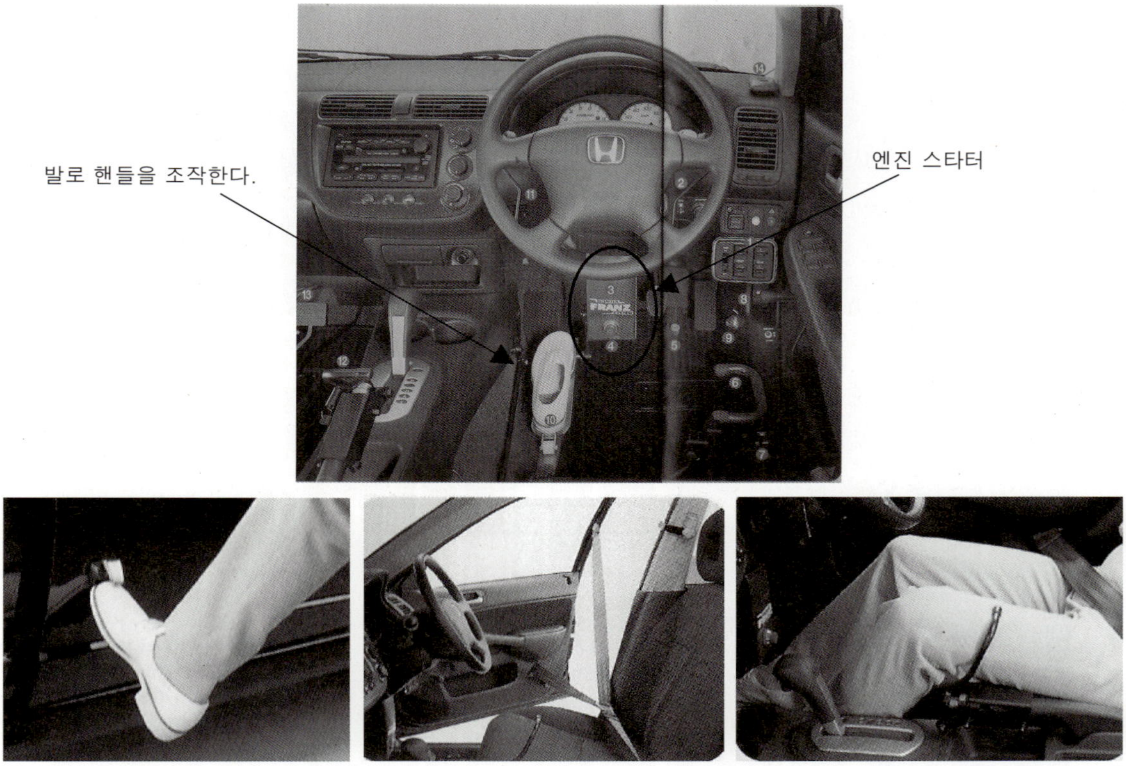

그림 7-14. 발로 조작하는 자동차
(혼다 프란츠 시스템 카탈로그에서 전재)

- 세탁: 아래팔 근전 의수는 의수 쪽으로 세탁물을 파지하고 건강한 쪽 팔로 빨래집게를 고정한다는 양손 동작이 가능하다. 위팔 이상의 의수에서는 높은 위치의 도달이 어려우므로 팔꿈치 이음매를 굽힌 상태에서 손끝 도구가 도달하는 위치에 빨래 건조대를 설치하여 시행한다.
- 청소: 비로 쓰는 청소에서 쓰레받기를 의수로 들 수 있다.

양쪽 절단

1) 의수 없음

- 조리: 아래팔부분이 잔존하여 있는 경우만 어느 정도 가능하다고 생각되지만, 절단 끝에 부엌칼 등의 도구를 고정하는 커프나 조리 기구를 고정하는 자조구를 고안할 필요가 있기 때문에 의수를 사용하는 편이 보다 효율적이라 생각된다.
- 세탁: 아래팔부분이 잔존하여 있는 경우만 어느 정도 가능하다고 생각되지만, 빨래집게의 사용은 곤란하고 절단 끝이 도달하는 높이에 빨래를 널 정도라면 가능하다.
- 청소: 아래팔부분이 잔존하여 있는 경우만 어느 정도 가능하다고 생각되지만, 청소기나 비를 절단 끝으로 들 수 있도록 고안할 필요가 있다.

2) 의수 있음

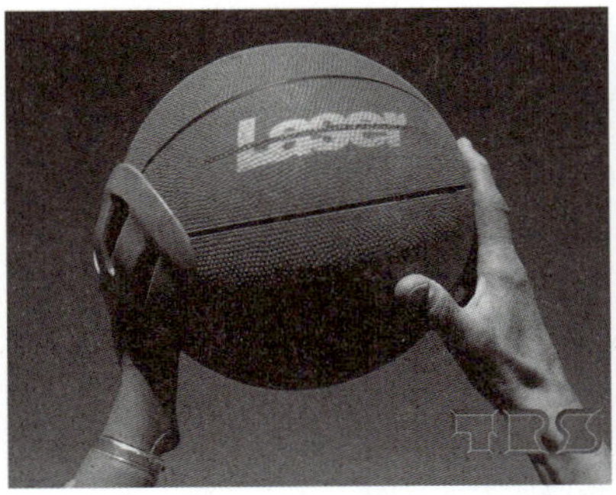

공용 손끝 도구

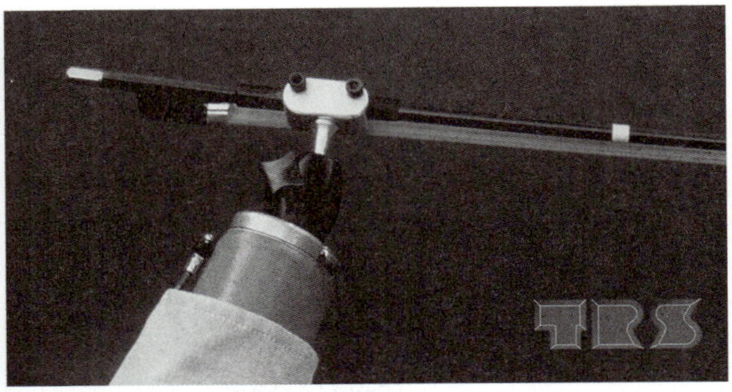

바이올린의 활을 든다.

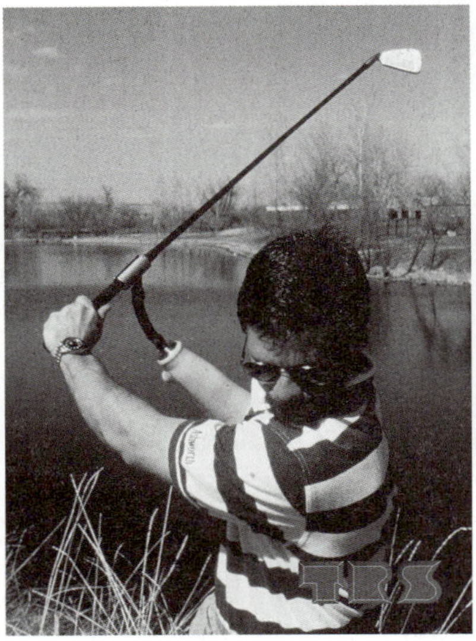

골프용 손끝 도구

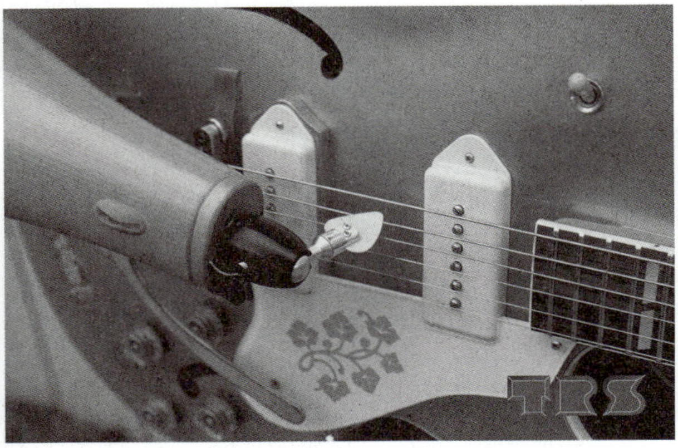

기타(guitar)의 픽(pick)을 부착한 손끝 도구

그림 7-15. 스포츠 · 취미에서의 의수의 이용
[TRS사 카탈로그에서 전재(http://www.oandp.com/products/trs)]

- 조리: 양쪽 또는 한쪽이 아래팔 의수인 경우는 숙련을 필요로 하지만, 실제로 양쪽 아래팔 절단으로 자립하여 시행하고 있는 예가 있다.
- 세탁: 양쪽 또는 한쪽이 아래팔 의수인 경우는 가능하다. 위팔의수에서는 높은 위치에의 도달이 어려우므로 팔꿈치 이음매를 굽힌 상태에서 손끝 도구가 도달하는 위치에 빨래 건조대를 설치해서 시행한다.
- 청소: 양쪽 또는 한쪽이 아래팔 의수인 경우는 가능하지만, 능동 의수에서는 청소기나 비를 의수로 들기 쉽게 고안할 필요가 있다. 근전 의수에서는 파지하는 힘이 강하기 때문에 특별한 고안은 필요가 없다.

2 기타

여성의 팔 절단자에서는 가사에 더하여 아이를 키우는 경우가 있다. 의수를 사용한다 해도 금속의 손끝 도구나 딱딱한 플라스틱의 소켓으로 갓난아기에 접촉하는 것에 저항이 있을 지도 모른다. 한쪽 절단이라면 부드러운 장식용 의수를 보조 손으로서 사용하고 있는 예가 있다. 또한 양쪽 절단 사례에서는 다리를 활용하여 기저귀를 갈거나 젖을 먹이고 있다. 다양한 육아용품이 판매되고 있으므로 정보를 제공할 수 있도록 평소부터 자료를 수집해 두는 것도 필요하다.

g. 사회생활

1 자동차의 운전 (그림 7-14)

한쪽 절단이라면 절단 수준에 관계없이 의수 장착과 핸들 회전 장치의 설치를 조건으로 면허가 교부된다. 와이퍼나 깜빡이(winker) 등 각종 스위치를 한손으로 조작하기 쉽도록 개조하여 문제없이 운전할 수 있다. 양쪽 절단의 경우는 스위치에 더해서 핸들 조작을 어떻게 하는가, 잔존하여 있는 절단 끝으로 시행하는가, 다리로 시행하는가를 판단해야 한다. 자동차의 운전 장치 그 자체에 상당한 개조가 필요하지만, 최근에는 각 자동차 메이커에도 복지차량을 다루고 있는 부문이 있으므로 메이커에 조회하면 된다.

2 스포츠 · 취미 · 오락 (그림 7-15)

파랄림픽 등에서 다리 절단자가 스포츠를 즐기기 위해 기능성을 중요시한 의족을 사용하고 있는 장면을 많이 볼 수 있다. 팔의 절단자도 마찬가지로 다양한 스포츠나 취미에 상응하는, 그 경기나 취미에 특화한 손끝 도구를 사용할 수 있다. 사실상 많은 종목에 각각의 손끝 도구를 개발하여 판매하고 있는 해외의 의수 메이커가 있다. 인터넷 등에서도 검색이 가능하므로 활용하면 좋다.

III 주거환경의 정비

팔의 절단자는 팔 이외에 장애가 없으므로 다리 등의 기능장애를 합병하고 있지 않는 한, 층계차이의 해소나 난간의 설치 등의 이동에 관한 주거환경의 정비는 필요가 없다. 특히 한쪽 팔 절단의 경우는 특별한 주택개수는 거의 필요가 없다. 그러나 양 팔 절단의 경우에는 셀프케어의 자립을 목적으로 정비하는 것이 고려된다. 셀프케어의 항에서 언급한 것처럼 다리의 보상만으로는 곤란한 하의의 착탈을 시행할 필요가 있는 거실, 화장실이나 욕실의 벽 등에 훅(hook)을 설치한다. 또한 전기 스위치 등을 발이 도달하는 위치에 설치하는 등의 고안이 필요하다.

IV 유의사항

팔의 절단에 의한 신체에의 영향으로서는 절단 쪽의 어깨 · 팔이음뼈의 올림이나 척주의 측만이 일어난다는 것이 알려져 있다. 이것은 한쪽 팔의 결손에 의한 몸의 중력중심의 치우침이나 절단한 팔 쪽의 어깨 · 팔이음뼈 주위근육의 폐용성 위축 등이 원인이라 일컬어지고 있다. 또한 한손 동작에 의한 생활은 몸통의 회전의 치우침을 발생시킬 가능성도 생각할 수 있다. 팔을 절단한 다음에 장기간 경과하는 가운데에서 이들의 자세의 변화가 어깨 결림이나 요통을 일으키는 것도 생각할 수 있기 때문에 생활 속에서의 신체의 사용방법이나 예방적인 체조 등의 지도를 하는 것도 필요하다고 생각한다.

V 과제

팔의 절단자에 대한 재활에는 많은 과제가 있다. 증상사례 수가 적다는 것이나 의수의 실용성에 대한 낮은 평가 때문에 적절하게 대응하지 않는 경우가 많다. 한쪽 팔의 절단은 확실히 ADL에 큰 영향을 주지 않지만 의수를 사용함으로써 동작이 효율적으로 되거나 QOL이 향상되는 것은 확실하다. 팔의 절단자에 관여하는 의료관계자는 필요한 정보를, 그리고 의수 장착훈련을 받을 기회를 균등하게 제공해야 한다. 또한 매우 효과적인 의수인 근전 의수의 공적인 교부 시스템의 정비가 요망된다. 더욱이 소아의 선천성 팔의 결손에 대해서, 해외에서는 영아기부터의 의수 장착훈련이 계통적으로 시행되고 있으나 일본에서는 부모가 정보를 얻을 기회가 매우 적은 상황에 있다. 증상사례 수가 적으니까 전문성이 높은 분야라 생각된다. 전문성이 높은 의사나 치료사의 교육, 기간시설의 정비가 요망된다.

■ 문헌

1) 澤村誠志：切断と義肢. pp108-189, 医歯薬出版, 2007
2) 川村次郎編：義肢装具学 第3版. pp141-166, 医学書院, 2004
3) 森田千晶：筋電義手の装着訓練. PO アカデミージャーナル, 8：167-170, 2000
4) Ibbotson V：Occupational therapy in the rehabilitation of upper limb amputees and limb deficient children. CIGOPW (Clinical Interest Group in Orthotics Prosthetics and Wheelchairs), 2000

8 다리 절단

I 장애의 개요

인체의 구조의 일부를 상실하는 팔다리의 절단은 상실된 부분을 물체로 보상함으로써 기능 회복을 얻을 수 있으므로 인류가 고대부터 다양한 고안을 통하여 극복해 온 장애라 할 수 있을 것이다.

기원전 4300년에는 절단술이 시행되고 있었다는 증거가 있고, 네안데르탈인도 다리의 절단 후에 생활하고 있었던 자취가 있다고 한다. 또한 기원전 1500년의 인도의 서적에는 의족의 기재가 있고, 기원전 300년의 폼페이 유적(이탈리아)에서부터 발굴된 나무로 만든 심(core)을 가죽과 구리판으로 덮은 의족은 현존하는 가장 오래된 의족이다. 중세에는 전쟁으로 절단자가 많이 발생하여 갑옷을 만드는 사람이 의족의 제작을 맡고 있었다[1].

다리의 절단에는 선천성 절단과 후천성 절단이 있고 후천성 절단의 원인 질환은 외상, 종양, 감염, 말초순환장애, 당뇨병성 괴저이다.

최근의 의료기술의 진보와 인구의 고령화에 수반하는 질병구조의 변화에 따라 외상, 종양, 감염에 의한 절단은 감소하고, 반대로 말초순환장애와 당뇨병에 의한 절단이 증가하고 있다. 당뇨병성 괴저에 의한 절단은 말초순환장애를 수반하는 일이 많고 이 2개를 합쳐서 혈관원성 절단(dysvascular amputation)이라는 용어가 사용된다. 외상, 종양, 감염에 의한 절단의 감소는 이들의 병태가 감소한 것을 의미하는 것이 아니고 응급의료, 임상종양학, 환지온존술의 의료기술이 진보한 결과이다.

일본의 절단자의 실태는 신체장애인 수첩 소유자의 조사에 의해서 대충 살펴볼 수 있다. 2001년의 일본 후생노동성 "신체장애아 · 인 실태조사"에서는 신체장애인 총수 324만 5,000명 중, 지체부자유자는 174만 9,000명이다. 그 중 팔의 절단자는 98,000명, 다리 절단자는 49,000명이고 각각 지체부자유자의 5.6%, 2.8%이다. 팔의 절단 쪽이 많은 것은 신체장애인 수첩을 기초로 한 조사이기 때문에 손가락 절단이 많이 포함되어 있기 때문이다. 반대로 이 조사에는 의족을 장착하지 않은 고령의 하지 절단자가 포함되어 있지 않을 가능성이 있다. 왜냐하면 개호보험법 시행에 따라, 개호보험에서 휠체어를 대여 받을 수 있게 되었기 때문에 고령자의 신체장애인 수첩 신청이 감소하여 있다고 예상되기 때문이다. 신체장애아(18세 미만)에서는 장애아 81,900명 중, 지체부자유아는 47,700명이고 그중 팔의 절단은 1,100명(2.9%), 다리 절단은 200명(0.4%)이다.

성별로는 팔의 절단자와 마찬가지로 다리 절단자도 남성에 많고 70%를 차지한다.

효고현의 신체장애인 수첩 1968~1997년의 30년간의 조사에서는 인구 10만명에 대한 연간의 팔다리 절단자수는 6.2명, 발의 절단보다 고위의 다리 절단자는 1.6명으로 추계하고 있다. 같은 조사에서 절단부위는 팔의 절단 3,516명 중, 손가락 절단이 82%, 아래팔 절단이 8%, 위팔 절단이 6%, 다리 절단 1,514명 중, 종아리 절단이 49.6%, 넓적다리 절단이 36.7%, 사임 절단 · 발의 절단이 6.4%, 무릎관절 이단이 3.3%, 엉덩관절 이단이 3.0%였다[2].

요코하마 시립대학부속병원 재활과의 통계에서는 2005년의 새 질환 환자 수 1,326명 중, 팔다리 절단자는 29명(2.2%)이었다. 1996년은 3%, 2000년은 2%로 되어있고 대부분이 다리 절단자이다. 또한 1968~1984년과 1985~1995년의 다리 절단자의 비교에서는 절단자가 각각 120명과 114명, 혈관원성 절단이 38명과 35명이고 혈관원성 절단의 비율은 31.7%, 30.7%로 차이가 없었다[3]. 한편, Nagashima 등[4]은 오카야마현의 신체장애인 수첩의 조사로부터 순환장애에 의한 절단자의 비율은 1978~1983년의 45.3%에서부터 1984~1988년에는 58.2%로 증가하였다고 언급하고 있다. 또한 이 사이의 절단자의 추계는 인구 10만 명당 12명이라 하고 있다.

미국에서는 1988~1996년의 Agency for Healthcare Research and Quality(AHRQ)와 Veterans Health Administration(VHA)의 조사에 따르면, 이 동안의 다리 절단은 95만 3,000건, 팔의 절단은 29,000건이고 1년당 약 14만건의 절단술이 시행되고 그 중 후천성 절단이 96~99%, 또한 75~93%가 혈관원성 절단, 6~7%가 외상성 절단이었다. 외상성 절단, 종양성 절단의 실수는 적지만, 20~30세대에서는 외상성 절단이 가장 많고, 10세대에서는 종양성 절단이 가장 많다[5]. 또한 Stern[6]은 1988년에 미국에서 57,000명의 다리 절단자가 있었고 그 90%는 혈관원성 절단이었다고 보고하였고, Sapp 등[7]은 캐나다에서의 절단자수는 인구 10만 명당 43명이고 그 중의 80% 이상이 고령 절단자였다고 언급하고 있다. 유럽에서는 Ebskov[8]가 덴마크에서 1978~1989년의 12년 동안에서의 다리 절단자 25,767 사례 중 94.6%가 혈관원성 절단이었다고 보고하였다.

한국에서는 1970~1994년의 25년간의 절단자 4,258명의 조사에서 66.7%가 외상성 절단, 11.9%가 말초혈관성 장애에 의한 절단이었다는 보고가 있고[9], 절단원인에는 아시아와 구미에서 차이가 있다는 것을 알 수 있다. 질병구조에는 생활습관만이 아니라 인종적인 요소의 관계도 크다고 생각된다.

II 지도와 간병

a. 절단의 종류와 절단 후의 케어

팔다리를 관절부분에서 절단(절단분리)한 것을 관절이단(disarticulation), 팔다리 긴뼈(장관골)의 중도에서 절단한 것을 팔다리 절단(amputation)으로서 구별한다.

다리 절단에는 한쪽 골반 이단[hemipelvectomy: 엉치엉덩관절(천장관절), 두덩결합(치골결합)에서의 이단], 엉덩관절(고관절) 이단(hip disarticulation), 넙다리 절단(trans-femoral amputation), 무릎관절 이단(knee disarticulation), 종아리 절단(trans-tibial amputation), 사임절단(Syme amputation: 발목관절에서의 이단), 발의 절단[Chopart: 목말발배(거주) · 발꿈치입방(종입방)관절에서의 이단, Lisfranc: 발목발허리관절(족근중족관

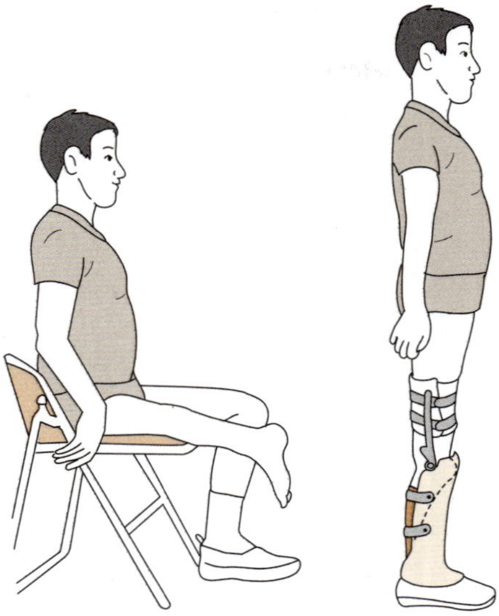

그림 8-1. 악성종양에 대한 다리 회전 성형술

절)에서의 이단, trans-metatarsal amputation: 발허리뼈(중족골)에서의 절단〕, 발가락 이단〔toe disarticulation: 발허리발가락관절(중족지절관절)에서의 이단〕이 있다.

넙다리 절단은 짧은 절단 끝(넙다리뼈의 35% 이하의 길이), 중간절단 끝(35~60%의 길이), 긴 절단 끝(60% 이상의 길이), 관절융기 윗부분(과상부)으로 분류하는 일도 있다[1]. 관절융기 윗부분 절단에서는 무릎뼈(슬개골)를 절단 끝에 봉착하고, 절단 끝 하중을 가능케 하는 이점이 있다. 이것 이외의 넙다리 절단에서는 절단 끝의 하중은 불가능하다.

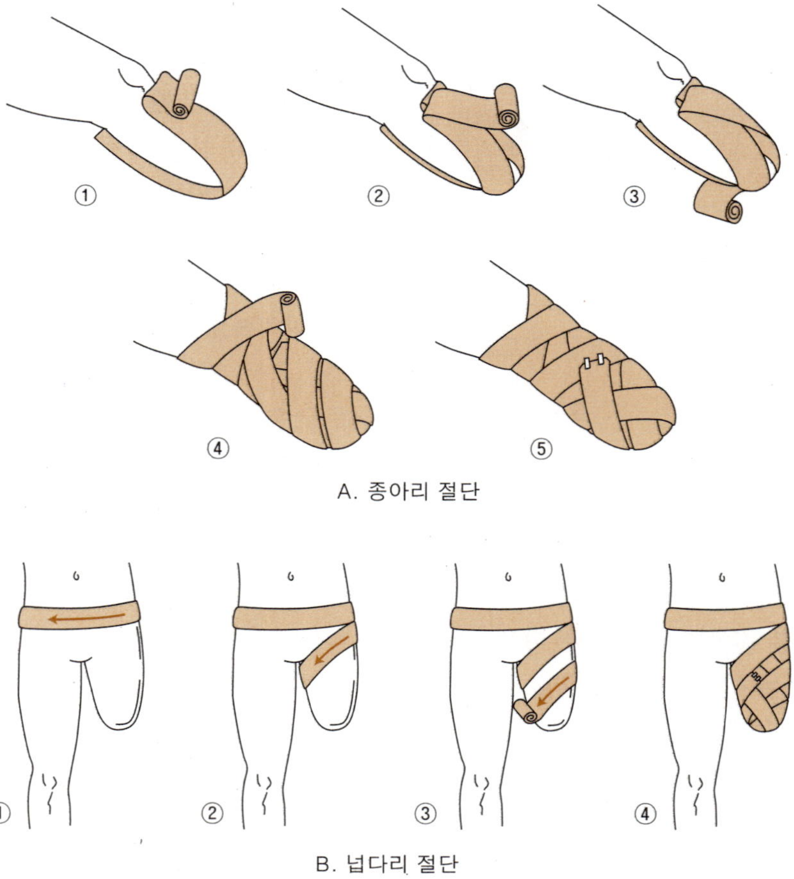

그림 8-2. 절단 끝의 관리(탄성붕대법)

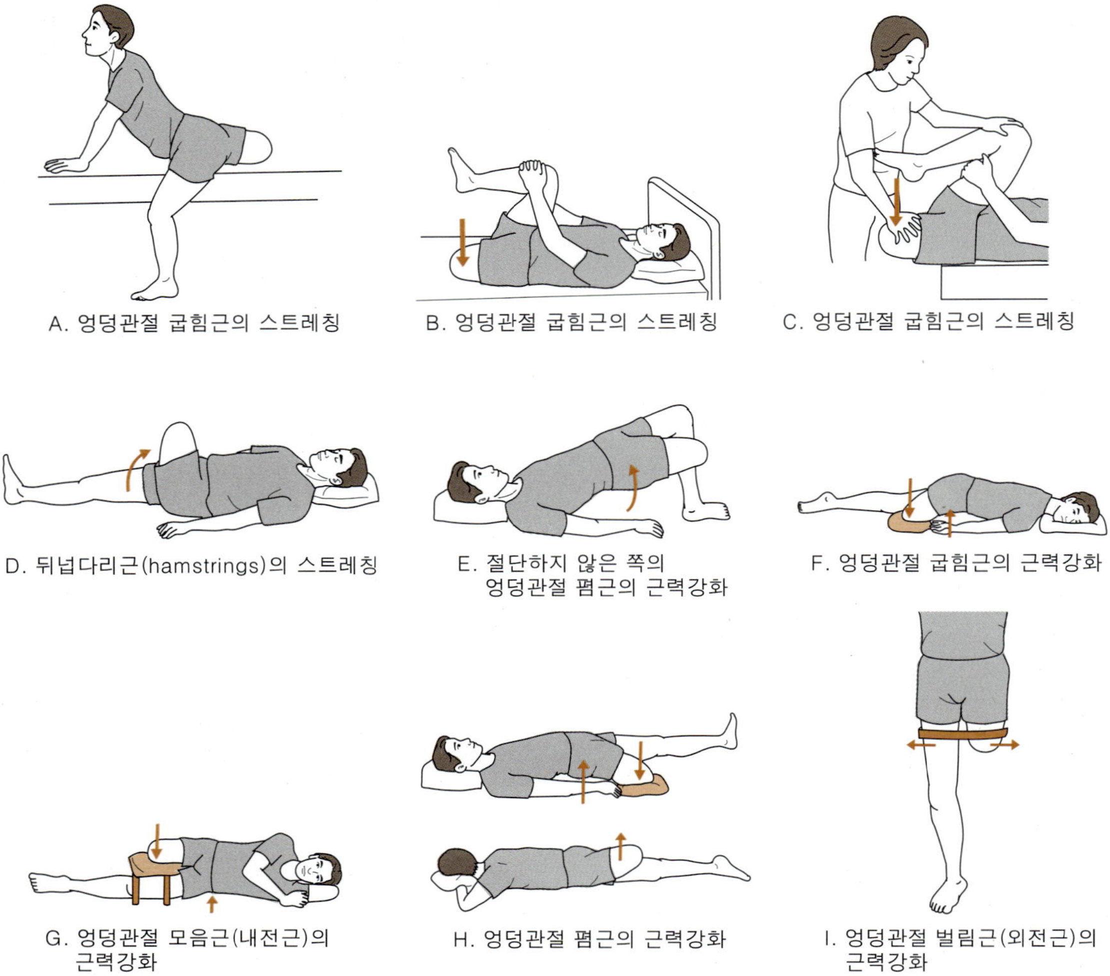

그림 8-3. 넙다리 절단의 수술 직후 훈련

종아리 절단에서도 극히 짧은 절단 끝[정강뼈 거친면(경골조면) 바로 아래에서의 절단], 짧은 절단 끝(정강뼈의 20% 이하의 길이), 표준 절단 끝(20~50%의 길이), 긴 절단 끝(50% 이상의 길이)으로 분류하는 경우도 있다.

절단술에는 최근에 새로운 기술혁신은 없으나 외상성 절단이나 종양성 절단에서는 인공관절치환, 창외고정, 회전성형술(**그림 8-1**), 화학요법 등의 기술혁신에 의해서, 또한 혈관원성 절단에서는 혈관 재생치료에 의해서, 팔다리 절단을 가능한 한 회피하여 환부가 있는 팔다리를 온존하는 기술이 진보하고 있다.

넙다리 절단과 종아리 절단을 비교하면 의족 보행 능력, 의족 없이 하는 이동능력이 후자에서 훨씬 높으므로, 절단술을 시행할 때에는 가능한 한 종아리 절단에 그치는 노력을 할 필요가 있다.

절단술 후는 탄성붕대법(**그림 8-2**), 석고붕대법 등으로 절단 끝의 부종을 조기에 제거하여, 의족 소켓 제작에 적합한 절단 끝의 형성을 도

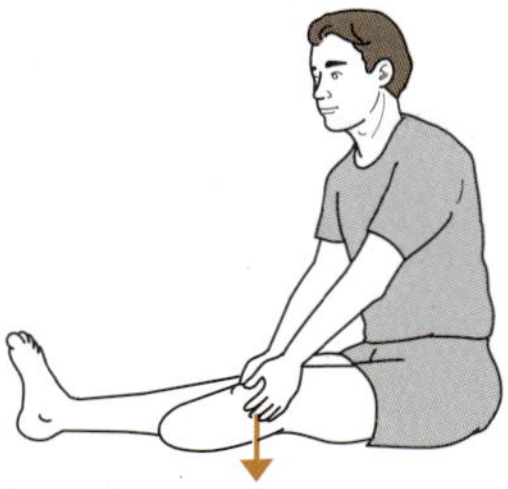

A. 뒤넙다리근(hamstrings)의 스트레칭

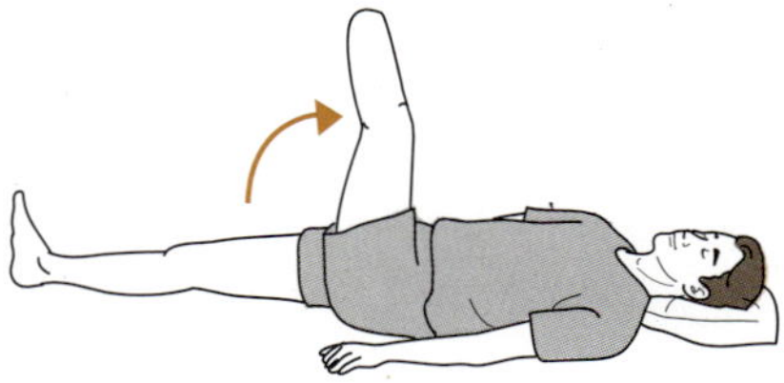

B. 다리 폄근의 올림훈련

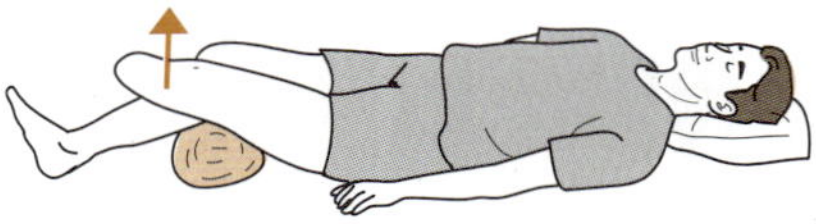

C. 무릎 폄근의 근력강화

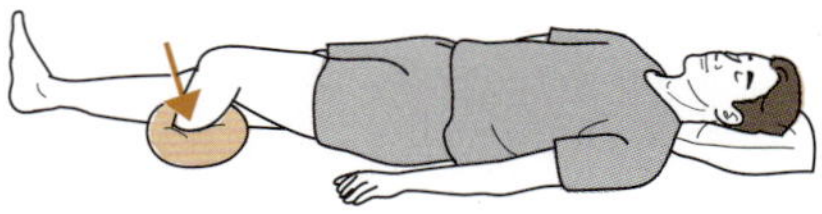

D. 무릎 굽힘근의 근력강화

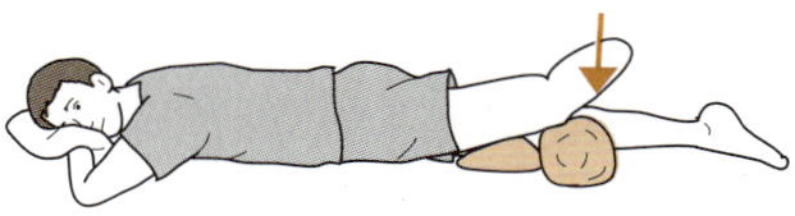

E. 무릎 폄근의 근력강화

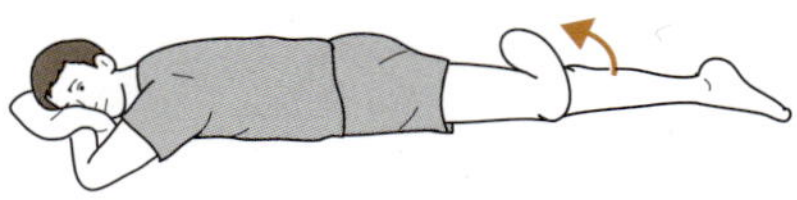

F. 무릎 굽힘근의 근력강화

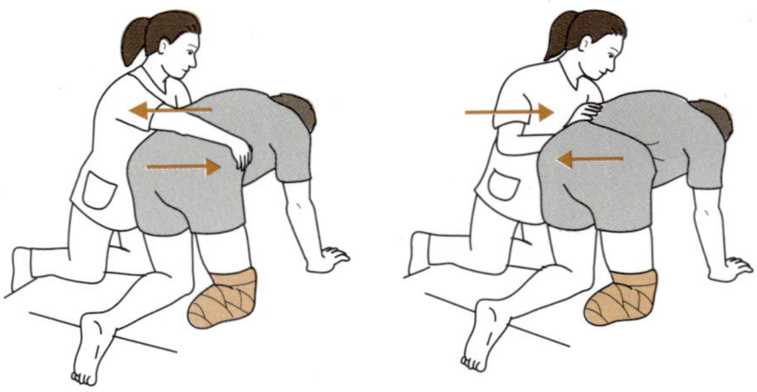

G. 네발로 기기 자세에서의 중력중심 이동훈련

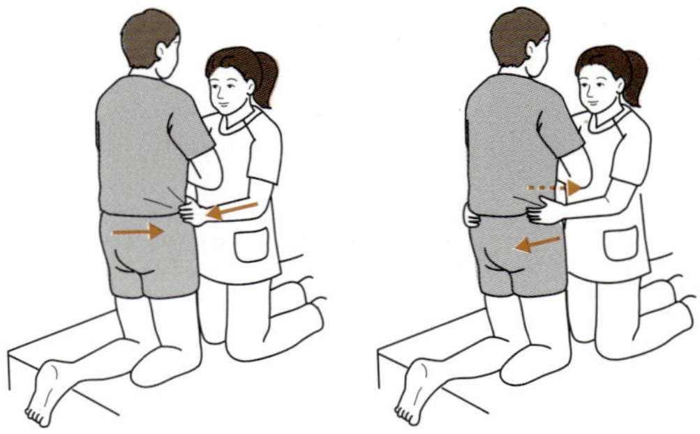

H. 무릎서기 자세에서의 중력중심 이동훈련

그림 8-4. 종아리 절단의 수술 직후 훈련

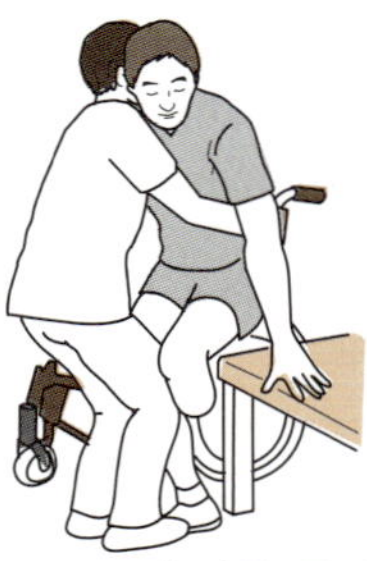

A. 보조에 의한 옮겨타기 훈련

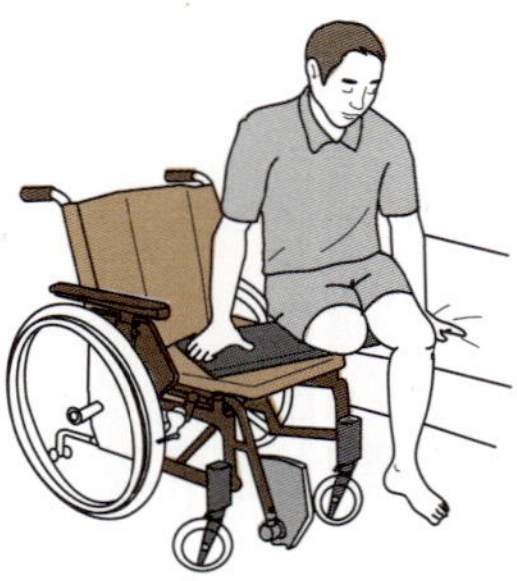

B. transfer board를 사용한 넙다리 절단자의 옮겨타기 훈련

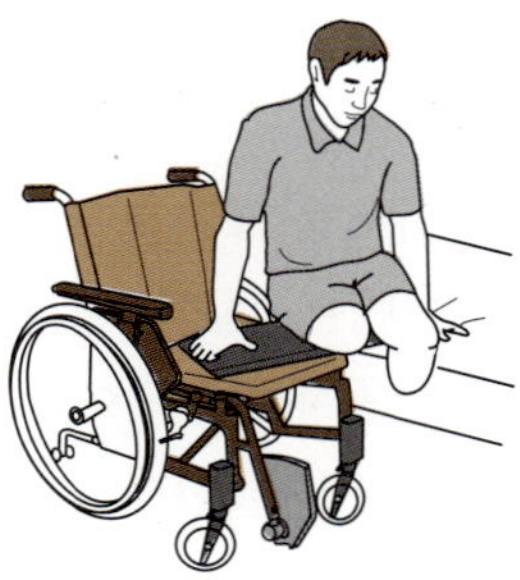

C. transfer board를 사용한 넙다리/종아리 절단자의 옮겨타기 훈련

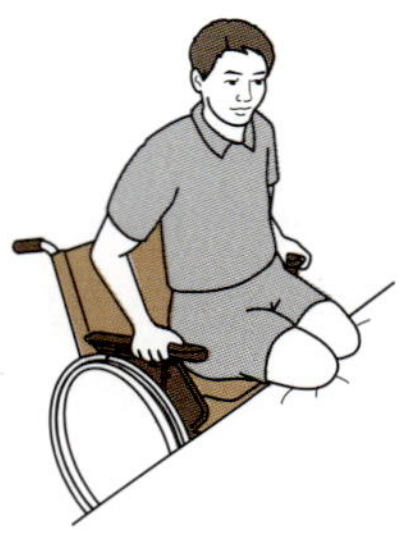

D. 양 넙다리 절단자의 앞쪽/뒤쪽 옮겨타기 훈련

그림 8-5. 수술 직후의 옮겨타기 동작훈련

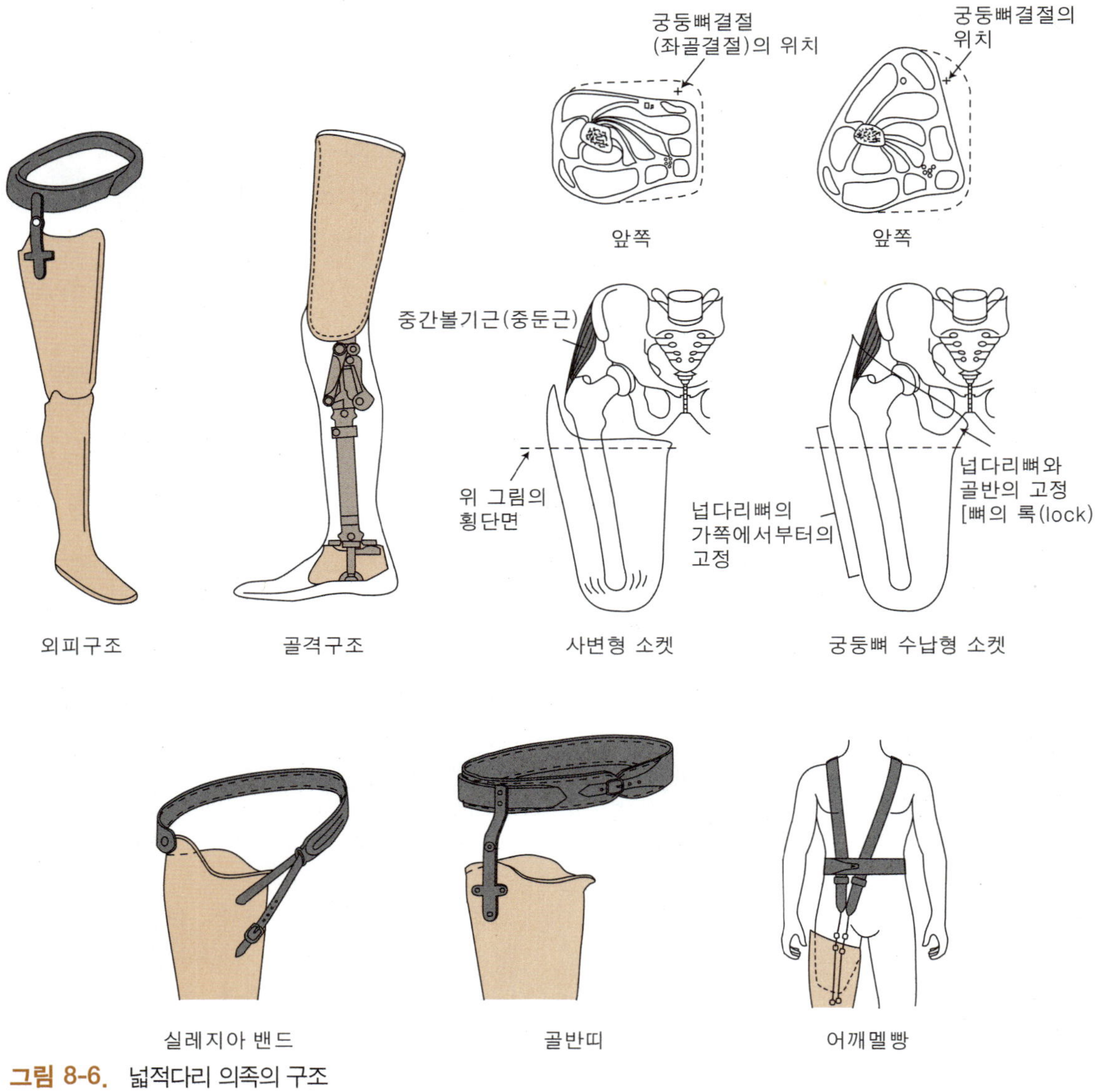

그림 8-6. 넙적다리 의족의 구조

모한다. 절단술 후는 관절구축 예방을 위해 침대 위, 휠체어 위에서 적절한 자세를 유지해야 한다. 즉 넙다리 절단에서는 엉덩관절 굽힘, 벌림, 가쪽돌림 구축을 조장하고, 종아리 절단에서는 무릎관절 굽힘 구축을 조장하는 자세는 회피해야 한다.

수술 후의 재활은 수술 직후부터 시작하고 절단 끝의 스트레칭, 관절가동범위 훈련, 근력강화 훈련, 절단하지 않는 다리 및 팔의 근력강화훈련, 옮겨타기 훈련 등을 시행한다(**그림 8-3~5**).

b. 의족의 종류와 구조

의족은 그 용도에 따라 장식용, 일상용, 작업용으로 나뉜다. 일반적으로 처방되는 의족은 일상용이다. 작업용 의족은 특수한 작업을 위

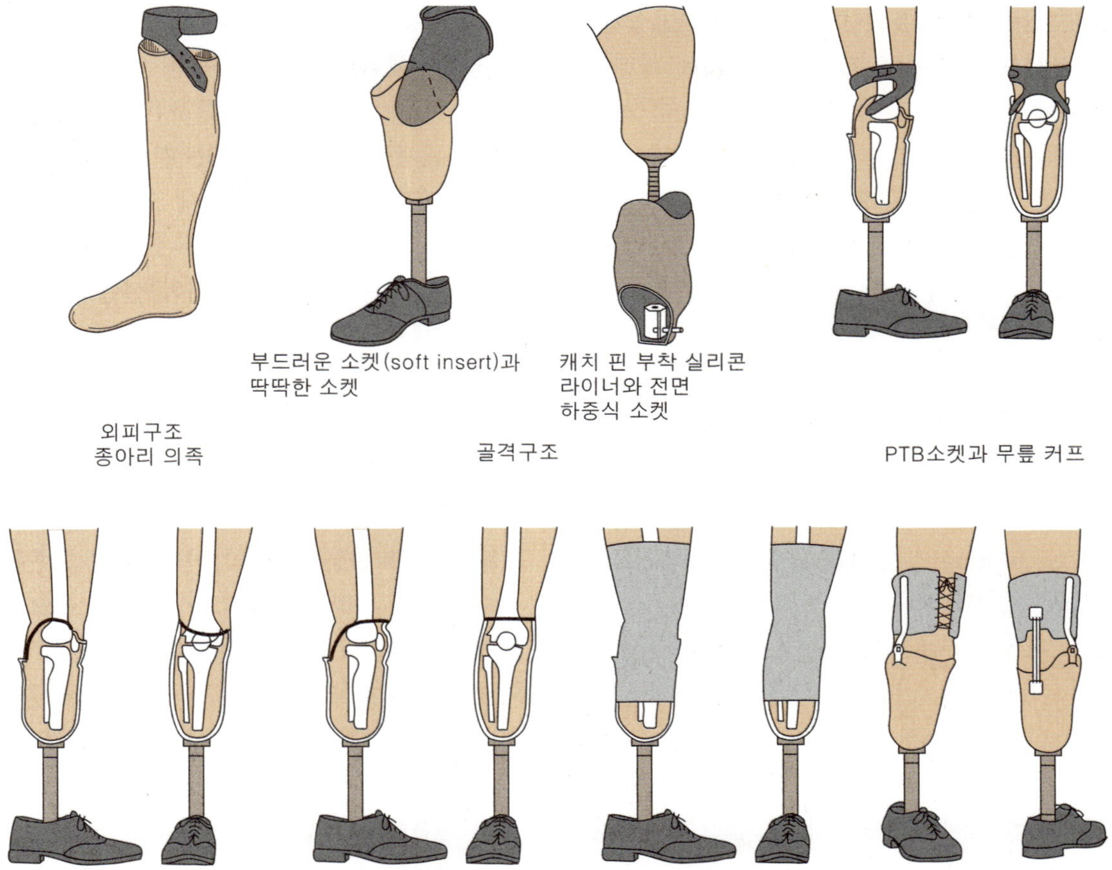

그림 8-7. 종아리 의족의 구조

해서만 사용되는 것으로, 내구성, 내수성, 내식성 등을 갖춘 의족이다. 목적별로는 치료용인가, 일상생활용인가로 훈련용 가의족, 본의족으로 나뉜다. 훈련용 가의족은 절단술 직후의 의족 장착훈련에 사용되는 의족이고, 치료용이기 때문에 의료보험으로 지급된다. 본의족은 충분한 의족 장착훈련을 시행한 후에 항구적으로 일상생활이나 사회생활에서 사용하는 의족이며, 복지제도(장애인 자립지원법)에서 그 비용이 지급된다.

의족의 구조에 착안하면 외피구조 의족, 골격구조 의족(모듈라 의족)이라는 분류가 있다.

외피구조 의족이란 의족에 작용하는 외력을 갑각류의 지체의 구조와 마찬가지로 가쪽의 껍데기로 지지하는 것이고 껍데기의 외형이 외관을 단정히 하는 역할도 수행한다. 골격구조 의족은 인간의 손발의 구조와 마찬가지로, 의지의 중심에 있는 지주이고 외력을 지탱하며, 플라스틱 발포체(plastic foam) 등의 부드러운 외장으로 외관을 단정히 하는 것이다. 외피구조에서 의족은 소켓과 지주부분이 일체인 것에 반해서 골격구조에서는 소켓, 지주, 이음매, 발

부분으로 부분마다 독립시킬 수 있으므로 각각의 구성요소(모듈)를 결합시키는 것에 의해서 의족이 완성된다. 이러한 의족을 모듈라 의족이라 부른다.

의족은 소켓, 이음매, 골격, 발 부분, 현수장치로 구성된다. 주된 넙다리 의족 소켓은 흡착식 소켓, 삽입식 소켓, 전면접촉 소켓이고, 흡착식 소켓은 그 형태에 따라 사변형 소켓, 궁둥뼈(좌골) 수납형 소켓이 있다. 삽입식 소켓에는 현수기능이 없으므로 실레지아 밴드, 골반띠, 어깨멜빵 등의 현수장치가 필요하다(**그림 8-6**). 종아리 의족의 소켓은 PTB(patellar tendon bearing)소켓, KBM(Kondylen Bettung Münster, 미국에서는 PTB supracondylar)소켓, PTES (prosthèse tibiale à emoitage supracondylien, 미국에서는 PTB supracondylar suprapatellar)소켓, 전면하중식(total surface bearing: TSB)소켓이 있고 PTB소켓, TSB소켓은 소켓 자체에는 현수기능이 없으므로 무릎커프, 무릎 슬리브, 라이너(절단 끝에 직접 장착하여 딱딱한 소켓과의 전면접촉을 실현하는 내 소켓)에 설치된 캐치 핀 등이 필요하다(**그림 8-7**).

무릎 이음매는 가동성에 의해서 유동과 고정으로 분류되고, 회전축에 의해서 단축과 다축으로 분류되며, 보행 시의 제어에 의해서 입각기(stance phase) 제어와 유각기(swing phase) 제어로 분류된다. 발 부분은 단축 발, SACH (solid ankle cushion heel)발, 고기능 발 부분(에너지 축적 발)이 있다. 이들의 의족부품의 해설은 전문서적을 참조하기 바란다.

c. 의족의 적응과 처방

의족의 처방을 내기 위해서는 의족의 적응을 이해하여두어야 한다. 젊은 사람에서는 어떤 절단 수준에서도 의족처방의 적응이 있다. 다만 전신상태가 양호하고 절단하지 않은 다리와 팔·몸통에 기능장애가 없는 것이 조건이다. 고령자에서도 의족보행 획득에 고도의 운동능력을 필요로 하지 않고 과도한 에너지 소비를 수반하지 않는 발의 절단, 사임 절단, 종아리 절단에서는 원칙적으로 의족처방을 시행해야 한다. 그러나 넓적다리 절단보다 고위의 절단에서는 보행 시의 무릎관절의 조절이라는 고도의 운동능력이 필요하고 에너지 소비도 크므로 전신성의 다양한 영향을 고려하고 의족처방의 적응은 신중하게 검토해야 한다. 특히 혈관원성 절단자는 전신에 동맥경화성 병변이 있으므로 순환기질환, 중추신경계 질환의 합병에 주의한다. 구체적으로는 조절 불량의 고혈압, 허혈성 심질환, 대동맥 해리 등의 대동맥질환, 절단하지 않은 다리의 중증의 순환장애, 뇌혈관장애 등은 의족의 적응이 아니라고 생각해도 된다. 또한 운동능력에 영향을 주는 기타의 합병증, 즉 폐기종 등의 폐색성 허파질환, 당뇨병(신증, 망막증, 말초신경장애), 콩팥기능 장애, 기타의 부위의 악성종양, 뼈 관절의 퇴행성 병변 등은 역시 의족적응의 가능성을 좁힌다. 고전적으로는 Steinberg 등[10]이 고령의 넓적다리 절단자의 의족 부적응의 요인으로서, ① 훈련을 저해하는 지적 기능저하, ② 중증의 중추신경계의 장애, ③ 울혈성 심부전, 협심증, 폐색성 허파질환 등 내구성의 저하를 일으키는 병태, ④ 무릎·엉덩관절의 현저한 구축, ⑤ 건강한 쪽 다리의 궤양·감염을 열거하고 있다.

또한, 폐색성 동맥경화증에서 다리 절단을 하게 된 예의 2년 생존율은 50~40%, 절단하지 않은 다리가 절단되는 확률은 2년에서

15~20%, 4년에서 40%[11], 당뇨병성 절단사례의 2년 생존율은 33%[12], 당뇨병성 괴저 환자의 38%는 5년 이내에 사망하였다는 보고[13]가 있고, 의족 장착훈련의 기간과 퇴원 후의 활동수준도 고려하여 의족 처방의 적응을 판단해야 한다.

필자는 이제까지의 경험으로부터 고령의 혈관원성 절단에서는 종아리 절단자는 원인의 유무에 관계없이 의족을 처방하고 있다. 또한 넓적다리 절단자는 의족보행의 의욕이 높고, 건강한 다리에 의한 선 자세가 가능하며, 전신성의 합병증이 운동치료를 시행하는 데에 문제가 없을 정도로 관리되어 있다는 세 가지 조건을 충족한 경우에 의족처방의 적응으로 하고 있다. 이 기준에 해당하여 의족보행을 하게 된 예는, 고령의 혈관원성 넓적다리 절단자의 대략 20~30%이다[3].

의족처방은 외피구조나 골격구조를 우선 결정하지만, 최근에는 골격구조가 일반적이다. 다음으로 소켓, 이음매, 발 부분의 종류를 선택한다. 이들의 처방을 시행할 때에 고려해야 할 사항은 연령, 절단한 다리의 상태, 운동능력, 사회적 역할, 생활환경, 보조자의 유무, 의족의 사용목적, 의족부품의 가격, 의족의 내구성 등이다.

넓적다리 절단에서는 젊은 나이에서 활동성이 높은 예에는 흡착식 소켓, 다축 무릎 이음매, SACH발로 가의족을 제작하고, 본의족에서는 운동능력, 활동정도에 따라서 무릎 이음매, 발 부분에 고기능의 부품을 선택한다. 고령이고 활동성이 낮은 예에서는 삽입식 소켓 또는 전면접촉 소켓, 고정 무릎 이음매, 단축 발 부분을 처방하고 골반띠, 어깨 멜빵 등의 현수장치를 포함시킨다.

종아리 절단에서는 짧은 절단 끝에는 KBM 소켓, 표준 절단 끝에는 PTB 소켓, TSB 소켓을 선택한다. 발 부분은 가의족에는 내구성이 높은 SACH 발을 처방하고, 응용보행이 가능해진 시점에서 에너지 축적 발 부분 등의 고기능의 발 부분을 선택한다. 스포츠 활동을 위한 의족은 일반생활용의 의족과는 구별하여 각각의 스포츠의 종목에서 요구되는 의족의 특성을 고려하여 처방한다.

d. 의족 장착훈련(넓적다리 절단자)

훈련용의 의족, 즉 가의족은 절단 끝의 성숙이 얻어지면 가능한 한 조기에 제작한다.

가의족에 의한 의족 장착훈련은 가능하면 입원 중에 시행하는 것이 바람직하지만, 최근의 입원일수 삭감의 사회적 요청에 따라, 부득이 외래에서의 훈련을 하게 되는 경우도 있다.

의족 장착훈련은 소켓 장착훈련, 선 자세에서의 하중훈련, 평행봉 내의 기본적 중력중심 이동훈련, 발을 앞으로 내미는 훈련, 의족보행훈련, 응용보행훈련으로 구성된다. 의족장착훈련 중에서 의족의 최적의 정렬(alignment)을 결정한다.

넓적다리 의족의 기본적 중력중심 이동훈련은 의족의 내용, 특히 무릎 이음매의 종류에 따라서 달라지므로 훈련사는 처방된 무릎 이음매, 발 부분의 특성에 대해서 충분한 지식과 경험이 필요하다. 특히 최근 처방되는 일이 많은 무릎꺾임 방지구조가 있는 다축 무릎이음매는 종전의 단축 무릎이음매와는 상이한 훈련이 필요하다.

단축 무릎 이음매에서는 입각 초기에 바닥반발력 작용선이 무릎이음매의 뒤쪽을 지나면 무릎이음매에 굽힘 모멘트가 작용하여 무릎꺾임이 일어나기 쉬워진다. 이것을 방지하기 위해 절단자는 절단한 쪽의 엉덩관절을 강하게 펴서(신전) 이음매에 폄 모멘트를 발생시킬 필요가 있으며 보행훈련에서 가장 중요시하는 것은 발꿈치 접지 직후부터 입각기에서 엉덩관절 폄을 유지하는 것에 있었다. 한편, 다축 무릎이음매에서는 링크구조에 의해서 무릎이음매가 펴져 있을 때에 이음매의 회전중심이 링크의 축보다도 뒤 위쪽으로 위치하기 때문에 입각 초기에 회전의 중심은 바닥반발력 작용선보다 뒤쪽으로 위치하여 무릎꺾임이 일어나기 어렵다. 따라서 절단자는 입각기에서 엉덩관절의 폄 근력을 그다지 필요로 하지 않는다. 또한 약간의 무릎 굽힘 위치에서 그 이상의 굽힘을 방해하는 기전(bouncing mechanism), 하중을 걸면 유압 실린더의 저항에 의해서 무릎이음매가 천천히 굽혀지는 기전(yielding mechanism)을 갖춘 의족에서는 보행 중에 정상적인 무릎과 마찬가지의 double knee action이 일어나고 정상에 가까운 걷은 모습을 얻을 수 있거나, 언덕길에서의 보행이 쉬워지거나, 계단을 번갈아 내려가는 것이 가능해진다[14, 15].

그러나 의족의 성능이 아무리 높아졌다 해도, 그 기전을 효과적으로 이용할 수 있는지 아닌지는 절단자의 운동능력과 의족 장착훈련의 질과 양에 달려 있으며, 기능평가에 기초한 적절한 의족의 처방과 충분한 의족장착훈련은 반드시 필요하다.

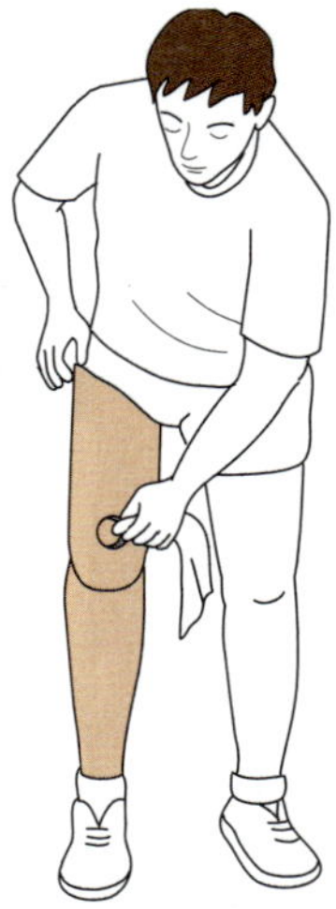

A. 흡착식 소켓의 장착

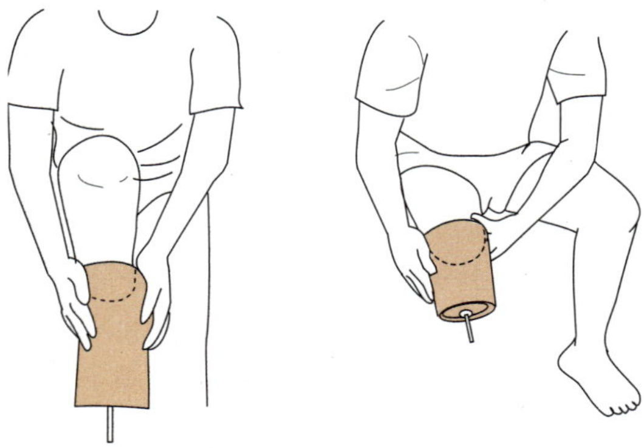

종아리 의족　　넓적다리 의족

B. 실리콘 라이너의 장착

그림 8-8. 의족 소켓의 장착

의족 소켓의 장착훈련은 앉은 자세 또는 선 자세에서 시행한다. 흡착식 소켓의 장착은 절단 끝 삽입 천이나 유도띠를 이용한다(**그림 8-8A**). 장착 후는 긴모음근힘줄(장내전근건)이 바르게 위치하여 있는지, 궁둥뼈결절이 바른 위치에 있는지, 밸브 구멍으로부터의 흡착상태는 적절한지 아닌지를 확인한다. 이 기법은 숙련을 요하므로 훈련 초기에는 훈련사가 적절하게 보조를 한다. 고령자에서는 이 기법을 마스터하는 것이 곤란한 경우가 많다. 실리콘 라이너를 사용한 전면접촉식 소켓에서는 실리콘 라이너를 절단 끝에 장착시키는 데에 특별한 기술은 필요가 없고, 손가락의 근력도 필요하지 않다(**그림 8-8B**)[16].

보행전 기초훈련에서는 의족을 장착하고 바

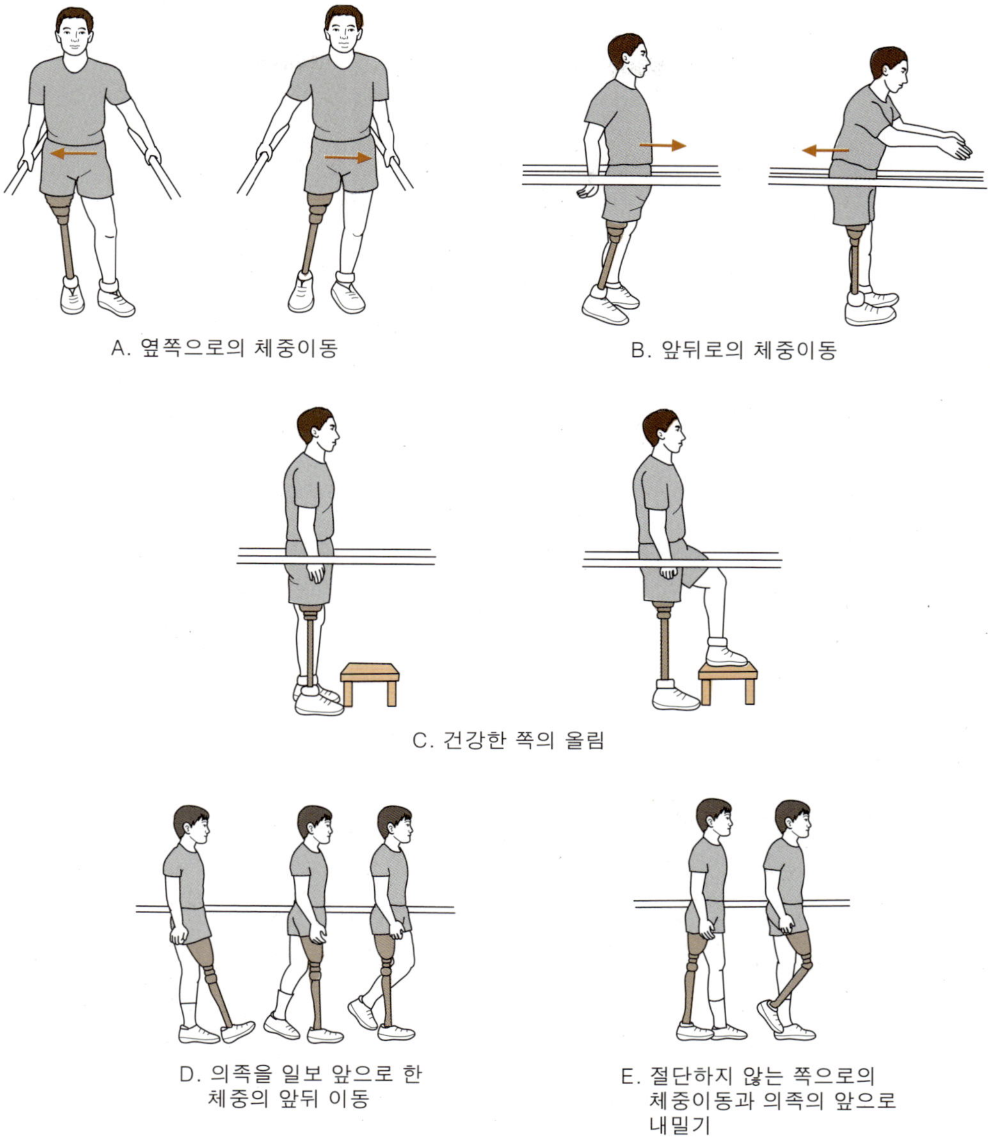

그림 8-9. 보행 전 기초훈련
(畠中泰司, 近藤愛美, 荻原章由, 安藤德彦: 의족장착훈련. PT 저널, 2 9: 873-879, 1995에서 인용)

른 체중이동과 그 감각의 습득, 의족을 앞으로 내미는 방법, 균형의 습득, 무릎이음매의 조절 등의 보행에 필요한 기초적인 여러 동작을 학습한다. 구체적으로는 평행봉 내에서의 좌우전후에의 체중이동, 무릎의 번갈아 하는 굽힘, 건강한 쪽 다리를 일보 앞으로 내서 하는 체중의 전후이동, 의족을 일보 앞으로 내서 하는 체중의 전후이동, 앞쪽으로의 균형회복, 제자리걸음, 의족 쪽으로의 체중이동과 건강한 쪽의 앞으로 내밀기, 건강한 쪽으로의 체중이동과 의족의 앞으로 내밀기, 의족에 의한 한쪽 발 서기의 균형, 발끝 · 발꿈치에 의한 피벗(pivot), 피

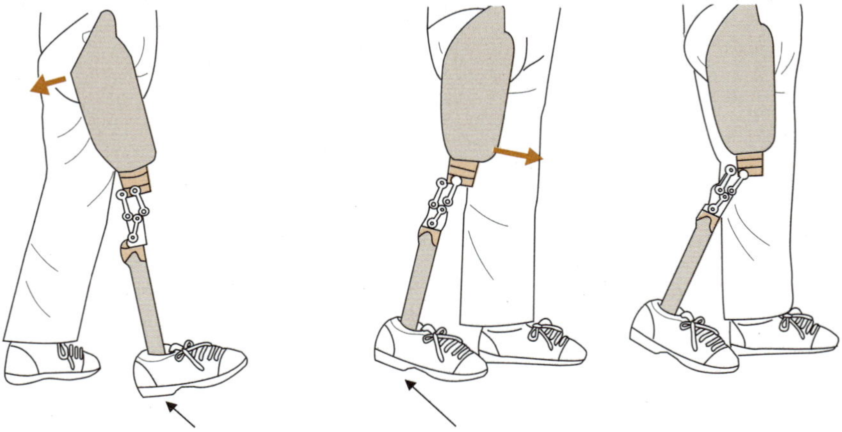

그림 8-10. 무릎꺾임 방지기전 다축무릎의 기초훈련
(安藤德彦, 畠中泰司, 北川新二: 넓적다리 의족. 千野直一, 安藤德彦 편집주간, 大橋正洋, 木村彰男, 蜂須賀研二편: 재활 MOOK 7 의지장구와 재활. pp74-84 金原출판, 2003에서 인용)

벗에서의 균형회복, 뒤쪽으로의 균형회복, 옆으로 걷기 등이다(**그림 8-9**)[17]. 무릎꺾임 방지기전의 다축무릎에 의한 기초훈련에서는 의족을 일보 앞으로 내고 하중을 가하면서 앞쪽으로의 체중이동을 시행하여 무릎꺾임 방지기전의 학습을 하고 절단하지 않은 쪽을 일보 앞으로 내밀어 앞발부분에 하중을 걸고 의족 넓적다리부분을 앞 아래쪽으로 밀어내는 것처럼 의족을 앞으로 내미는 것에 의해서 의족을 앞으로 내미는 연습을 시행한다(**그림 8-10**)[17, 18]. 의족보행훈련은 기본적으로 평행봉 밖에서 시행되지만 그 전에 평행봉 내에서 4점 보행이나 2점 보행을 시행하고 팔의 지지를 서서히 줄여간다. 최초에는 보폭을 작게 하여 확고하게 힘껏 딛는 것처럼 걷고, 서서히 보행속도를 빠르게 하고 보폭을 크게 하여간다. 젊은 사람의 경우, 의족보행훈련은 지팡이를 사용하지 않고 시행한다. 고령자에서는 지팡이 보행에 그치는 일이 많다.

평지에서 앞쪽으로의 보행훈련을 충분히 시행한 후에, 뒤쪽으로의 보행, 보행율을 지정한 보행(70보/분을 목표로), 방향전환 등의 훈련을 시행한다.

e. 응용동작 훈련

다리 절단자의 응용동작 훈련은 가정, 사회생활에서의 의족보행을 상정한 응용보행 훈련이다. 험악한 길의 보행이나 층계차이의 타고 넘기, 계단 오르내리기, 언덕길 보행, 바닥에서부터의 일어서기, 바닥에의 웅크리고 앉는 동작, 넘어질 때의 대응, 달리기 등이다.

응용동작의 사전훈련으로서 의족의 올림훈련을 충분히 시행할 필요가 있다. 윗몸을 약간 앞쪽으로 기울이고 의족 쪽의 엉덩관절을 굽혀, 발이 바닥에서부터 25 cm 정도 떨어지기까지 의족을 올리고, 무릎꺾임이 일어나지 않도록 주의하여 원래의 위치로 되돌린다. 계단 오르내리기 훈련은 2족 1단의 기본적 방법부터

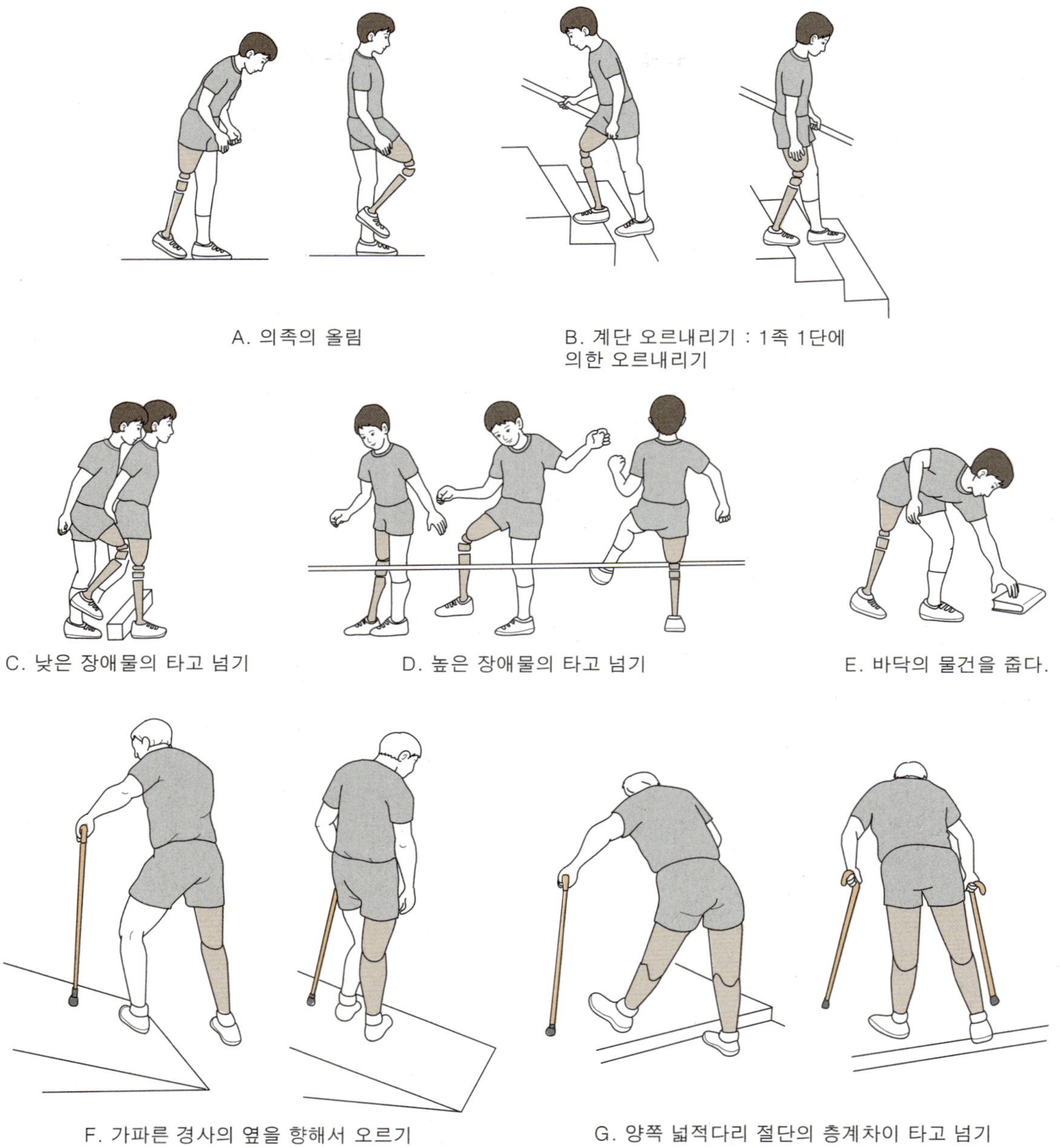

그림 8-11. 응용동작 훈련(1)

연습한다. 난간을 사용하여 오를 때에는 절단하지 않은 쪽을 1단 위로 올려놓고, 다음으로 의족 쪽을 합친다. 내려갈 때는 의족 쪽을 먼저 하고 절단하지 않은 쪽을 합친다. 종아리 절단에서는 1족 1단으로 용이하게 옮겨갈 수 있으나 넓적다리 절단에서는 긴 절단 끝이고 균형능력이 높은 젊은 사람이며 의족 쪽의 엉덩관절 폄근의 근력이 충분히 있고 의족의 무릎꺾임 방지의 조절을 습득한 경우에 가능해진다. Bouncing기전을 가진 무릎꺾임 방지작용이 있

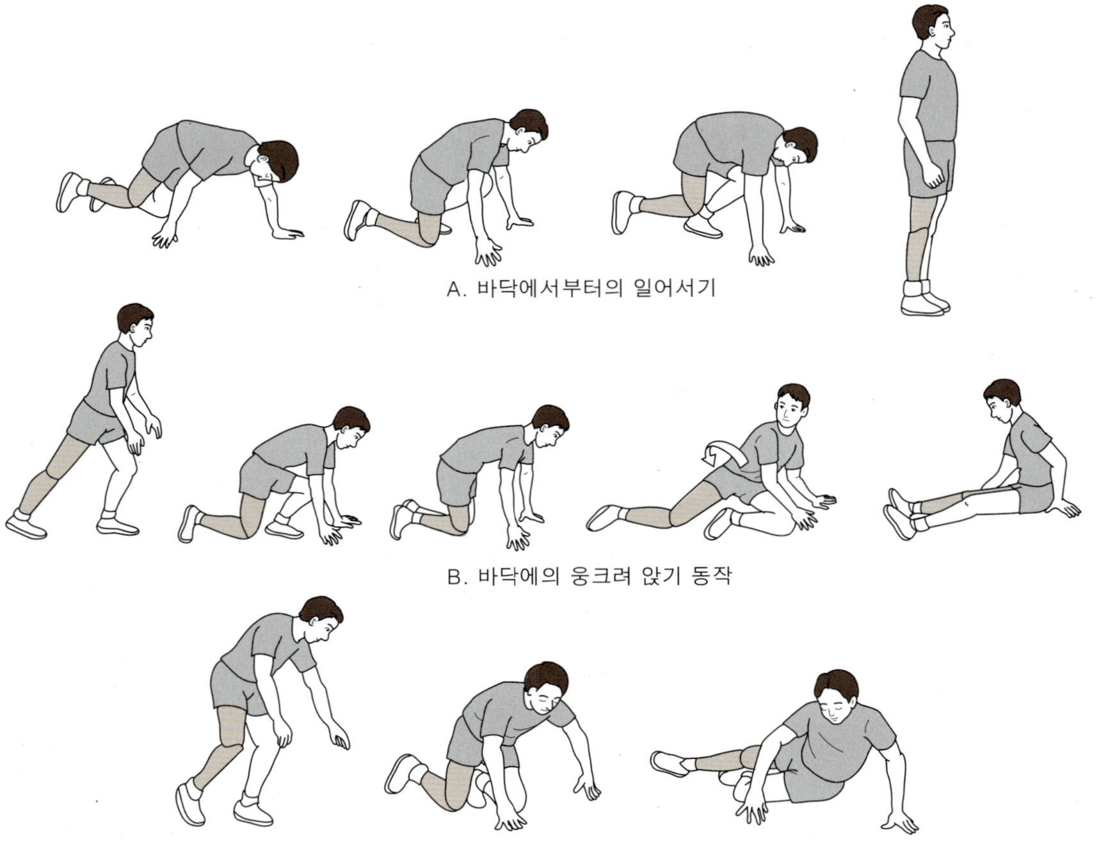
A. 바닥에서부터의 일어서기
B. 바닥에의 웅크려 앉기 동작
C. 넘어지는 훈련

그림 8-12. 응용동작 훈련(2)

는 다축 무릎이음매에서는 무릎 굽힘 위치에서 무릎꺾임이 일어나는 일이 없이 하중을 걸 수 있으므로, 계단 오르내리기에서는 유용하다. 장애물의 타고 넘기는 낮은 것은 정면에서부터, 높은 것은 비스듬한 방향으로 타고 넘는 연습을 한다. 의족 쪽, 절단하지 않은 쪽 어느 쪽으로부터도 타고 넘을 수 있도록 훈련을 한다.

바닥에서부터 물건을 줍는 동작은 절단하지 않은 쪽을 일보 앞으로 내밀어 몸통의 굽힘, 절단하지 않는 쪽의 무릎 굽힘으로 시행한다. 양다리의 절단에서는 목발 또는 양쪽 T자 지팡이를 사용해서 보행간격을 넓게 하고 골반 올림, 엉덩관절 벌림을 이용해서 층계차이를 타고 넘어 계단 오르내리기를 습득한다(**그림 8-11**).

바닥에 앉는 동작, 바닥에서부터 일어서는 동작은 온돌방에서의 행사 등에서 아무래도 필요하게 되는 일이 있으므로, 입원 중에 시행해두는 편이 좋다. 몇 가지의 방법이 있으나 **그림 8-12**와 같이 의족 쪽을 펴게 하여 바닥의 물건을 줍는 동작의 응용으로서 절단하지 않은 쪽의 손과 무릎을 바닥에 짚고 몸통을 회전시킨다[19]. 넓적다리 의족을 장착한 채로 온돌방 위에 앉을 때에는 턴테이블(의지의 장축방향으로 회전을 가능케 하는 보조 장치)이 있으면

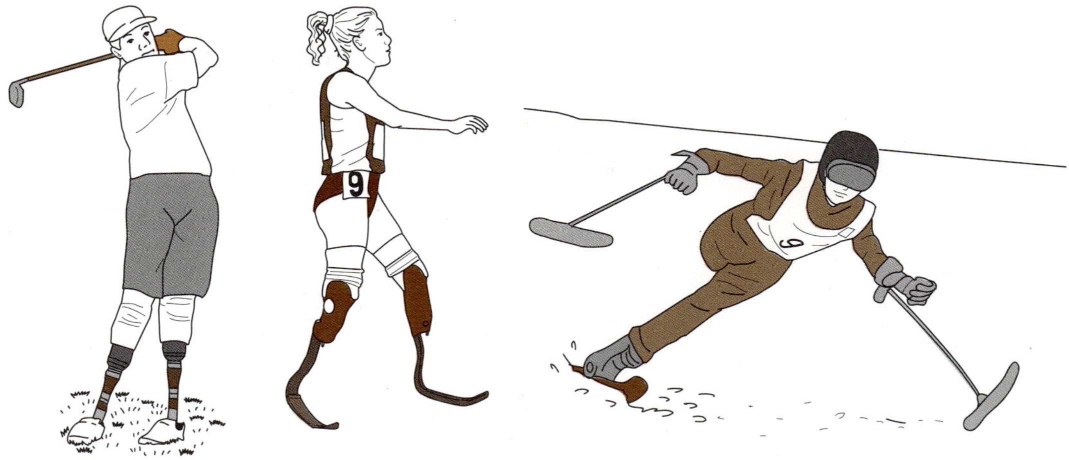

A. 골프
(양쪽 종아리 절단자)

B. 육상경기 선수
(양쪽 종아리 절단
에너지 축적 발 부분)

C. 스키
(오른쪽 넓적다리 절단자)

그림 8-13. 종아리 절단자의 스포츠

책상다리 앉은 자세, 다리를 모아 옆으로 구부려 편하게 앉는 것이 가능하므로 편리하다.

또한 퇴원 후에 옥외에서 넘어질 가능성을 충분히 생각할 수 있으므로, 넘어지는 연습도 입원 중에 시행해야 한다. 균형이 무너졌을 때 또는 갑작스런 무릎꺾임이 일어난 경우는, 중력중심을 앞쪽으로 넘어뜨려 앞으로 손을 짚는, 절단하지 않은 쪽으로 중력중심을 옮겨서 절단하지 않은 쪽으로 넘어지는 등의 방법을 습득한다(**그림 8-12**).

달리는 것은 교차점의 통행, 대중교통기관에 빠듯하게 탈 때 등에 필요할 뿐만 아니라, 달릴 수 있으면 스포츠 활동의 가능성이 확대하여 사회참여의 폭이 넓어지므로 가급적 획득해 두었으면 하는 동작의 하나이다. 달리기는 의족의 구성요소에 관계없이, 훈련에 의해서 획득이 가능하다. 의족을 크게 앞으로 내미는 연습, 의족으로의 급격한 체중이동, 양 발 점프, 번갈아 하는 점프, 제자리걸음에 의한 무릎관절의 제어 등의 기초훈련 후, 피치보행, 절단하지 않은 쪽의 보폭 확대, 의족 쪽의 보폭 확대 등의 달리기 연습을 한다. 경기 스포츠를 지향하는 경우는 고기능의 무릎이음매와 에너지 축적 발 부분을 조합하여 보다 고도의 달리기 능력을 지향한다[20].

f. 셀프케어

팔에 기능장애가 없으면 다리 절단자가 곤란한 셀프케어는 거의 없다. 몸통의 가동성이 부족한 넓적다리 절단사례에서는 신발의 장착 때에 발끝에 손이 닿지 않는 일이 있으므로, 턴테이블을 처방하여 두면 좋다. 넓적다리 절단자의 목욕에는 샤워의자 등의 일상생활용구가 필요하게 된다. 의족을 장시간 장착하는 사례 또는 장거리의 보행을 하는 사례에서는 의족을 떼어놓는 시간을 적절히 잡아, 절단 끝 피부의 관리를 시행한다. 땀이 많이 나는 사례나 피부가 취약한 사례에서는 주의 깊은 피부의 관찰과 적절한 케어가 중요하다. 또한 안쪽 소켓의 위생관리, 의족 각 부분의 유지점검도 다리 절

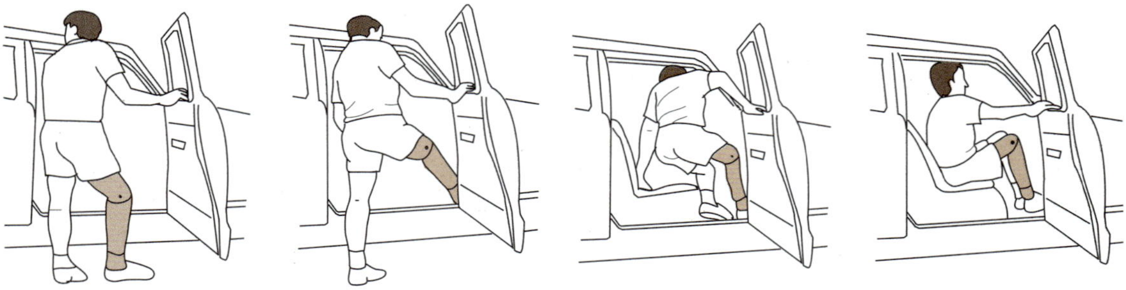

그림 8-14. 자동차의 타고 내리기 훈련

단자의 중요한 셀프케어의 하나이다.

g. 가정생활

보행능력이 높은 다리 절단자는 가정에서도 의족을 장착하고 있는 일이 많고, 의족을 떼어놓는 것은 목욕을 할 때와 잠을 잘 때뿐인 경우가 많다. 한편, 넓적다리 절단자는 가정에서는 의족을 떼어놓고 있는 경우가 적지 않다. 온돌 위에서는 앉은 자세 이동을 하고 복도나 거실에서는 벽이나 가구에 손을 짚고 절단하지 않은 다리로 점프를 하여 진행한다(한쪽 발로 앙감질을 하다). 또한 고령의 넓적다리 절단자는 일어서기 동작이 곤란하기 때문에 실내에서 휠체어를 사용하는 경우도 있다. 절단자의 연령이나 체력, 병존질환의 중증도 등을 고려하여 안전하고 안락한 이동방법을 지도해야 한다.

h. 사회생활

다리 절단자의 사회복귀를 방해하는 것으로서는 환경의 장벽보다는 마음의 장벽이 클지도 모른다. 의족이나 절단 끝을 남의 눈에 띄는 것에 저항을 느끼는 절단자가 많은 것은 주위사람들로부터 기이하게 보이거나 거부반응을 당한 경험이 있기 때문일 것이다. 또한 절단자 자신도 팔다리의 절단에 대한 마이너스 이미지를 불식시킬 수 없기 때문일지도 모른다. 그러나 의족보행을 습득한 다리 절단자는 과도한 육체노동을 제외하면 온갖 직종에의 취업이 가능하기 때문에 보다 높은 목표를 향해서 도전하는 것이 바람직하다. 또한 재활 전문가는 절단자의 도전에 다양한 면에서 지원을 해야 한다.

스포츠 활동의 참여도 사회참여, 자기실현, 동료와의 교류라는 의미가 커서 적극적으로 도전해야 할 것이다. 종아리 절단자는 대부분의 스포츠가 가능하고, 넓적다리 절단자에서도 자전거, 육상경기, 스키 등의 스포츠가 가능하다(**그림 8-13**). 또한 낚시, 사이클링, 예술 활동, 여행 등의 레저활동에의 적극적인 참여도 기대한다.

보다 높은 사회참여를 실현하기 위해서는 자동차의 운전은 반드시 필요하다. 절단자의 운전에 대해서 조사한 Boulias 등[21]에 따르면, 다리절단자의 80%는 절단술 후 평균 3.8개월에서 운전을 재개하고 있다. 여성 절단자, 60세 이상의 고령자, 오른쪽 절단자에서는 재개율이 낮고, 오른쪽 절단에서는 자동차의 개조, 왼발에 의한 브레이크나 액셀러레이터의 조작 등 운전방법의 변경이 필요하였다. 따라서 의족보행이 자립하면 조기에 **그림 8-14**와 같은 자동차의 타고 내리기의 훈련을 시행하여 적극적으로 자동차 운전의 지도를 시행해야 한다.

III 주거환경의 정비

보행능력이 높은 종아리 절단자에게는 반드시 주거환경 정비가 필요한 것은 아니다. 의족 없이 하지 않을 수 없는 목욕동작을 위해서는 샤워의자의 이용이 효과적이다.

보행능력이 낮은 종아리 절단자, 넓적다리 절단자에게는 장벽이 없는(barrier-free) 환경이 바람직하다. 특히 가옥의 현관이나 집합주택의 계단 등 옥외에의 접근부분은 경사로(slope), 엘리베이터, 층계차이 해소기 등의 설치를 검토한다.

IV 유의사항

2005년에 제정된 장애인자립지원법에 기초하여 "보장구의 종목, 구입 또는 수리를 요하는 비용의 산정 등에 관한 기준"이 개정되어, 2007년 7월 1일부터 적용이 되었다[22]. 이용자의 부담은 보장구의 구입(수리)비의 10%이다. 의족의 부품의 가격은 다축무릎에서는 66,000엔에서부터 612,500엔, SACH족에서는 14,200엔에서부터 585,600엔으로 큰 폭이 있다. 또한 골격구조 의족의 내용연수는 파이프 5년, 이음매류 3년, 턴테이블 3년, 족부 1.5년, 폼 커버 0.5년, 기타 소모품 1년으로 정해져 있고 내용연수 이내의 고장에 있어서는 수리 또는 조정을 하도록 정해져 있다.

의료 · 복지의 재성이 핍박하여 있는 현재, 자립지원법으로 재활용 의족을 처방할 때는 의족의 가격, 내용연수 등에 대해서도 충분한 검토가 필요하다.

V 과제

질병구조의 변화와 의료기술의 향상에 따라 젊은 사람의 절단은 감소하고 고령의 혈관원성 절단이 증가하는 경향에 있으나, 그럼에도 불구하고 일본에서는 다리 절단자의 실수는 구미에 비해서 각별히 적다. 이러한 상황에서 외과의사는 다리 절단술의 경험이 부족하여 기술의 계승에 지장을 초래하고 있다. 의지 장착훈련에 대해서도 마찬가지이고 의족 장착훈련에 정통한 물리치료사가 적어져 있다. 그 결과, 의족보행의 성공여부를 새로이 개발된 고기능의 의족부품의 성능에 의존하고 있는 인상을 받는다. 더욱이, 의료비 억제정책에 의한 입원기간의 대폭적인 단축이 충분한 의지 장착훈련을 곤란하게 하고 있다.

이 항에서 언급한 것처럼 의지 장착훈련은 충분한 시간과 노력이 필요하며, 의지 장착에 적합한 절단술을 시행하고 적응을 판단하여 의족 처방을 시행하는 의사, 적절한 의족을 제작하는 의지장구사, 적절한 훈련을 시행하여 환자에게 자신감과 용기를 주는 물리치료사, 나아가서는 고기능의 의족을 개발하는 제조업자가 고도의 팀워크를 구축하여 시행되는 치료기술이다. 이러한 기술의 계승이 현재의 의료 환경에서의 큰 과제이다.

또한 보다 글로벌한 관점에 서면 지뢰에 의한 다리 절단자의 문제가 있다. 지뢰는 전쟁이나 국내분쟁에서 사용되고, 분쟁 종료 후도 잔존 지뢰에 의해서 부득이 다리 절단이 되는 사례가 끊이지 않는다. 세계의 88개국에서 지뢰가 발견되고 피해가 큰 나라나 지역은 아프가니스탄, 앙골라, 보스니아, 캄보디아, 체첸, 모잠비크 등이라 한다. 지뢰 피해자의 30%는 어린이이며, 대부분은 경제적 이유나 의료체제의 불비에 의해서 의족을 장착하지 않고 생활하고, 사회적인 차별을 받고 있다[23]. 1999년에 대인지뢰 전면금지조약(통칭: 오타와 조약)이 발효되어 지뢰 근절운동이 마침내 세계적으로 확대되고 있는 가운데, 이러한 나라들에 대한 전문적 기술의 원조, 의족이나 휠체어 등의 제공은 이른바 선진국의 책무이다.

■ 문헌

1) Seymour R : Prosthetics and Orthotics : lower limb and spinal. pp3-35. Lippincott Williams & Wilkins, 2002
2) 陳 隆明，澤村誠志：切断術．日本整形外科学会，日本リハビリテーション医学会監修：義肢装具のチェックポイント 第 6 版．pp43-84, 医学書院, 2003
3) 水落和也：末梢循環障害による高齢下肢切断者の Functional Outcome．リハ医学, 40 ： 7-12, 2003
4) Nagashima H, Inoue H, Takechi H : Incidence and prognosis of dysvascular amputations in Okayama prefecture (Japan). Prosthet Orthot Int, 17 : 9-13, 1993
5) Gitter A, Bosker G : Upper and lower extremity prosthetics. *In* DeLisa JA, Gans BM (eds) : Physical Medicine and Rehabilitation : principles and practice (4th ed). pp1325-1354, Lippincott Williams & Wilkins, 2005
6) Stern PH : The epidemiology of amputations. Phys Med Rehabil Clin North Am, 2 : 253-261, 1991
7) Sapp L, Little CE : Functional outcomes in a lower limb amputee population. Prosthet Orthot Int, 19 : 92-96, 1995
8) Ebscov LB : Level of lower limb amputation in relation to etiology : an epidemiological study. Prosthet Orthot Int, 16 : 163-167, 1992
9) Kim YC, Park CI, Kim DY, Kim TS, Shin JC : Statistical analysis of amputation and trends in Korea. Prosthet Orthot Int, 20 : 88-95, 1996
10) Steinberg FU, Sunwoo I, Roettger RF : Prosthetic rehabilitation of geriatric amputee patients : a follow up study. Arch Phys Med Rehabil, 66 : 742-745, 1985
11) Custon TM, Bongiorni DR : Rehabilitation of the older lower limb amputee : a brief review. J Am Geriatric Soc, 44 : 1388-1393, 1996
12) Lindegard P, Jonsson B, Lithner F : Amputations in diabetic patients in Gotland and Umea counties 1971-1980. Acta Med Scand (Suppl), 687 : 89-93, 1984
13) 瀬川郁夫，清水 公，大橋弘文，木下康道，佐藤一俊，加藤政孝：糖尿病性壊疽 24 例の検討．糖尿病, 32 ： 737-742, 1989
14) 畠中泰司，延藤実穂，小野恵子：多軸膝継ぎ手を用いた大腿義足と義足装着訓練．鶴見隆正，畠中泰司編：理学療法 MOOK 7 義肢装具．pp84-90, 三輪書店, 2000
15) 大石暁一，赤居正美：大腿義足．日本整形外科学会，日本リハビリテーション医学会監修：義肢装具のチェックポイント 第 6 版．pp135-154, 医学書院, 2003
16) 熊木由美子，水落和也，向山ゆう子，樋本京子，井川穂澄，畠中泰司：両手指，両下腿切断者にシリコーンライナー TSB 式下腿義足を処方し良好な結果を得た 2 症例．日本義肢装具学会誌, 22 ： 23-25, 2006
17) 畠中泰司，近藤愛美，荻原章由，安藤徳彦：義足装着訓練．PT ジャーナル, 29 ： 873-879, 1995
18) 安藤徳彦，畠中泰司，北川新二：大腿義足．千野直一，安藤徳彦編集主幹，大橋正洋，木村彰男，蜂須賀研二編：リハビリテーションMOOK 7 義肢装具とリハビリテーション．pp74-84，金原出版, 2003
19) 大川嗣雄：下肢切断．伊藤利之，鎌倉矩子編：ADL とその周辺．pp149-157, 医学書院, 1994
20) 駒場佳世子，秋田 裕，臼井二美男，梅沢慎吾，宮永豊：大腿切断者の走行導入メニューの提案．日本義肢装具学会誌特別号, 21 ： 84-85, 2005
21) Boulias C, Meikle B, Pauley T, Devlin M : Return to drive after lower-limb amputation. Arch Phys Med Rehabil, 87 : 1183-1187, 2006
22) 日本義肢協会編：補装具の種目，購入又は修理に要する費用の額の算定等に関する基準 平成 19 年度改訂版
23) 地雷廃絶国際キャンペーン (ICBL) ジャパンユースアクションフォーラム (http://www.icbl.org/youth/jp/)

9 근육퇴행위축
- 뒤시엔느(Duchenne)형을 중심으로

I 장애의 개요

근육퇴행위축(muscular dystrophy)이란 근원성(myogenic), 유전성, 진행성의 근력저하를 나타내는 질환이며 원인불명이고 근본적인 치료방법도 없으며, 예후가 불량한 난치병이다. 그 중에서도 여기서 언급하는 뒤시엔느(Duchenne)형은 성염색체 열성유전으로 남아에게만 발병한다. 3세 무렵에 달릴 수 없는, 넘어지기 쉬운, 높은 곳으로부터 뛰어내릴 수 없는 등의 증상에 의해서 인지하게 된다. 근력저하는 몸통이나 근위부분에 뚜렷하고 허리뼈 전만이나 동요성 보행, 그리고 등반성 기립이 관찰된다. 6세 무렵에 바닥에서부터의 일어서기가 곤란해지고 마침내 계단 오르내리기나 의자에서부터의 일어서기도 불가능해져, 평균 9세에서 휠체어의 생활을 보내게 된다. 그 후 전동휠체어가 필요해지고 마침내 앉은 자세를 유지하는 것이 곤란해져 침대에서 지내는 시간이 서서히 길어진다[1]. 평균수명은 18세이고 직접적인 사망원인은 호흡부전이나 심부전이다. 최근에, 일반적 건강관리의 진보와 적극적인 인공호흡기 치료에 의해서 30세 이상의 연명을 하는 사람도 많아졌다. 더욱이 40세 가까이 사는 사람도 드물지 않게 되었다. 그리고 이러한 것에 호응이라도 하는 것처럼 대부분이 병원 등의 의료기관에서 평생을 보내는 이전의 상태에서부터 국립대학의 대학원에서 연구자를 지향하는 사람, 창업이나 예술 활동, 전동휠체어 축구 등의 스포츠를 하는 사람, 재가나 자립생활(independent living: IL)을 하는 사람, 스스로가 인생의 주체자라는 것을 병원생활 속에서 실현하는 것을 지향하는 사람 등, 생활이나 인생의 새로운 스타일의 선택지도 등장하게 되었다[2].

1 평생에 걸쳐서 계속 진행되는 ADL 장애의 의미

근육퇴행위축은 변성질환이기 때문에 몸통이나 팔다리의 근육이 변성에 의해서 근력저하를 일으키면 ADL 장애가 일어나고, 가로막(횡격막)이나 속 · 바깥갈비사이근(내 · 외늑간근) 등의 호흡근이 근력저하를 일으키면 호흡부전이 일어난다. 근력저하는 진행성이기 때문에 ADL 장애도 평생에 걸쳐서 계속 진행하게 된다. 따라서 그 현실은 단순히 극도의 ADL부전이라는 것 같은 한 측면 만으로부터의 단락적인 이해만으로는 결코 본질적인 문제해결에는 연결되지 않는다고 해도 지나친 말이 아니다. 최종적 또는 궁극적인 목적은 전면적인 보조가 되더라도 아이가 스스로의 의사를 보조자에게 전달하여, ADL을 수행시킬 수 있는 종합적인 능력을 배양하는 것에 있다. 상실되어 가는 기능을 되돌아보고만 있는 생활자세는 새로운 과제에 집중할 수 없을 뿐만 아니라, 장애나 병과 함께 살아가려고 하는 동기부여를 저하시켜, 스스로의 인생에 대치하는 것을 포기하는 결과가 되지 않는다고 할 수 없다. 근본적인 치료법이 확립되어 있지 않은 현 시점에서는 매일의 건강관리와 QOL(quality of life)를 높이는 것을 강하게 의식한 생활을 보내는 것이 매우 중요하고, 최우선으로 생각해야 할 과제이다.

2 가능한 동작과 불가능한 동작이 혼재하는 ADL

근육퇴행위축 아동의 ADL에는 가능한 동작과 불가능한 동작이 혼재하여 있다는 특징이 있다[2-4]. 식사에서 테이블에 손을 올려놓는 보조를 하면, 젓가락이나 밥공기를 들고 자력으로 식사할 수 있음에도 불구하고 보조자가 아동의 테이블에 손을 올려놓아주지 않으면 식사할 수 없는 등은 그 좋은 예이다. 이 예에서는 식사를 시작할 때, 테이블에 손을 올려놓는 보조를 하는 것만으로 자력으로 식사가 가능하므로, 식사동작이 자립하여 있지 않다고 말할 것은 아니다. 이 특징을 모르는 간병인은 식사를 할 수 없다고 판단해버려, 주체성이나 자기결정능력을 배양하기 위한 자립의 정도에 상응한 과부족이 없는 보조의 실제 장면을 제공할 수 없는 것이다. 이러한 일이 없도록 하기 위해서는 가능한 동작과 불가능한 동작을 보다 구체적으로 분석할 필요성이 있다[2-4]. **그림 9-1**은 과부족이 없는 보조를 위해 이쿠다가 개발한 식사용의 ADL 평가용지이다[5, 6].

❖ 칼럼

테이블 면의 형태

테이블 면의 형태는 몸통의 변형과 팔의 근력을 고려하여 돌출 없음(기본형) · 오른쪽 돌출 · 왼쪽 돌출 · 중앙 돌출의 네 가지 형태의 어느 것인가로 하면 된다. 적응은 아래와 같다.
오른쪽 · 왼쪽 돌출형(그림 A): 몸통의 좌우에의 측만이 있기 때문에 기본형의 테이블에서는 팔을 먹기 쉬운 위치로 유지할 수 없는 경우.
중앙 돌출형(그림 B): 몸통의 앞경사 자세를 충분히 취할 수 없어, 식기와 입의 거리가 멀기 때문에 음식을 흘리기 쉬운 경우. 휠체어의 등받이(back rest)에 기대는 형태로 앉은 자세를 유지하고 있기 때문에 입과 식기와의 사이가 멀어져 팔도 적합한 자세로 유지할 수 없는 경우 등.

A. (오른쪽 돌출형)

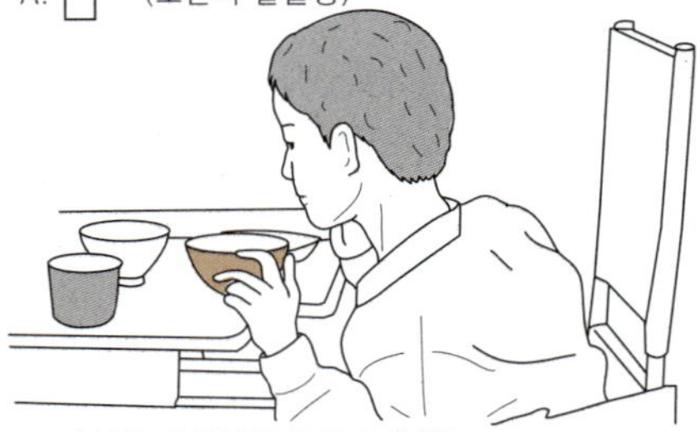

A. 개인용 테이블(오른쪽 돌출형)
측만에 대응시켜서 돌출시켜 있다.

B. (중앙 돌출형)

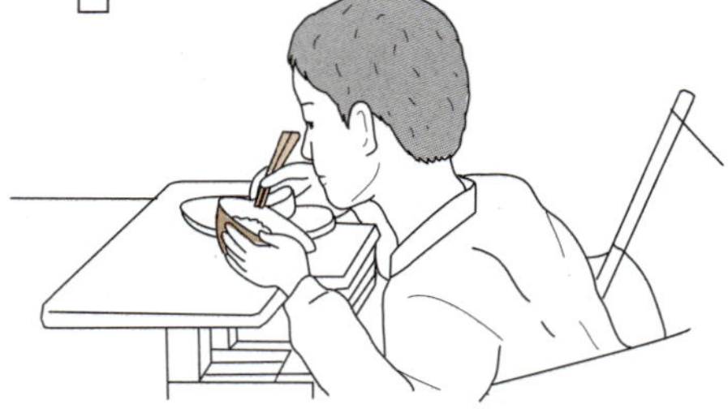

B. 개인용 테이블(중앙 돌출형)

3 주체성을 배양하기 위한 자립의 정도에 상응한 과부족이 없는 보조

자력으로 충분히 수행 가능한 ADL을 보조해버리면, 자기 자신이 시도한다는 주체성이나 자기결정능력을 배양하는 귀중한 기회를 박탈하게 된다. 반대로 아무리 시도해보아도 자력으로는 불가능한 ADL의 수행을 강요하면, 아이에게 있어서는 매우 큰 부담이 되어 심적

식사

항목구분		동작항목	자조구 등의 사용	× 불가	○ 불가	번호 득점
1		씹기 · 삼키기		−12		
2		밥상을 차림 · 밥상을 물림			1	
3		식탁 · 밥상에의 접근			1	
4		조미료를 치다			1	
5		식사용구를 집어 들다			1	
⑥		식사용구의 유지				
	가	스푼 · 포크			2	or
	나	젓가락			2	
7		음식을 한입 크기로 마련하다			1	
8		식기의 유지				
	가	접시나 공기를 붙잡다			1	or
	나	접시나 공기를 손에 들다			1	
⑨		한입 크기의 음식을 먹다				
	가	손으로 잡기			3	or
	나	스푼 · 포크			6	or
	다	젓가락			7	
⑩		액상물질을 마시다				
	가	빨대			4	or
	나	스푼			4	or
	다	컵 · 유리컵			5	or
	라	공기			5	

최소한 신변동작득점

자조구 등의 필요성		No	Yes −1	동작득점 합계
15분 정도 이내에 끝내다	Yes	No −1		
마무리(흘리면서 먹기 등)	양호	불량 −1		
				종합득점

그림 9-1. ADL 평가법
(生田宗博: ADL 평가법에 관한 연구. 일본 노동성 편: 노동성 연구보고서. pp107-112, 노동성, 1978에서 인용)

인 외상을 입히는 원인으로도 될 수 있다. 일손이나 시간 등 여유가 부족한 환경 하에서 보조를 하고 있으면, 누구나가 이해하고 있어야 할 것인 이러한 기본적인 것을 잊어버린다. 그 결과, ADL에 대한 통일성이나 일관성이 결여되는 개입을 하게 되어, 청년기 이후의 병의 진행이나 죽음과 이웃하고 과제에 가득 찬 인생에 대처하기 위한 주체성이나 자기결정능력에 나쁜 영향을 미치게 된다. 자립의 정도는 뒤집어 말하면 보조의 정도이기도 하고, 양자는 표리일체의 관계이다. 주체성이나 자기결정능력을 배양하기 위해 자립의 정도에 상응한[7] 과부족이 없는 적의 적량의 보조를 유념해야 한다. **그림 9-1**의 이쿠다(生田)의 ADL 평가법에서는 최종적으로 자립의 정도를 판정하는 것이 가능하기 때문에[5,6], 이 점에서도 매우 유용하다.

4 이동 · 옮겨타기 능력에 상응한 ADL의 자립도

그림 9-2는 이동 · 옮겨타기 능력에 상응한

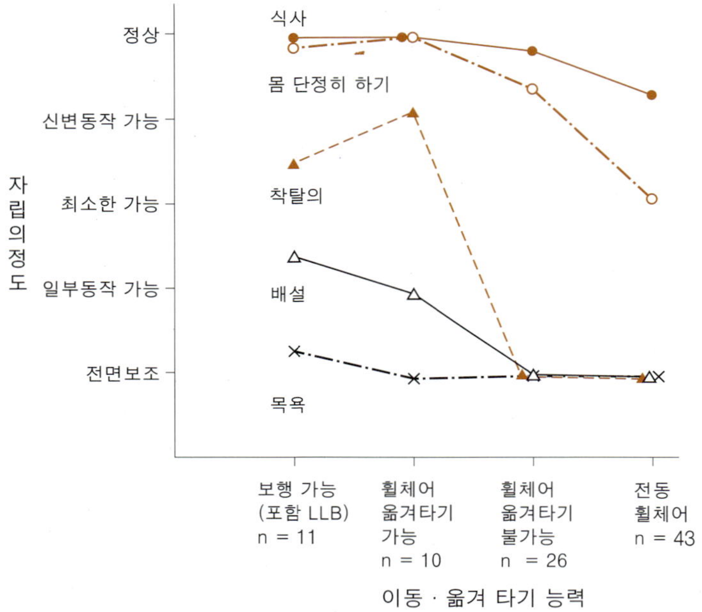

그림 9-2. 이동 · 옮겨타기 능력에 상응한 ADL의 자립도

ADL의 자립도이다[4]. 세로축에 자립의 정도를, 가로축에 이동 · 옮겨타기 능력을 나타내고 있다. 여기서 말하는 자립의 정도를 간결하게 말하면, "정상"이란 자조구나 기기를 사용해도, 어떠한 동작양식일지라도, 때나 장소에 영향을 받는 일 없이 상식적인 시간 내에 안전하게 가능하다는 것을 의미한다. "전면 보조"는 문자 그대로 전면적인 보조, "신변동작 가능"은 정상에 가깝게 가능하지만 정상처럼 완전하게는 자력으로 할 수 없는 상태, "최소한 가능"은 필요 최소한의 일이라면 빠듯이 어떻게든 할 수 있는 상태, "일부동작 가능"은 대부분은 할 수 없으나 일부라면 할 수 있는 것을 의미한다[5]. 자립의 정도가 높은 순서는 식사 · 몸 단정히 하기 · 착탈의 · 배설 · 목욕이다[2-4]. 식사나 몸 단정히 하기처럼, 팔이 주체가 되는 ADL 쪽이, 옮겨타기 · 기거 · 일어서기 등의 많은 다리 기능을 필요로 하는 배설이나 목욕보다도, 전동휠체어를 타도 자립의 정도가 높다. 보행이 곤란해지면, 욕실 내의 이동이나 욕조를 다리를 벌리고 넘어가는 것이 위험하게 되지만, 실용적인 보행이 가능한 시기에는 특별히 문제가 되는 일은 적다. 수동휠체어 위의 앉은 자세가 안정하여 구동이 가능한 시기는 침대나 양식변기에의 옮겨타기를 할 수 있으면, 착탈의나 배설의 일부가 가능하다. 또한 호흡부전이나 앉은 자세 유지능력의 저하에 의해서 부득이 장시간 병상에 누어있게 되어도 안락한 누운 자세와 팔의 기능적 자세의 조정에 의해서, 이전과 같이 아무것도 할 수 없어 하루 종일 자리보전으로 지내야 하는 일은 없어, 높은 QOL을 지향하는 것은 충분히 가능하다[3,4]. 인공호흡기를 사용하고 IT기술을 이용하여 자리보전 상태에서의 생활을 충실해지게 하는 예가 증가하고 있다[2-4].

재가에서는 일본식 생활양식이, 병원이나 양

표 9-1 보상동작의 양식과 예

카테고리	보상동작 양식		구체 예
목적물에의 도달	A. 거꾸로의 동작	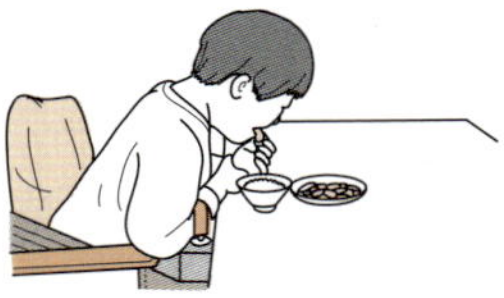	• 팔을 어딘가에 짚고, 고정된 상태에서 ADL이 수행되기 때문에, 도달할 수 없는 거리를 머리나 몸통의 움직임으로 보완함과 동시에 동작 그 자체가 팔을 고정하고 머리나 몸통의 움직임만으로 시행된다. 일반적인 방법과는 반대이다. • 그림은 젓가락으로 음식물을 잡고, 입으로 맞이하러 가고 있는 장면.
	B. 변칙적 손이동	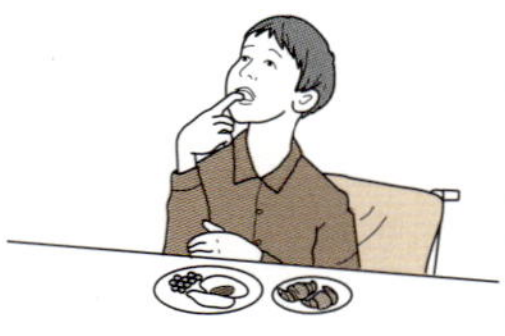	• 세면대, 테이블 위, 식기, 수도꼭지 등으로 팔을 접근시키기 위한 이동방법은 2차원이나 3차원 등 다양한 인자에 의해서 천차만별이다. 흔히 볼 수 있는 것에 손 · 발가락의 자벌레 모양 운동이나 몸통의 옆 · 뒤굽힘을 이용한 팔의 움직임 등이 있다. • 그림은 손가락을 입에 물고 목의 폄(신전)에 의해서 테이블 위에 올려놓고 있는 장면.
	C. 잘 쓰지 않는 손에 의한 보조	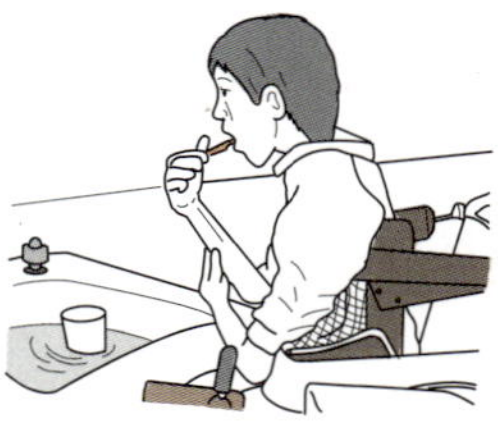	• ADL을 수행할 때, 잘 쓰는 손만의 움직임만으로는 목적물에 도달할 수 없는 경우, 잘 쓰지 않는 손으로 들어올리거나 또는 미는 것에 의해서 잘 쓰는 손의 움직임을 돕는다.
자세의 획득과 유지			• ADL을 수행하기 쉬운 자세에 잘 쓰는 손을 유지해두기 위해 잘 쓰지 않는 손으로 잘 쓰는 손을 지지한다. • 그림은 이빨 닦기 동작인데, 적합한 팔꿉관절의 굽힘 각도를 얻기 위해 왼손으로 지지하고 있는 장면.
	D. 외적 환경에서의 지지	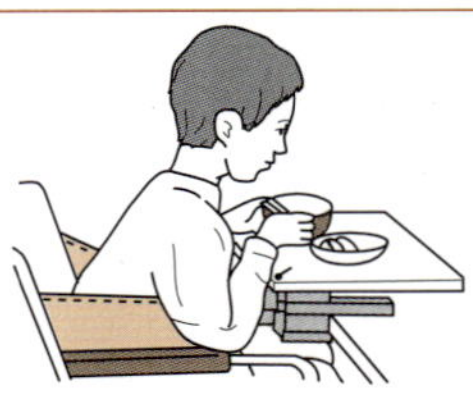	• ADL에 적합한 자세를 유지하기 위해 팔꿉관절, 아래팔, 손목관절을 휠체어의 팔걸이, 삽입물, 테이블 위나 모서리, 자기의 넓적다리 등의 위에 놓고 있다. • 그림은 젓가락을 든 오른팔이 테이블에서부터 떨어지지 않도록 테이블의 모서리와 팔걸이로 지지하고 있는 장면.

호학교 등의 시설에서는 서양식의 생활양식이 중심이 되는 경우가 많은 것 같다. 일본식 · 서양식 모두 각각에 장점과 단점이 있으나, 보조를 받을 때의 안전성이나 쾌적성, 보조의 용이성이라는 점에서는 서양식 생활양식이 종합적으로 우수하다. 아무튼 근육퇴행위축과 같은 ADL장애가 심각한 질환에서는 이동 · 옮겨타기 능력과 ADL과의 관계성을 이해하여두는 것이 ADL의 대략적인 이해와 문제의 파악이나 예측에 도움이 되고, 테크니컬 에이드를 이용할 때의 중요한 정보로도 된다[4].

5 ADL의 특징적인 수행방법

식사나 몸 단정히 하기와 같은 팔이 주체가 되는 ADL 쪽이 이동 · 기거 · 일어서기 등, 많은 다리기능을 필요로 하는 배설이나 목욕보다도 자립의 정도가 높다는 것은 이미 언급하였으나 이들의 수행방법은 현존하는 기능을 최대한으로 구사하는, 매우 능란한 보상적인 운동에 의한 것이다[2-4]. 치약을 묻힌 칫솔을 양쪽의 팔로 유지하고, 팔을 움직이는 것이 아니라 머리 얼굴을 움직여서 이빨 닦기를 시행하는 등의 특징적인 방법은 그 한 예이다. 필자 등은 그들이 일상적으로 시행하고 있는 특징적인 보상동작을, 목적마다 구체사례와 함께 분류하고 식사 · 몸 단정히 하기 등 팔이 주체가 되는 ADL의 이해와 대응으로 오랜 동안 사용하여 왔다. **표 9-1**은 그 보상동작의 양식과 예이다[2-4]. 표 안의 외적 환경은 동작은 아니기 때문에 보상동작 양식의 하나로서 분류하는 것은 부적절하지만, 매우 높은 사용빈도와 동작수행 상 반드시 필요한 요소라는 임상적 관점에서부터 굳이 분류하여 유형화를 시도한 것이다[4]. 이들의 보상동작은 실용적인 보행이 곤란해져가는 시기부터 관찰할 수 있게 되고 병의 진행과 함께 증가한다[2-4]. 대부분은 근력저하의 발생부위와의 연관성으로부터, 팔의 자세유지와 도달기능장애를 보완하기 위한 전략이라고 생각된다[2-4]. 즉 동작에 적합한 자세의 획득과 유지, 그리고 목적물에의 도달을 보완하는 동작과의 두 가지로 대별할 수 있으나, 상세한 것은 **표 9-1**에 나타낸 대로이고 참고로 하기 바란다. 근육퇴행위축 아동은 이들의 보상동작을 누군가로부터 가르침을 받는 것도 아니고 자연히 학습하여 최대한으로 활용 · 구사하는 것에 의해서 ADL을 유지하고 있다. 따라서 전략으로서 구현되는 이러한 보상동작을 간파하여, 이해할 수 있어서 비로소 ADL에 대한 전략적인 개입이 가능해지는 것이다[2-4].

6 팔의 지지(arm support)

근육퇴행위축 아동은 어느 쪽인가의 팔을 팔꿉관절보다 원위에서 휠체어의 팔걸이나 책상 · 테이블의 모서리 등에 올려놓고 식사 등의 책상 위의 ADL을 수행하는데, arm support란 그때에 사용하는 휠체어의 팔걸이(arm rest)나 책상 · 테이블과 같은 일상 생활용품을 말한다[8]. 필자 등은 팔 유지용 장구의 하나인 mobile arm support의 가동성이 없다는 의미에서 mobile을 제외하여 "arm support"라 부르고 있다[8]. 동작에 적합한 자세의 획득과 유지의 보상적 방법이라 생각되지만[2-4], 팔 유지용 장구와 같은 것이 아니라 휠체어의 팔걸이(arm rest)나 책상 · 테이블 등 일상생활 장면에서 당연히 존재하는 일반적인 것의 이용이기 때문에 technical aide로서의 존재나 의미를 알아차리기 어렵고, 일반적으로는 인식되어 있지 않은 것 같다. 책상이나 테이블의 높이를 염려하거나 팔을 놓을 장소나 위치의 거듭되는 수정을 시도하는 아동의 호소는 경청해야 하며, 신중한 대응이 요구된다[2-4].

II 지도와 간병

a. 의사소통(communication)

호흡기능의 저하에 대한 치료를 위해 기관절개를 시행하여 호흡관리를 장기간 실시해야 하는 경우를 제외하면, 근육퇴행위축 아동이 회화 등의 의사소통에 지장을 초래하는 일은 적다. 기관절개를 하였어도 speaking valve의 사용에 의해서 회화는 가능하다.

또한 향후 더욱 더 호흡부전 증상을 경감하고 병적인 허파나 질식, 기관절개를 회피하기 위한 비침습적 인공호흡요법(non-invasive ventilation: NIV)의 도입과 보급에 의해서 본인도 간병인도 보다 쾌적한 생활을 유지할 수 있다고 기대를 하고 있다.

이전에는 기관절개 때문에 발성에 의한 의사소통이 곤란해지면, 본인의 의사전달이나 정신활동의 유지에 침대 위에 누운 채로의 자세에서 잔존하는 손가락의 움직임으로 입력할 수 있도록 고안한 컴퓨터에 의한 문장 편집기나 워드 프로세서를 이용하고 있었다[2-4, 9]. 오늘날, IT(또는 ICT)는 정보통신기술로서 병의 진행과 더불어 행동범위가 좁아지는 난치병 환자의 시공을 초월하여 널리 사용할 수 있는 의사소통 수단이 되어 있다. 그러나 이러한 의사소통 수단의 등장에는 이것이 처음의 일은 아니다. 필자 등이 일을 시작한 1970년대는 아마추어 무선의 전성시대였고, 전화급 아마추어 무선기사의 자격 취득은 근육퇴행위축 아동의 동료에 낄 수 있기 위한 필요조건이었다. 개입할 때에 가장 중요한 것은 의사소통을 할 때에 느끼는 연대감이나 같은 세대나 시대에 살고 있다는 공감이 반드시 필요하다는 것을 간병인으로서 체감할 수 있는 감수성과 시대의 진보에 걸맞은 과학기술을 도입하여 운용하는 지식이나 기술을 습득하는 것일 것이다.

❖ 칼럼

먹기 쉬운 위치에 팔을 유지하는 것

휠체어기 이후는 아래팔을 테이블의 모서리에 올려놓지 않으면 식사를 할 수 없다. 이것은 팔을 공중에서 유지하고 있을 수 없기 때문이다. 더욱이 팔의 근력이 저하되면 중력에 저항할 수 없어 아래로 미끄러져 떨어지게 된다. 몸통의 옆굽힘 등에 의해서 떨어진 팔을 들어올리지만, 이 동작을 반복하면서 식사를 하고 있으면 피로가 축적되어 식사의 방해가 된다. 또한 팔이 아래로 미끄러져 떨어지면 먹기가 어렵다. 식사에 적합한 위치에 유지해두기 위해서, arm support가 필요하다. 형태는 팔걸이(arm rest)형(그리 A, B), 인너(inner)형(그림 C), 매다는 형(그림 D) 등이 있다.

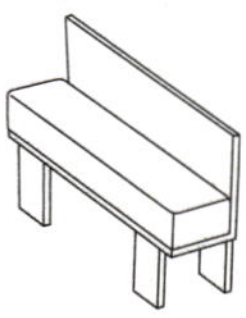

A. stopper 부착 팔걸이 높이 보정형

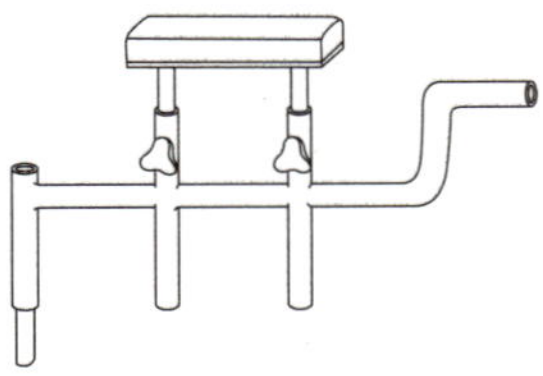

B. 아래위 가동식 팔걸이형

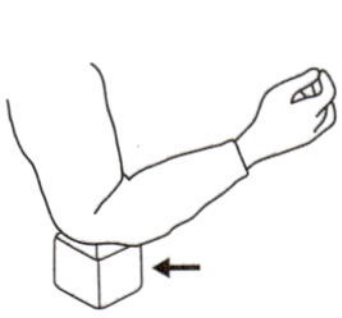

C. 인너형 (쿠션 등과 같이 팔걸이 안에 밀어 넣다)

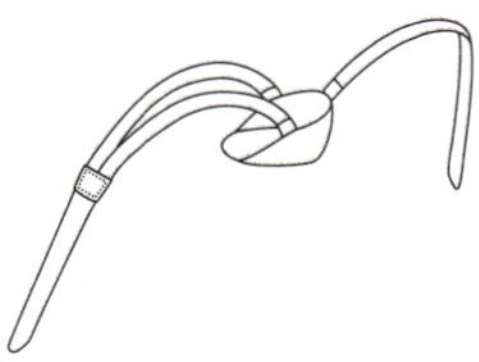

D. 매다는 형(팔걸이의 지주에 매달다)

❖ 칼럼

식기를 가까이 끌어당기기

식기를 가까이 끌어당기기가 어려워진 경우에는 칸막이가 있는 1개의 접시나 "회전형 접시"가 편리하다. 하나의 접시에 담아 회전접시에 올려놓고, 회전시켜서 먹고 싶은 요리를 자기 앞으로 가져온다. 이 식기에 의해서 같은 것만을 집중적으로 먹는 것을 방지할 수 있다.

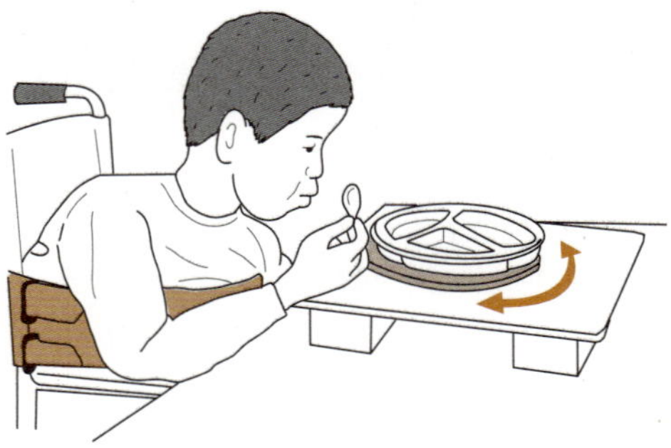

회전형 접시에 의한 식사풍경

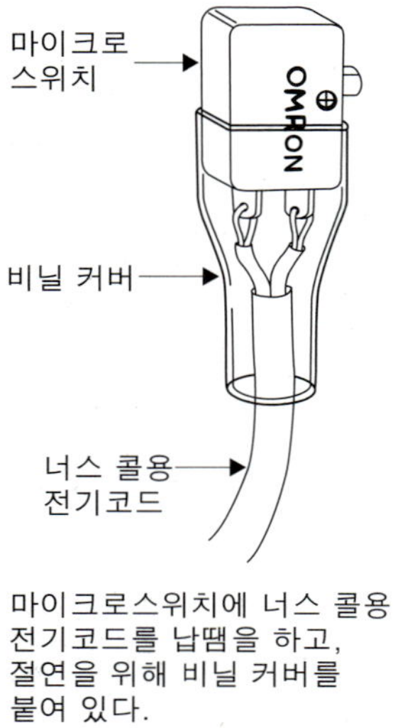

그림 9-3. 마이크로스위치에 의한 너스 콜

(廣瀨秀行, 風間忠道: DMD 환자에 적합한 스위치－마이크로스위치의 너스 콜에의 응용. 일본후생성 신경질환 연구보고서, pp177-180. 후생성, 1982에서 인용)

야간의 너스 콜(nurse call)은 간병인과의 생명선이고 고장이나 상태가 좋지 않을 때에는 충분히 주의해야 한다. 일반적으로 시중에서 판매되는 너스 콜은 근육퇴행위축에서는 근력 부족 때문에 사용할 수 없다. 마이크로스위치를 사용해서 자작하면 사용에 편리한 너스 콜로 만들 수 있다(**그림 9-3**)[10]. 또한 컴퓨터나 전기 · 기계 관계를 다루기 벅찬 경우에는, 최근 이러한 것들에 대해서 지원해주는 자원봉사자도 증가하여 적극적으로 활동하고 있으므로, 거주지역의 사회복지협의회 등과 상의할 것을 권장한다.

b. 호흡 · 저작 · 삼키기

변성에 의한 근력저하가 호흡근에 다다르면 생명이나 생활을 위협하게 된다. 이시카와[11]는 근육퇴행위축에서는 호흡부전의 조기 증상을 검출하는 것이 곤란하고(**표 9-2**), 2차성의 심폐 내용능력의 저하도 약간의 부하에 의해서 갑자기 호흡곤란을 나타내게 한다. 감기나 가래가 차는 것에 기인한 급성호흡부전, 수술 후의 기관 내에 삽입한 튜브를 빼어내기가 곤란, 인공호흡기로부터의 이탈이 곤란, 수면호흡장애를 높은 비율로 합병하는 근육퇴행위축의 호흡기능장애의 특성을 이해하는 것이 중요하며, 향후의 효과적인 대응책의 하나로서 NIV의 활용을 권장하고 있다. 구미의 NIV의 활용 사례로서, 결혼을 하고, 또한 카운슬러, social worker, 변호사, 회사경영자, 내과의사 등의 직업에 취업하는 근육퇴행위축 환자가 증가하고 있는 현 상황도 아울러서 소개하고 있다.

표 9-2 만성 허파꽈리(폐포) 저환기 증상

- 피로
- 숨이 참
- 아침 또는 지속성 두통
- 낮 동안의 꾸벅꾸벅 조는 상태와 잦은 졸음
- 숨이 차거나 심장이 두근거림으로 수면 시에 잠에서 깨다
- 삼키기 곤란
- 집중력 저하
- 잦은 악몽
- 호흡곤란의 악몽
- 호흡장애에 의한 심부전 징후나 증상
- 종아리 부종
- 안절부절 못함, 불안
- 요의를 느껴 잠에서 자주 깨어남(arousal)
- 학습장애
- 학업성적 저하
- 성욕 저하
- 과도한 체중감소
- 근육통
- 기억장애
- 상기도 분비물의 제어 곤란
- 비만

미우라는 가로막 등 호흡 근력의 증대에 의한 폐활량의 유지 · 증가의 시도에 대한 효과판정의 어려움, 훈련에 의한 호흡 일의 양의 증가

와 호흡근 피로 유인요소의 가능성, 팔다리 · 몸통의 활동성 저하에 의한 운동 시의 숨이 찬 것이나 호흡곤란 등, 자각증상을 알아차리기 어려움에 의한 호흡부전의 잠재화, 날숨 · 들숨 근력의 저하에 의한 기침을 하는 힘의 약화의 가능성과 그 영향 등에 대해서 언급하고 있다. 더욱이 대응방법으로서 최대 강제 들숨의 양을 얻기 위해 구급소생 주머니를 사용한 들숨 보조, 혀인두호흡(glossopharyngeal respiration), 도수나 기계에 의한 기침보조를 소개하고 있다[주11]. 이들 방법의 실시에 있어서는 의료기관과의 강력한 연계관계와 전문적인 지식과 기술이 필요하다[12].

씹기(저작) · 삼키기의 문제가 나타난 것은 인공호흡기 치료가 보급되어 평균수명이 30세대로 연장된 최근의 일이며, 아직 20세대의 시대에는 문제가 되는 일은 별로 없었다. 이케자와 등에 따르면, 이 문제에 대한 일본의 임상적 축적이 적기 때문에 병태나 대처방법에 관한 연구결과의 검색은 어렵고, 대부분이 같은 연대의 건강한 아동과 비교하여 열린 콧소리이다, 명치 언저리가 쓰리고 아프다, 식사 중에 목이 메다, 식사 중 또는 식후에 헛기침을 할 필요성이 있다, 식사 중 또는 식후에 구토하였다 등의 증상에 관한 국외에서의 보고였다고 하고 있다[13]. 또한 씹기 능력에 씹기근육(저작근)의 근력저하나 무교합(aclusion) · 큰혀증(macroglossia) 등, 형태적 문제가 관계하고 있다고 생각된다는 것을 지적하고 있다. 그리고 씹기 · 삼키기의 재활로서의 각종 기법의 가능성은 인지되지만, 프로그램으로서의 효과성은 확립되어 있지 않고, 평가 및 지도내용의 입안에 있어서는 진행성 질환의 특수성을 고려하여 적절하게 실시할 필요가 있다고 하고 있다. 구체적인 개입방법으로서는 다른 직종의 과거의 선행연구 결과에서 여기저기서 볼 수 있는 것 같은 흡인방지를 위한 팔다리 · 목 · 몸통의 운동기능, 음식물 섭취 · 삼키기 기능을 충분히 평가한 다음에 적합한 음식형태의 선택과, 이것에 기초하는 삼킬 때의 자세나 한입 양의 조정, 페이싱(pacing)에 대한 지도, 씹는 힘의 유지를 위한 치아상실 방지 구강 케어가 중요하다. 더욱이 구강 내의 위생상태를 좋게 하면 폐렴의 발생률이 내려갈 가능성이 있는 등, 목적으로서는 흡인방지와 씹기 능력의 유지로 대별되고[13], 언어청각적 관점에서부터는 특기해야 할 만한 것은 없는 것 같다. 현 시점에서의 일반적인 씹기 · 삼키기에의 개입으로서는 앞에서 언급한 목적을 어떻게 구현하여 안전과 동시에 식사의 본질인 맛과 즐거움을 실현하는지가 중요하지만, 상세한 것에 대해서는 "근육퇴행위축 환자를 위한 즐거운 식사"[14]라는 좋은 서적이 있으므로 참고하기 바란다. 필자 등의 확인시험에서는 매우 유용하고 또한 참고가 되었다.

c. 기거 · 이동[15,16]

근육퇴행위축의 운동치료에 1970년대부터 선구적인 작업을 해온 쿠마이는 기거 · 이동 등의 기본적 동작훈련의 목적은 기초인 동작훈련에 의한 ADL능력의 유지와, 이 때의 전신운동에 포함되는 합목적적인 근력이나 유연성의 유지라 하고 있다. 더욱이 엉덩관절 · 무릎관절 ·

주 11) 들숨 보조, 혀인두호흡, 도수나 기계에 의한 기침보조 등을 구체적으로 소개한 비디오 "근육퇴행위축의 호흡 케어"를 일본근육퇴행위축협회가 제작하고 있다. 비디오의 시청 및 구입에 대해서는 일본근육퇴행위축협회 또는 근육퇴행위축 전문병동이 있는 국립병원 기구에 문의하기 바란다.

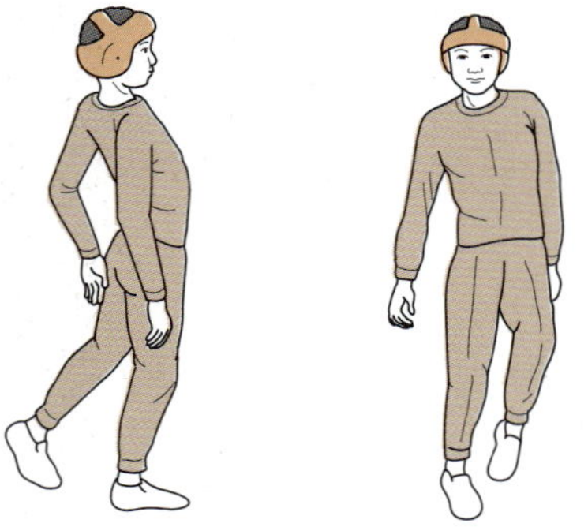

그림 9-4. 동요성 보행

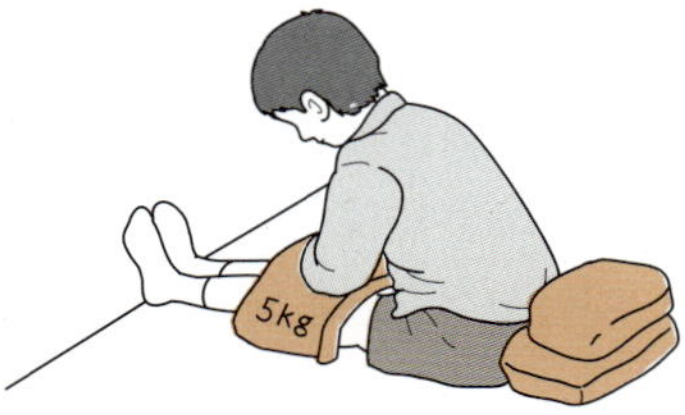

그림 9-5. 발의 바닥굽힘근과 무릎 굽힘근의 신장

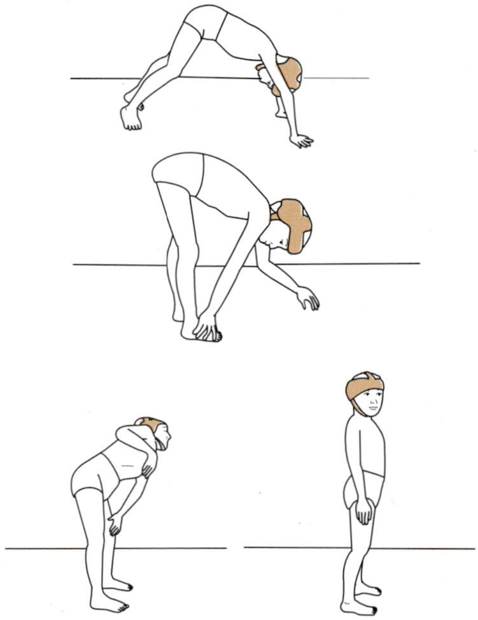

그림 9-6. 등반성 기립

발목관절의 좌우 비대칭성이나 몸통 · 흉곽의 비틀림이 호흡기능에 영향을 미치기 때문에, 그 개선의 중요성을 시사하는 보고가 있다는 것도 언급하고 있다. 기본동작이나 자세유지능력의 상실은 노화와 더불어 진행하고, 일반적으로 달리기, 의자에서부터의 일어서기, 계단 오르내리기, 보행, 선 자세, 옮겨타기, 네발로 기기, 팔꿈치로 기기, 앉은 자세 이동, 휠체어 주행, 앉은 자세의 순서로 진행한다. 각 기본동작 사이에는 계층적인 연결이 있다는 것을 의식하여 치료 프로그램을 조립할 것을 권장하고 있다. 이 때의 유의할 점으로서 단순히 수행 가능한 동작을 하는 그대로 시행시키는 것이 아니라, 정상적인 패턴에 의한 동작을 시키는 것에 의해서, 자칫 사용하지 않기 쉬운 근육의 폐용성 위축의 방지에 노력할 필요가 있다고 하고 있다. 또한 운동량은 질환의 특질로부터 과부하 · 과용성 근력저하의 위험성을 고려하여, 일반적으로는 다음날에 피로나 통증이 남지 않을 정도로 설정해야 한다고 언급하고 있다. 쿠마이의 기거 · 이동의 구체적인 개입방법에 대해서, 필자 등의 경험도 편입시키면서 순서에 따라 개요를 언급한다.

1 계단 오르내리기

계단은 무리가 없는 가능한 범위에서 정상 패턴에 의한 오르내리기를 유념한다. 오르기보다도 내려가는 편이 정상 패턴에 가까운 방법으로 시행할 수 있는 경우가 많다. 넘어짐 방지를 위한 안전성을 확보함과 동시에 공포심을 적게 하기 위해, 바로 가까이에서 보조를 할 수 있는 만전의 태세를 갖추어둘 필요가 있다.

2 보행

보행은 양쪽의 다리를 옆으로 벌려서 허리뼈

(요추)를 돌출시키고 허리를 좌우로 흔들면서 동요성 보행이 출현하지만(**그림 9-4**) 속도보다도 정상적인 패턴에 중점을 두고, 입각기(stance phase)의 시간이나 접지 때의 발바닥의 좌우차이에 주의를 기울인다. 기상 시의 발의 바닥굽힘근(저굴근)과 무릎 굽힘근의 신장(**그림 9-5**), 발이 걸려 넘어지지 않기 위한 배려, 자택에서는 맨발로 지내는 것 등도 걷기 쉽게 하는 방법의 하나이다. 보행이 곤란해지면 심리적 동요가 커지기 때문에 지지가 필요하다.

무릎서기 · 무릎보행 · 한쪽무릎서기는 장애가 경미한 경우를 제외하고 실용적이 아니지만, 균형능력의 강화나, 자칫 사용하지 않게 되기 쉬운 넙다리네갈래근(대퇴사두근)이나 골반 주위근육 등의 근육활동을 얻는 것이 가능한 동작이다.

3 선 자세

근육퇴행위축의 대표적인 일어서기가 가워즈징후(Gowers sign)라 불리는 등반성 기립이다(**그림 9-6**). 이것은 병의 진행에 수반해서 저하한 근력으로 일어서기 때문에, 누군가로부터 배우는 것도 아니고 자연히 학습한 기립의 방법에 대한 것이다. 일어서기 능력이 저하하여 있는 예에서는 일어서기 위한 받침대나 약간 높은 받침대 등의 사용에 의해서 일어설 수 있었다는 성취감을 체감하는 장면을 제공하는 것도 중요하다.

선 자세 능력은 넙다리근막긴장근(대퇴근막장근)의 단축 때문에, 바닥에 양쪽 다리의 발꿈치를 붙여서 엉덩관절 모음/벌림(내/외전) 정중위치로 서면, 골반 · 몸통의 앞경사와 허리뼈의 전만이 뚜렷해지지만, 이 때의 자세의 변화나 선 자세 때의 엉덩관절 벌림 각도의 크기로부터 어느 정도의 선 자세 능력을 추측할 수 있다. 가능하다면 한발서기를 시도하면 좋다. 체중을 좌우 어느 쪽인가로 전위시켜서 쉬어자세로 서려고 할 때는 벽 등에 기대어 체중이 부하되어 있지 않은 쪽으로 체중을 싣는 연습을 한다.

이 좌우 대칭성이 무너진 선 자세를 취하는 것은 골반의 경사로부터 척주 측만을 초래하여, 체중이 부하되어 있지 않은 쪽의 엉덩관절 · 무릎관절의 굽힘 구축, 발의 안쪽말발(내반첨족)을 악화시켜서 보행능력의 상실로 연결된다. 게을리 하지 않는 조기부터의 선 자세의 관찰과 체중계 등을 사용한 선 자세 때의 균등한 좌우 체중부하의 양의 확인이 필요하다. 또한 정지한 상태에서 일정한 선 자세를 취할 수 없게 되면, 제자리걸음을 하여 균형을 유지하려고 하는 상황을 볼 수 있게 된다. 균형강화를 목적으로 선 자세에서의 공차기나 배트 흔들기 등, 소년기라는 연령적인 것도 고려하여 놀이의 요소를 채택한 활동을 도입하면 좋다.

웅크려 앉는 · 의자에 앉는 동작의 도중에 일시적인 정지를 도입하면, 사용하지 않기 쉬워지는 넙다리네갈래근을 비롯한 다리 · 몸통의 각 근육을 종합적으로 사용하는 운동이 된다. 이 일시 정지는 일상의 생활 속에서 실시되는 일이 적기 때문에 가능한 예에서는 의식적으로 치료 프로그램 속에 도입할 것을 잊어서는 안된다. 앉은 자세의 유지나 균형훈련은 가능하다면 팔의 지지를 사용하지 않고 시행한다. 몸통이나 골반주위근육의 활동에 좌우차이가 발생하고 자력에 의한 선 자세의 조정이 곤란하고 쉽게 넘어지는 사례에서는 보다 안정된 의자에 앉은 자세에서의 좌우 대칭성의 유지를 도모하는 것을 목적으로, 몸통의 옆굽힘이나 골반의 당겨 올리기를 시행하면 좋다. 그리고, 의자에 앉은 자세에서의 골반의 앞경사·뒤경사에 의해서 지지 기저면 내에서의 앞뒤방향의 중력중심의 이동과 허리뼈의 굽힘·폄 운동을 시행한다.

4 네발로 기기·팔꿈치 기기

네발로 기기는 보행불능 후의 한국식/일본식 생활에서의 중요한 이동방법이다. 장애의 진행에 수반하여 일어나는 근력저하에 의한 어깨·팔꿉관절의 불안정성을 보완하기 위해, 어깨관절을 가쪽돌림(외측회전)·아래팔의 뒤침(회외)을 하여 손가락이 뒤쪽을 향하는 것 같은 손바닥을 짚는 방법으로 변화한다. 일반적으로는 보행 불능 후의 9~11세 무렵부터 손가락을 뒤쪽으로 향해서 기어가게 되고, 12~14세 무렵에 네발로 기기가 불가능해진다고 일컬어지고 있다. 손바닥을 짚는 방법을 가급적 정상에 접근시켜 천천히 이동하는 것이나, 팔·다리를 올려서 균형을 유지하는 연습을 한다(**그림 9-7**).

자력에 의한 네발로 기기가 불가능한 경우에도, 보조에 의해서 이동이나 유지가 가능한 일도 많기 때문에 시도한다. 이 때, 무릎꺾임에 의해서 얼굴을 부딪치는 일이 없도록 주의한다. 팔꿈치 기기는 비교적 근력이 현존하여 있지만 팔꿉관절의 굽힘 구축이나 체중을 지지할 때의 손목관절의 통증 등에 의해서 네발로 기기는 곤란하지만 팔꿉관절에 의해서 윗몸을 지지하여 기어갈 수 있는 경우에 사용하는 방법이다. 그러나 실용적인 이동 동작이라고는 말하기 어렵다(**그림 9-8**).

5 앉은 자세 이동

앉은 자세 이동은 네발로 기기와 비견되는 보행불능 후의 한국식/일본식 생활에서의 중요한 이동방법이며 14세 무렵까지 가능하다. 대별하여 전진형과 후퇴형의 이동 패턴이 있으며, 각각 허리뼈의 전만형과 후만형으로 분류할 수 있다(**그림 9-9**). 이동 패턴에는 거듭 장애의 진행에 수식된 다양한 것이 존재한다. 아무튼 가능한 한 다리나 몸통의 좌우 대칭성을 유지한 패턴으로 시행하는 것이 바람직하다. 앉은 자세가 불안정한 경우, 균형을 무너뜨려 앞뒤 방향으로 넘어질 위험성이 있기 때문에 주의가 필요하다. 앉은 자세 이동이 곤란해지면 그 자리에서 윗몸 흔들기를 시행하는 것만으로도 휠체어를 포함한 앉은 자세 때에 있어서의 볼기부분의 압력제거의 연습이나 근력유지의 좋은 운동이 된다.

일어나기는 가능하다면, 팔을 사용하지 않고 시행하고 곤란해지면 옆으로 누운 자세나 엎드려 누운 자세에서부터 팔을 사용하여 일어난다(**그림 9-10**).

옮겨타기는 휠체어에서부터 바닥이나 침대로, 그리고 서양식 변기로 옮기는 것이 상정된다. 바닥에의 옮겨타기는 안정된 앉은 자세 유

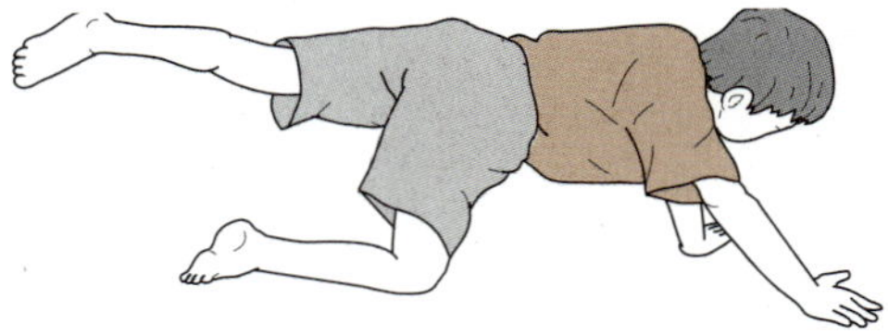

그림 9-7. 네발로 기기 자세에서의 다리 올림

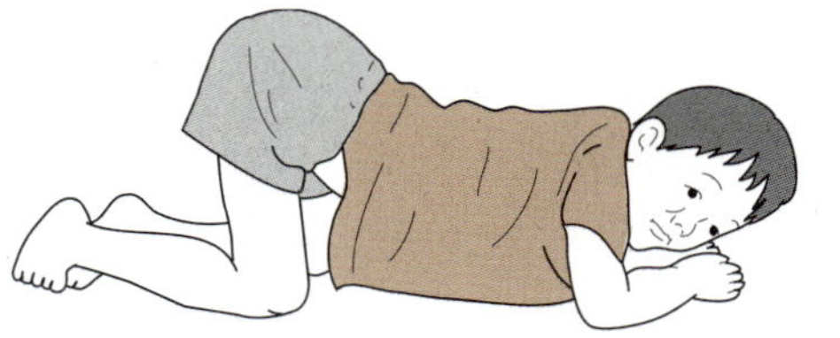

그림 9-8. 팔꿈치 기기에 의한 매트 위 이동

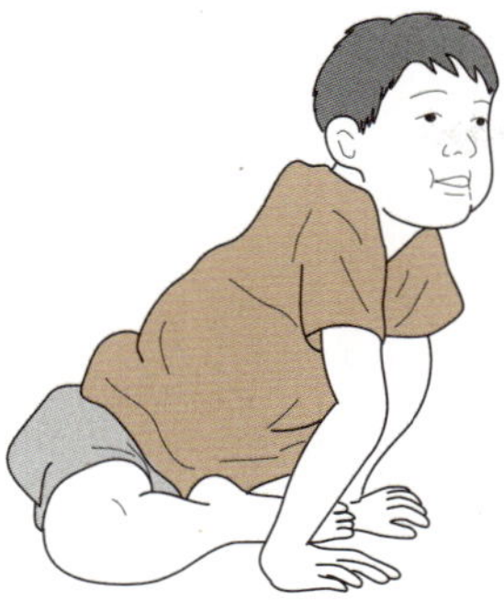

그림 9-9. 앉은 자세 이동
이 사례의 앉은 자세 이동은 허리뼈 전만에서의 전진형이었다.

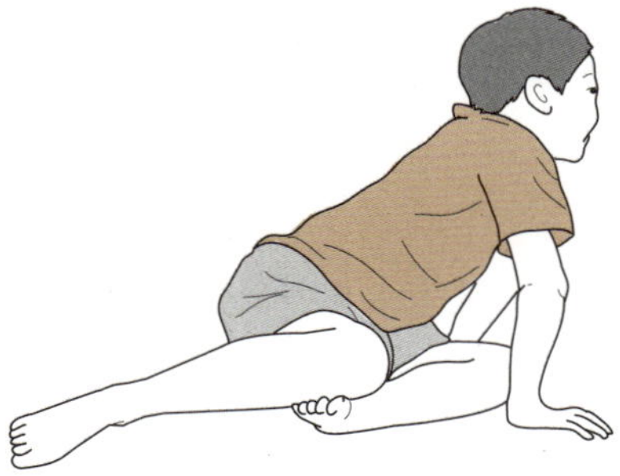

그림 9-10. 앉은 자세에의 일어나기
이 사례에서는 바로 누운 자세에서부터 반 엎드린 자세가 되고 팔꿈치와 손을 짚고 일어나는 패턴이 관찰되었다.

지가 가능하고 앉은 자세 이동능력이 높으면 중력을 이용하여 휠체어로부터 미끄러져 내리도록(떨어지도록) 하여 시행하는 예가 있으나, 반대로 바닥에서부터 휠체어에의 옮겨타기는 불가능하다. 휠체어에서부터 바닥에의 옮겨타기는 재가 등에서의 한국식/일본식 생활에 유용하다. 병원이나 시설 등에서의 서양식 생활에서는 침대나 양변기에의 옮겨타기가 수동휠체어의 초기에는 필요하다. 의자에 앉은 자세에서부터 볼기부분을 들어올려서 무릎관절의 폄 위치의 유지가 가능한 경우, 앞쪽으로 팔을 짚고 시행한다(**그림 9-11**). 휠체어와 침대나 양

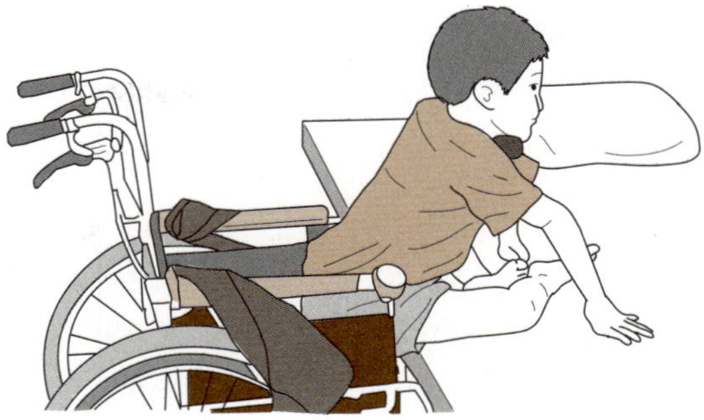

그림 9-11. 휠체어에서부터 플랫폼에의 이동
앉은 자세 이동을 사용해서 시행하고 있다.

변기와 같은 높이로 하도록 조정할 필요가 있다. 표면을 미끄러지기 쉽게 한 transfer board나 브레이크를 건 휠체어에서도 미끄러져 후퇴해버리는 일이 있기 때문에 휠체어-침대 사이의 틈새가 넓어지지 않는 고안 등도 필요하다.

6 몸 구르기

자력으로 실용적인 몸 구르기를 할 수 있는 것은 보행이 가능한 시기이기도 하지만, 침대 난간을 이용하면 수동휠체어의 초기 무렵까지 가능하다. 몸 구르기가 곤란해지면, 욕창예방을 위해 몸 구르기의 보조가 필요해진다. 필자 등의 경험으로는[2-4] 야간 취침 시의 체위교환이 하룻밤 30회에 이르는 종말기 환자도 있었다. 다리의 앉은 자세모양 구축, 몸통의 변형 등이 누운 자세의 결정을 곤란하게 하고 있는 원인이라 생각된다. 압력이 없는 이브자리나 전동식 침대의 시험사용, 발 베개, 껴안는 베개나 작은 쿠션 등의 삽입물체로 안락한 누운 자세를 탐색해야 한다. 또한 이불이 무겁기 때문에 몸을 움직일 수 없는 경우에는 방을 따뜻하게 유지하고 가벼운 닭털이불이나 타월 천으로 만든 홑이불을 사용하면 좋다.

7 휠체어 주행

휠체어의 조작방법은 장애의 진행에 수반하여 팔이나 몸통을 사용하는 다이내믹한 구동방법에서부터, 팔만, 나아가서는 손가락만을 사용해서 하는 구동방법으로 변화시켜간다. 주로 어느 쪽인가 한쪽의 팔만을 사용한 젓는 방법이나, 윗몸을 회전시키면서 좌우 비대칭으로 구동하면 척주측만을 악화시킬 가능성이 있기 때문에, 가능한 한 대칭적인 구동방법을 유지하도록 연습하는 것이 바람직하다. 또한 전동휠체어를 사용하고 있는 경우, 하키나 축구 등의 스포츠를 통해서 팔 · 목 · 몸통의 기능유지를 도모한다.

d. 셀프케어[4)]

표 9-3(244~247페이지)[2)]는 필자 등의 경험을 기초로 셀프케어 개입의 실제를 구체적으로 나타낸 것이다. 보행 · 휠체어 · 침상에 누움의 3개 시기별로 발생하는 ADL상의 문제점과 이에 대한 구체적인 지원방법을 재가 · 시설 · 양호학교에서의 유용성과 함께 요약하였다. 표 안의 색깔이 붙은 번호는 주로 technical aide의 대응에 대해서, 그리고 그 이외의 번호는 그 밖의 대응에 대해서 나타내고 있다. 내용적으로는 경험상 유용하였던 대책을 가능한 한 많이 포함시켰다. 이와 같이 다종다양한 방법을 총동원해도 한층 더 많은 불이익을 강요되는 것이 이 항에서 언급하고 있는 "평생에 걸쳐서 계속 진행되는 ADL에 대한 대응의 현실"이기 때문이다. 또한 기술(description)의 중복을 피하여 보기 쉽게 하기 위해 발생시기에만 한정하여 나타내고 있으나 기술되어 있지 않은 시기에는 필요가 없다는 것은 아니므로 오해가 없기를 바란다. 근육퇴행위축의 해당하는 시기의 문제점과 대책을 체크할 뿐만 아니라 그 이전부터의 문제나 향후 발생할 가능성이 있는 문제도 시야에 넣어 앞뒤의 시기의 확인을 하기 바란다.

보충사항으로서는 식사는 모든 ADL 중에서 가장 자립하여 있고, 일부분이라면 말기까지 시행하는 것이 가능한 동작이다. 자리보전하는 침상에 누운 상태에서도 회전하는 접시를 사용해서 식사를 즐기고 있는 예 등으로부터, 필자 등은 종말기의 매우 비관적인 장면에서의 상실감의 불식 등, 심리 면에의 관여에도 큰 의미가 있는 것이라 생각하고 있다.

나아가서는, 식사는 책상 위 동작이라는 점에서 몸 단정히 하기나 글씨쓰기, 그리고 취미활동 등의 팔 주체의 ADL과의 공통점도 많기 때문에, ADL 검사에 대신하는 실용적인 평가장면이 된다는 것도 특징의 하나이다. 필자 등은 매일의 식사 장면으로부터 작업치료를 위해 팔이나 앉은 자세의 평가정보를 얻고 있다.

몸 단정히 하기의 이빨 닦기는 식사에 이어서 자립도가 높은 ADL이지만, 양손동작을 필요로 하는 세수나 얼굴 닦기는 이빨 닦기만큼의 자립도는 없다. 이빨 닦기는 씹기 능력의 유지나 우치 치료 때의 주사에 의한 세균성 심내막염의 예방적 대책이라는 관점으로부터도 중요하다[17)]. 우치가 큰 어금니 등 구강의 뒤쪽에 위치하는 치아에 많이 관찰된다는 것으로부터, 칫솔이 구강 전체에 도달하고 있지 않은 가능성도 생각할 수 있다. 또한 플라크(치석) 조절도 불충분하여 마무리가 어렵다고 판단되는 경우, 전동칫솔이나 보조에 의한 마무리 닦기도 필요하다.

수염 깎기는 전기면도기가 가장 편리하지만, 중량 때문에 사용하기 편리한 것에 차이가 발생한다.

악력이나 앉은 자세와 연관성이 있는 손톱 깎기는 팔·다리의 차이에 관계없이 최초부터의 보조가 필요하다고 생각하는 편이 자연스럽고 현명하다.

착탈의는 상의냐 하의냐에 따라 자립도에 차이가 생긴다. 하의는 기거나 일어서기 등의 다리기능 장애의 진행에 따라 어려워지지만, 팔기능이 주체인 상의는 하의에 비해서 자립의 정도는 높다. 그러나 앉은 자세 유지능력의 저하와 더불어 상의의 착탈의의 자립도도 저하한다. 착탈의에 품이 들어 하루 종일 파자마로 지낸다는 일도 이전에는 있었으나, 차려 입는다는 것은 자기표현의 하나이고 어린이의 발달이라는 관점에서도 매우 중요한 일의 하나이다.

배설은 소변인지 대변인지에 따라 자립도가 다르다. 소변의 경우, 앉은 자세유지가 가능하고 앞의 지퍼의 개폐를 할 수 있으며, 옷 밖으로 음경(penis)을 끄집어내고 소변기를 파지하는 것이 가능하다면, 실천적인 수준에 있다 해도 된다. 또한 양호학교 등 보조원의 부족이 염려되는 장면에서는 이 중의 일부동작만 가능해도 보조의 생력화에 유익하며, 학교생활의 유지에는 반드시 필요하다. 한편 대변의 경우, 휠체어용의 넓은 공간이 있는 변기에의 옮겨타기가 자력으로 가능한 경우, 충분한 힘이 있으므로 바지나 팬티 등의 하의의 착탈은 가능하다. 그러나 피로, 소요시간, 안전성을 충분히 고려해야 한다는 것은 당연하다. 또한 보조에 의한 변기좌석에 착석하는 방법이나 배변자세에도 의식하기 바란다(**그림 9-12**). 큰창자(대장)와 항문이 이루는 각도나 항문이 벌어지는 방법이 배변의 용이성에 영향을 미치고 있기 때문이다[18]. 배변 후는 온수 세정기의 사용에 의해서 항문의 청결한 상태를 유지하고 싶지만, 온수의 분수지점에 항문을 맞출 수 없기 때문에 자력에 의한 앉은 자세의 수정이 곤란한 경우가 많으므로 보조용의 샤워로 대체한다.

목욕은 조기부터 보조가 가장 필요한 ADL이며 자립보다도 안전성의 확보를 최우선으로 보조에서 시행해야 할 ADL이라고 이해할 필요가 있다(**그림 9-13**). 그 때의 일반적 주의사항으로서는 식사 직후에 목욕은 하지 않는다, 뜨거운 물(43° 이상)은 피한다, 목욕 횟수는 심부전의 증상이 관찰되면 주 2회 정도로 한다, 목욕 후는 피로회복을 위해 안정을 한다, 음부는 잘 닦아서 물기를 제거하다 등이 있다[17].

e. 가정생활

일반적으로 건강관리의 진보와 적극적인 인공호흡기 치료의 보급에 따라, 30세 이상의 연명, 나아가서는 40세 가까운 근육퇴행위축 환자도 많아졌다. 이 때문에 대부분이 평생 병원생활이었던 생활에서부터 국립대학 대학원의 연구자, 기업가나 예술가, 전동휠체어의 축구선수, 재가생활자나 자립생활자, 스스로가 인생의 주체라는 것을 병원생활 속에서 실현하는 것을 지향하는 사람 등, 새로운 생활이나 인생의 도전자들이 등장하고 있다는 것은 이미 "I

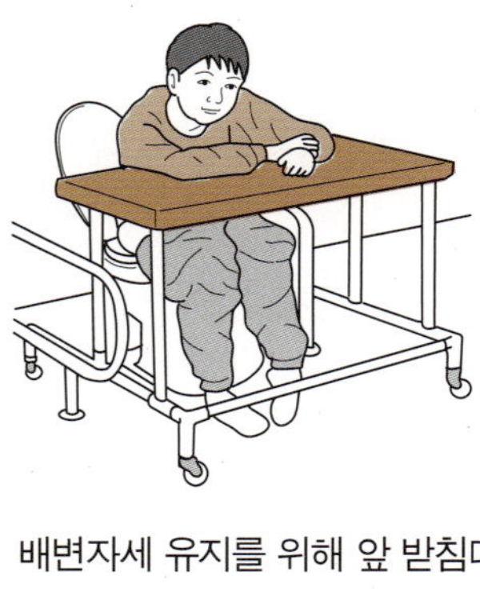

그림 9-12. 배변자세 유지를 위해 앞 받침대를 사용

표 9-3 ADL 상의 문제점의 발생시기와 대책 및 technical aide와 그 유용성

ADL	발생시기별의 문제점과 대책 및 technical aide						유용성(○표는 유용성이 있는 것을 나타냄)			요점
	보행시기		휠체어시기		병상에 누워있는 시기					
	문제점	대책	문제점	대책	문제점	대책	재가	시설	양호학교	
식사	❶식탁(식당)에의 이동이 곤란	❶네발로 기기 이동이 가능한 환경정비.수동·전동휠체어 도입	①휠체어 능력저하, 다리·몸통 변형의 진행에 의해서 밥상차리기, 밥상치우기가 곤란	①간병인이 밥상차리기·밥상치우기를 시행한다.	❶앉은 자세 유지능력의 저하	❶시팅 시스템의 도입	○	○	○	• 전동휠체어의 도입, 시팅이나 포지셔닝은 후쿠야마형 선천성 근육퇴행위축, 베르드니히-호프만병에서는 특히 중요하다. • 재가에서는 전동휠체어의 사용이 가능해지도록 가옥개조의 검토가 필요하다.
	②보행이 곤란해지면 밥상 차리기·밥상 치우기가 불편	②간병인이 밥상차리기·밥상치우기를 시행한다	②팔의 근력저하에 의해서 테이블 위에 손을 올려놓는 것이 곤란	②보상동작의 교육과 곤란한 경우는 보조에 의해서 테이블 위에 손을 올려놓는다.	❷침대 위에서의 누운 자세가 곤란	❷포지셔닝의 활용	○	○	○	
			③조미료를 치는 것이 곤란	③작은 용기의 조미료를 손이 닿는 곳에 둔다.						
			④젓가락에 의한 음식 물의 한입 크기로 잘라서 나누기가 곤란	④간병인이 밥상차리기 단계에서 미리 잘라 나눠 둔다.						
			⑤교합부전과 무는 근력의 저하에 의해서 물어 자르는 것·씹기가 곤란	⑤잘게 썰은 음식을 준비한다.						• 후쿠야마형, 뒤시엔느형의 병상에 누워있는 시기에서 특히 중요하다. 부엌칼로 잘게 썰어도 되지만 매일 하는 일이기 때문에 푸드 프로세서는 매우 편리하다.
			❻음식물 섭취용구의 파지기능 저하	❻가벼운 스푼, 포크 도입과 홀더의 검토			○	○	○	• 플라스틱이나 대나무로 만든 것이 도움이 되는 일도 많다.
			❼식기의 유지가 곤란하기 때문에 미끄러지다.	❼미끄럼 방지 시트의 활용			○	○	○	
			❽식기 및 식기 사이의 이동이 곤란	❽회전접시·회전 테이블 등 회전계통 자조구의 사용			○	○	○	• 각종 회전을 위한 것이 시중에서 판매되고 있다.
			❾음식물을 입가까지 가져가는 것이 곤란	❾높이를 보정한 개인용 테이블의 제작			○	○	○	• Arm support와 보상동작의 체크
			❿액상물이라 마시기 어렵다	❿구부리기 쉬운 빨대의 사용			○	○	○	• Arm support와 보상동작의 체크
			⓫적합한 팔의 자세 유지가 곤란	⓫arm support의 제작			○	○	○	• Arm support와 보상동작의 체크

(계속)

표 9-3 (계속)

ADL	발생시기별의 문제점과 대책 및 technical aide						유용성(○표는 유용성이 있는 것을 나타냄)			요점
	보행시기		휠체어시기		병상에 누워있는 시기		재가	시설	양호학교	
	문제점	대책	문제점	대책	문제점	대책				
몸 단정히 하기	❶앉은 자세 유지능력의 저하에 의해서 선 자세 유지를 위한 한손으로의 지지가 필요하며, 결과적으로 양손 동작이 부자유스러워진다.	❶난간이나 세면대에 기댄다. 안전성으로부터는 좌석 면이 약간 높은 의자에 걸터앉는다.	①비누를 거품을 내서 세수하는 것이 곤란하다	①삶은 타월 사용으로 대체한다. 여드름 등이 심해서 닦는 것만으로는 불충분할 때에는, 간병인에 의한 세수가 필요하다.			○	○	○	• 뒤시엔느형, 베르드니히-호프만병에서는 휠체어 시기까지 몸 단정히 하기 전반에 걸쳐서 피로와 동기부여의 균형으로 일부 동작이 가능하다. • 후쿠야마형은 운동능력과 마무리의 관계 때문에 최초부터 보조하는 방침으로 시행하는 편이 현명하다.
			②치약을 칫솔에 묻히는 것이 곤란	②치약·칫솔을 손이 닿는 곳에 둔다. 라미네이트 튜브가 좋고 뚜껑은 느슨하게 해둔다. 치약을 칫솔에 묻혀서 손이 닿는 곳에 설정해 두는 것도 하나의 방법이다.						
			③각 이빨 면에 칫솔을 대고 닦는 것이 부자유스럽다.	③팔꿈치를 받침대 위에 놓아 높이를 유지하여, 잘 쓰는 손으로 칫솔을 들고 잘 쓰지 않는 손으로 잘 쓰는 손을 지지하여 얼굴을 좌우로 흔들어서 닦는, 보상동작을 지도한다. 또한, 최근의 전동칫솔은 가볍고 들기 쉬워 충분히 검토의 여지가 있다.						• Arm support와 보상동작의 체크
			❹양치질을 위한 컵을 들 수 없다.	❹빨대를 사용한다.			○	○	○	
			❺머리손질에서 머리에 팔이 닿지 않기 때문에 머리를 빗는 것이 불편하다.	❺arm support로 팔을 안정하게 유지한다. 가볍고 손잡이가 긴 빗은 실용적인 경우가 많다. 브러시보다 빗이 좋다.			○	○	○	• Arm support와 보상동작의 체크
			❻수염 깎기가 곤란하다.	❻이빨 닦기와 마찬 가지로 arm support와 보상동작의 활용에 의해서 전기면도기를 사용해서 시행한다.			○	○	○	• Arm support와 보상동작의 체크

(계속)

표 9-3 (계속)

ADL	발생시기별의 문제점과 대책 및 technical aide						유용성(○표는 유용성이 있는 것을 나타냄)			요점
	보행시기		휠체어시기		병상에 누워있는 시기		재가	시설	양호학교	
	문제점	대책	문제점	대책	문제점	대책				
몸 단정히 하기			⑦손톱 깎기가 곤란하다.	⑦손톱은 테이블 위에 아래팔을 올려놓고 손톱깎이에 상반신의 체중을 실어서 자른다. 안전성으로부터는 보조하는 편이좋다. 발톱은 곤란하다.						• Arm support와 보상동작의 체크
착탈의	①마무리에 어려움이 있는 경우가 있다.	①최종적으로는 간병인이 체크한다.	❶바지 · 팬티의 착탈이 곤란하다.	❶넓은 좌석 면이 있으면 가능한 시기도 있다. 따라서 침대에의 옮겨타기가 첫째 조건이 된다.			○	○	○	• 뒤시엔트형만 적응이다. 안전의 확보가 가장 우선된다. 휠체어시기에서는 넓은 좌석 면이나 침대가 필요하지만, 이들에의 옮겨타기에는 천정주행식 리프트가 매우 편리하다.
			②손이 단 추에 닿지 않아 앞이 트인 셔츠의 착탈이 곤란하다.	②가장 아래의 단추를 채우고 앞이 트인 셔츠를 뒤집어쓰는 형태로 사용한다.						
			❸목에 가까운 부분의 단추의 채우기와 벗기기가 곤란하다.	❸목에 손이 닿게 하기 위해, 양팔꿈치를 올려놓기 위해 테이블이나 전용 받침대(오버테이블이라도 좋다)를 사용한다. 누운 자세가 되어 시행한다.						• arm support와 보상동작의 체크
			❹신발, 양말의 착탈이 곤란하다.	❹약간 큰 드라이버 슈즈나 신는 입구를 완만하게 한 양말, 샌들로 가능할 때도 있다.						
배설	❶양식변기에의 착석, 배설 후의 일어서기가 곤란하다.	❶높이 조정 변기 좌석이나 난간의 사용	❶보행불능이 되너 얼마 안 되는 시기의 양식 변기에의 옮겨타기가 곤란.	❶transfer board나 높은 바닥식의 실내용 변기의 사용			○	○	○	• 안전성과 프라이버시의 확보가 최우선인 휠체어, 침대 · 변기에의 옮겨 타기에 천정주행식의 리프트는 반드시 필요하다.
	❷남성용 소변기 사용 때의 선 자세유지가 곤란	❷기대기 위한 난간이나 벽 등의 확인	❷앉은 자세 유지가 곤란	❷시팅 시스템			○	○	○	
			❸휠체어 위에서의 배뇨 곤란	❸호스가 부착되어 있는 안락소변기를 사용. 소변을 받는 부분은 손이 닿는 곳에 배치한다.			○	○	○	

(계속)

표 9-3 (계속)

ADL	발생시기별의 문제점과 대책 및 technical aide						유용성(○표는 유용성이 있는 것을 나타냄)			요점
	보행시기		휠체어시기		병상에 누워있는 시기					
	문제점	대책	문제점	대책	문제점	대책	재가	시설	양호학교	
배설			❹지퍼의 개폐가 곤란하다.	❹가벼운 지퍼나 지퍼에 끈을 붙인다.			○	○	○	
			❺심한 허리뼈 전만 때문에 휠체어 위에서의 배뇨 시의 앉은 자세 유지가 곤란.	❺시트 전방으로 불기부분을 당기고 머리를 휠체어 머리받침(head rest)이나 이동형 머리받침을 지지한다.			○	○	○	
목욕	❶보행에 의한 욕실 내의 이동이나 욕조를 가랑이를 벌리고 넘는 것이 곤란하다.	❶엉덩이로 기어서 가는 이동, 삽입식 욕조의 설치	❶보행에 의한 실내의 이동이나 욕조를 가랑이를 벌리고 넘는 것이 곤란하다	❶껴안아도 좋지만 안전성과 보조량의 경감에는 리프트가 좋다.	❶욕조를 잡는 자세를 취할 수 없다.	❶간병용 욕조의 사용	○	○	○	• 안전성의 점으로부터 처음부터 보조 중심으로 시행한다는 방침이 현명하다. • 침대 · 목욕용 스트레쳐에의 옮겨타기를 위해 전정주행식 리프트는 반드시 필요하다.
	❷머리감기 · 몸씻기가 곤란.	❷보조	❷욕실이나 욕조 내에서의 앉은 자세 유지가 곤란하다.	❷목욕용 앉은 자세 유지용 의자의 사용	❷몸 씻기 및 몸을 을 때의 앉은 자세 유지의 곤란	❷몸을 씻는 받침대나 스트레쳐의 사용	○	○	○	
의사소통 및 환경제어					❶너스 콜을 잡을 수 없다.	❶사용 부목(splint)의 제작	○	○	○	
					❷너스 콜을 누를 수 없다	❷마이크로스위치의 사용	○	○	○	
					❸기관절개 때문에 발어가 곤란	❸각종 IT기기의 사용	○	○	○	
레크리에이션 및 학습			❶전동휠체어 축구를 하고 싶다.	❶전동휠체어의 조정과 시팅 시스템의 도입			○	○	○	
			❷피혁공예의 스탬핑을 할 수 없다.	❷전동 나무망치의 제작			○	○	○	
			❸학습용 책상을 사용하기 어렵다.	❸전용의 학습용 책상의 제작			○	○	○	

(風間忠道, 佐藤智惠子, 谷中 誠: 장애 · 질환 특성으로부터 본 테크니컬 에이드의 기획 – 신경근육질환 뒤시엔느형 진행성 근육퇴행위축, 후쿠야마형 선천성 근육퇴행위축, 베르드니히 · 호프만병을 중심으로. 작업치료 저널 편집위원회, 松尾清美, 窪田 静편: 최신판 테크니컬 에이드 복지용구의 선택방법 · 사용방법. pp280-290, 三輪書店, 200에서 인용)

장애의 개요"에서 언급하였다[4, 19]. 당연한 것이지만, 이러한 도전자들에 있어서 가정생활은 기반이고, 그 유지에 노력하는 것이 매우 중요한 요점이라는 것은 말할 것도 없다. 가정생활의 유지를 위해 필요한 것으로서는 건강관리에 관한 것과 가족이나 간병인의 피로에 관한 것의 두 가지 점을 들 수 있다.

건강관리에서는 근본적 치료방법이 확립되어 있지 않은 현 시점에서 매일의 규칙적인 생활과 합병증의 방지가 가장 중요하다. 합병증에는 호흡부전, 심부전, 감기(상기도감염증), 기흉, 폐경색 등 직접적으로 생명에 관계되는 것이나, 급성위확장, 변비, 골절, 요로감염증, 완선, 동상 등 많은 종류가 있으나, 여기서는 근육퇴행위축의 최대 사망원인인 호흡부전, 심부전의 체크해야할 증상을 **표 9-4**에 나타냈다[20]. 급성위확장의 증상인 식욕부진이나 오심은 호흡부전이나 심부전 모두 공통의 증상이고 신중한 판단이 요구된다. 아무튼, 호흡부전에 대한 치료는 조기의 대응이 필요하며 **표 9-4**에 나타낸 증상을 간과하지 않는 것이 중요하다. "b. 호흡 · 씹기 · 삼키기"에서도 언급하였지만, 의료기관과의 밀접한 연계가 필요하다는 것은 말할 것까지도 없다. 피로는 특히 어머니에게 가장 심하고, ADL장애가 진행될수록 그 부담은 커져, 허리통증이나 손목관절의 힘줄윤활막염(건초염)에 고통을 받는 어머니도 적지 않다. 이 때문에 어머니의 간병의 부담의 경감이 가장 중요한 과제이다.

주거환경의 정비나 지역사회 주민의 강력한 간병체제의 구축, 가정도우미나 유료 개인 도우미의 도입 등, 가정생활의 파탄을 방지하기

❖ 칼럼

의류의 선택

의류는 가볍고 움직이기 쉬우며 착탈하기 쉬울 것이 요구된다. 재질은 신축성이 풍부한 것이 착탈을 하기가 쉽다. 바지는 허리가 고무로 된 것이고 배뇨 때에 요강을 대기 쉽도록 앞 지퍼나 훅이 붙은 것을 선택하여 구입하거나, 개량이 필요하다.
의류의 개량은 여러 가지로 시도되고 있으나, 몸통이나 다리 등 모두에 변형 · 구축이 있기 때문에 착탈은 용이하지 않다. 더욱이 휠체어에 타고 보조중심의 생활을 하는 무렵은, 멋을 내는 데에도 관심을 갖는 나이인 것에 반해서, 운동기능이 장애되기 때문에 보조에 의존하지 않을 수 없다. 단순히 착탈하기 쉽다는 것만으로 의류를 선택하고 개량을 가하는 것은 피해야 한다.
속옷은 흡수성이 풍부한 것을 선택하고 여름철에는 완선(tinea cruris)예방을 위해 자주 갈아입는다.
다리는 혈류장애 때문에 극단적으로 차가워지기 쉽다. 동절기에는 동상에 걸리는 일이 많기 때문에 회로(몸을 따뜻하게 하는 금속기구) 발싸개(그림)의 사용도 효과적이다.

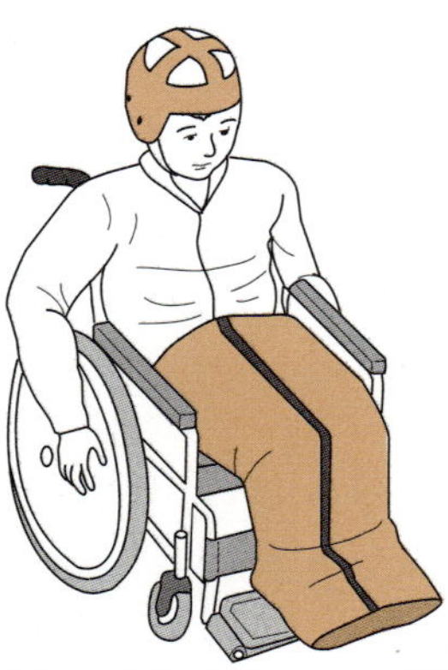

❖ 칼럼

안락소변기

휠체어에서 배뇨하기 쉽도록, 호스가 부착된 노인 등이 누워서 사용하는 소변용기(안락소변기)도 시중에서 판매되고 있다(그림). 이것은 야간 등 누운 자세에서 배뇨할 때에도 편리하다.

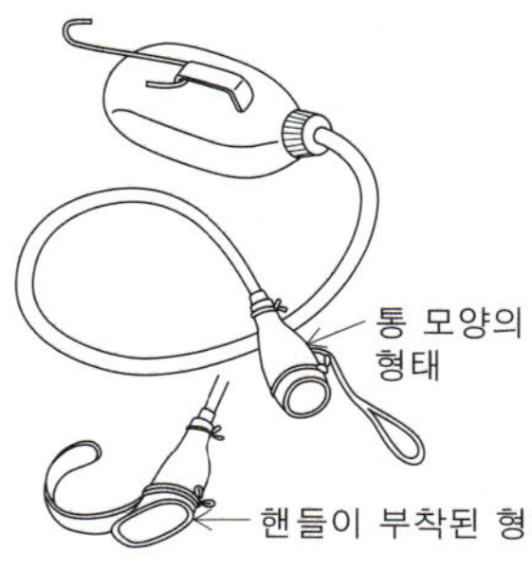

노인 등이 누워서 사용하는 소변용기는 역류하는 경우도 있으나 이 소변기라면 방지할 수 있다.

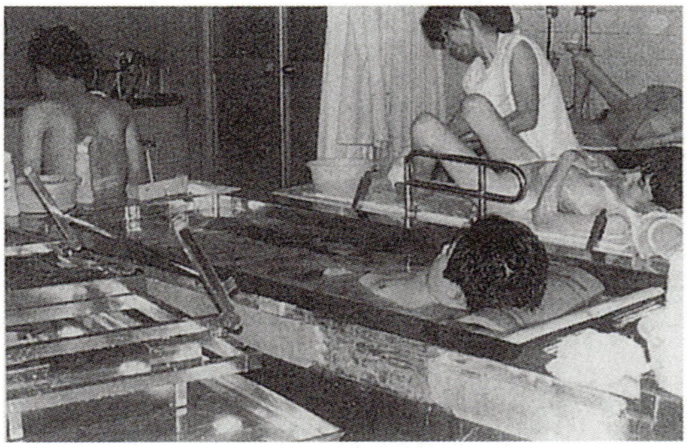

그림 9-13. 목욕풍경(elevate bath, 몸 씻기 받침대)

위해서도 진지하게 검토되어야 한다.

f. 사회생활[21-25]

이 항에서 언급하고 있는 내용을 총동원하여 개입하는 것이 사회생활의 유지를 위한 구체적인 방법으로의 발판이 된다고 생각하고 있으나, 이것만으로는 불충분하여 다른 내용이나 고안, 그리고 개선해야 할 점이 다수 존재한다는 것은 물론이다.

근육퇴행위축 아동은 인생에 대해서 소극적 적응을 하기 쉽다는 것은 이미 언급하였으나, 그들을 에워싸는 사람들도 그 장래를 구상하려고 하지는 않고, 원조에 적극적이지 않는 경우가 많다. 난치병이기 때문에 장래의 구상 등 불쌍하고 희망도 없다는 고정개념을 타파하는 것이 사회생활을 유지하는 데에 가장 중요한 점이라 생각하고 있다[26]. 대학진학이나 자립생활 등 사회생활에의 참여가 가능해지는 환경이 태어나고 있다는 현 상황을 이해하고 결과보다 과정을 중요시하는 자세가 요망된다.

g. 기타

근육퇴행위축 아동의 초등학교나 양호학교 생활의 유지에는 호흡장애의 유무와 전신상태의 확인, 1년을 통한 통학방법, 학교생활 상황의 확인 등이 있다. 구체적으로는 인공호흡기나 배출관(drain)을 다루는 방법, 배설이나 식사의 보조방법, 학교 내의 층계차이 · 교실 사이의 이동방법, 간병인 · 자원봉사자 등 인적자원의 안정적 확보 등에 대해서 검토되어야 한다[26]. 또한 공책을 들 수 있는가, 페이지를 넘길 수 있는가 등, 학습방법의 확인과 필요한 자조구의 검토도 필요하다. 이들의 것에 배려가 미치지 않으면 진학에 필요한 학력과 학습기능을 습득하는 것은 별로 바랄 수 없다[26].

표 9-4 체크해야 할 증상

호흡부전의 증상	심부전의 증상
저산소 상태	호흡곤란
전신 권태감	가슴통증
두통	기좌호흡
구역질	핑크색이나 적갈색의 가래가 대량으로 나온다.
식욕부진	식욕부진
빠른맥(빈맥)	오심
청색증(cyanosis)	복부팽만
고탄산가스 상태	
야간이나 아침에 심한 두통	
현기증	
손발의 떨림	
졸음	
혼수상태	

[風間忠道, 佐藤智惠子: 장애별 방문재활 — 근육퇴행위축(종말기 사례의 경험에서부터). 작업치료 저널, 32: 481-484, 1998에서 인용]

III 주거환경의 정비

가정생활을 가능한 한 장기간에 걸쳐서 원활하게 유지하기 위해서 주거환경의 정비는 필요불가결하다. 여기서는 가옥개수의 요점을 보행시기와 휠체어시기로 나눠서 언급한다[27].

1 보행시기

보행시기는 10세 무렵까지이다. 무리가 없는 범위에서 자립을 촉진하는 시기이지만, 연령적으로 어리고 더욱이 넘어지기 쉬워지기 때문에 목욕 등의 위험한 ADL은 감시 하에서 시행하는 것이 큰 원칙이다. 넘어짐 방지를 위해 현관의 층계차이를 해소하고 요소요소에 난간을 설치하는 정도의 가옥개조로 좋다. 화장실은 도어의 개폐 때에 선 자세 균형을 무너뜨려 넘어지는 것을 회피하기 위해, 커튼과 같이 간단히 개폐할 수 있고 프라이버시를 유지할 수 있는 것이 좋다. 양식변기 쪽이 일어서기가 쉽다. 변기좌석이 낮을 때에는 높이보정 변기좌석이 편리하다. 보행이 곤란해진 네발로 기는 시기에는 매립식 변기나 경사변기 등에 의해서 단기간이라면 배변이 가능해지는 경우도 있다. 보조에 의한 양식변기에의 옮겨타기에는 화장실의 충분한 넓이가 필요하다. 욕실에 관해서는 씻는 장소는 미끄러지기 어려울 것, 욕조 가장자리는 가랑이를 벌려 넘어가는 데에 위험하기 때문에 높지 않을 것, 욕조 내에서 안정된 앉은 자세를 유지할 수 있을 것 등, 안전상의 배려가 이루어져야 한다.

2 휠체어 시기

휠체어 시기는 무리 · 고르지 못함 · 낭비가 없는 합리적인 보조에 의해서 가정생활의 유지를 도모하고 말기까지 사용이 가능한 전동휠체어에 적합한 환경정비가 필요한 시기이다. 도로에서부터 현관까지의 접근은 노면이 평활하고 1/15 이하의 물매의 경사로(slope)라면, 머리나 몸통이 넘어져 앉은 자세유지가 문제가 되는 일은 적다. 부지면적이 좁은 등의 입지조건에 의해서 현관 앞에 경사로를 부설하는 것이 어려운 경우에는 거실 · 침실에 직접 타고 들어갈 수 있는 방법이나 휠체어 승강장치의 도입을 검토한다. 복도나 출입구의 폭은 약간의 여유를 갖고 수동휠체어에서 85 cm, 전동휠체어에서 90 cm를 확보했으면 한다. 도어는 미닫이문이나 아코디언커튼과 같은 개폐를 위한 공간도 필요가 없고 넓게 연 채로 둘 수 있는 것이 좋다. 화장실은 휠체어와 변기 사이의 옮겨타기가 자력으로 가능한 경우, 보조로 시행하는 경우, 어느 경우에도 휠체어 조작과 보조에 의한 엉덩이를 닦기 위한 공간이 필요하다. 공간을 확보할 수 없는 경우에는 거실 · 침실에서 휴대용 변기와 변기 위에서의 앉은 자세 유지를 위해 기대는 오버테이블을 이용해서 용변을 본다. 목욕은 침대에서 보조에 의해서 알몸이 된 후에 욕실로 이동하는 경우가 많기 때문에 이상적으로는 거실 · 침실과 인접하여 있으면 동선이 짧아져 편리하다. 벽에 기대면서 앉는 면이 큰 안정성이 좋은 샤워의자나 욕조 가장자리에 높이로 높이보정을 한 깔판에서 앉은 자세를 유지하여 몸을 씻는다. 거실 · 욕실은 수동 · 전동휠체어의 조작을 위한 공간과 중량에 견딜 수 있는 높이보정이나 바닥 재료가 필요하다. 기타로서는 가구류는 캐스터가 부착된 것, 또는 자체제작으로 캐스터를 붙임으로써 이동이 가능해지고, ADL에 즉각 대응이 가능한 공간을 만들어낼 수 있기 때문에 편리하다. 전동식의 승강기나 리프트, 특히 천정주행식 리프트는 편리하며 증개축이나 신축 때에 검토할 가치가 충분히 있다.

IV 유의사항

ADL 장애가 부단히 진행된다는 병의 현실,

❖ 칼럼

앉은 자세 유지를 위한 고안

ADL의 각 장면에서 앉은 자세를 유지하기 위해 벨트, 받침대, 팔걸이, 등받이 등 어떠한 지지나 보조가 필요하게 된다. 한국식/일본식 생활에서는 실내나 앉은 자세를 유지하기 위해, 등받이(좌식의자)나 테이블이 필요하다.

척주의 심한 변형이 있으면, 앉은 자세를 유지하기 어렵고, 휠체어 조작 때에 균형을 무너뜨리는 등의 요인이 된다. 몸통장구의 장착에 의해서 예방 · 교정을 하고 휠체어의 좌석 면의 넓이를 조절한다. 그러나 이들의 처치가 몸통의 보상동작을 수반하는 팔의 미소한 움직임을 억제하여 ADL을 저해하는 경우가 있기 때문에 균형이 중요하다.

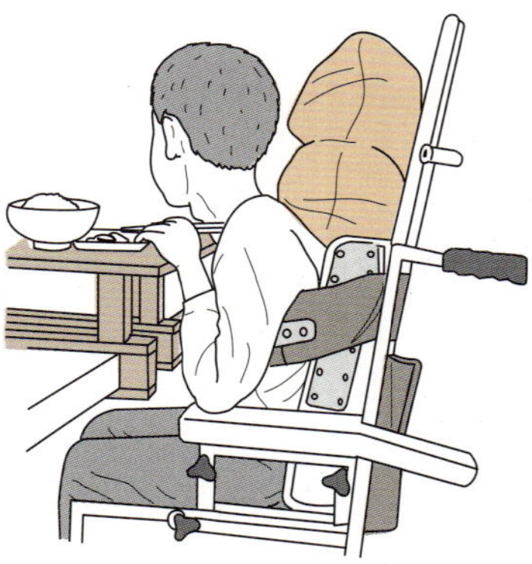

몸통장구, 벨트, 베개를 사용하고 있다.

그리고 근육퇴행위축 아동의 인생, 삶의 방법에 대한 희망이나 자세 등의 장래 구상을, 과제에 충만한 인생의 주체자로서, 어떻게 만족할 수 있는 내용으로 하는 것이 가능한가의 종합적인 판단이나 조정능력이 중요하다[26, 28].

V 과제

뒤시엔느형 근육퇴행위축의 ADL 장애를 단순한 운동기능의 부전으로서 파악하고 있는 한, 본질적인 개입에는 발전할 수 없을 것이다[29]. 근육퇴행위축 아동은 평균 9세의 보행곤란을 최초의 상실의 원체험으로 하고, 그 후 상실체험을 몇 번이라 할 것 없이 경험하지만, 확실히 상실체험의 연쇄라고 할 수 있는 가혹한 인생을 걷게 된다[4]. 그리고 이러한 ADL상의 상실체험의 연쇄는 심적 외상으로서 축적되어 서서히 정신면에 영향을 미치게 된다. 유소년기에서의 다른 아동이나 직원에 대한 문제행동, 청년기의 틀어박힘이나 인생에 대한 절망감, 소극적 자세 등은 그 예이며, 주체성의 상실로 연속되고 있다고 생각된다. 주체성의 상실은 학교를 졸업하는 18세 이후의 생활이나 인생에 직접적인 영향력을 갖고 있다. 즉, 멈추는 일이 없는 병의 진행과, 죽음과 인접한 난치병이라는 과제로 충만한 인생을, 스스로가 주체가 되어 살아가기 위해서는 너무나도 미숙한 것이다[30]. 관여하는 사람들에게는 진행성의 ADL장애와 거기서부터 기인하고 있다고 생각되는 미성숙한 생활기능의 발달을 촉진하기 위한 관여방법이 필요하고 요청된다[31].

대처기술(coping skills)은 이러한 어려움에 대처하여, 고안이나 노력에 의해서 그것을 극복하고, 또는 잘 공존하는 기능이나 기법을 말하며, ADL이나 직업 등 현실 면에서의 것과 심리적인 면에서의 것이 있으나[32], 대처기술의 발달촉진이야말로 뒤시엔느형 근육퇴행위축과 같은 유소년기부터의 난치병 환자가 필요하고 습득해야 하는 기술(skill)이라고 필자 등은 확신하고 있다. 유감스럽게도 대처기술의 발달촉진에 관한 실천보고는 별로 눈에 띄지 않는다. 실천경험으로부터 얻어지는 거듭하는 경험의 축적을 기초로, 이론의 구축이 필요하고, 급선무이기도 하다.

문헌

1) 石原傳幸：デュシェンヌ型/ベッカー型．埜中征哉編：指導パンフレット 子どもの筋疾患のいろいろ．pp6-9, 三洋社, 1999
2) 風間忠道，佐藤智恵子，谷中 誠：障害・疾患特性からみたテクニカルエイドのプランニング―神経筋疾患デュシェンヌ型進行性筋ジストロフィー，福山型先天性筋ジストロフィー，ウェルドニッヒ・ホフマン病を中心に．作業療法ジャーナル編集委員会，松尾清美，窪田 静編：最新版テクニカルエイド 福祉用具の選び方・使い方．pp280-290, 三輪書店, 2003
3) 佐藤智恵子，風間忠道：進行性筋ジストロフィー (progressive muscular dystrophy；PMD)．早川宏子編：作業療法技術論 2 日常生活活動．pp141-150, 協同医書, 1999
4) 風間忠道，佐藤智恵子：筋ジストロフィー．伊藤利之，鎌倉矩子編：ADL とその周辺―評価・指導・介護の実際．pp158-175, 医学書院, 1994
5) 生田宗博：ADL 評価評価法に関する研究．労働省編：労働省研究報告書．pp107-112, 労働省, 1978
6) 生田宗博：評価とプログラム．生田宗博編：ADL―作業療法の戦略・戦術・技術．pp2-13, 三輪書店, 2001
7) 伊達伸也，高橋義仁：基本的 ADL 評価法．全国肢体不自由児施設運営協議会編：障害児の包括的評価法マニュアル―JASPER の実践的活用法．pp47-87, メジカルビュー社，2006
8) 岩渕智恵子，風間忠道：Duchenne 型筋ジストロフィー症患者におけるアームサポートの臨床的解釈．厚生省神経疾患研究報告書, pp372-375, 1986
9) 首藤 貴：リハビリテーション機器―筋ジストロフィー症のリハビリテーション 理学療法・作業療法．筋ジストロフィー症の療護に関する臨床および心理学的研究班リハビリテーション分科会編：厚生省精神・神経疾患研究報告書．pp227-229, 厚生省, 1987
10) 廣瀬秀行，風間忠道：DMD 患児者に適したスイッチ―マイクロスイッチのナースコールへの応用．厚生省神経疾患研究報告書．pp177-180, 厚生省, 1982
11) 石川悠加：筋ジストロフィーのリハビリテーション実践マニュアル―筋ジストロフィーの呼吸不全とその対策．MB Med Reha, 51：34-39, 2005
12) 三浦利彦：筋ジストロフィーのリハビリテーション実践マニュアル―筋ジストロフィーの呼吸理学療法．MB Med Reha, 51：40-44, 2005
13) 池澤真紀，花山耕三：筋ジストロフィーのリハビリテーション実践マニュアル―筋ジストロフィーの摂食・嚥下障害．MB Med Reha, 51：58-63, 2005
14) 河原仁志：筋ジストロフィー患者さんと食事．福永秀敏監修，河原仁志編著：筋ジストロフィー患者さんのための楽しい食事．pp1-8, 診断と治療社, 2002
15) 熊井初穂：基本動作訓練．大竹 進監修：筋ジストロフィーのリハビリテーション．pp119-127, 医歯薬出版, 2002
16) 鈴木貞夫，浅野 賢，熊井初穂：施設における筋ジストロフィー症の運動療法―Duchenne 型歩行児を中心とした運動療法．理・作療法, 12：23-32, 1978
17) 石原傳幸：デュシェンヌ型筋ジストロフィーの健康管理．社会福祉法人全国心身障害児福祉財団編：ZSZ 研究―筋ジストロフィー症・生活指導合併号．1988
18) 三枝純郎：肛門外科の臨床．永井書店, 1980
19) 風間忠道，佐藤智恵子，谷中 誠：疾患・障害別にみた治療的レクリエーション活動―デュシェンヌ型進行性筋ジストロフィー．寺山久美子監修，中村春基，香山明美，宮崎明美編：レクリエーション―社会参加を促す治療的レクリエーション 改訂第 2 版．pp142-147, 三輪書店, 2004
20) 風間忠道，佐藤智恵子：障害別訪問リハビリテーション―筋ジストロフィー(ターミナル例の経験から)．作業療法ジャーナル, 32：481-484, 1998
21) 国立西多賀病院詩集編集委員会：車椅子の青春―進行性筋ジストロフィー症者の訴え．エール出版, 1975
22) 山田富也：全身うごかず―筋ジスの施設長をめぐるふれあいの軌跡．中央法規, 1999
23) 山田富也，白江 浩：生命の輝きと尊さを―難病生活と仲間たち．燦葉出版, 2002
24) 土屋竜一：神様からの贈り物．角川書店, 2002
25) 渡辺一史：こんな夜更けにバナナかよ―筋ジス・鹿野靖明とボランティアたち．北海道新聞社, 2003
26) 風間忠道，谷中 誠：Duchenne 型進行性筋ジストロフィーで自宅近隣の養護学校高等部へ通学している事例．内山 靖，小林 武，前田眞治編：臨床判断学入門．pp120-123, 協同医書, 2006
27) 風間忠道，佐藤智恵子：障害別にみた住まいのアダプテーションのポイント―進行性筋ジストロフィー (Duchenne 型を中心に)．作業療法ジャーナル, 30：937-942, 1996
28) 谷中 誠：自立生活の援助．大竹 進監修：筋ジストロフィーのリハビリテーション．pp273-279, 医歯薬出版, 2002
29) 風間忠道，佐藤智恵子：豊かに生きるために―Duchenne 型進行性筋ジストロフィー症児の場合．作業療法, 12：77-79, 1993
30) 佐藤智恵子，風間忠道：Duchenne 型進行性筋ジストロフィー症患者の情緒と作業療法．作業療法ジャーナル, 32：105-109, 1998
31) 佐藤智恵子，風間忠道：Duchenne 型進行性筋ジストロフィー患者の自己実現に向けたアプローチ．日本作業療法士協会編：OCCUPATIONAL THERAPY CASESTUDY 作業療法事例集．pp170-175, 協同医書, 1998
32) 上田 敏，大川弥生：コーピングスキルズ．上田 敏，大川弥生編：リハビリテーション医学大辞典．p189, 医歯薬出版, 1996
33) 田中栄一：神経筋疾患を持つ子供への支援技術を用いたニーズの拡大．リハビリテーションエンジニアリング, 16：31-33, 2001
34) 浅岡俊彰，明田 繁，岡本武己：進行性筋ジストロフィー症と電動車椅子サッカー―Duchenne 型筋ジストロフィー症児の変化を通して．日本作業療法士協会編：第 34 回日本作業療法学会誌．p235, 協同医書, 2000
35) 岩渕智恵子，風間忠道：患者の Activity に対する関わり方について(革工芸)関与度の概念の紹介．青柳昭雄編：厚生省神経疾患研究報告書．pp371-372, 1987
36) 坂根栄二：肢体障害者のための自作改良器具．SIG 姿勢保持編：姿勢保持研究．pp18-24, SIG 姿勢保持, 1991

10 뇌성마비(영유아기)

I 장애의 개요

a. 역학, 발생요인

최근의 주산기 의료의 진보에 수반하여 뇌성마비(cerebral palsy: CP)의 발생요인이 되는 질병구조가 변화하고 있다는 것은 잘 알려져 있다. 이것들은 병태의 해명이나 치료법의 검토만이 아니라 요육·조기개입의 바람직한 자세에도 영향을 미치고 있다. 후지모토 등[1]이나 기타하라 등[2]은 CP의 역학(epidemiology)에 관한 내외의 문헌을 살펴서 다음과 같이 보고하고 있다.

- 발생빈도는 최근에는 출생 1,000에 대해서 2~3의 사이에 있다.
- 발생빈도의 해가 경과함에 따른 변화에 대해서는 1954~1974년까지의 사이에 발생률은 계속 감소하였으나, 일본의 대부분의 지역에서는 1980년대 이후[2] 상승 경향으로 전환하고, 현재 발생률은 한계점 또는 상승 경향이다.
- CP 전체에서는 운동 및 지적 장애가 서서히 중증으로 되어가고 있다[2].

한편, 오카[3]는 CP의 원인이 되는 병태를 3개 군으로 분류하여 해설하였다. 즉, ① 뇌의 형성시점에서의 장애에서는 대표적인 병상으로서 활뇌증, 뇌구멍증(공뇌증) 등이 있고 염색체·유전자 이상, 선천성 감염증, 순환장애 등이 요인이라 하고 있다. 원인불명이라 하는 것도 많다. ② 태생 중기 이후의 미숙한 뇌의 장애로서 머리뼈 안 출혈은 감소하고 뇌실주위 백질연화(periventricular leukomalacia: PVL)가 오늘날의 원인으로서 중요하다. PVL은 연축성 양마비(경성양마비)를 나타내지만, 병변의 확산에 따라 몸통, 팔, 얼굴의 마비가 추가되어 정신지체, 시야장애 등을 수반한다. ③ 주산기, 성숙아의 가사에 의한 뇌 장애는 감소하고 있다. 가사에 의한 저산소성 허혈성 뇌 장애는 사지마비를, 대뇌기저핵에 병소가 인지되는 것은 아테토시스형의 마비를 나타낸다. 중증의 가사에서는 뇌줄기(뇌간)의 병변도 수반하여 호흡장애나 삼킴 장애의 원인이 된다.

b. ADL에서 본 장애상

CP에는 옛 일본 후생성 연구반의 정의(1968)가 사용되며, 병형(마비의 형태)으로부터는 경직형, 아테토시스형, 조화운동불능형(실조형), 혼합형 등으로 분류되고, 장애부위에서는 사지마비, 양마비, 편마비 등으로 분류되어 왔다. 그러나 원인은 다양하고, 그 장애는 중추성 운동장애만이 아니라 중복된 장애 그룹으로서 파악된다. 특히 광범위한 뇌 손상을 배경으로 하는 사지마비는 물론, 양마비나 편마비에서도 운동장애에 더해서 지각장애, 시청각장애, 정신발달장애, 시공간 인지장애 등의 고차 뇌기능자애를 수반하는 경우가 많다.

역학에 대한 국제회의에서는 CP는 "umbrella term"이고 여러 가지 질환에 의해서 발생한 상태상의 명칭이며[4], executive committee for the definition of cerebral palsy[4]에서는 CP의 운동장애에는 자주 감각(sensation), 인지(cognition), 의사소통(communication), 지각(perception), 행동(behavior)의 문제 및 경련(seizure disorder)이 수반한다고 한다.

이와 같이 수반 장애가 더해지면 ADL장애의 질 그 자체가 변화한다. 따라서 장애원인의 상세한 분석, 팀 접근의 필요성은 당연한 것이지만, 각 담당자에게도 담당영역의 장애만이 아니라, 수반장애를 배려한 치료 장면의 연구가 요구된다.

어린이는 성장 · 발달의 과정에서 ADL을 획득하여간다. 보호자의 입장에서 보면, 젖 먹이기나, 기저귀 교환, 안아주거나 어르는 것으로 시작되는 "육아"의 과정 그 자체이다. 육아는 어린이의 성장 · 발달을 따라서 시행되고, 취학 때에는 사회적인 요소도 포함하여 ADL은 대략 자립한다. 그러나 CP아동의 육아, ADL에 대해서는 "성장 · 발달"과 "장애"의 양면에서부터 공들이는 방법을 바꿔가야 한다. 영유아기는 생리기능의 미숙성에 수반하는 몸의 상태의 불안정성이나 가래의 흡인, 튜브를 통한 영양공급 등의 의료적 케어, 합병하는 질환 등의 치료를 요하는 일이 많고, 보호자는 어린이와의 안정된 관계를 구축하는 것이 곤란하여 ADL에 대한 관여의 연속성이 단절되기 쉽다. 또한 장애의 측면에서는 마비의 상황에 상응하는 취급의 방법이나 자세를 취하게 하는 방법, ADL을 저해하는 긴장이나 변형구축을 완화하기 위한 치료, 복지용구의 활용(일시적, 영속적), 환경의 조정이 필요하다. 장애의 정도로부터 기대되는 ADL이 획득되는 것은 학령기에 들어간 다음부터의 일도 많아, 영유아기부터 장기적인 전망을 가진 관여가 요망된다.

영유아기는 마비의 형태나 장애의 중증정도로부터 예측되는 장기목표에 입각하고 동시에 발달과 기능획득의 상황에 따르는 작은 단계를 설정하여 ADL 훈련을 시행하여가는 시기이다. 또한 그 대처에는 유연성이 요구되는 시기이기도 하다. 예컨대 "할 수 있는 ADL"과 "하고 있는 ADL"의 배분을 검토함에 있어서는 긴장이나 좌우차이 등의 비정상성을 증가시키지는 않을 것, 성공체험의 쌓아올림이나 본인의 의욕을 꺾지 않는 대응, 보호자 부담의 확인 등, 성장기 특유의 배려가 요구된다.

재활은 어린이가 스스로의 의사로 활동의 폭을 넓혀 사회적 생활자가 되는 것을 지원하는 것이다. 이 항에서는 이른바 중증 심신장애아 〔각론 12(279페이지)〕를 제외하는 CP아동을 채택하여 그 ADL과 그 주변에 대해서 언급한다.

II 지도와 간병

a. 조기발견 · 요육[5]

1 조기발견

조기발견의 과제는 월령이 작을수록 장애는 미분화이고, 다양한 발달장애로부터 나타나는 임상증상은 장애 특이성이 낮다는 것이다. 이 때문에 진단에서는 그 불확실성의 문제를 제거

해야 하고, 또한 조기의 단계에서 장애의 정도나 예후를 판단하는 것은 어렵다. 진행성 질환, 말초성 신경질환이나 근육질환, 정신발달장애에 의한 운동발달 지체아의 감별도 필요하며, 리스크가 있은 아동에 대해서는 정기적인 진찰을 시행하고 취급의 지도 등의 개입을 하면서, 6개월 정도까지 폴로 업을 한 치료의 적응을 판단하는 경우가 많다.

최근에 주산기 의료의 진보에 의해서 경증 사례를 제외한 CP아동의 대부분은 병원에서 파악되고 있는 경우가 많아, 영유아 건강진단에서는 CP의 발견은 적어져, 정신발달장애에 수반한 운동발달지체의 발견이나 보호자가 발달을 걱정하여 병원을 방문하는 예가 증가하고 있다. 또한 NICU 입원 중에서부터 물리치료가 시작되는 예도 드물지 않다. 문제는 "병원에서의 개별훈련"에서부터 "요육기관에서의 포괄적인 요육"으로 원활하게 옮겨가는 것이다. 이것은 조기요육의 과제이기도 하며, 의료기관과 요육기관이 역할 분담을 하고 필요에 따라서 연계를 하는 관계를 구축할 필요성이 있다.

2 요육

장애아에 대한 요육은 장애별의 시설(입소 · 통소)에서 실시되고 있었으나 중복장애의 증가, 종합적인 요육의 필요성으로부터 1979년에 "심신장애아 종합 통원 센터 설치운영 요강"(옛 일본 후생성)이 정해지고, 각 자치단체에서는 진료소와 통원시설을 통합하여, 상담에서부터 진단, 요육까지를 일관해서 시행하는 종합적인 요육시설의 정비가 추진되었다.

이러한 요육시설에서는 의사, 간호사, 물리치료사, 작업치료사, 언어청각사, 임상심리사, 영양사, 아동지도원, 보육사, social worker 등 많은 직종이 배치되어 있으며, 진료부문에서는 요육에 연관성이 깊은 진료과목을 설치하여 뇌파검사, 청력검사 등의 임상검사 기능을 갖추고 있는 일이 많고, 의료기관, 보건소로부터 소개된 CP아동, 또는 그 리스크 아동의 진단 · 평가를 시행하여 재활계획을 입안하고, 요육으로 도입하는 역할을 담당하고 있다. 그리고 외래에서 물리치료, 작업치료 등을 시행하는 이외에, 육아지원을 목적으로 한 그룹 활동을 실시하고 있는 시설도 있어, 어린이와 그 가족이 포괄적인 요육에 대해서 적절한 요구(need)를 형성할 수 있도록 지원하는 제1단계로 되어있다.

통원부문은 계속적인 요육을 시행하는 중심적인 장이다. 장애상이 유사한 소집단을 기본으로 하여 학급을 편성하고, 담임인 보육사 등을 중요 인물로 한 팀 접근을 시행한다. 요육 프로그램은 학급마다, 그리고 개개의 통원하는 아동의 요육목표에 따라서 조립되고, 보호자에 대한 지원 프로그램도 포함된다. ADL의 면에서부터 본 통원시설의 역할 · 이점은 발달이나 기능적 변화에 맞춰 해가 경과하면서 접근할 수 있다는 점, 담당자가 장애아 및 보호자와 낮 동안의 일정한 시간대를 공유하여 실천적인 장면에서 높은 빈도로 접근할 수 있다는 점일 것이다. "배설"을 예로 들면, 전자에서는 생활연령과 발달수준을 고려한 계속적인 훈련, 운동기능에 맞춘 배설자세의 선택, 화장실 환경의 정비, 도뇨와 같은 의료적 케어가 필요한 예에서는 보호자에 대한 기법의 지도나 가정생활을 따라가는 무리가 없는 실시방법의 검토 등이 시행된다. 후자에서는 요의에 기초한 배설에의 접근이 가능하고, 획득된 개개의 운동 · 정신기능이나 ADL능력을 생활능력으로서 통합, 실용화, 정착을 도모할 수 있다는 것이다. 통원을 이용한 ADL의 대처는 어린이들에게는 목적이 명확하고 성취감을 얻기 쉬워, 보호자로서도 보조방법을 학습하여 가정에서의 ADL의 구체화와 정착에 이바지한다고 생각한다.

한편, 지역사회에 따라서는 이용하는 아동의 통소의 편리성을 생각하여 진료소 기능을 갖지 않은 소규모의 통원사업을 실시하고 있는 곳도 많다. 이 경우, 물리치료, 작업치료는 다른 의료기관에서 시행된다는 것 때문에 ADL에의 접근에 관해서는 시설 사이에서 충분한 연계를 취하는 것이 중요하다. 또한 요육시설이 장애아의 지역사회생활 지원을 목적으로 유치원 · 보육소, 지역사회 훈련회 등에 대해서 방문사업을 시행하는 것도 드물지 않게 되었다. 보육환경의 정비나 ADL에 관한 기술지원은 요구(need)가 높은 서비스의 하나이다. 2006년에 시행된 장애인 자립지원법에서는 통원시설에 대해서도 획일적인 서비스 제공이 아니라, 개개의 아동의 요구에 따라서 서비스를 선택할 수 있는 체제 만들기와 기술적 개발이 요청되고 있다.

b. 아이 키우기 지원

1 현 상황

육아불안의 해소에 가장 효과적인 것은 어머니를 고립시키지 않는다는 것이라 일컬어지고 있다[6]. 육아지원의 방법으로서 현재 널리 시행되고 있는 것은 다양한 형태의 육아 서클이며 시읍면(보건소), 보육소 등의 기관이 실시하는 것에서부터 지역사회 담당자가 주최하는 것까지 여러 갈래에 걸친다.

장애아의 아이 키우기에서는 장애의 고지에 더하여, 보호자의 육아에 대한 불안은 보통의 것은 아니다. 보호자는 신생아기, 또는 영아기 조기의 충분한 친자관계가 성립하여 있지 않은 시기부터 부득이 치료방법의 선택이나 많은 의료적 케어의 기법을 학습하게 된다. 이 때문에 아이를 키우는 중에 어린이의 발달을 기뻐하는 체험은 희박하며, 지역사회에서의 고립감, 장래에 대한 불안을 호소하는 일이 많다. 더욱이 장애아는 학대를 받는 비율이 높다고 일컬어지며[7], CP아동에서도 학대를 받게 되는 위험성은 낮지 않다. 또한 마찬가지로 요육을 필요로 하는 뇌성 운동장애 중에는 외상에 의한 머리뼈 내 출혈이나 흔들린 아이증후군(shaken baby syndrome)이라 일컬어지는 신체적 학대가 원인인 사례도 포함되어 있어 배려가 필요하다.

보호자의 정신보건의 문제, 가정 · 양육환경의 문제를 염두에 둔 아이 키우기 지원은 장애아에 대한 직접적 서비스와 함께 요육을 진행시키는 데에 있어서의 두 바퀴라 할 수 있다.

2 장애수용

서비스를 받는 당사자가 영유아인 경우, 보호자가 어린이를 대신해서 서비스를 선택해야 한다. 보호자가 장애아의 이익에 입각하여 서비스를 적절하게 선택할 수 있는지 아닌지는 장애수용의 문제와 깊이 관계하고 있다.

나카다[8]는 장애아의 어버이의 장애수용 과정에 대해서, "어버이에게는 장애를 긍정하는 기분과 부정하는 기분의 양쪽이 잠재적으로 있고, 이들이 성장 · 발달에 관계되는 사상(phenomenon)을 계기로 하여 주기적인 나타나는 방법을 한다. 이들은 적응의 과정이다"라 언급하고 있다. 실제로, 보호자는 CP가 고지되었을 때만이 아니라 그 후도 장애의 예후, 간질이나 엉덩관절 탈구 등의 합병증, 삼킴 장애나 정신지체 등의 합병장애가 진단 · 고지되는 등, 몇 번이나 쇼크나 동요를 수반하는 상황을 만나고 있다.

사로쿠 등[9]은 장애아의 라이프사이클에서의 "어린이와 어버이의 장애수용의 위기적 시기 · 상황"을 10 시기로 나눠서 면접소자를 시행하고, "어린이에게 접촉하는 방법 · 키우는 방법을 알고, 어린이의 성장발달을 실감할 수 있으면 장애를 수용하는 계기가 된다" "어린이의 well-being과 어버이의 well-being이 보장되면 장애의 수용과정이 전향적으로 진행되기 쉽다" "어버이에의 지원내용에 상응하여 관계기관이 연계, 협동하는 것이 필요하다"고 보고하고 있다.

3 아이 키우기 지원의 실제

CP아동은 자세의 유지나 자발운동을 할 수 없을 뿐만 아니라, 비정상적인 근육긴장이나 감각과민 등의 영향 때문에 육아적인 관여가 어렵다. 적절한 지원이 없으면 보호자는 어린이의 이상반응이나 문제행동을 피하기 위해 독자적 대응을 하고, 오히려 이상반응을 강화하거나 새로운 문제행동을 일으키는 결과가 되는 경우도 많다.

조기 개입에 관여하는 담당자는 직종에 관계없이 각각의 전문직의 입장에서부터 일상생활 장면에서 보호자가 어려움을 겪고 있는 것, 불편하게 느끼고 있는 것을 지원한다는 자세가 필요하다. 중요한 것은 의문이나 불안에 대해서 때에 알맞게 응답하는 것, 구체적이고 동시에 가정에서 활용할 수 있는 내용이나 방법이어야 한다는 것이다.

요육기관에서는 육아지원의 그룹이나 보호자 교육 등을 요육의 단계마다 준비하고 있는 일이 많다. 초기의 유아지원 그룹에서는 내 아이의 장애에 대해서는 인식하고 있는 것이 불충분하며, 장래의 전망에 대한 불안을 갖고 있고 어린이에게 접촉하는 방법이나 육아의 방법에 대해서 원조를 요구하고 있는 보호자가 대상이 된다. 같은 고민을 가지는 보호자끼리의 교류를 통해서 장애의 수용을 지원하여간다. 더욱이, 요육의 단계에 따라서 전문직에 의한 테마를 설정한 강의 · 강연형식의 보호자교실, 보호자끼리, 선배 보호자가 섞여서 하는 간담, 요육담당자와의 면접, 어버이와 자식의 통원이나 어버이와 자식의 입원으로 장애에 대한 대응의 실제를 배우는 등, 목적에 상응한 형식의 지원 프로그램을 준비한다. 지원을 할 때에는 수진배경, 보호자의 육아관, 정신보건의 문제, 가정상황, 지역사회 자원의 상황 등에 배려할 필요가 있다.

C. 의사소통

1 의사소통과 발달

의사소통에서의 전달양식은 언어성과 비언어성으로 나뉘고, 전자에는 음성언어, 문자언어, 후자에는 신호, 몸짓, 눈빛, 표정, 발성, 접촉운동이 포함된다[10]. 발달기의 음성언어장애를 초래하는 요인으로서 오테라[11]는 난청, 대인관계의 장애(자폐증을 포함한다), 정신지체, 언어학습에 한정된 장애, 발성발어기관의 기능장애(마비나 형태이상), 부적절한 언어 환경의 6개의 요인을 열거하고 있다. CP의 언어 · 의사소통 장애는 이들의 요인이 단독 또는 중복하여 장애의 배경으로 되어있는 이외에, 운동장애 때문에 적절한 몸짓이나 시선 등 비언어성 의사소통 수단의 활용도 곤란한 경우가 많다.

언어 · 의사소통 장애에 대한 지원에 있어서는 ① 어린이의 발달단계에 상응한 지원, ② 언어발달의 저해요인으로 되는 장애특성에 근거한 지원, ③ 어린이의 특징, 흥미나 관심을 갖는 방법, 대인적인 관계방법 등 개별적인 특성에 상응한 지원, ④ 가정의 양육환경에 대한 지원이나 집단에서의 요육 등 사회자원의 활용 등을 종합적으로 시행할 필요가 있다[12]. 지원을 계통적으로 시행하기 위해서는 발달단계나 운동장애 등에 대한 객관적 평가가 반드시 필요하지만, CP아동은 운동장애 때문에 일반적인 발달검사의 실시가 어렵고 요육장면에서의 행동관찰이나 아동과 일상적으로 관계하고 있는 사람들로부터 정보수집에 의존행 하는 경우도 많다.

어린이는 영아기부터 주위의 환경이나 어른과의 상호교섭을 통해서 환경 내의 물건이나 장소 · 사람 사이의 결합에 관한 지식을 습득한다(전언어기).. 건강한 아동에서는 0~1세 전후에 형성되기 시작한다. 더욱이 언어발달의 단계는, 1세대에서의 단어수준, 2~3세대의 언어연쇄수준, 4~6 · 7세의 통어수준(어순, 조사)으로 진행한다[12]. 어리고 젊은 단계에서는 우선 전언어기의 의사소통에 관계되는 항목을 체크한다. 즉, 일상생활 속에서 소리나 목소리에 대한 반응, 대인적인 미소 · 울음, 낯가림, 물건 · 장소의 구별(좋아함 · 싫어함), 놀이의 시작에 대해서 기대하는 것 같은 예기반응, ADL 등에 대한 협력, 집게손가락으로 가리킨 방향을 보는 공동 주의, 외출준비를 보고 기뻐하는지 등 상황지표의 이해, "나도 가요" 등 상황 속에서의 말의 이해 등이다. 또한 이들의 항목은 의사소통의 초기의 지원의 지표로서도 효과적이고 놀이나 육아 속에서 어린이와 주위의 사람 · 물건과의 상호 교섭이 촉진되도록 지도한다. 특히 식사나 배설, 착탈의 등을 단순한 ADL 보조의 장면으로 파악하지 않고 사물의 기초개념의 습득이나 의사소통의 중요한 기회라 파악하여 관계하여 가는 것이 중요하다[12].

보조중심의 생활은 "수동적" 태도를 형성하기 쉽고, 의사소통 행동에 대한 저해인자가 된다. 요육장면에서는 흔들기 · 간질이기 등 유쾌한 반응을 얻기 쉬운 놀이를 반복하고, 요육자가 말을 걸어 관여를 예기하는 "예기반응"이나 관여를 요구하는 몸짓을 끌어내는 등 "요구표현"을 강화하는 지원이 흔히 시행되고 있다. 약간의 팔다리의 움직임을 감지하여 작동하도록 고안된 장난감의 이용도 외계에 대한 아동의 능동성을 높이는 시도로서 효과적이라 생각된다. 더욱이 언어 · 의사소통 장애의 주된 요인을 평가 · 분석하여 그 장애특성에 맞춘 지원의 방법으로 진행시켜간다. 또한 새로이 습득한 의사소통 행동이 개별훈련 장면에서부터 집단요육 장면, 가정 또는 가정 밖의 일상생활 장면으로 일반화하도록 지원 프로그램을 검토하는 것도 필요하다.

2 보조 · 대체 의사소통(AAC)

AAC(augmentative and alternative communication)는 ASHA(American Speech-Language-Hearing Association)의 정의(1991)에서는 중증의 언어표출/이해의 장애를 일시적 또는 영속적으로 보상하고, 의사소통을 개선하는 시도라 하고 있다. AAC는 문자판이나 VOCA(voice output communication aid) 등의 장치만이 아니라, 사용하는 기호(신호 등)나 장치를 사용하기 위한 스위치 등을 포함한 시스템으로서 자리매김을 하고 있다[12].

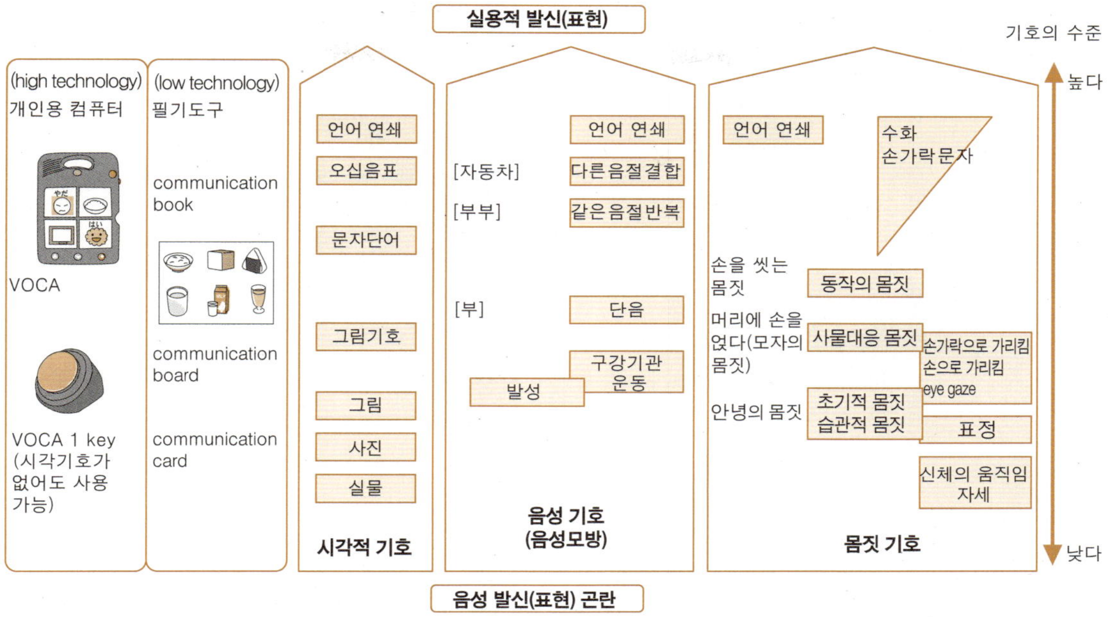

그림 10-1. 발신행동 습득 모델
(佐竹恒夫, 小寺富子, 倉井成子 편: 언어청각사를 위한 언어발달지체훈련 가이던스, 医學書院, 2004에서 인용, 변경)

노자와[13]는 CP아동에 대한 AAC의 의미에 대해서 ① 음성언어의 대체 보조수단, ② 음성언어의 발달 촉진수단, ③ 사회참여의 확대, ④ 환경에 대한 능동적 주체적 작용 · 자기결정의 보장, ⑤ 여가의 효과적 활용의 다섯 가지로 요약하고 있는데, 특히 영유아기에는 음성언어의 발달 및 환경에 대한 능동적 주체적 작용의 촉진수단 즉 의사소통에 대한 자세를 형성하는 데에 있어서의 역할이 크다고 생각한다. **그림 10-1**[12]은 발신행동의 습득 모델을 나타낸 것으로, 장애특성 및 발달단계에 맞는 몸짓이나 발성, 사진 · 그림의 조합을 검토할 때의 참고가 되는 것이다. 훈련 프로그램을 진행하는 데에 있어서의 평가에는 청각 · 언어영역의 평가만이 아니라 지적 능력 · 학습능력, 대인 · 의사소통 행동의 특성, 구음기관의 기능(발성 · 발어의 가능성), 시각인지능력(형태의 판별이나 위치의 기억, 쫓아서 봄), 자세운동기능(의사소통 때의 자세유지, 앉은 자세유지 장치의 필요성), 수의운동의 상황(안구운동, 몸짓이나 스위치의 조작을 시행하기 위한 팔다리의 운동기능)의 평가가 필요하고 물리치료사, 작업치료사, 재활공학 기사의 협력이 반드시 필요하다.

CP아동의 AAC는 가능한 의사소통 수단을 모두 활용하여 자발적인 의사소통을 할 수 있는 것을 지향하는 것이다. 또한 의사소통에는 반드시 파트너와 활동환경이 필요하고, 훈련 장면만이 아니라 생활 속에서의 AAC를 효과적인 것으로 해가기 위해서는 가족, 요육관계자의 이해와 참여를 얻는 것이 필수적이다.

d. 음식물 섭취 · 삼키기

포유나 실제로 먹는 장면을 통해서 입술이나 혀, 아래턱의 움직임의 관찰 · 평가를 시행한

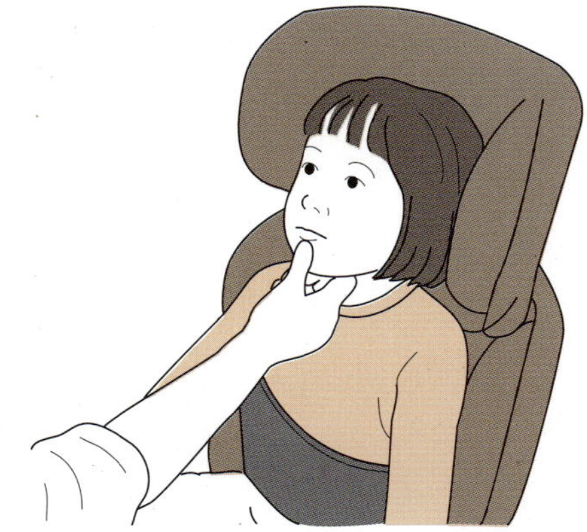

그림 10-2. 턱을 닫는 보조

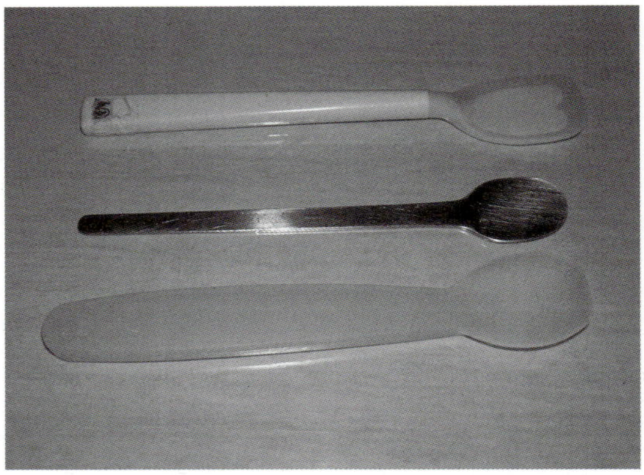

그림 10-3. 스푼의 선택

다. 음식물 섭취 · 삼키기 기능에 관련되는 요소로서, 미숙한 반사의 잔존이나 이상반사의 유무, 전신 상태나 자세 · 운동기능, 호흡기능, 키 · 몸무게 등 발육상황이나 영양상태, 구강 안이나 얼굴의 감각과민 이외에, 시각 · 후각 · 청각 등의 다양한 감각기능과 이빨이 나는 것이나 구강의 형태적 발달 등이 있다. 이들의 문제를 많은 직종의 관점에서 평가하고, 개개의 사례와 가족에게 맞는 접근법을 생각하는 것이 중요하다.

1 포유

미약한 탐색반사(investigating reflex)나 빨기반사(sucking reflex) · 삼키기반사(swallowing reflex), 구토반사의 과민 등, 포유를 방해하는 요소가 출현하기 쉽다. 아테토시스형의 경우, 포유하는 힘이 약하고, 어머니는 포유의 양을 확보하기 어려움과 포유시간의 길이로부터 비정상임을 알아차리는 일이 있다. 또한 근육긴장의 동요로 삼키기와 호흡과의 타이밍이 맞지 않으면 사레들리거나 흡인이 일어나기 쉽다. 이 때문에 포유 때의 머리/목 부분과 몸통의 정렬(alignment)이 중요하다.

2 이유식에서부터 유아식으로

빨기 · 삼키기반사의 소실에 수반해서 수의적으로 턱이나 혀 등 입을 움직이게 되면, 이유를 시작하는 일이 많다. CP아동의 경우는 정상발달의 월령만을 기준으로 이유를 진행시키는 것이 아니라 운동기능이나 정신발달, 구강기능을 합쳐서 시작시기를 검토하고 서서히 단계를 올리는 것을 도모하는 것이 중요하다.

포식(거두어들임)

"포식"이란 입을 벌린 다음에 아래턱, 입술을 닫으면서 음식물을 거두어들이는 움직임이고, 특히 윗입술의 움직임이 평가의 요점이다. 입술을 닫은 위치를 유지하기 위해서는 코에 의한 호흡과 입에 의한 호흡의 분리가 필수적인 조건이다. 또한 음식물이라는 "이물질"을 받아들이기 위해서는 구강 내외 모두 감각과민 상태가 없을 것이 전제이다.

아테토시스형은 근육긴장의 변동 때문에 안정 시의 혀의 돌출도 많고 입술이나 아래턱의 안정된 폐쇄위치 유지가 어렵다. 또한 지나치게 입을 벌리기 쉬워지고, 닫으려고 하면 급격한 움직임으로 식기를 물어버리는 경우도 있다.

스푼 보조에서는 입술 폐쇄의 움직임을 기다려서 스푼을 똑바로 뽑도록 유념한다. 입술의 폐쇄가 불충분한 경우, 위턱에 음식물을 문질러 떼는 일은 하지 않는다. 폐쇄의 움직임을 촉진하기 위해 아래턱으로 턱을 닫는 보조(**그림 10-2**)나 직접 윗입술 상부를 내려서 폐쇄를 보조하는 경우도 있으나, 입술 주위의 감각과민 상태가 없는 것이 전제이다. 감각과민상태가 있는 경우는 우선 과민을 제거하는 "탈감작(desensitization)"을 시행한다. 볼이나 입술의 주위에 손바닥이나 손가락 끝의 바닥 전체를 꽉 대도록 한다. 과민상태가 있는 부위를 만지면 싫어해서 움직이지만 드티지 않도록 어린이의 움직임을 따라간다. 싫어하는 것이 진정되면 일단 손을 떼고 다시 반복하여 만지도록 한다. 과민상태가 경감되려면 시간이 걸리므로 느긋하게 대처하는 것이 중요하다. 입을 벌릴 때에 혀가 돌출하는 경우는 구토반사의 유발에 주의하면서 스푼의 등쪽으로 혀를 뒤 아래쪽으로 가볍게 밀어서 음식물을 거두어 들이도록 보조한다.

스푼의 선택(**그림 10-3**)에서는 입의 크기에 맞는 평탄한 형태가 바람직하다. 긴장성 물기 반사로 스푼을 물어버리는 경우는 금속제를 피하고 실리콘으로 만든 것을 사용한다. 또한 스푼을 물어버린 경우는 힘이 이완되는 것을 기다려서 뽑도록 한다.

처리(으깨기~저작)

"처리"의 발달과정에서는 혀와 턱의 연동된 상하의 으깨기 운동으로 시작되고, 혀의 옆쪽 운동으로 음식물을 잇몸이나 어금니에 올려놓아 으깨게 되고, 혀와 아래턱이 분리된 절구로 갈기 운동, 저작운동을 획득한다.

평가의 요점은 혀의 움직임이다. 특히 상하의 움직임에서부터 옆쪽의 움직임이 나타나기 시작하는지 아닌지를 관찰한다. 으깨기, 물어서 으깬 음식물을 침(타액)과 섞으면서 모아서 합치는 "음식덩이 형성"이나 그 음식덩이를 인두로 이송하는 것도 혀의 역할이다. 머리부분의 조절이 불충분한 경우, 거두어들이기에서부터 처리 · 이송에 걸쳐서 목 부분의 후굴이나 몸통의 폄 운동 등으로 보상하는 일이 있다. 또한, 혀의 긴장이나 불수의운동, 혀 돌출에 의한 입술 폐쇄부전, 아래턱과 혀의 협동운동 불량으로 처리가 잘 되지 않아 음식물을 흘리는 것이 관찰되는 경우가 있다.

보조의 요점은 거두어들이기 때부터 아래턱 폐쇄 보조를 시행하여 처리 중의 입술 폐쇄 유지에 의해서 혀 돌출을 방지하고, 혀 앞뒤의 움직임에서부터 아래위의 움직임을 촉진하는 것이다. 또한 입꼬리에서부터 어금니(잇몸)에 음식물을 닿게 하였을 때에 혀가 자극물 쪽으로 향하는 움직임을 끌어내어간다. 연습용의 식사재료로서 적합한 것은 손가락으로 으깰 수 있는 정도의 부드러운 음식물이고, 손으로 들고 연습하기 쉽도록 한입크기, 스틱모양으로 한다. 부적절한 형태의 식사재료를 준 경우, 다 처리하지 못한 채로 삼키는 "통째로 삼킴"을 익히게 되므로 주의가 필요하다. 다음으로 혀의 옆쪽의 움직임이 나타나면, 음식물을 혀로 어금니(잇몸) 쪽으로 이동하여 처리하는 상황을 확인한다. 더욱이 이빨이 솟아난 상황을 보고, 저작을 요하는 딱딱한 정도의 식사재료로 연습을 진행시켜간다. 또한 큰 식사재료에서부터 한입 크기를 앞니로 물어뜯는 것 같은 연습도 추가한다.

삼키기(영아 삼킴~성인 삼킴)

삼킴의 문제로서 코인두강(비인강) 폐쇄부

전 등, 호흡과의 분리나 협동이 잘 이루어지지 않는 것에 의해서 일어나는 "흡인"을 들 수 있다. 음식물이 기관(trachea)에 들어가기 시작하였을 때에는 "사레들림"이나 심한 기침으로 그것을 회피하려고 하는 반응이 관찰되는데, 이러한 반응이 일어나지 않는 "무증후성 흡인(silent aspiration)"이라는 현상도 있다. 아테토시스형에서 음식덩어리를 인두로 이송하는 것을 목의 뒤굽힘(후굴)으로 보상하는 경우나, 바로 누운 자세에 가까운 자세에서 보조되고 있는 경우 등에서는 입을 벌린 채로 혀를 앞쪽으로 내어 음식물을 인두부분으로 보내는 "혀 돌출 삼킴"이나 "역 삼킴"이 습관화되어 있는 경우도 있다. 어느 경우에도 보조의 요점은 머리와 몸통을 안정시켜 삼키기 쉬운 머리와 몸통의 정렬(alignment)을 탐색한 다음에 아래턱과 입술의 폐쇄를 확실히 하여, 삼킴을 촉진하는 것이다.

수분섭취

아래턱의 불수의운동이나 혀 돌출 등으로 입술 폐쇄의 유지가 곤란한 경우 수분섭취는 특히 어려운 과제이다.

보조의 요점은 **그림 10-2**와 같이 아래턱을 조절하면서 아래턱의 폐쇄유지를 하는 것, 아랫입술로 스푼이나 컵의 가장자리를 지지하여 이빨에 대지 않도록 하는 것, 그리고 식기를 기울이는 상태를 조정하면서 물을 흘려 넣는 것이다. 아래턱이 흔들흔들 연속적으로 움직여서 불안정할 때는 아래턱 폐쇄를 유지하여 한입 몫만 흘려 넣고 입술 폐쇄를 유지한 채로 삼키게 하는 "한 목음 마시기"의 연습을 한다. 아래턱과 아랫입술이 안정하여, 윗입술로 홀짝홀짝 마시는 움직임이 나타나면 "연속 마시기"의 연습을 시도한다. 컵은 입의 크기(가로 폭)에 맞는 직경의 작은 것이나 입의 형태에 맞출 수 있는 재질(실리콘으로 만든 것 등)의 것을 사용한다. 또한 입 언저리의 모양을 보기 쉬운 투명의 것이고 코에 닿는 부분을 절단한 형상의 연습용 컵(**그림 10-4**)을 이용하는 경우도 있다.

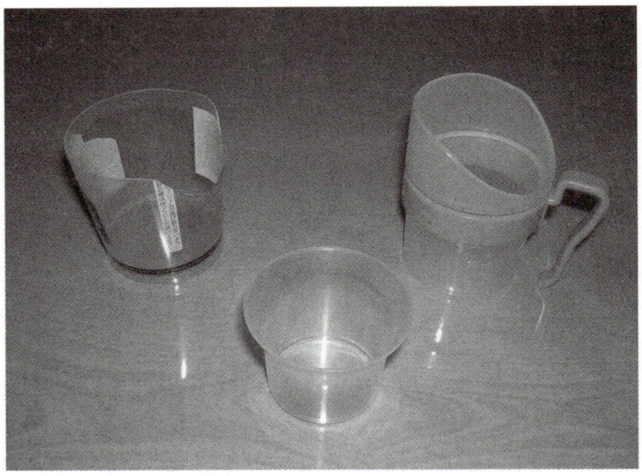

그림 10-4. 컵의 선택

3 스스로 먹음(셀프케어)

이유식은 보조중심으로 진행시키는 일이 많지만, 후기식의 무렵부터 손을 내밀려고 하는 움직임이나 흥미가 나타난다. 이러한 변화를 파악하여 보조에 스스로 먹는 의욕을 균형 있게 편입시키도록 한다. 어린이가 자기 자신이 입으로 가져가려는 움직임에 손을 곁들이면서, 성공하는 경험을 쌓음으로써 조금씩 스스로 먹는 것을 완성시켜간다. 손으로 잡는 것이 가능하다는 것, 스푼이나 포크를 사용할 수 있는 딱딱한 음식을 먹을 수 있다는 것, 팔의 기능에 맞춘 식기를 선택한다는 것이 조건이다.

경직형 양마비나 편마비는 앉은 자세 유지능력이나 팔의 기능이 비교적 양호함으로 스스로 먹는 것으로 향해서 접근할 수 있는 가능성이 크다. 앉은 자세가 안정하고 팔의 조작이 용이한 의자와 테이블의 설정, 식기의 선택이 요점

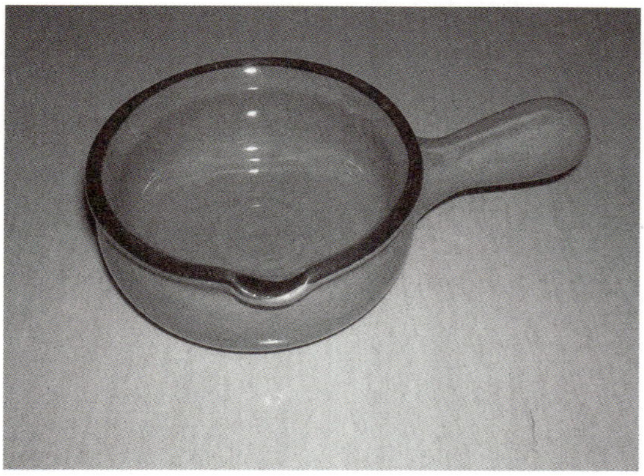

그림 10-5. 한손으로 유지하기 쉬운 식기

이다. 팔 기능의 좌우차이에 배려하고 우위인 쪽은 식기조작, 반대쪽은 식기의 고정 등을 시행한다. 입 언저리로 가져가기 쉽도록, 스푼이나 포크의 머리부분을 자유로이 굽힐 수 있는 것이나, 쥐는 방법에 배려하여 그립(grip)의 굵기를 선택한다. 뜨기 쉽도록 식기의 가장자리가 솟아오른 것이나, 고정이 불충분해도 식기가 움직이기 어렵도록 미끄럼 방지 시트를 까는 등의 고안도 한다. 한손으로도 유지하기 쉬운 식기(**그림 10-5**), 양쪽손잡이의 컵이나 구강기능의 단계에 맞춰서 입을 대는 부분을 바꿀 수 있는 것도 활용한다.

4 지적 · 인지 면에 대한 배려 — 정신지체(MR), 광범위성 발달장애(PDD)에 대한 대응

구강기능의 발달은 순조롭지만 식사재료의 색깔이나 조미에 대해서 연연하거나 식욕이 고르지 못함, 감각 면의 문제로부터 식사가 진행되지 않는 경우가 있다. 또한 싫어하는 식사체험의 영향이나 먹는 방법의 패턴을 바꿀 수 없다는 것 등이 대응하기 곤란한 식습관으로 발전하는 경우도 있다. 이러한 경우 구강기능의 문제에 그치지 않고 폭 넓은 시야로 문제를 분석하여 대처하는 것이 필요하다. 가득 밀어 넣어 먹기, 통째로 삼키기의 악순환에 대해서는 구강기능과 식사형태가 적합하여 있는가라는 기본적인 평가로 되돌아간 다음에 간병인이 한 입 몫씩 주어 페이스를 조정하는 개입이 필요하다.

e. 배설조절

기저귀 사용의 시기에서부터 배설 리듬을 파악하는 것은 배설 자립을 향한 대처를 위해 중요하다. CP아동도 같은 연령의 아동이나 형제 아이와 때를 같이 하고, 또는 배설하고 얼마 안 되어 "알릴" 수 있는 경우, 화장실에서의 배설에 도전하기 시작하는 것이 중요하다. 우선, "시간배설"이나 젖은 것을 알 수 있는 훈련 팬티를 시도해본다. 어느 것이 성공하였는지 아닌지가 중요한 것이 아니라, 화장실의 환경에 익숙해지는 준비를 해두는 것이 중요하다. "예고"를 할 수 있는 경우는 예고를 한 다음에 화장실에 가기까지 참을 수 있는지도 중요하다. 이들의 상황 및 어린이 자신의 배설에 대한 의식을 종합적으로 판단한 다음에 셀프케어의 가능성을 검토한다.

1 배설자세

배설하기 쉬운 자세는 CP의 형태와 자세유지기능과의 연관성이 깊다. 배는 복압을 걸어서 기를 쓸 수 있는지가 중요하다. 앞경사 위치, 다리를 굽힌 뒤경사 위치 등, 한사람 한사람에 맞는 배설자세를 발견해간다. 또한 복압을 걸었을 때의 팔다리의 긴장상황, 자세에 대한 영향 등도 탐색해둔다. 즉, 난간을 잡으면 앉은 자세가 안정되어 기를 쓰기 쉬운가, 발바

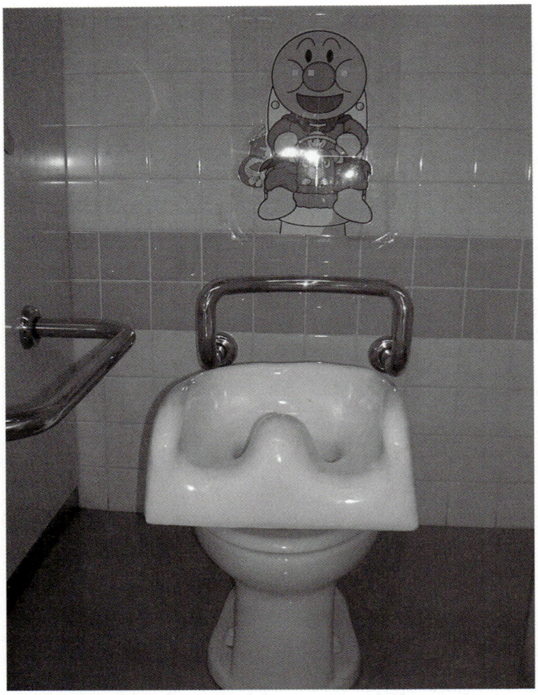

그림 10-6. 위에 얹어놓은 변기좌석과 난간의 설치

닥을 접지할 수 있으면 버티기 쉬우므로 발판이 있는 편이 좋은가, 등이다.

아테토시스형에서는 예고를 할 수 있어도 막상 누려고 하였을 때에 방광괄약근을 타이밍이 맞게 이완할 수 없어, 배뇨까지는 상당한 시간을 필요로 하는 경우가 있다. 마비 형태의 특징을 이해하여 보조에 임하는 것이 중요하다.

2 배설환경의 정비

화장실에서 연습하는 전단계로서 요강이나 toilet chair를 시도하는 경우, 배설의 장소를 결정해서 시행한다. 배설의 장소와 목적을 결부시켜 다음의 단계로 진행하기 쉽게 하기 위해서이다.

화장실에서는 위에 얹어놓는 변기좌석이나 난간의 설치를 검토한다(**그림 10-6**). 위에 얹어놓는 변기좌석은 구멍이 뚫린 변기좌석 위의 앉은 자세에서도 안정되는 형상이나 재질(감촉)일 것이 중요하다. 한번이라도 싫어한 체험이나 실패경험을 하면 화장실 그 자체를 거부할 가능성이 크다. 특히 PDD를 합병하고 있는 경우는 기분전환이 어려우므로 주의가 필요하다.

또한, 가정의 화장실 개조는 가족 전체가 사용하기 쉽도록 하는 것도 고려하여 신중하게 계획할 필요가 있다.

3 셀프케어

배설의 자립은 적어도 다음의 6개 항목을 처리할 필요가 있다. ① 화장실까지의 이동, ② 하의와 속옷의 착탈, ③ 변기에의 옮겨타기, ④ 변기 위의 앉은 자세 유지, ⑤ 뒤처리, ⑥ 손 씻기이다. ①은 요의의 자각에서부터 시간적인 여유를 갖고 화장실까지 가는 이동능력이 필요하다. 사지마비에서는 ④이외, 편마비는 ②가, 양마비는 ②나 ③이 어려운 경우가 많다. 또한 불안정한 변기좌석을 무서워하는 어린이도 많다. 무서워함으로써 근육긴장이 항진하면 더욱 앉은 자세가 불안정해진다는 악순환이 되어 여유를 갖고 배설할 상황이 갖춰지지 않는다. ⑤의 뒤처리는 CP아동에게 공통적으로 어려운 동작이다. 손이 도달하기 어려운데다가 눈으로 보아 위치와 동작을 확인할 수 없는 것이 어려움의 요인이다.

f. 자세관리

CP의 형태와 자세긴장, 신체의 사용방법의 특징에 의해서 자세관리의 요점은 다르다.

1 비대칭 자세와 측만

기능적인 좌우차이가 있는 경우, 비대칭 자

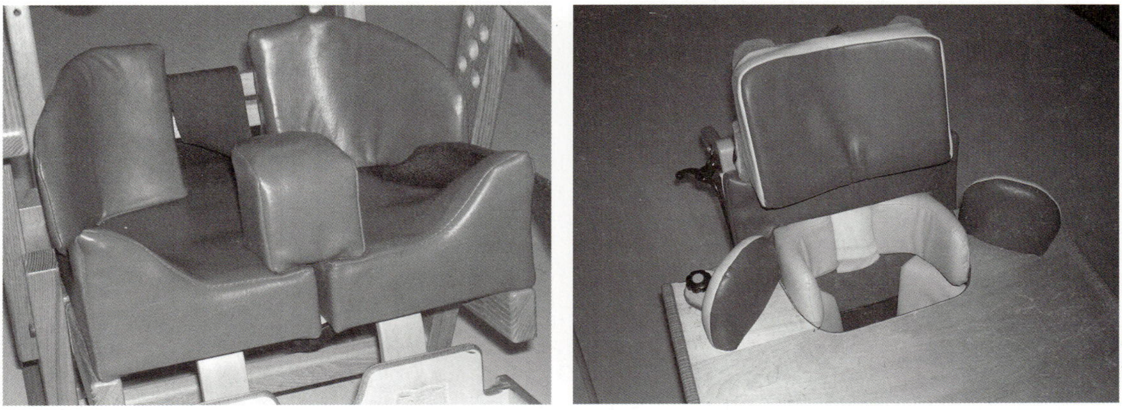

그림 10-7. 모음 방지대책을 시행한 좌석 면(A)과 테이블의 팔꿈치받침 패드(B)

세를 취하기 쉬워 2차적으로 측만의 합병에 이르는 일이 많다. 경련에 의한 측만자세 이외에, 낮은 긴장에 의한 후만에 더하여 몸통이 좌우 어느 쪽인가 한쪽으로 무너지는 경우가 있다. 일상적으로 사용하는 앉은 자세유지 장치나 휠체어는 가급적 대칭적인 자세에 근접할 수 있도록 설정한다. 앉은 자세의 기반이 되는 골반이나 몸통의 지지성에 배려하여, 패드나 벨트 등으로 지지한다. 이미 측만이 발병하여 있는 경우는 정형외과적 판단도 추가하고 몸통 장구의 적응을 검토하여 앉은 자세유지 장치와 병용하는 경우도 있다. 이 때, 생활시간을 고려한 장착 스케줄의 관리가 필요하다.

2 팔다리의 경직과 정렬의 조절

다리의 경직과 정렬의 조절

엉덩관절 모음과 안쪽돌림의 경직은 경직형 사지마비나 양마비에서 현저한 현상이다. 가랑이를 벌리고 앉은 자세나 팔을 과도하게 사용하는 장면에서 경직을 더 악화시키는 경우도 많다. 가급적 책상다리 앉은 자세(엉덩관절 벌림과 가쪽돌림 자세)를 취하는 것 같은 지도 이외에, 일상적으로 사용하는 앉은 자세유지 장치나 휠체어의 좌석 면에는 모음방지의 대책을 강구한다(**그림 10-7A**). 엉덩관절 탈구의 위험성이 있는 경우는 정형외과적 판단 하에 엉덩관절의 벌림장구나 수술적 치료의 적응을 검토한다. 탈구의 진행은 몸통의 대칭성 유지에도 영향을 미치기 때문에 일상의 자세관리로서 매우 중요한 과제이다.

엉덩관절 굽힘근 경직은 모음과 안쪽돌림의 경직에 수반하는 일이 많고, 길항근의 폄 활동의 약함에 의하여 근육의 단축이나 엉덩관절의 굽힘 구축에 이르게 된다. 앉은 자세유지 장치나 휠체어의 사용에 의해서 앉은 자세 시간이 길어짐으로써 더욱 악화하는 경우도 많다. 적극적으로 자세변환의 기회를 마련하여 엉덩관절 폄 위치를 취하도록 유념한다.

엉덩관절 굽힘근 경직은 2관절근의 관계로 엉덩관절 굽힘이나 발목관절 말발(첨족) 등과 함께 일어나기 쉽다. 근육의 단축에 이르면 엉덩관절 쪽에서 골반 뒤경사 방향으로, 발목관절 쪽에서 발바닥굽힘 방향의 힘이 걸려, 앉은 자세에서 궁둥뼈(좌골) 지지가 앞쪽으로 드티는 등 자세가 무너지기 쉬워진다. 발목관절의 경련에 의한 안쪽말발(내반첨족) 또는 낮은 긴장과 하중에 의한 바깥굽음(외반)의 무너짐 등에는 단하지장구의 적응을 검토한다. 장구는 운동기능에 따라서 훈련용, 일상의 선 자세 보행용 등의 사용목적으로 처방되지만 ADL 장면에서의 적극적인 이용도 검토해야 한다.

팔의 경직과 정렬의 조절

팔 전체의 경련에 대해서는 사지마비에서 팔이음뼈나 팔꿈치를 뒤쪽으로 끌어들여지는 경우, 앉은 자세유지 장치의 테이블에 팔꿈치받침 패드(**그림 10-7B**)를 붙여 팔을 앞으로 내밀기 쉽게 하고, 눈과 손의 협동을 촉진한다. 또한 옆으로 누운 자세는 팔의 끌어들임을 억제하고 주변을 보기 쉬운 자세이며, 특히 앉은 자세를 취하기 전단계의 영아기에는 놀이의 자세로서 응용할 수 있다. 편마비에서는 연합반응에 의해서 손가락을 꽉 쥐거나 손목관절의 바닥쪽굽힘이 강화되는 경우가 있고, 약간의 등쪽굽힘 위치의 손목관절 장구의 적응을 검토한다.

MR을 합병하여 항상 같은 손 핥기 등으로 식사보조 등을 하기 어려운 경우는 그 장면에 한정하여 간이적인 팔꿈치의 펌 유지 장구를 사용하는 것이 효과적이다.

g. 기거 · 이동

CP의 형태에 따라서 자세유지나 이동능력의 획득시기, 달성수준은 다양하다. 그 능력획득에는 지적 · 인지수준이나 시각 · 청각 등의 감각기능, 합병증의 유무 등, 다양한 요인이 강한 영향을 주고 있다.

1 운동의 특징

CP의 자세운동 이상은 경련이나 낮은 긴장 또는 불수의적으로 변동하는 근육긴장의 이상이 신체의 부위에 따라서 다양하게 분포한 상태에 기인한다. 자세를 계속 유지할 수 있을 정도의 적당한 근육긴장과 원활한 움직임을 보장하는 근육긴장의 조정이 필요하지만, 이들이 불충분한 상태에서 자세유지나 동작을 함으로써 이상을 강화시켜 그 사용방법을 습관화시켜 간다. 낮은 긴장의 부위에 대해서는 다른 부위가 근육긴장을 높여서 자세를 유지하는 "보상적 고정"이 일어난다. 습관화된 비정상적인 근육긴장이나 보상적 고정의 반복 끝에 다양한 변형이나 구축이 야기되는 것이다.

2 정상발달과 뇌성마비의 특징

정중위치 지향

정상발달에서는 생리적인 굽힘 우위자세나 비대칭 자세로부터 원시반사가 소실되어가는 과정에서 폄 활동이나 대칭성을 획득하여간다. 바로 누운 자세에서는 얼굴을 정면으로 향하고 팔다리의 "항중력 활동"이 만들어지기 시작하고 자기의 손발의 존재를 느끼는 중요한 운동감각 경험으로도 된다. 이와 같은 활동을 통해서 척주가 신체의 중심축으로서 기능을 하고, 좌우대칭의 자세를 유지할 수 있게 되어간다. 또한 엎드려 누운 자세에서도 머리를 척주의 연장선상으로 들어올릴 수 있게 되는 가운데 서서히 머리부분의 조절을 할 수 있게 된다. 그러나 이들의 정상발달의 요소는 CP아동으로서 획득하기 곤란한 경우도 많다.

경직형 양마비의 특징은 손과 손이 협동을 할 수 있어도 목의 뒤굽힘이나 팔을 굽혀서 뒤쪽으로 끌어당기는 움직임이 되기 쉽다는 것이다. 또한 팔의 움직임에 수반하는 연합반응으로 다리의 폄과 모음 등 경련이 강화되는 일이 많고, 게다가 몸통의 낮은 긴장에 의해서 다리의 항중력 활동이 방해되는 일이 많다. 편마비는 정중위치를 지향하는 자체를 획득할 수 없는 경우가 많다. 마비 쪽의 끌어들임이나 활동성의 저하와 감각둔마가 겹쳐, 마비 쪽의 존재를 알아차리는 기회가 감소하여 자칫 무시하게 된다. 아테토시스형은 비대칭성 긴장성 목반사의 잔존이나 갈란트(Galant)반사의 영향 등에 의한 비대칭성이 특징이고 정중위치 지향이 방해된다. 사용하는 팔 쪽으로 얼굴을 돌릴 수 없어 손과 눈의 협동이 곤란해진다. 근육긴장의 불수의적 변동에 의해서 머리의 조절이 불량하고 자세를 안정시켜 두는 것이 어렵다.

몸 구르기

정중위치 지향과 대칭적인 활동을 경험한 시점에서부터 갖고 싶은 것 쪽으로 얼굴을 돌리고 손을 뻗히려고 하는 움직임이 시작되어 몸 구르기의 계기가 된다. 도중의 옆으로 누운 자세에서는 아래쪽으로 지지하면서 엎드려 누운 자세로는 위쪽의 팔다리가 움직임을 선도하여 몸통과 골반을 회전하고 아래쪽의 어깨로 지지하여 일어난다는 요소가 필요하다.

경직형(사지마비나 양마비)의 경우, 목뒤부위(후경부)나 다리는 편 채로 몸통을 통나무모양으로 단숨에 몸을 굴려버려 회전이 관찰되지 않는 경우가 많다. 또는 몸 전체를 굽혀 둥글게 하여 몸 구르기를 하려고 하는 경우도 있다. 편마비의 경우, 비마비 쪽으로 움직임을 선도하는 경우가 많으며 아래쪽으로 되는 마비 쪽은 팔을 지지와 일어나기에 잘 사용할 수 없어 몸 구르기를 한 몸통에 깔려버리는 경우도 많다. 반대쪽으로의 몸 구르기는 할 수 없고 하려고 하지 않는 경우도 많다. 아테토시스형의 경우, 목의 뒤굽힘과 전신의 젖힘을 원동력으로 하여 발끝으로 바닥을 차면서 단숨에 몸 구르기를 하는 패턴이 많다.

엎드려 누운 자세 팔의 지지와 이동

정상발달에서는 엎드려 누운 자세에서는 아래팔 지지에서부터 팔꿈치 지지, 손 지지로 서서히 머리부분 몸통이 높이 들어올려지게 된다. 양쪽 지지에서부터 한쪽 지지가 가능해지고, 도달(reach)범위를 넓히면서 피벗 턴(pivot turn)이나 미끄러지면서 기어가는 이동의 조짐이 나타난다. 4점 지지는 손 지지로 바닥을 강하게 밀어 올리는 움직임에 수반하고, 무릎 지지로 골반을 들어올려서 가능하다. 앞뒤로 몸을 흔드는 로킹(rocking)이나 손 · 무릎 지지의 어느 쪽인가 한군데를 지지로부터 떼어놓는 움직임과 중력중심 이동을 반복하면서 기어갈 수 있게 된다.

경직형 양마비는 팔꿈치 지지로 앞으로 진행하려고 하면 팔이 굽힘 우위의 끌어들이는 움직임이 되기 쉽고, 다리는 폄과 모음을 강화한 채로 질질 끄는 것 같은 미끄러지면서 기어가는 이동이 되거나, 손의 지지는 할 수 있어도 다리를 굽혀서 정좌나 무릎을 꿇고 다리를 벌려 앉은 자세가 되어, 교호성이 없는 이른바 bunny hopping이 되는 일이 많다. 편마비는 마비 쪽 팔다리의 지지기능이 이동기능의 열쇠를 쥐고 있다. 팔꿈치 지지에서 미끄러지면서 기어가는 경우는 마비 쪽이 선행하여 몸통의 비대칭성을 강화시켜버린다. 4점 지지를 할 수 있어도 마비 쪽만으로 지지할 수 없으면 비마비 쪽을 흔들어 내밀 수 없어 교호성이 나타나지 않는다. 비마비 쪽을 아래로 한 다리를 모아 옆으로 구부려 편안히 앉아서 shuffling을 하는 경우도 있다. 아테토시스형의 경우, 팔꿈치나 무릎 등 중간관절의 굽힘/폄 조절이 곤란하여 어느 관절도 가동범위의 끝에서 고정한 지지를 사용하는 경우가 많다. 팔은 어깨 안쪽돌림(내측회전), 팔꿈치의 과다젖힘(과신전)으로 손으로 지지하게 되고, 다리는 전체적인 과다굽힘(과굴곡)으로 무릎을 꿇고 다리를 벌려 앉은 자세인 채로 bunny hopping이 되거나, 교호성이 있다 해도 사지의 움직임은 허둥대고 두서가 없어 어색한 움직임으로 이동한다.

앉은 자세 유지

정상아동의 앉는 방법의 변화는 다양하다. 자기가 앉은 자세로 일어나는 움직임에서부터 여러 가지의 앉는 방법을 자유로이 바꿀 수 있어 앉은 자세유지 완성이라 할 수 있다. 그러나 CP아동은 앉은 자세유지 자체가 곤란하거나 한정된 앉은 자세밖에 취할 수 없고, 자기 자신으로는 자유로이 자세를 바꿀 수 없는 경우도 많다. 앉은 자세유지가 가능한 조건은, ① 머리의 조절, ② 몸통의 항중력 폄 활동과 돌림(회전), ③ 머리 · 몸통의 바로 서기(가누기), 균형반응, ④ 골반(궁두뼈)의 지지, ⑤ 다리(넓적다리 뒷면이나 발바닥)의 지지, ⑥ 몸통 · 골반 · 다리의 분리, ⑦ 팔의 지지성(보호 폄 반응)과 지지로부터의 해방, ⑧ 좌우 대칭성과 좌우의 분리, ⑨ 지적 활동이나 동기부여 등이다.

경직형 사지마비나 양마비, 아테토시스형의 경우도, 앞에서 언급한 조건이 불충분한 경우는 그 조건을 보상하는 앉는 방법을 한다. 가장 많이 관찰되는 것은 무릎을 꿇고 다리를 벌려 앉기이다. Bunny hopping으로 이동하는 어린이의 경우, 그대로 뒤로 앉으면 무릎을 꿇고 다리를 벌리는 앉은 자세가 되고, 엉덩관절을 안쪽돌림 위치에서 고정함으로써 골반과 몸통을 일으키기 쉽게 한다. 또한 기저 지지면을 넓게 잡을 수 있고 무릎을 꿇고 다리를 벌려서 앉은 자세라면 팔을 지지에서부터 해방할 수 있다. 그러나 다리를 앞쪽으로 내미는 책상다리 앉은 자세나 다리를 길게 뻗고 편안히 앉은 자세를 취하는 것은 어렵다. 몸통 돌림을 수반하는 비스듬히 앉은 자세를 통해서 자세변환을 하는 것이 어렵기 때문이다. 그리고 다리를 길게 뻗고 편안히 앉은 자세를 취하게 하면 다리는 폄/모음, 발은 말발위치이고, 극단적인 몸통의 후만에 의해서 팔의 지지가 없이는 자력으로 앉은 자세를 유지할 수 없는 경우도 많다. 편마비의 경우, 비마비 쪽 아래의 다리를 모아 옆으로 구부려 편안하게 앉은 자세나 비대칭의 책상다리 앉은 자세를 취할 수 있는 경우도 있다. 바로 누운 자세에서부터 비마비 쪽을 아래로 하여 지지로 사용하고, 앉은 자세로 일어나는 것이 가능하지만, 이 때 마비 쪽은 비마비 쪽의 지지의 노력에 의해서 연합반응이 출현하며, 특히 팔은 굽힘으로 끌어들여지게 된다.

잡고 서기, 벽 등을 잡고 걷기

정상발달에서는 팔을 어깨관절보다 높이 올려서 잡고, 무릎서기에서부터 한쪽무릎서기를 거쳐 일어선다. 손의 지지는 한손으로도 여유가 생기면 뒤돌아다보아 몸통을 돌리거나 줍는 동작도 할 수 있게 된다. 옆에 놓은 것에 손을 뻗히려고 하여 좌우의 중력중심을 이동할 수 있고, 한쪽의 다리에 체중부하를 할 수 있으면, 또 한쪽의 다리로 한걸음 내디딜 수 있는 벽 등을 잡고 걷기가 된다.

"잡게 하면 서 있을 수 있다"라는 상태의 유지는 경직형 사지마비아동에서도 가능한 경우가 있으나 자기 자신이 잡고 일어설 수 있는 가능성이 있는 것은 경직형 양마비나 편마비, 아테토시스형 등이다. 경직형 양마비는 팔을 굽혀서 끌어들이는 힘만으로 잡고 무릎서기에서부터 몸통과 다리를 끌어올리는 것처럼 하여 일어선다. 배(복부)는 기대서 허리뼈 전만을 하고, 엉덩관절은 굽힘/모음, 발은 말발위치에서 발꿈치가 바닥에 접지할 수 없거나, 어느 쪽인가 한쪽만 접지할 수 있는 경우도 있다. 다리는 굽힘/모음이나 안쪽돌림이 강하기 때문에 벌림방향으로 흔들어 내미는 벽 등을 잡고 걷기는 어려워, 몸통의 옆굽힘(측굴)으로 보상한다. 편마비의 경우는 비마비 쪽으로 잡고 몸을 일으키고 무릎서기 자세가 되면 한쪽무릎서기를 거치지 않고 단숨에 발끝으로 바닥을 차는 것처럼 하여 일어선다. 또는 비마비 쪽으로 일단 중력중심을 옮겨놓고, 마비 쪽을 한쪽무릎서기로 하지만 충분히 하중을 걸 수 없어, 서둘러 비마비 쪽의 발을 세워서 일어선다. 잡고 선 자세에서도 마비 쪽의 다리는 벌림 위치에 두어 하중은 불충분하고, 벽 등을 잡고 걷기는 비마비 쪽 방향으로 가는 편이 압도적으로 많다. 아테토시스형은 손바닥이나 발바닥 등 말초에서의 지지가 서투르고 무릎이나 팔꿈치 등의 중간관절의 조절이 어렵다는 특징이 선 자세에서 두드러진다. 목이나 몸통을 뒤로 젖혀서 무릎서기가 되고 한쪽 무릎서기에서부터 일어설 수 있었다 해도 잡고 선 자세를 유지하기 위해 말발이나 젖힌무릎(반장슬), 엉덩관절 폄의 불충분으로 허리뼈가 전만하는 등의 보상적 고정을 이용한다. 또한 그 고정이 조금이라도 느슨해지면 갑자기 무너져 웅크리고 앉게 되는 collapse현상이 일어난다.

보행과 휠체어 조작

혼자걷기 획득, 또는 지팡이나 보행기 등의 사용으로 보행에 이르게 되는 것은 경직형 편마비나 양마비와 아테토시스형의 일부이다. 보장구 사용에 의한 보행이나 장거리의 보행이 곤란하고 생활상 실용성이 낮은 경우와, 과도하게 노력하여 보행하는 것이 2차적으로 어린이의 기능을 악화시킬 위험성이 있는 경우 등은 휠체어 이동을 병용하는 경우가 많다. 팔의 조작능력에 따라서 보통형이나 보조와 병용하는 경우도 있다. 편마비의 경우는 마비 쪽의 기능에 따라서 보통형 또는 한손 구동형의 어느 쪽이 적당한지를 검토한다. 팔 기능의 수준으로부터 실용적인 휠체어 조작이 곤란한 경우에도, 장차 전동휠체어 조작의 가능성이 있는 경우는 보통형 휠체어를 검토하는 일이 있다. 유아기 중에 자기 자신이 움직인 경험이 있으면 휠체어의 차폭이나 주행감각을 체험할 수 있어, 전동휠체어의 조작감각의 기초가 될 수 있기 때문이다.

3 훈련 · 지도 및 간병의 방법

1) 정중위치 지향(bottom up, 손-무릎, 손-발 협동 등: **그림 10-8**)
2) 지지하여 몸 구르기(지지-일어나기: **그림 10-9**)

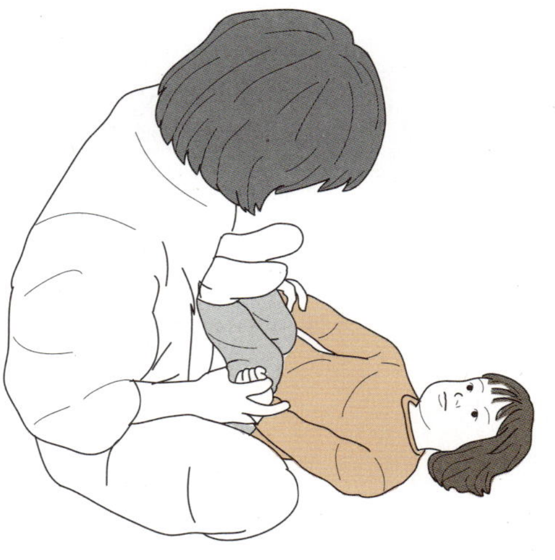

그림 10-8. 정중위치 지향(손 - 무릎 협동)

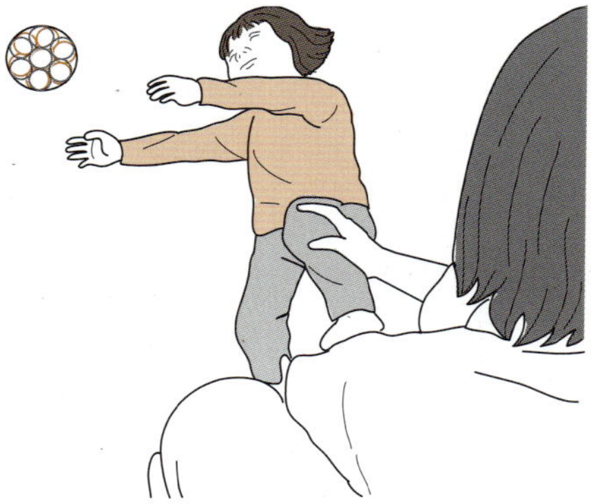

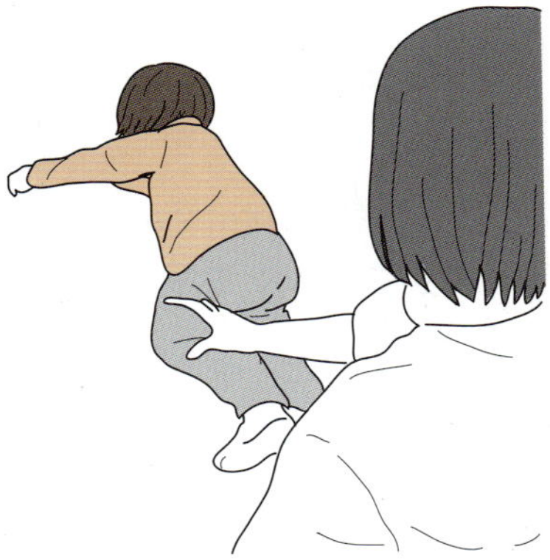

그림 10-9. 지지하여 몸 구르기

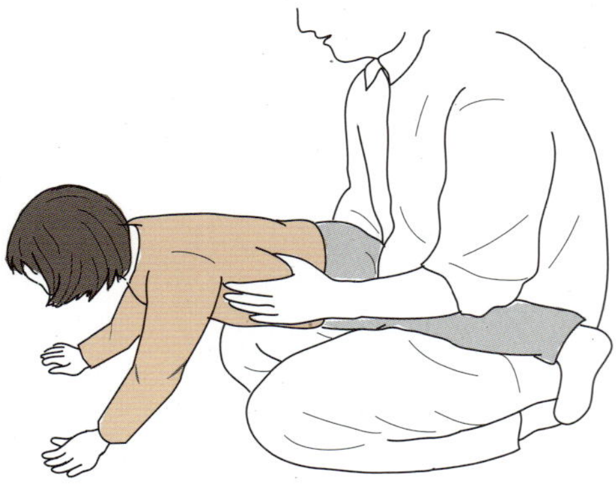

그림 10-10. 엎드려 누운 자세 팔의 지지(수평 껴안기, 손수레)

3) 엎드려 누운 자세 팔 지지(수평 껴안기, 손수레: **그림 10-10**)
4) sitting up(4점 지지에서부터 비스듬히 앉기, 책상다리 앉은 자세 ; **그림 10-11**)
5) 앉은 자세(무릎 위 앉은 자세, 받침대에 앉은 자세, 다리를 길게 뻗고 편안히 앉은 자세: **그림 10-12**)
6) 무릎 위 앉은 자세, 받침대에 앉은 자세에서부터의 일어서기(**그림 10-13**)
7) 잡고 서기(체중이동, 장난감 줍기: **그림 10-14**)
8) 보행

h. 기타의 셀프케어

유아기가 되면 CP아동은 셀프케어에 흥미를 갖고, 팔 기능이나 자세의 유지기능과 변환능력을 구사하여 ADL동작을 획득하는 일도 많다.

1 착탈의

팔의 기능과 앉은 자세(선 자세) 유지기능, 자세변환과 중력중심 이동능력의 수준이 착탈의동작의 가능성을 판단하는 열쇠가 된다. 의복과 신체부위, 전후나 표리의 인식, "옷을 갈아입는다는 상황 이해의 평가도 중요하다. 자립에 이르지 못하는 경우에서 적극적으로 착탈의동작을 끌어내는 것 같은 보조를 유념한다.

평가, 판단의 요점은 ①가장 안정되는 앉은 자세, ②앉은 자세에서의 전후좌우에의 중력중심 이동, ③팔의 도달범위(머리를 넘는 올림, 정중선을 넘는 반대쪽으로의 도달(reach), 신체 등 쪽으로의 도달, 발밑에의 도달, ④손가락의 분리운동, 눈과 손의 협동성(단추나 지퍼 등의 조작), ⑤앉은 자세에서부터의 무릎서기, 선 자세에의 자세변환, ⑥앉은 자세, 선 자세에서의 다리의 교호운동, 한발서기 등이다.

구체적인 동작방법을 **그림 10-15, 16**에 나타냈다.

또한 기능의 좌우차이가 현저한 경우, 기능

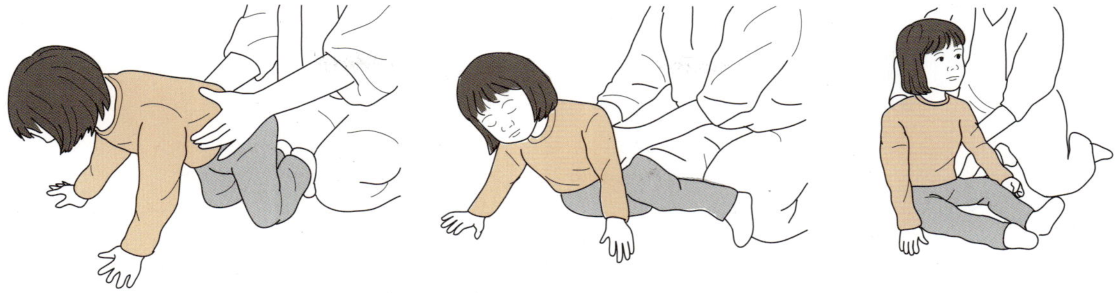

그림 10-11. sitting up(4점 지지에서부터 비스듬히 앉기, 책상다리 앉은 자세로)

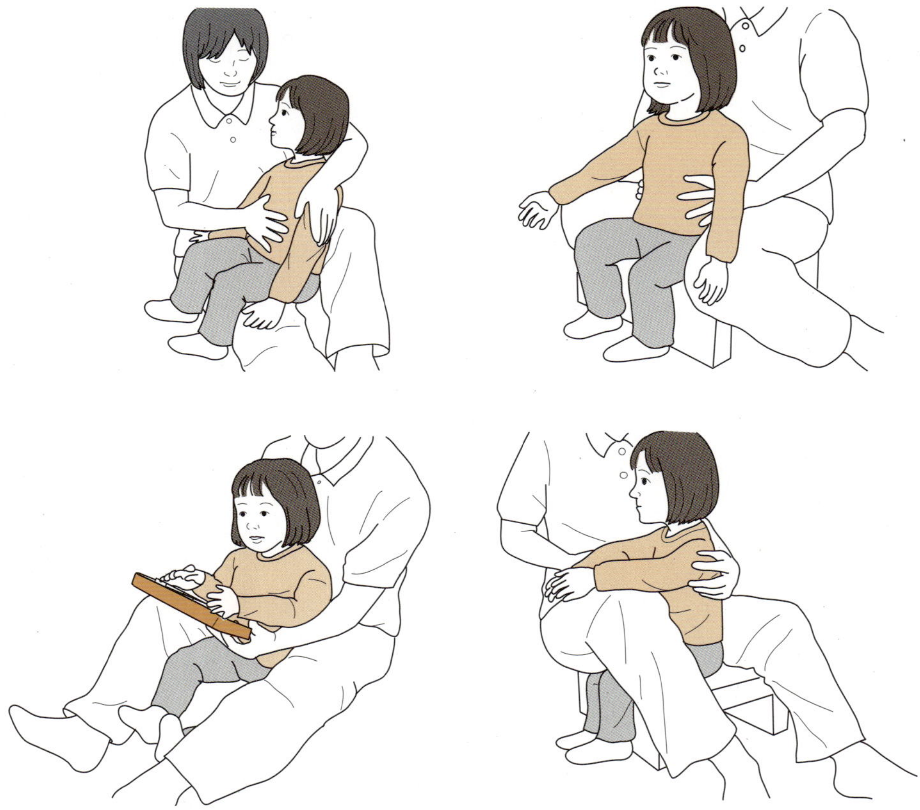

그림 10-12. 앉은 자세(무릎 위 앉은 자세, 받침대에 앉은 자세, 다리를 길게 뻗고 편안히 앉은 자세)

이 좋은 쪽을 "먼저 벗고, 뒤에 입는" 편이 시행하기 쉽다. 시각인지장애에 기인하는 신체도식의 문제에 대해서는 "의복에 표식을 하는" 등, 눈으로 보아 의복을 확인하는 것을 촉진하면서도 구체적인 착탈의동작의 반복 속에서 동작 그 자체가 정착되는 일도 많으므로 동작 순서를 일정하게 하여 연습하는 것도 중요하다.

2 목욕

목욕동작은 ① 착탈의, ② 욕실에서의 자세

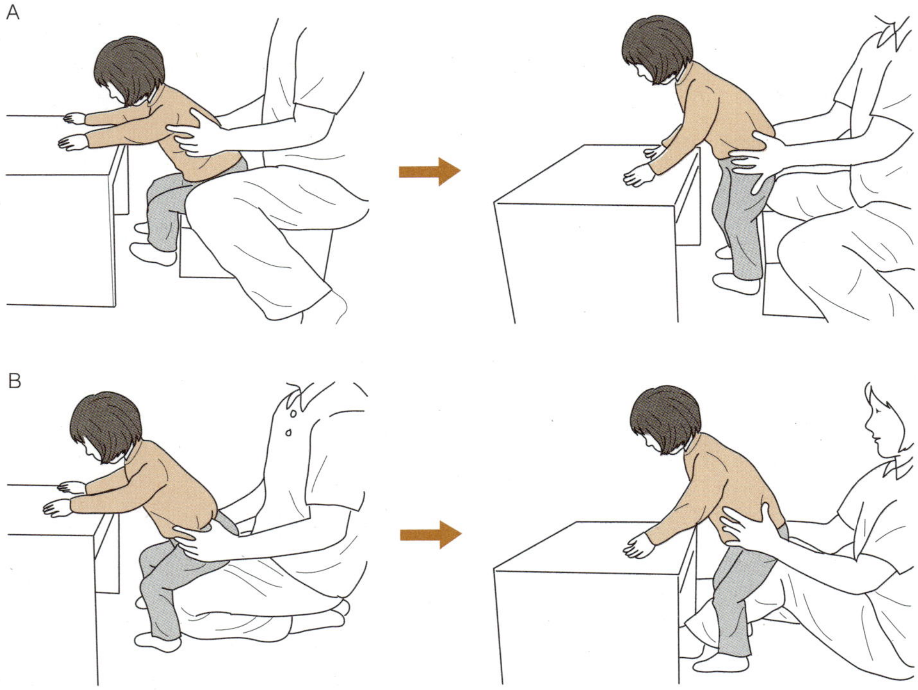

그림 10-13. 일어서기
A: 받침대에 앉은 자세에서 일어서기, B: 무릎 위 앉은 자세에서부터 일어서기

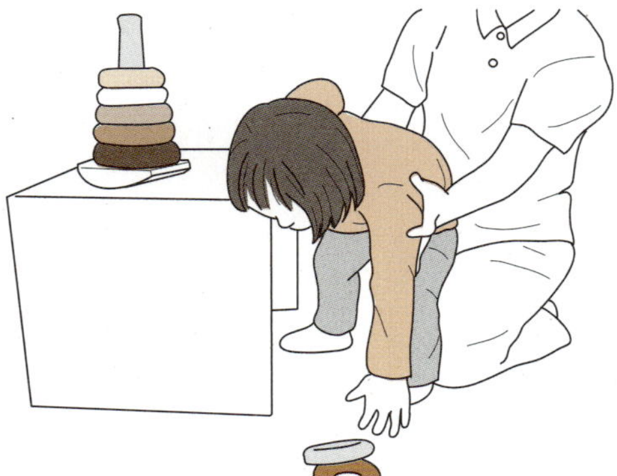

그림 10-14. 잡고 서기(체중이동, 장난감 줍기)

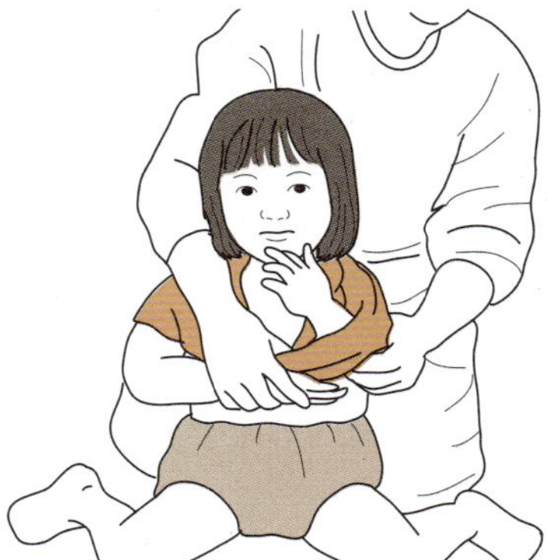

그림 10-15. 셔츠의 착탈

유지와 몸 씻기 · 머리감기 동작, ③ 욕조의 출입과 욕조 내의 자세유지, ⑤ 몸을 닦는 등, 일련의 동작으로 구성되어 있다. 이들의 동작 중에서 어린이가 할 수 있는 부분을 조금씩 시행할 수 있도록 하여간다. 또한 욕실에서는 미끄러지기 쉽다는 것에 주의가 필요하다.

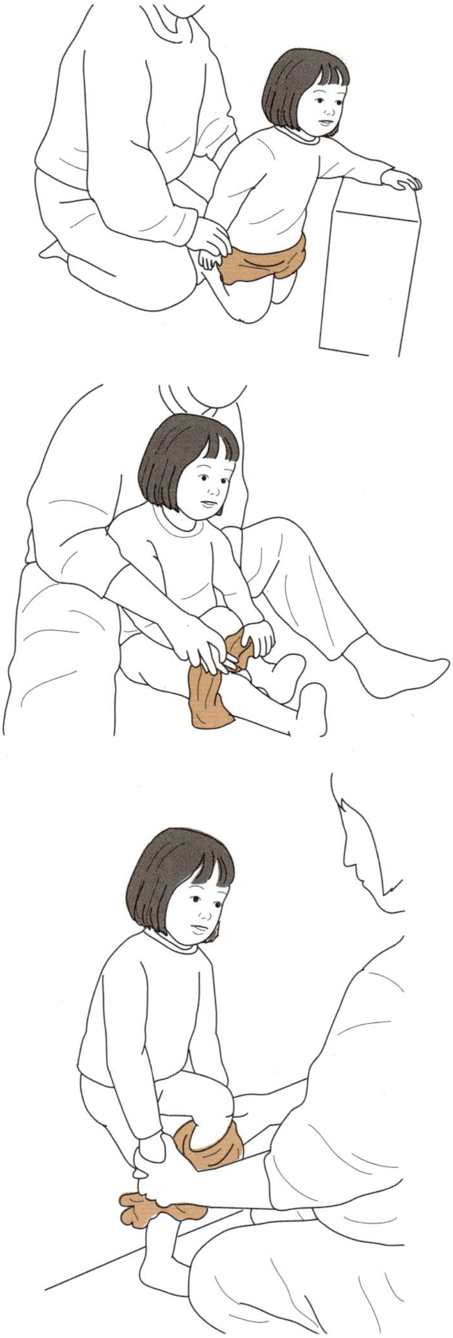

그림 10-16. 속옷의 착탈

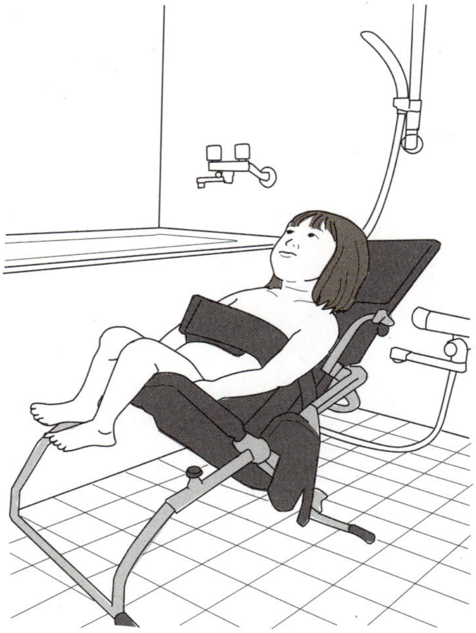

그림 10-17. 목욕의자(bath chair)

욕실에서의 자세유지와 몸 씻기 · 머리감기 동작

바닥 위 앉은 자세를 취할 수 있는 기능이 있으면 목욕 매트 등을 깔고 앉은 자세를 안정시켜 양 팔을 자유로이 사용할 수 있도록 하는 것이 셀프케어의 조건이다. 앉은 자세가 불안정한 경우는 목욕의자(**그림 10-17**) 등을 이용한다.

몸 씻기는 셀프케어를 지향하는 전단계로서 신체부위를 의식한 "보조로 씻게 하는 경험"이 중요하다. 다음으로 손을 곁들여서 함께 씻는 협력동작의 단계를 거친 다음에, 어린이가 볼 수 있는 팔이나 배, 넓적다리부분 등부터 자기 자신이 씻도록 촉진해간다. 세수나 머리감기 등은 우선 얼굴이 젖는 것에 익숙해지도록 할 필요가 있다. 등(back)은 앉은 자세가 안정되어 팔이 자유로워지면 루프가 부착된 타월 등을 사용해서 씻을 수 있게 되는 경우도 있다.

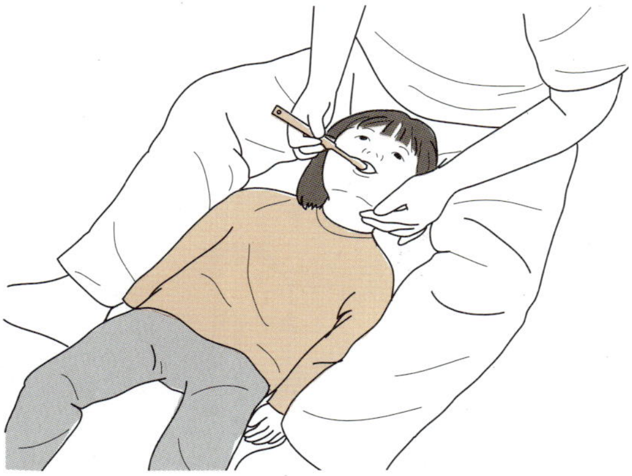

그림 10-18. 이빨 닦기의 보조

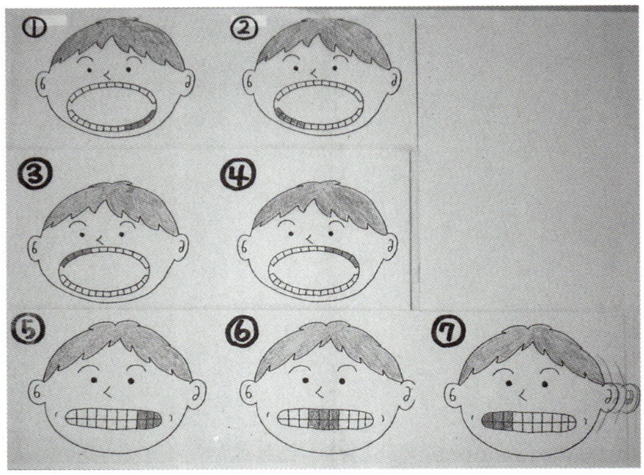

그림 10-19. 이빨 닦기의 견본

욕조의 출입과 욕조 내의 자세유지

영유아기는 완전보조가 되는 경우가 많지만 잡고 서기에서부터 욕조 가장자리에 설치한 bath board에 앉고, 가랑이를 벌려서 넘어가는 동작이 가능해지면, 욕조의 출입이 자립할 가능성이 있다. 욕조 내의 자세유지는 목욕물의 양을 적게 하거나, 욕조 내에 의자를 설치하여 욕조 가장자리나 벽에 설치한 난간을 잡고 혼자서 욕탕에 잠기게 되는 경우도 있다. 아무튼 물 속에서의 동작은 불안정하고 위험을 수반하는 것에 유의한다.

몸을 닦는 동작

몸을 닦는 동작은 몸 씻기 동작과 공통요소가 많고 몸 씻기가 가능해질 무렵에 촉진해본다.

3 몸 단정히 하기

세수나 이빨 닦기, 손 씻기 등은 매일의 습관으로서 정착하도록 유념한다. 가정에서는 어버이나 형제아이가, 유치원이나 보육원에서는 다른 아이들이 하는 모양을 봄으로써 흥미를 나타내거나 자기 자신도 마찬가지로 하려고 하는 기분이 싹트도록 키우는 것이 중요하다.

세수는 젖은 타월로 얼굴을 닦는 것부터 시작한다. 얼굴, 특히 입의 주변 등에서 감각 과민상태가 있는 경우는 무리를 하지 않도록 주의한다.

이빨 닦기는 이빨이 솟아난 후, 취침 전, 식후에 시행하도록 한다. 입을 벌리는 것의 유지나 칫솔의 감촉에 익숙해지기 위해서도 최초에는 바로 누운 자세 보조(**그림 10-18**)로 시행한다. 아테토시스형의 경우, 과도하게 입을 벌리는 것이나 물기반사에는 주의가 필요하다. 자기 자신이 시행하는 것에 흥미를 보이기 시작하면 칫솔을 좋아하는 대로 들게 하여, 놀이 감각으로 시작한다. 입 안에 이물질이 들어가는 감각에 익숙해지는 것이 중요하다. 다음으로 의자에 앉은 자세나 잡고 서기 등으로, 거울이나 견본이 되는 어른이 정면에서 시행하는 모양을 보면서 손을 곁들여서 시행하도록 한다. 닦는 순번을 그림으로 나타내거나(**그림 10-19**) 횟수를 세어서 말을 걸면서 시행하는 것 같은 고안은 PDD경향이 있는 아동에게도 효과적이다.

이빨 닦기 후의 입 헹구기는 구강기능과의 관계가 깊은데다가 그 행위의 이해도 필요하기 때문에 어려운 일이 많다. 입안에 물을 담아두려면 입술 폐쇄를 유지할 수 있는 것이 필요하다. 또한 수분섭취와는 달리 일단 입안에 넣은 수분을 마시지 않고 내뱉는 행위라는 것의 이해가 필요하다. 모델학습이 가능한 어린이라면 견본을 보여주고 흉내를 내게 한다. 곤란한 경우는 이빨 닦기 후에 입안에 있는 물을 마심으로써 헹군 것으로 하는 경우도 많다.

손 씻기는 세면대에 접근하기 쉬운 자세(무릎서기나 잡고 서기 등)를 선택하여 소매를 걷어 올리는 준비, 수도꼭지 조작의 가능성을 평가한다. 수도꼭지 조작에는 그립의 설치, 레버 형태로 변경하는 고안도 필요하다. 처음에는 양손을 합쳐서 문지르는 것 같은 손 씻기 동작을 손을 곁들여서 함께 시행하도록 한다.

i. 가정 및 사회생활

1 가정생활

가정생활의 요점은 CP의 특징을 이해하면서 가족 전원이 생활하기 쉬운 상황을 만드는 것이다. 또한, 어린이가 할 수 있는 ADL에는 지나치게 간섭하지 않고 보조가 필요한 ADL에는 어린이의 힘을 최대한 이용하면서 필요 충분한 보조의 정도와 방법을 찾는 것이 중요하다.

가정에서 사용되는 보장구의 주된 것은 앉은 자세유지 장치이다. 식사나 놀이 등의 팔 조작을 하기 쉽게 하기 위해 어린이의 자세의 특징에 입각한 다음에 가정마다의 생활양식이나 실내이동의 필요성, 옮겨타기의 용이성 등에도 배려하여 제작한다. 편마비나 양마비 등에서 일어서기가 가능한 경우는 타고 내리는 것도 자기 자신이 할 수 있도록 바닥에 직접 발을 붙일 수 있는 것 같은 설정으로 한다.

가옥 내의 고안으로서는 생활영역을 같은 층으로 한데 모으고, 방 사이의 동선을 짧고 기능적으로 정리하는 것, 옮겨 타는 것의 높낮이 차이를 적게 하는 것, 층계차이를 없애는 것 등이 중요하다.

시청각 등 감각 면의 문제나 PDD가 합병하는 경우는 행동하기 쉬운 구조를 갖추는 환경조정도 중요하다.

성장 등에 의해서 보조부담이 증가할 가능성이 있는 경우는, 가정도우미, 복지용구의 도입이나 가옥개조 등, 목적을 명확히 한 다음에 조기에 대책을 세울 필요가 있다. 기기도입이 되지 않는 경우에서도 셀프케어를 보조하는 도구의 고안이나 매일의 보조동작의 효율화만으로도 충분히 생활하기 쉬워진다.

무엇보다도 "어린이다운 가정생활"이라는 관점에서 생활리듬을 규칙적으로 하는 것이나, 부모나 형제아이와 노는 것 등의 당연한 경험을 통해서 생활의 실체감을 쌓는 것이 매우 중요하다. 몸 전체를 사용한 흔들기나 간지럼 태우기 등의 부모자식간의 놀이에서는 다양한 운동이나 감각의 체험을 할 수 있고 사람과의 관계의 기반으로도 된다. 어린이의 표정이나 몸에 의한 표현을 통해서 좋아하는 놀이도 싫어하는 놀이도 발견해감으로써 더욱 어린이의 감정을 키워서 놀이를 소중히 육성하는 것으로 연결되어 간다.

2 사회생활과 종합보육의 지원

장애가 발견된 조기부터 자칫 기능훈련 중심의 생활이 되기 쉽다. 가정생활에서부터 지역사회생활과 사회참여로 눈을 돌리는 데에 중요한 것은 우선 시설이나 훈련실 내에서 발휘할 수 있는 능력을 실생활에서 사용하는 방향으로 관점을 넓히는 것이다. 더욱이 가정에서 할 수 있게 된 것을 어린이들이 매일 지내는 유치원, 보육원 등에서도 실천할 수 있게 되는 것을 지향한다.

어린이 쪽의 과제로서는 생활 전반에서 보조를 받는 일이 많기 때문에 수동적이고, 자기 스스로가 주위에 작용하는 일이 적은 의존적인 상태, 익숙하지 않은 간병인, 새로운 방법이나 사안에 열중하는 것의 거부 등이 있다. 하고 싶은 기분과 할 수 있는 능력에 간격이 있으면 실패체험이 쌓이기 쉽고, 소극적으로 되어 실패를 필요 이상으로 두려워하는 경향도 있다.

어른 쪽(간병인 쪽)의 과제는 "CP이니까 할 수 없다"라고 단정하는 것에 의해서 어린이의 경험의 기회를 감소시켜버리는 것이다. 또한 어린이의 의사표시가 어려운 경우에는 간병인의 형편으로 놀이의 내용을 변경하는 등 자칫 어른의 페이스로 진행시키기 쉽다.

어린이 자신의 흥미나 관심을 끌어내고 기분을 이해하면서 진행시킴으로써 자기 자신이 주체적으로 놀고 있다는 실감할 수 있도록 원조하는 것이 중요하다.

유치원이나 보육원 등의 통합보육의 장에서는 집단에 의한 놀이를 통해서 규칙을 아는 것, 어린이 나름으로의 방법으로 의사소통을 하는 것, 그리고 주위의 어린이가 모델이 되어 "자기 자신도 하고 싶다"라고 생각할 수 있게 되는 것이 기대된다. 어린이끼리의 관계를 무너뜨리지 않고 놀이가 진행되는 것 같은 최소한의 어른의 보조나 개입은 중요하다.

지원의 요점으로서 유치원이나 보육원 등의 직원에게 CP의 특징과 배려할 점을 전달하는 것이 필요하다. 어린이 한사람 한사람의 원조의 필요 · 불필요의 판단이나 원조의 요령을 알기 쉽게 전달하는 것이 중요하다. 자세유지나 이동에 도움이 필요하다면, 유치원 등에도 앉은 자세유지 장치나 휠체어, 유모차(buggy) 등의 이동기구를 사용하도록 작용한다. 견본을 제시하여 순서를 그림이나 사진으로 해설하는 방법 등이 효과적이다.

생활경험의 폭을 넓히기 위해서는 외출의 기회를 보장하는 사회자원의 소개, 어린이에게 맞는 이동기구(휠체어나 유모차) 및 자동차의 이용을 고려한 카 시트의 준비, 어버이의 모임 등 당사자끼리의 정보교환 등도 필요하다.

j. 취학준비

연장아(5세 아동)의 주요 지원과제이고 교육기관과의 연계가 열쇠가 된다. 운동기능, 지적 발달, ADL의 자립도 등, 아동의 생활상황을 구체적으로 파악하고 그 다음에 취학할 곳에 맞춘 준비를 시작한다.

1 자세 · 운동기능

이동기능

편마비, 경증의 양마비나 아테토시스형에서는 혼자 걷기 또는 보행기나 지팡이 등의 보장구가 있으면 보행할 수 있는 경우도 있다. 장거리 보행이 실용적이지 않은 경우는 등하교나 교외학습 등에 휠체어를 병용하는 등, 상황에 따라서 이동방법을 변경하는 것도 생각해둔다. 휠체어 이용의 경우, 휠체어의 형태나 옮겨타기 방법, 조작의 실용성 등이 교실이나 복도, 계단 등의 학교환경과 연관되므로 중요한 확인 항목이다. 층계차이를 경사로(slope)로 하는 것, 엘리베이터나 계단승강기의 설치 등 구체적인 환경정비에 대해서 학교와의 상담체제를 갖추어둔다.

자세

어린이의 앉은 자세 기능에 입각하여 교실 내에서 앉은 자세유지 장치를 사용할 것인가, 휠체어에 의해서 책상으로 향할 것인가를 검토한다. 학동용 의자의 간단한 개조로 되는 경우가 있는가 하면 이동과 앉은 자세유지를 1대로 겸용하는 장치의 제작이 필요한 경우도 있으며 어느 것도 입학할 시간에 대도록 제작의 준비를 해둔다. 또한 학동용 책상에 휠체어를 사용할 때, 책상 윗면 아래의 물건 넣는 곳의 공간이 무릎이나 넓적다리부분에 닿지 않는가, 글씨쓰기 동작에 높이가 적합한지 등의 확인이 필요하다. 높이 조정이 가능한 휠체어용으로 도려낸(cutout) 책상의 이용도 검토한다.

학교생활에서는 앉은 자세 시간이 길어지기 때문에 바닥에 내려갈 수 있는 공간의 확보나 보건실의 이용 등, 자세변환을 할 수 있는 고안에 대해서도 학교와 상담해둘 필요가 있다.

2 팔의 조작 · 의사소통

시지각 기능이나 팔의 기능 이외에, PDD 합병의 유무 등에 의해서 교실 내에서 교단에 주목하기 쉬운 좌석이나 책상 위의 팔의 조작의 고안 등, 어린이의 특징을 전달하여 배려해 주도록 한다.

의사소통 대체수단을 사용하는 어린이에 대해서도 학교에서 실천적으로 사용할 수 있도록 준비하고 인수인계를 시행하는 것이 중요하다.

3 ADL

ADL의 자립 · 보조의 상황을 확인하고 학교생활에 적응시켜 보는 것이 필요하다. 자립하여 있는 ADL은 시행하기 쉬운 환경설정과 동선을 미리 요청하여 학교 측이 건물의 개조도 포함하여 준비할 수 있는지 어떤지를 검토시킨다. 예컨대 배설에서는 휠체어용 화장실 공간의 확보, 변기의 방향조정이나 난간의 설치, 바닥에 내려가서 시행할 수 있는 착탈의 공간의 확보 등이다. 또한 보조를 필요로 하는 ADL의 환경정비를 할 수 없었던 경우에는 보조를 할 인재의 확보에 대해서 검토가 필요하다.

III 유의사항

조기요육은 조기만의 요육이 아니라 생활단계를 따라가는 다음 단계의 서비스가 계속되어서 비로소 의미가 있는 것이 된다. 특히 ADL은 기능장애의 수준에서부터 기대되는 능력의 획득이 첫째 목표라 하면, 최종적인 목표는 ADL능력을 사회생활 안에서 어떻게 운용해 가는지, 장면, 환경에 상응한 임기응변성을 몸에 익히는 것이다. 예컨대, 행선지에 있는 화장실의 구조에 상응해서 방법을 고안하고, 여느 때와 다른 보조를 의뢰하는, 필요한 ADL의 원조에 대해서 확인이나 교섭을 하는, 간병인과 적절한 인간관계를 구축하는 등이다. 이를 위해 어린이의 성장 · 발달을 기다려야 하는 부분도 크지만, 교육기관, 직업 · 사회생활 기술훈련을 제공하는 복지 서비스와의 연계는 매우 중요하다.

IV 과제

어린이의 재활의 분야에서도 다양한 치료법이 도입되고, 또한 중복이 되는 장애아동에 대한 대응이 요구되는 현재, 표준화된 보편성이 있는 척도를 사용한 장애나 요육효과의 평가는 긴급한 과제이다.

ADL의 평가는 쓰모리식 영유아 정신발달 질문지, 엔조지식 영유아 분석적 발달검사법, 덴버식 발달 스크리닝 검사 등에서도 채택하고 있으나 ADL에 초점을 맞춘 계통적인 평가는 아니다. 최근에 ADL의 평가방법으로서 개발되어 소개된 것에는, Functional Independence Measure for Children(WeeFIM), Pediatric Evaluation of Disability Inventory(PEDI) 등이 있다[14].

어린이의 ADL 평가에는 어린이 쪽의 요소, 보호자 쪽의 요소, 환경면의 요소를 각각 평가·분석할 수 있을 것, 또한 성인의 중도장애의 재활과 달라 목표 달성까지에 장기간을 필요로 한다는 것으로부터 해를 거치면서 평가가 가능함과 동시에 학기마다 등의 단기간의 작은 변화도 반영할 수 있는 평가척도일 것이 요망되고 개발이 기대되는 바이다.

문헌

1) 藤本伸治, 戸苅 創：脳性麻痺の疫学と成因. 小児科, 42 ： 389-393, 2001
2) 北原 佶, 落合靖男：リハビリテーション医学における疫学—脳性麻痺. 総合リハ, 32 ： 19-28, 2004
3) 岡 明：脳性麻痺 最近の話題—脳性麻痺の原因とリスク. 総合リハ, 29 ： 791-796, 2001
4) Bax M, Goldstein M, Rosenbaum P, Leviton A, Paneth N, Dan B, Jacobsson B, Damiano D : Proposed definition and classification of cerebral palsy, April 2005. Dev Med Child Neurol, 47 : 571-576, 2005
5) 児童福祉法規研究会監修：児童福祉六法 平成 17 年版. 中央法規, 2005
6) 山口規容子：養育環境の変遷と育児不安. 日本医師会雑誌, 126 ： 1626-1630, 2001
7) 奥山眞紀子：虐待防止. 日本医師会雑誌, 126 ： 1645-1649, 2001
8) 中田洋二郎：親の障害の認識と受容に関する考察—受容の段階説と慢性的悲哀. 早稲田心理学年報, 27 ： 83-92, 1995
9) 佐鹿孝子, 平山宗宏：親が障害のあるわが子を受容していく過程での支援—障害児通園施設に来所した乳幼児と親への関わりを通して. 小児保健研究, 61 ： 677-685, 2002
10) 笠井新一郎：子どものための AAC 入門—文字盤からコンピュータへ. 協同医書, 1998
11) 小寺富子：言語発達遅滞. 日本言語療法士協会編：言語聴覚療法臨床マニュアル. 協同医書, 1992
12) 佐竹恒夫, 小寺富子, 倉井成子編：言語聴覚士のための言語発達遅滞訓練ガイダンス. 医学書院, 2004
13) 野沢由紀子： ST 領域における脳性まひ児への援助. 第一回小児のリハビリテーション(脳性麻痺を中心に)実習研修会テキスト. 信濃医療福祉センター主催. 日本リハビリテーション医学会共催. 2003
14) 里宇明元, 近藤和泉, 問川博之監訳： PEDI リハビリテーションのための子どもの能力低下評価法. 医歯薬出版, 2003

11 뇌성마비(학동기)

I 장애의 개요

뇌성마비는 중추성의 자세 · 운동장애에 더하여 때로는 시지각장애 등의 인지의 장애나 다양한 정도의 지적 장애 등을 합병하는 증후군이다. 또한 취학하는 학교도 특별지원학교, 보통급으로 다양하다. 이와 같이 다양한 조건 속에서 학동기는 심신의 성장에 수반하는 키 · 몸무게 증가, 게다가 관절구축, 근육단축이나 변형의 악화, 좌우차이의 확대라는 신체적 변화가 현저해진다. 사춘기도 고려하면 활동제한이 여러 가지 문제가 된다.

훈련목적은 "기능의 개선"에서부터 "기능유지나 보조양의 경감, 이를 위한 환경정비" 등으로 서서히 옮겨가고, 보행에 한정하지 않고 "이동을 위한 보상수단"의 검토나 자세변환과 유지(다리를 길게 뻗고 편안히 앉은 자세, 엎드려 누운 자세)라는 "자세관리"의 지도가 중요해진다. 한편, 통원훈련 빈도는 적어지는 경우가 많으므로 가정 프로그램의 충실과 계속이 필수적으로 된다. 이 때문에, 훈련실 이외에서의 "실용적 능력"의 평가를 시행하고 아동의 신체적 변화와 보조자(주로 어버이나 교사)의 부담을 고려하면서 특히 일어나기나 일어서기라는 바닥 위 동작 · 옮겨타기 동작, 선 자세 유지에 대해서 보조자에 대한 지도를 시행하는 것이 중요하다.

학교에서의 보조자의 대부분은 교사나 보조원이고 장애인 대응이 아닌 설비(화장실 등)나 한정된 조건 중에서 어린이는 ADL을 실천해야 하는 경우도 많다.

학교에서의 문제로서는 매일의 등하교의 방법, 싫어하는 과목이나 항목(산수 · 국어, 체육 · 공작 등)의 학습방법, 학교행사(운동회나 소풍)에 참여하는 방법, 학교가 지정하는 도구나 의복을 다루는 방법, 방과 후 등의 활동범위의 확대에 의한 과로, 여름방학 등 장기휴가 동안에 지내는 방법 등이 있다.

학년이 올라갈 때마다 학습의 양 · 속도가 요구되고, 손가락의 분리 등이 필요한 난이도가 높은 정교성 동작이나 양 팔의 협동성 동작을 요구받게 되어, 마비가 있는 아동은 물론, 시지각 인지장애 등을 합병한 아동에게도 큰 과제가 되어간다.

운동 면 이외의, 특히 인지나 언어의 고차 뇌기능에 관한 장애는 위험회피 등의 판단력의 저하나 인간관계를 갖기 어려움으로도 연결되기 쉽다. 경험부족에 의한 2차적 장애를 적게 해야 하는 노력이 필요한 시기이기도 하다.

II 지도와 간병

a. 의사소통

취학하면 가족 이외의 사람과 관계하는 일이 증가하고 학교는 의사소통 능력을 신장시키는 중요한 장이 된다. 기기를 필요로 하지 않는 제스처나 음성에 의해서 Yes/No의 표출을 할 수 있는 것이 의사소통 목표의 하나가 된다. 학습의 이해를 돕기 위해 문자판이나 사진 · 일러스트 카드 등, 또는 개인용 컴퓨터를 사용하는 경우도 있다. 팔의 기능의 문제에 의해서 마우스 이외의 입력 장치 등, 주변기기나 소프트웨어를 잘 조합할 필요성도 나타난다. 다양한 기기가 있으나, 그 세팅이나 형상 · 크기의 문제에 의해서 반드시 일상생활에서 실용적으로 능숙하게 사용할 수 있다고는 할 수 없다.

b. 음식물 섭취 · 삼킴

학교급식이라는 집단장면을 이용하면 "자기 자신이 먹다"라는 의욕을 키우기 쉽다. 학동기의 식사동작에 접근할 때는 ① 자세 · 팔의 기능, ② 식기의 대응, ③ 테이블 · 의자의 높이나 적합 등의 각 항목에 대해서 평가 · 조정하고 필요에 따라서 보장구 · 자조구나 유니버설 상품을 이용해서 본인이 먹기 쉬운 환경을 만드는 것도 중요하다.

c. 배설조절

1일의 생활리듬이 갖춰지기 쉬운 학동기는 학교생활 속에서 시간배뇨나 요의 · 변의의 표출 등의 훈련을 진행시키기 쉽다. 배설하기 쉬운 변기좌석의 고안이나 생리의 처리 지도 등도 필요하다.

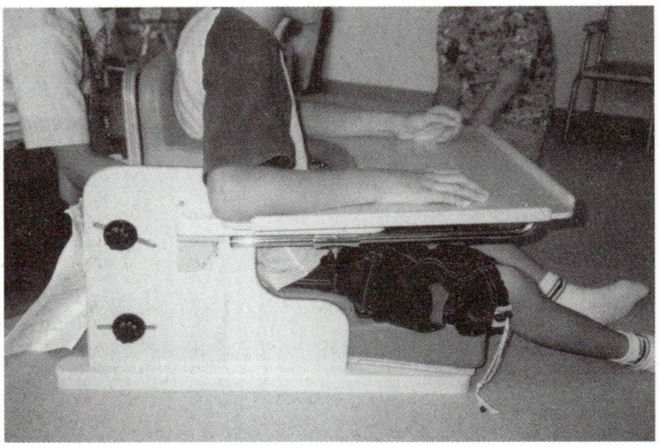

그림 11-1. 낮게 앉은 자세유지 의자
몸이 커지면 튼튼한 것이 필요하다.

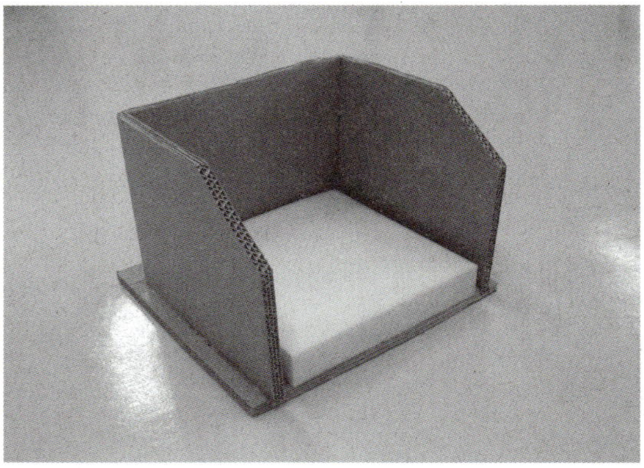

그림 11-2. 골판지로 제작된 앉는 의자
가볍고 손쉽게 사용할 수 있다.

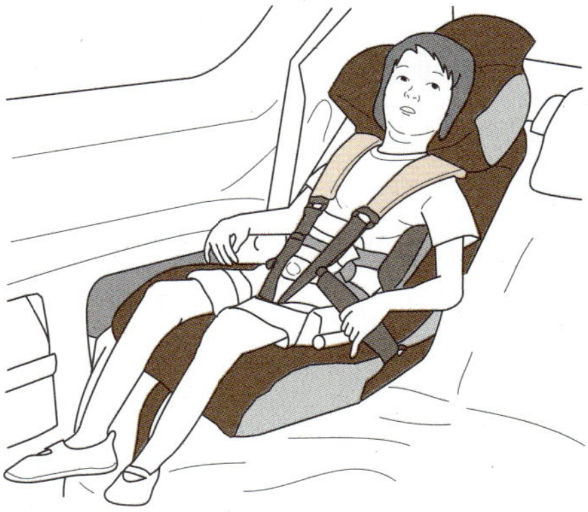

그림 11-3. 카 시트

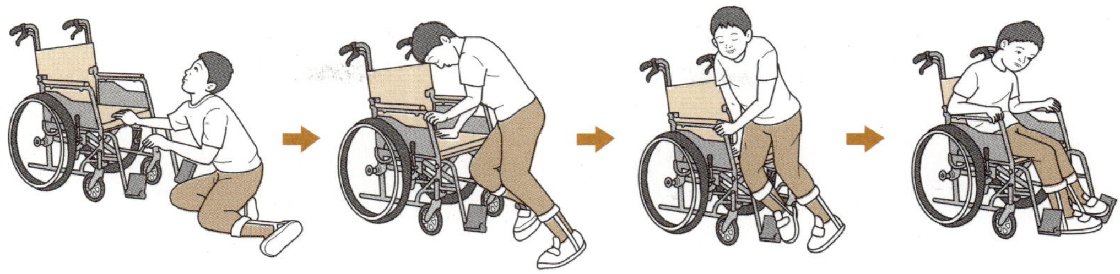

그림 11-4. 휠체어에의 옮겨타기

d. 자세관리

가정 중심의 생활에서부터 학교에서 지내는 시간이 많은 생활로 옮겨가고 이에 수반해서 이동거리나 앉은 자세 시간도 증가한다. 1일의 활동 흐름의 여러 가지 장면에서 동일 자세를 계속 취하는 것을 피하면서 적합한 휠체어 · 앉은 자세유지 장치를 선택하여 사용한다.

가정에서는 낮은 앉은 자세유지 의자(**그림 11-1**)를 사용하고, 혼자서 의자-바닥 사이의 오르고 내리기나 테이블의 떼어내기가 가능하면 자기가 할 수 있는 일이 증가하여 자유로이 여가를 지낼 수 있는 가능성이 나타난다. 또한 특수 골판지로 만든 앉는 의자(**그림 11-2**)는 값이 싸고 간단하게 제작할 수 있어, 일상 장면에서 사용하면 다리를 길게 뻗고 편안히 앉은 자세를 취하기 쉽다는 이점이 있다. TV를 볼 때 등 장면을 설정하여 사용함으로써 무릎을 편 자세를 생활 속에 받아들이기 쉽다.

자가용자동차나 스쿨버스의 차안에서 양호한 앉은 자세를 유지하려면 카 시트(**그림 11-3**)의 처방이 필요하고, 이에 더해서 좌석의 장착방법이나 안전성, 타고 내리기의 용이성 등에 대해서도 검토를 필요로 한다. 또한 성장이나 변형의 진행에 대응이 가능한 것도 중요하다.

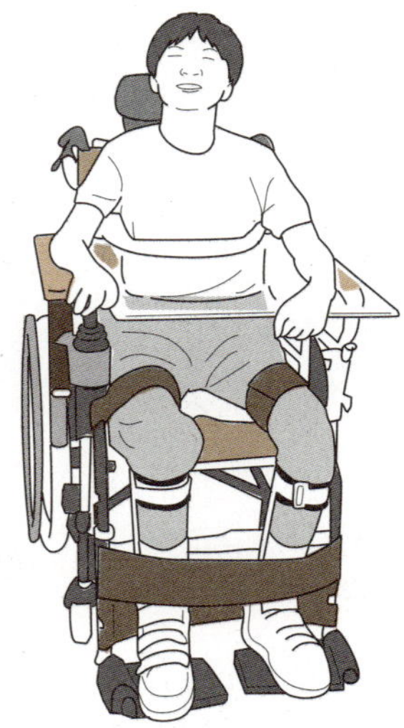

그림 11-5. 전동휠체어
테이블을 투명 아크릴판으로 함으로써 시계를 얻는다.

e. 기거 · 이동

1 일어서기 · 선 자세유지 · 옮겨타기

보조에 의해서도 선 자세를 취할 수 있는지 아닌지는 ADL상 중요하다.

영유아기의 몸 구르기 · 일어나기 · 선 자세 보행 등의 훈련으로부터 학동기에서는 선 자세 훈련에 더하여 사회생활에서 중요도가 증가하는 옮겨타기 훈련도 중요해진다. ① 다리의 지지성, ② 팔의 지지성이나 수의성, ③ 몸통 회

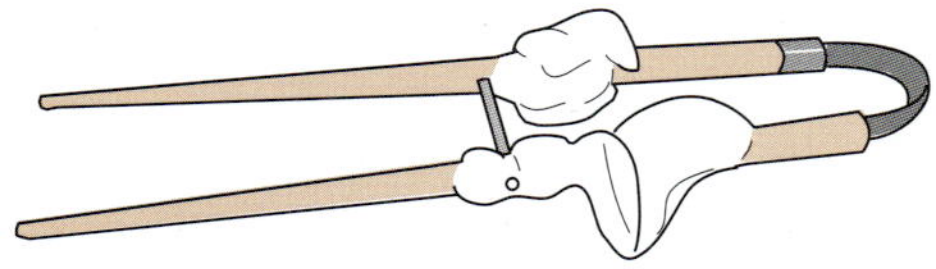

그림 11-6. 젓가락의 개조

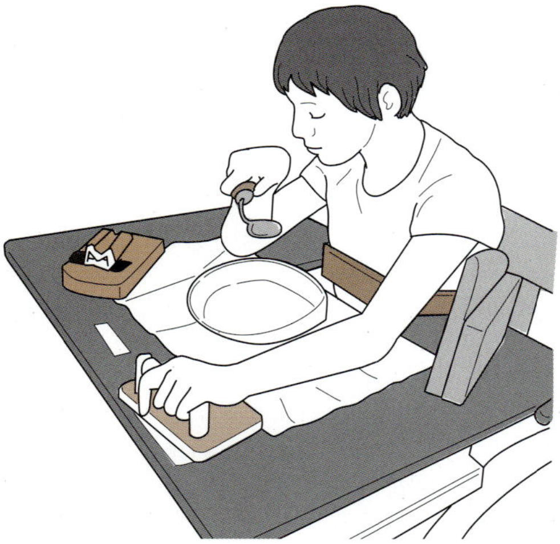

그림 11-7. 식사 때의 앉은 자세
떼어내기가 가능한 grip bar로 지지한다.

전의 가부 등을 평가한 다음에 전망을 세우면서 최적의 옮겨타기 방법을 선택한다. 예컨대, 플랫폼이나 받침대를 사용해서 일어서기 · 푸시업 · 몸통 회전 등의 기본훈련을 시행하고, 가급적 휠체어–바닥 사이의 옮겨타기 동작을 몸에 익힌다(**그림 11-4**). 동시에, 브레이크 조작, 발판(footrest)의 개폐, 벨트의 착탈 등의 순서도 자기가 관리할 수 있도록 한다. 사춘기에는 비만이나 생활패턴의 변화에 의해서 기능저하를 초래하는 일이 있어 조기부터 주의가 필요하다.

하지장구를 장착하면 선 자세 유지를 하기 쉬워지지만, 학교에서 장착장면 · 시간을 설정하여, 정기적으로 피부 체크를 시행하는 등, 매일의 생활 속에서 능숙한 케어를 익히도록 한다.

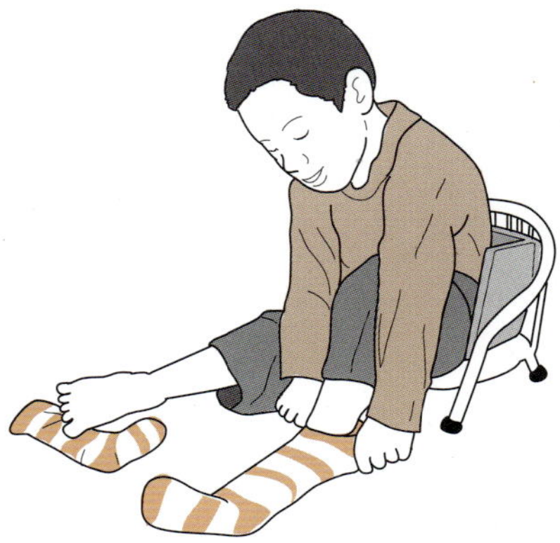

그림 11-8. 착탈의
낮은 의자에서 앉은 자세가 안정된다.

2 이동

전동휠체어를 사용하는 경우는 학교 내와 같은 한정된 장면에서 어른의 감시라는 조건으로 시작하는 경우가 많다. 전동휠체어에 의한 주행은 조작성이나 시력과 함께 상황 판단력 등 지적 능력도 필요하게 된다. 옥외주행에서는 층계차이 · 고랑 등의 도로상황, 교통량이나 교통규칙 등의 문제가 많아, 사회참여시 실용적 이동수단으로 되지 않는 경우도 있다. 전동휠체어의 도입에 대해서는 목표설정을 충분히 검토하고 장래의 전망도 어느 정도 세운 다음에 도입한다(**그림 11-5**).

f. 셀프케어

1 식사

팔의 근육긴장이 높을 때 등, 수의동작을 끌어내는 것이 어렵다. 이러한 경우, ①접시를 받침대에 올려놓고 입까지의 거리를 짧게 한다. ②팔꿈치를 받침대에 올려놓고 팔의 중추부분을 고정하고 도달거리를 짧게 하여 가능한 수의운동을 하기 쉽게 한다. ③끝이 굽은 스푼을 사용하고 손잡이의 굵기나 형상도 바꿔본다, 등의 대응에 의해서 식사동작의 자립도가 올라간다. 엄지손가락을 분리해서 움직일 수 있는 경우는, 젓가락을 개조함으로써 사용할 수 있게 되는 경우도 있다(**그림 11-6**).

아테토시스형이나 좌우차이가 심한 경직형에서는 잘 쓰는 손과 반대의 손으로 grip bar나 테이블의 가장자리를 쥐게 함으로써 자세가 안정하여 잘 쓰는 손을 사용하기 쉬워지는 경우가 많다(**그림 11-7**).

지적 장애를 합병하면 뜰 때 · 입에 넣을 때의 양이나 속도의 조정이 어렵기 때문에 접시에 담는 것을 조금씩 몇 회로 나누고 스푼을 내려놓고 천천히 씹는 시간을 준다.

시각장애가 있는 경우는 밥을 색깔이 진한 접시에 넣으면 보기 쉬워지고 한입 크기의 주먹밥으로 하면 먹기 쉬워진다. 컵은 얇고 양쪽에 손잡이가 있는 투명한 것이 적합하다. 무거워 잡을 수 없는 경우는 1회의 양을 줄여서 몇 회로 나누거나 빨대를 사용하거나 한다.

2 착탈의

앉은 자세 또는 선 자세를 유지하면서 자세 변환이나 양손 동작이 많고, 인지기능도 필요하기 때문에 ADL 중에서도 어려운 동작이다.

다리를 길게 뻗고 편안히 앉은 자세를 취할 수 있으면, 바지의 착탈도 하기 쉬워지는 경우가 많다. 앉은 자세에서 바지에 발을 넣은 후, 무릎서기가 되어 당겨 올리고 옆으로 되어 한쪽씩 당겨 올리는 형태를 취한다. 다리가 양쪽 동시에 펴지기 쉬운 경우는 한쪽 무릎을 굽혀서 같은 쪽의 팔로 껴안으면서 반대쪽의 다리를 펴서 탈착을 시행하는 등의 고안을 한다. 바닥에 앉은 자세가 불안정한 경우는 낮은 의자에 앉는, 벽에 기대는 등을 하면 양손으로 바지를 들고 입기 쉬워진다(**그림 11-8**).

단추를 벗기는 것은 한손으로도 가능하지만, 채우는 데는 단추와 단추 구멍을 끌어당기면서 하는 양손 협동동작이 필요하다. 이것이 곤란한 경우는 상의의 겉은 장식단추로 하고 안은 매직테이프로 한다. 또한 제복의 셔츠 소매의 단추는 소맷부리에 고무를 꿰매는 등의 고안으로 해결하는 일이 있다.

인지기능장애에 의해서 옷의 앞뒤 · 아래위 등 신체의 위치관계를 이해하기 불충분한 경우는 옷의 옷자락에 표식을 하거나, 양말은 발꿈치와 반대쪽으로 그림이 있는 것을 선택하는 등을 하면 착의의 단서가 되기 쉽다.

가정에서는 옆으로 누워 착탈의를 자립할 수 있어도 학교에서는 착탈의의 장소가 없는 경우나 시간적인 제약 때문에 할 수 없는 경우도 있다. 환경에 따라서 휠체어 위에서 시행하는, 벽에 기대는 등의 고안을 함으로써 부분적으로라도 계속해가는 것이 바람직하다.

훈련 시에는 시행할 수 있는 ADL동작이 가정이나 학교에서 실용적으로 시행할 수 있는지 어떤지, 동작환경이나 외출 시의 대체수단이 있는지 등에 대해서도 검토하여 실생활에 정착시켜가는 것이 중요하다.

3 배설

다리의 긴장으로 변기에 잘 걸터앉을 수 없는, 발이 바닥에 닿지 않아 앉은 자세가 불안정하기 때문에 손을 사용하기 어려운 등의 이유로, 배설의 발달 · 자립이 지체되는 일이 있다.

가정에서는 난간의 설치나 변기좌석의 개량, 발판의 고안(우유팩의 발판 등)에 의해서 우선 앉은 자세의 안정을 도모한다. 시중에서 판매

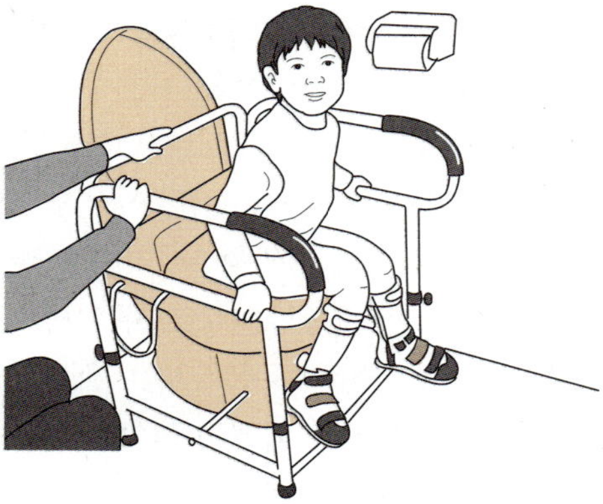

그림 11-9. 시중에서 판매되는 난간을 이용한 화장실

되는 간이 난간(**그림 11-9**)은 높이 조정도 할 수 있어 아동에서도 사용하기 쉽다. 테이블과 등받이, 발판이 일체가 된 개폐식 난간에서는 자세의 무너짐이 적고 양쪽으로 수납할 수 있기 때문에 방해가 되지 않는다는 이점이 있다. 변기좌석에서의 앉은 자세유지가 불안정한 경우, 부드러운 변기좌석 등으로 골반을 지지하고 동시에 몸통 앞경사 위치를 유지할 수 있도록 테이블이나 난간을 설치하는 경우도 있다(**그림 11-10**).

또한 변기에서의 배설과 함께 바닥-변기좌석 사이의 옮겨타기, 휴지를 자르는 · 닦는 · 흘려보내는 등의 일련의 동작, 선 자세에서의 속옷이나 바지의 착탈도 평가하여 연습한다.

체격이 커지면, 화장실까지의 이동이나 변기좌석에의 옮겨타기의 보조가 어려워진다.

앉은 자세나 선 자세에서의 균형의 문제나 팔의 협동성 · 정교성의 문제에서 ① 배설의 뒤처리가 불충분, ② 바지를 허리까지 올릴 수 없다, 등의 사례가 관찰되는 일도 많다. ①의 경우, 난간이나 휴지걸이를 잡고 발판으로 체중을 받을 수 있으면 윗몸을 기울일 수 있어 목적에 상응한 도달(reach)이 쉬워진다. 비데의 이

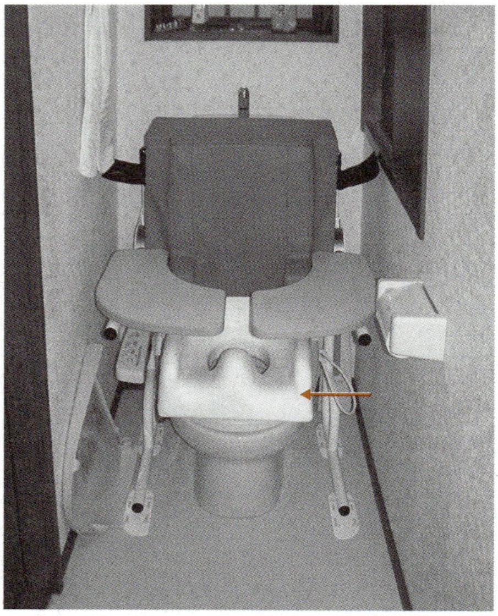

그림 11-10. 테이블이 부착된 난간과 쿠션 변기좌석(화살표)을 조합한 화장실

용도 생각할 수 있다. ②의 경우 개폐식의 앞쪽 난간(**그림 11-11**)을 설치하면, 한손씩의 지지나 앞쪽으로 기대는 것이 가능해지고, 손을 뒤쪽으로 돌리는 등 양손을 사용할 수 있다(벽에 보강이 필요). 또는 벽이나 난간에 등을 기대는 방법도 있다.

학교에서도 가정과 마찬가지로 난간이 필요하다. 키의 변화에 더하여 교실의 이동에 수반하여 사용하는 화장실의 장소도 바뀌기 때문에 붙이고 떼어내는 것이 간단한 것이 필요한 경우도 있다. 소변기를 사용하는 경우, 엉덩관절의 폄을 지속하기 위해서 앞쪽에 난간이 필요한 경우도 있다. 그러나 학교나 외출하는 곳에서는 조건이 갖춰지지 않는 일도 있으므로, 그 경우는 서양식 변기에 앉아서 용변을 보는 경우도 있다.

변기에의 옮겨타기가 곤란한 경우, 외출하는 곳에 있어서의 장애인용 화장실과 침대의 유무

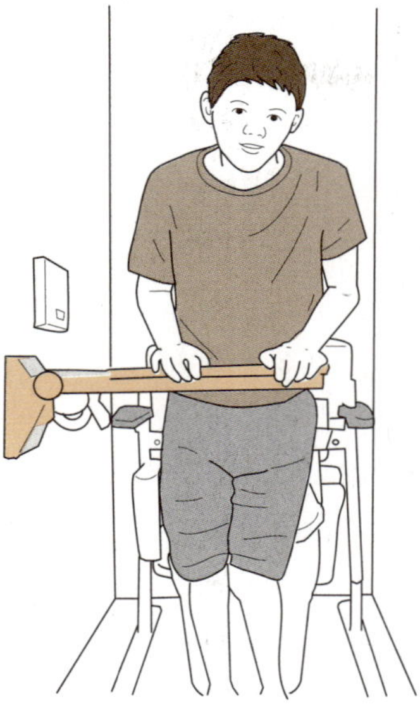

그림 11-11. 개폐 가능한 화장실의 막대(bar)
일어서기나 선 자세 유지를 할 수 있다.

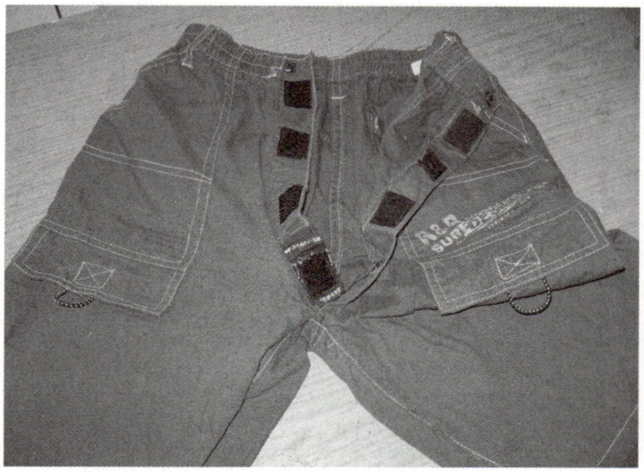

그림 11-12. 속옷, 바지의 고안
매직테이프를 사용하여 착탈이나 소변기 사용을 하기 쉽다.

에 관한 정보가 필요하다. 휠체어에 탄 채로 소변기를 사용하는 경우도 바지나 속옷의 개량(**그림 11-12**) 등에 대해서 아울러서 검토하고 구체화하면 좋다.

4 목욕

목욕 동작은 다른 ADL에 비하여 보조의 양이 많은데다가 미끄러지기 쉬운 등 사고로 연결되기 쉬우므로 주의를 필요로 한다. 목욕 시의 상황을 구체적으로 평가하여 ① 보조방법의 고안, ② 복지기기 · 도구의 이용, ③ 욕실 개조 등 적합한 방법을 검토 · 선택할 필요가 있다.

앉은 자세유지가 어려운 경우는 샤워의자 등을 이용하여 욕실까지의 이동이나 몸을 씻을

❖ 칼럼

까다로운 어린이의 목욕

장면전환에 있어서 까다로워 욕실에 데리고 가는 것도, 욕조에 넣는 것도 곤란하였던 사례이다. 이동은 네발로 기기 수준에서 보조 선 자세가 가까스로 가능하였지만, 거실에서부터 샤워의자에 앉혀서 진정시킨 다음에 욕실로 이동함으로써, 본인이 흥분하지 않고 목욕장면을 맞이하게 되었다. 욕조에의 접근은 회전반이 붙은 bath board를 이용하였다. 불안정한 상태를 제거하기 위해 자택의 욕조에 고정할 수 있는 안정성과 내구성이 높은 board를 제작하였다. 가정의 실제의 욕실에서 연습하고 구체적으로 잡는 장소를 결정하여 몸을 유도함으로써 회전반에도 익숙해져 목욕할 수 있게 되었다.

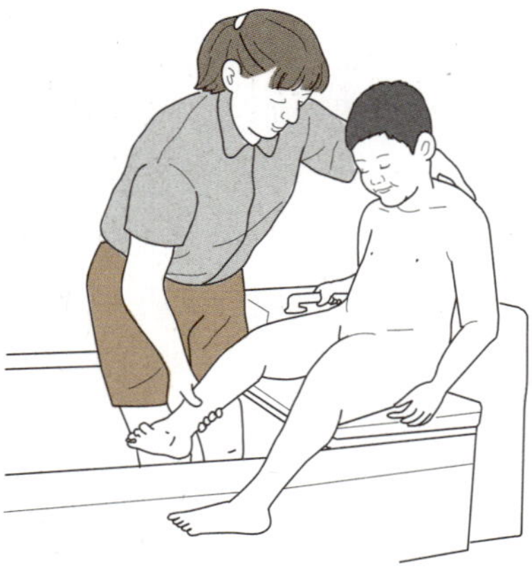

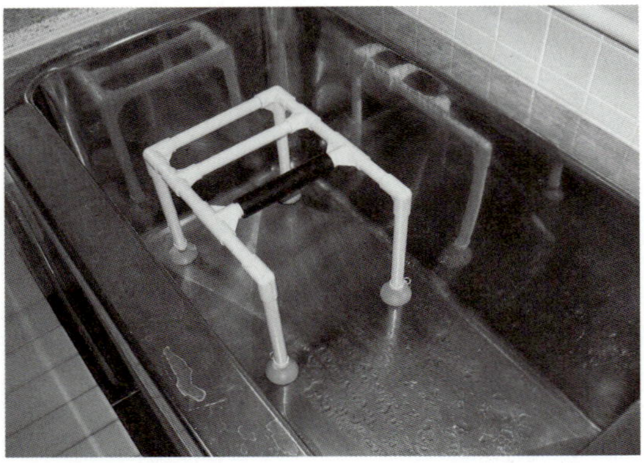

그림 11-13. 욕조 내에 부착하는 막대(bar)
빨판으로 고정되어 있고 잡고 앉은 자세를 유지.

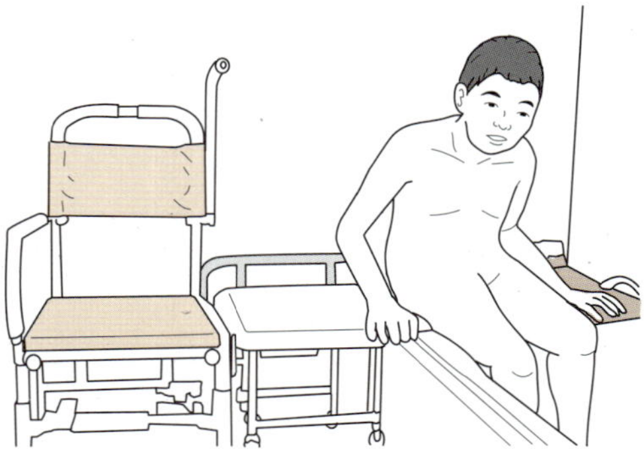

그림 11-14. bath board와 샤워의자
옆으로 이동하여 욕조의 출입을 한다.

때의 앉은 자세의 안정을 도모한다. 앉은 자세 유지 능력이 어느 정도 있어도 목욕물을 채운 욕조에서는 불안정하기 때문에 욕조의 가장자리를 잡는, 또는 욕조 내에 부착한 이렉터 난간(**그림 11-13**)을 사용함으로써 안정한다. 욕조 내 앉은 자세가 안정되면, 그 사이에 보조자가 몸을 씻을 수 있다.

욕조의 출입은 욕조의 가장자리나 bath board에 앉아서 난간을 잘 쓰는 손으로 잡고 한발씩 들어간다. 다만, 앉은 자세나 잡고 서기가 가능한 경우에도 목욕을 할 때는 미끄러지기 쉽기 때문에 지켜보거나 보조는 반드시 필요하다(**그림 11-14, 15**). 욕조에서 나올 때, 본인의 체격이나 보조자에 대한 많은 부담 때문에 bath board에 앉는 것이 곤란하다면, 설치식 리프트의 사용도 효과적이다. 다만, 비용이나 놓는 장소의 문제, 기기사용에 대한 본인 · 보조자의 불안, 다른 가족에 대한 영향에도 배려하여 도입을 검토할 필요가 있다.

g. 하습도구의 고안

학교용 기성제품의 책상과 의자를 그대로 사용하면 자세가 무너지기 쉬운, 또는 팔을 잘 사용할 수 없는 일이 있다. 책상이나 의자에 높이 조정 장치를 부착하여 성장에 상응하여 바꿀 수 있도록 하는, 팔걸이를 부착하여 일어서기 쉽도록 하는 등, 기성제품의 책상이나 의자를 개량함으로써 학습자세가 개선된다(**그림 11-16, 17**).

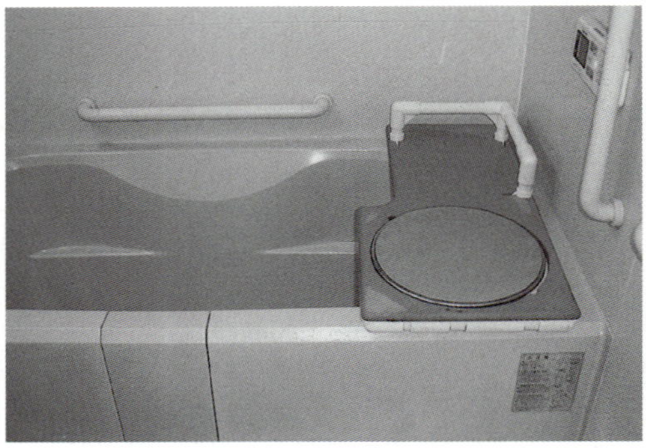

그림 11-15. 회전반이 부착된 bath board

휠체어의 학습은 발을 자유로이 움직일 수 없어 피로하기 쉽거나 책상과의 세팅에 따라서는 자세가 나빠지기 쉽다. 또한 동급생과 마찬가지로 "책상과 의자를 사용하고 싶다" 고 본인이 희망하는 경우도 있다. 이 경우, 옮겨타기 보조의 양이나 제작비용에 무리가 없으면 이동용 휠체어와 학습용 의자를 구분해서 사용하는

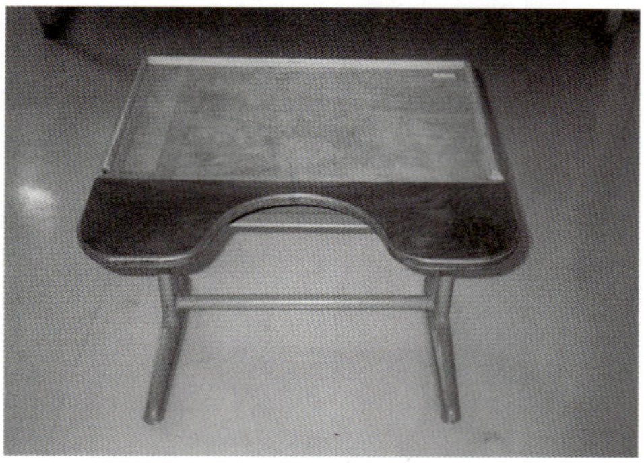

그림 11-16. 학교의 책상을 개조

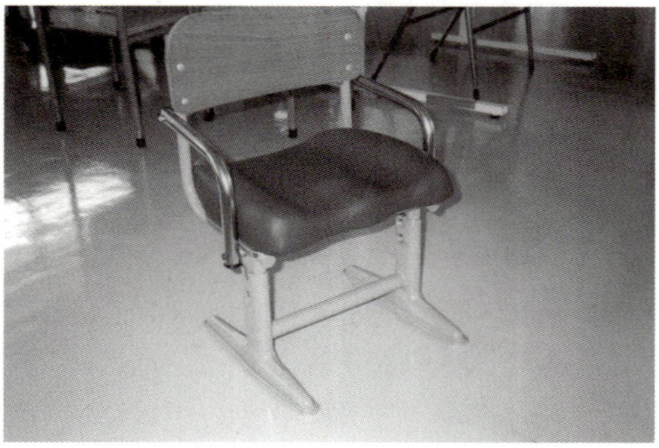

그림 11-17. 학교의 의자를 개조

것이 바람직하다.

뇌성마비에서는 시지각 장애를 합병하는 일도 많다. 그림과 바탕의 판별, 공간관계, 바디 이미지의 희박함 등이 원인으로, 글씨쓰기 · 그림 그리기 과제에 문제가 발생하기 쉽다(**그림 11-18, 19**). 이 때문에 학습할 때에는 눈과 손이 협동하기 쉬워지는 환경을 갖추는 것이 필요하다. 구체적인 방법으로서 ① 칠판이나 교재를 제시하는 위치를 본인이 보기 쉬운 장소로 하거나, 색깔이나 콘트라스트를 알기 쉽게 하는, ② 도려낸 테이블(cutout table)로 하여 마비된 팔이 빠지지 않도록 하는, ③ 경사면대나 경사책상을 이용하여 독서나 글씨쓰기 · 그

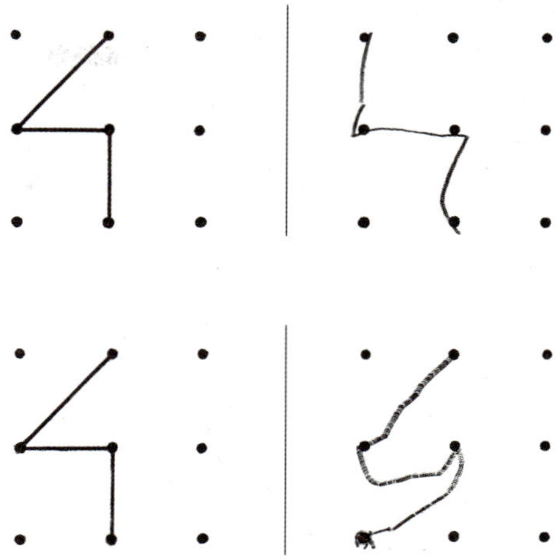

그림 11-18. 시지각 검사(점을 연결하는 모사)

A · B 모두 공간관계의 이해에 문제가 있기 때문에 비스듬한 선을 잘 그릴 수 없다.

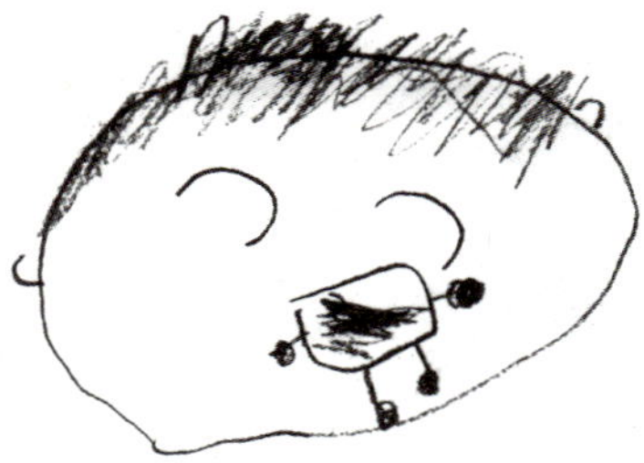

그림 11-19. 보통급에 재적하는 초등학교 3년생, WISC III 지능검사에서 언어성 IQ는 정상범위이다.

바디 이미지의 문제가 있어 얼굴 안에 몸통 · 손발을 그린다.

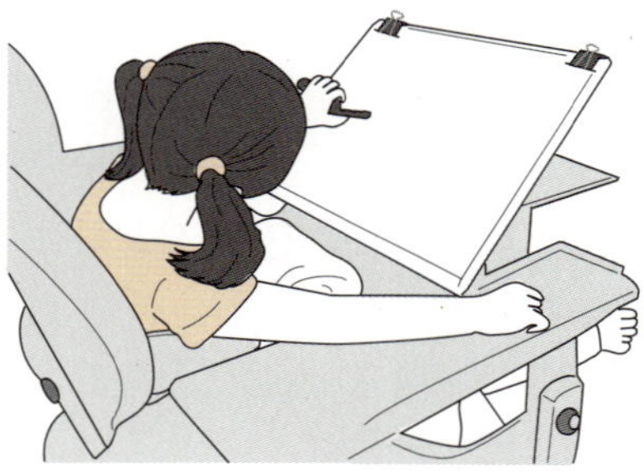

그림 11-20. 경사면대를 이용한 학습

눈으로 정확히 파악할 수 있도록 설정한다.

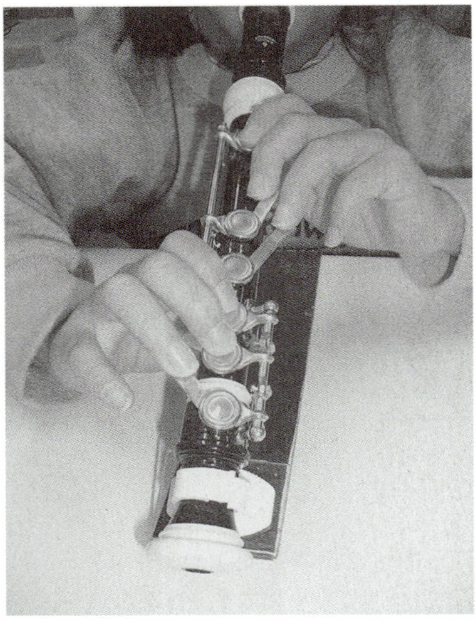

그림 11-21. 개량 리코더
손가락의 분리운동이 불충분한 경우에 사용한다.

림 그리기 등을 시도한다(**그림 11-20**). 이것에 의해서 시선이 높아져 주변을 보기 쉽고 시야가 넓어지며, 지면에 머리나 손으로 그림자가 생기기 어려워지고, 자세의 무너짐도 일어나기 어려우므로 가능한 한 도입하기 바란다.

양손의 협동성 · 정교성의 문제가 합병하여 있는 경우는 시중에서 판매되는 학습문구에 고안을 가미하거나 자조구를 사용한다. 필기도구 · 자, 가위, 커터 등의 고안, 개량 리코더(옛 플루트의 일종)(**그림 11-21**)의 사용 등, 작업치료 속에서 대응한다. 도구 선택의 요점은 ① 본인의 능력을 활용한다, ② 변형 · 구축을 조장하지 않다, ③ 만드는 방법 · 사용하는 방법이 간단하고 값이 싸며 수리나 교환이 가능하다, 등이다.

h. 가정 및 사회생활

항상 보조되는 일이 많으므로 가정 안에서는 가족의 일원으로서 할 수 있는 범위에서 자기의 역할을 갖고 자기가 선택하여 자주적으로 활동하는 것 등이 중요하다.

사회생활 속에서 문제가 되는 ADL은 이동 · 배설과 의사소통인 경우가 많다.

통학은 학교가 가까우면 도보나 보통형 또는 전동휠체어에 의한 통학이 가능하지만, 일기나 교통안전의 문제도 커서, 가족이 자가용차로 데리고 갔다가 데리고 오는 일도 많다. 고등학교나 대학에 진학하는 경우, 본인의 학력과 학교설비에는 문제가 없어도 계속 다닐 수 있는 통학수단의 확보도 중요하다. 지하철 · 버스 등의 교통수단도 이용할 수 있도록 경험을 시킨다.

쇼핑이나 친구와의 왕래라는 생활지역에서의 외출이나 운동회, 소풍, 수학여행의 행사, 체육이나 동아리 활동 등의 학교생활에 의해서 행동범위가 넓어져 운동량도 증가한다. 보행기 · 지팡이 사용으로 혼자 걷기가 가능한 수준에서도 장거리의 외출에서는 휠체어를 사용하는 등, 몸에 과도한 부담이 걸리지 않도록 배려하는 것도 중요하다.

사춘기는 원래, 친구와의 행동이 많아지는 시기이지만, 이동 · 배설에 보조가 필요하면 본인만으로는 행동하기 어렵다. 행동범위의 차이로부터 교우관계가 좁아져 외출 등의 활동기회가 감소하는 일도 있다. 자기 자신이 설명 · 의뢰하고, 주위의 상황에 주의를 기울일 수 있게 되기 위해서도 자원봉사 · 안내도우미 등의 제도 이용에 의해서 의사소통의 확대나 자립에의 기회를 만들어가는 것이 필요하다. 지역사회나 학교 안에서 가능한 활동내용이나 참여방법에 대해서 인근의 사람이나 교사 · 학생과의 상담 등을 통해서 의사소통 능력을 키우고, 사회참여 방법 등을 학습할 수 있으면 좋을 것이다.

III 주거환경의 정비

가옥을 개조하는 등의 경우는, 향후의 이동 능력이나 생활양식의 "변화"를 고려하여 시행한다. 취학 전후라면 본인이나 가족의 미래상도 유동적이기 때문에, 욕실 · 화장실의 경우는 벽에 보강판만 넣어주고 난간은 시기를 보아서 설치하는 편이 변화에 대응하기 쉽다. 욕실의 씻는 장소와 탈의실과의 층계차이가 있는 경우는 우선 bath mat 등을 이용해본다.

거실 · 어린이방의 위치에 대해서는 2층이라면 가정 엘리베이터나 계단 승강기라는 수단도 있으나 긴급할 때의 피난방법 · 가족 단란의 장의 확보 · 어른이 지켜보기의 용이성 등을 생각하면, 가급적 1층에 설치하는 편이 안전 면에서부터도 좋은 경우가 많다.

현관에는 휠체어나 보행기 등을 보관하는 공간을 확보할 필요가 있다. 실내이동에도 휠체어나 샤워의자를 사용하는 경우는 복수의 대수분을 확보한다.

옥외에의 접근방법을 검토하는 경우, 현관 앞 층계차이에 대해서 경사로(slope)를 설치하는 것도 하나의 안이지만, ① 휠체어를 스스로 굴려서 또는 보조로 경사를 완전히 오를 수 있는가, ② 도어를 잘 열 수 있는가, ③ 우천의 경우 젖지 않고 자동차에 탈 수 있는가, 등을 확인할 필요가 있다. 현관의 위치가 도로보다 상당히 높아 층계차이가 큰 경우는 현관에 연연하지 말고, 예컨대 도로나 정원에 면한 거실로부터의 출입이 가능한지 어떤지에 대해서도 검토해본다. 층계차이 해소기를 설치하는 방법도 있다.

이들의 복지기기의 설치 · 주택개수에 드는 비용은 시읍면마다의 제도에도 따르지만 전액을 공적 자금으로 충당할 수 없는 경우가 많다. 따라서 학동기는 신체의 성장이나 기능의 변화도 크므로, 각 생활단계에서의 본인의 능력에 적합한 인적 · 물적 보조방법을 연령, 가족상황 등도 고려하면서 검토하는 것이 중요하다. 개조가 가능한가, 오래 사용할 수 있는가, 가족의 협력을 어느 정도 얻을 수 있는가 등, 향후의 가족의 생활설계도 평가항목으로 하여 장기계획을 세워, 최소한의 필요한 주거환경 정비를 가능하면 실시하여가도록 건축 전문가에게도 충분히 상담하면서 진행시켜야 할 것이다.

IV 유의사항

취학을 기회로 그 후 12년간은 보다 큰 집단인 학교생활로 옮겨간다. 이 시기는 심신의 성장이 눈부시고 자립을 향한 관점이 보다 중요하게 된다. 사춘기 전까지는 기능의 획득이나 향상이 기대되는 시기이기도 하다. 한편, 성장에 수반하여 키나 몸무게도 서서히 증가하고, 활동하는 범위나 양도 증가하여, 이것들이 변형구축이나 자세유지, 옮겨타기, 이동기능을 중심으로 한 기능의 저하로 연결되는 일도 드물지 않다.

이러한 시기라는 것을 충분히 유의한 다음에, 실제로 시행하고 있는 ADL을 구체적으로 평가하여 다양한 용구 · 기기를 효과적으로 이용하는 것도 자립하기 위해 필요하다. 보장구나 일상생활용구만이 아니라 간병용품에서부터 복지기기, 나아가서는 시중에서 판매되는 도구나 소재에 이르기까지 폭넓은 고안과 이용이 요망된다.

V 과제

가정 이외의 장에서는 특히 배설동작 보조의 경감과 프라이버시에 대한 배려가 필요하다. 주요 시설에는 충분한 넓이의 장애인용 화장실이 설치되어, 안심하고 사용할 수 있는 착탈의용 받침대나 가변식이고 적당한 위치의 난간의 설치 등도 정비되는 것이 요망된다.

학동기에는 급우나 형제(자매) 등과의 차이가 커지고 대인관계에서 문제도 나타나는 시기이기도 하다. 건강한 아동집단 안에서는 속도가 우선되는 일이 많다. 이 때문에, 예컨대 장구를 제작할 때는 그 기능이나 필요성만이 아니라 착탈의 용이성이나 사용방법의 세밀한 지도, 받아들이기 쉬운 외관도 고려할 필요가 있다.

간병인이 "자립을 촉진해야 할 부분"과 "보조해야 할 부분"을 판단하는 것이 어려운 경우도 많다. 교사 · 다른 아동(그 보호자를 포함)에게 질병 · 장애에 대한 적절한 이해를 구하는 어려움이나 비용의 문제 등도 있다. 학교에서는 설비의 신설 · 개조나 보조의 인원확보, 커리큘럼의 연구 등, 장애특성과 성장에 대한 대응 등도 과제이다.

어떠한 형태로 사회참여를 하는가의 진로 선택도 큰 과제이다. 가령 ADL이 자립하여 있어도, 가사 등의 응용동작이나 구체적인 직업에 관한 평가 · 훈련이 필요하다. "받아들이는" 쪽의 요인으로, 진로가 희망하는 대로 되지 않는 경우도 많다. 이것을 계기로 본인 · 가족과 함께 유소기와는 다른 "장애수용"이 필요해지는 경우도 있다.

학교나 능력개발학교, 갱생시설, 회사, 작업소, 시읍면 등과도 상담할 필요가 있고 case worker와의 연계도 중요하다. 갱생상담소나 재활 센터 등의 적극적인 활용도 시야에 넣고 사회참여의 준비를 해가는 것이 요망된다.

■ 문헌

1) 陣内一保，安藤徳彦，伊藤利之編：こどものリハビリテーション医学．医学書院, 1999
2) Finnie NR 編(梶浦一郎，鈴木恒彦訳)：脳性まひ児の家庭療育 原著第 3 版．医歯薬出版, 1999
3) 鎌倉矩子，山根 寛，二木淑子編，岩崎清隆著：発達障害と作業療法 基礎編．三輪書店, 2001
4) 鎌倉矩子，山根 寛，二木淑子編，岩崎清隆，岸本光夫著：発達障害と作業療法 実践編．三輪書店, 2001
5) 山根 寛，加藤寿宏編：食べることの障害とアプローチ．三輪書店, 2002
6) 千野直一，安藤徳彦編集主幹，大橋正洋，木村彰男，蜂須賀研二編：リハビリテーション MOOK 8 小児のリハビリテーション—病態とライフステージへの対応．金原出版, 2004

12 중증 심신장애

I 장애의 개요

1 중증 심신장애아(인)란

중증 심신장애아라는 명칭은 의학용어는 아니고 행정용어이다. 일본 아동복지법 제43조의 4항에서는 "중증의 지적 장애 및 중증의 지체 부자유가 중복되어 있는 아동"이라 규정되어 있다. 또한 일본 후생노동성의 분류에서는 "신체장애인 장애정도 등급표 1, 2급과 IQ 35이하의 중복자"라 규정하고 있다. 이와 같이 장애의 정도에 따라서 분류되어 있기 때문에 실질적으로 아동, 성인을 구별하는 의미가 상실되어, 성인에게도 중증심신장애아라는 명칭이 사용되고 있다. 여기서는 중증심신장애아(자)〔이하 중증아(자)〕라는 용어를 사용하기로 한다.

또한 일본중증심신장애학회에서는 1995년 9월, 중증심신장애의 영어표기를 severe motor and intellectual disabilities(SMID)라 정하고 국제적인 발표나 기술에 있어서는 이것을 사용하도록 요구하고 있다.

유병률은 1,000명 당 0.24～1.7이고 현재 추정되는 총인원수는 전국에서 약 35,000명이라 하고 있다[2]. 중추신경계의 장애의 발생시기 비율은 출생 전 25～58%, 주생기 14～40%, 출생 후 21～29%, 시기 불명 5～26%이고 출생 전이 많은 경향에 있다. 주요 병인은 저산소(증), 뇌혈관장애, 뇌 형성이상, 중추신경계 감염증, 저혈당증, 고빌리루빈혈증, 불의의 사고 등이라 한다. 사망원인은 호흡부전, 심부전이 주이다[3].

2 중증심신장애아(자)의 합병증

중증아(자)는 호흡장애, 음식물 섭취 · 삼킴 장애, 근육긴장 이상이 서로 얽혀서 복잡한 병태상을 나타내고 있으며 다양한 합병증이 관찰된다. 주된 합병증은 간질 80%, 뼈관절장애 49%, 소화기장애 38.9%, 시각장애 36.5%, 호흡장애 21.6% 등이라 한다[2].

근육긴장의 이상은 많은 합병증과 연관성이 있다. 긴장저하형에서는 근력저하에 의한 호흡장애, 삼킴 장애 등, 긴장항진형에서는 엉덩관절 탈구나 조기부터의 관절구축, 후만 · 측만 변형에 의한 구속성 호흡장애, 삼킴 장애 등을 초래한다. 긴장 변동형에서는 불면, 흥분, 고열, 발한, 탈수, 구토, 위식도 역류, 소화관 출혈, 호흡장애, 삼킴 장애 등을 초래한다[4].

합병증은 성장 · 발달 그리고 가령에 수반하는 신체기능의 후퇴 등에 의해서도 변화한다. 또한 증상의 정도도 사람마다 다르다.

3 중증심신장애아 시설

중증아(자)의 요육시설로서는 2006년 4월 현재 중증심신장애아 시설이 115개소, 중증심

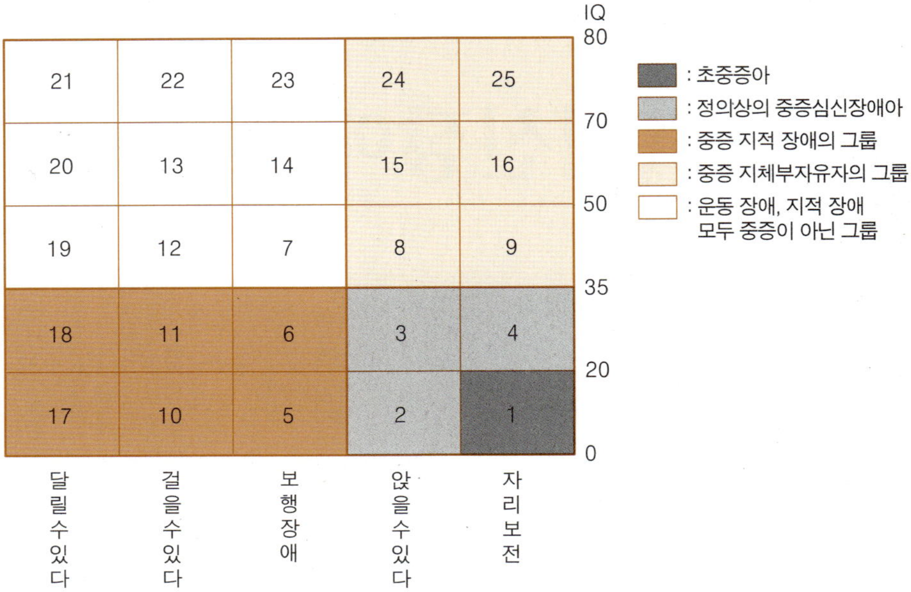

그림 12-1. 오오시마의 분류(일부 변경)
(大島一良: 중증심신장애아의 기본적 문제. 공중위생, 35: 648-655, 1971에서 인용, 변경)

신장애아 병동이 74병동 있다[5].

중증심신장애아 시설의 입소기준의 하나로서 오오시마의 분류가 있다[6]. 오오시마의 분류에서는 지능지수를 세로축에 5단계, 운동기능을 가로축에 5단계로 분류하여 장애의 정도를 분류하고 있다(**그림 12-1**). 이 분류는 의학적 기준은 아니고 행정적 분류이다. 오오시마의 분류에서는 1~4(IQ 35 이하, 자리보전~앉을 수 있는 수준)를 중증아(자)로 규정하고 있다.

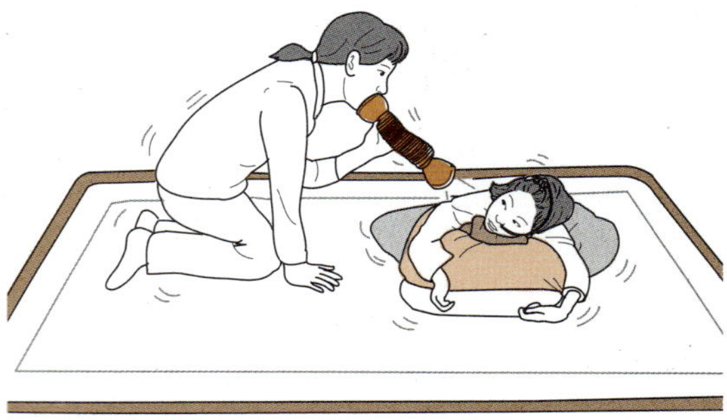

그림 12-2. 엎드려 누운 자세에서의 작업치료 장면
트램펄린의 흔들림의 강약을 붙이는 것에 의해서 각성상태를 유지하고 튜브(왼쪽 위)를 통해서 말을 거는 등을 하여 다른 감각자극을 넣고 있다.

II 지도와 간병

중증아(자)로서 큰 문제는 호흡장애, 삼킴장애, 상부소화관 장애, 근육긴장의 이상, 관절구축 · 변형, 간질발작 등이 있다. 이들은 서로 영향을 미치고 수면 · 각성의 문제와도 깊이 관계가 있다는 것으로부터, 일상적인 케어가 매우 중요하다. 또한 배설이나 셀프케어에서는 간병인과의 의사소통을 도모하는 장이라는 관점도 중요하다.

여기서는 증상사례를 섞어서 주로 작업치료사나 물리치료사로서의 대응과 일상생활에서의 배려에 초점을 맞춰서 해설한다.

a. 호흡기능에 대한 대응

중증아(자)의 호흡장애에는 척주변형, 흉곽의 운동장애나 신경·근육질환에 의한 구속성의 환기장애, 아테노이드·편도선의 비대, 위인두(상인두)의 비후, 혀뿌리(설근) 침하, 아래턱의 후퇴, 모뿔덮개주름연화증(피열후두개추벽연화증) 등에 의한 폐색성 환기장애, 게다가 중추성의 환기장애가 있다[7,8]. 중증의 호흡장애의 경우에는 산소부족, 탄산가스의 과잉, 정신활동의 저하, 심장기능의 장애를 초래한다. 또한 낮 동안의 활동성의 저하나 생활 리듬의 장애에도 연관성이 있다. 따라서 작업치료에서는 호흡에 문제가 있는 아동에 대해서는 다양한 배려가 필요하다.

그림 12-2는 엎드려 누운 자세에서 트램펄린을 사용해서 활동하고 있는 장면이다. 바로 누운 자세에서는 가래가 걸려 사레들리는 일이 많아 잦은 흡인이 필요하게 된다. 따라서 보조앉은 자세에서는 작업치료사의 보조양이 많아져 작업치료 활동에 제약을 받는 일도 있다. 엎드려 누운 자세를 취하게 하면 흡인이 적어져 사레들리는 것이 감소하고 동시에 트램펄린에 의한 활동을 시행하기 쉽다. 트램펄린을 사용해서 각성수준을 유지하고 다른 감각자극을 통해서 웃는 얼굴 등의 유쾌한 반응을 끌어내는 것이 가능해져 있다.

각 자세와 호흡기능과의 연관성을 개략적으로 설명한다[9]. 바로 누운 자세에서는 기능적인 남은공기량(잔기량)의 저하에 의한 아래허파영역(하폐야)의 기도폐쇄, 복부장기·허파·흉곽의 중량 등으로 아래허파영역의 컴플라이언스가 저하하여 환기 불균형이 일어나기 쉽다. 또한 아래턱의 후퇴, 혀뿌리 침하 등에 의해서 폐색성의 호흡장애를 일으키는 경우가 있다. 더욱이, 가래·침(타액)의 객출이 어려운 자세이기도 하다. 엎드려 누운 자세는 남은공기량이 많은 경우는 흉곽을 서서히 압박하여 남은공기량을 감소시키므로 효과적인 체위이기도 하다. 허파 병소나 측만의 볼록한 쪽을 아래로 한 옆으로 누운 자세는 호흡장애의 완화에 효과적이다. 후두부의 협착(후두연화·들숨 때의 모뿔의 빠짐)에 대해서 앞경사 위치로 호흡장애가 완화되는 경우가 있다.

b. 음식물 섭취·삼키기

중증아(자)는 어떠한 음식물 섭취·삼킴 장애를 높은 빈도로 합병하고 있어, 음식물 섭취 지도는 중요한 대처할 과제의 하나이다. 음식물 섭취 지도의 목적에는 생명유지, 구강운동기능의 발달 촉지, 흡인의 위험성의 회피 등이 있고 개개의 문제에 상응한 적절한 원조가 필요하다[10]. 먹는다는 것이 생활의 큰 즐거움으로 되어있는 일이 적지 않기 때문에 안전성에 배려하면서 가능한 한 입을 통한 섭취를 계속할 수 있도록 원조하는 것도 중요하다. 삼킴 장애에서는 영양경로와 호흡경로가 교차하는 인두를 음식물 덩어리가 이동한다는 것 때문에, 호흡기능과 합쳐서 문제를 생각할 필요가 있다. 이 밖에 자세·근육긴장, 팔의 기능, 구강기능, 각성상태, 정신기능 등, 다양한 요인을 고려할 필요가 있다. 이에 더해서 식사의 시간은 보조자와의 관계성을 심화시키고 의사소통을 확립하기 위한 중요한 기회라 생각하여 대처하는 것이 필요하다.

1 자세·근육긴장

식사를 할 때에는 우선 이완된 자세를 취할 수 있는 것이 중요하며 개개인에 맞는 식사자세의 검토가 필요하다. 또는 근육의 협동운동이 장애되면 음식물 섭취 · 삼킴의 연동이 잘 되지 않아 흡인이나 천명을 일으켜 호흡장애를 합병하는 경우가 있기 때문에 보조자의 손으로 아래턱을 지지하고 호흡과의 타이밍을 도모하면서 입술의 폐쇄와 흡인을 촉진하는 것이 중요하다.

2 팔의 기능

중증아(자)는 손의 사용이 곤란한 일이 많지만 휠체어 자세의 개선이나 자조구의 고안에 의해서 음식물을 떠서 입으로 가져가게 되는 경우도 있다[11, 12]. 예컨대 스푼에 부목(splint)을 부착하여 쥐기 쉽게 한다. 스푼의 손잡이를 고리로 하거나 굵게 하여 손에서부터 떨어지기 어렵게 한다. 스푼의 손잡이에 각도를 주는 등에 의해서 자발성을 이끌어내기 위한 지도가 용이해지는 일도 있다. 가능성이 있는 경우에는 조금이라도 자발성을 이끌어내는 것 같은 관여가 중요하다. 중증의 지적 장애를 수반하는 경우에는 식사동작의 리듬을 중요시하고, 떠서 입으로 가져간다는 일련의 동작이 끊이지 않도록 하는 것이 중요하다. 예컨대, 스푼의 끝을 미리 입 쪽으로 굽혀두어 손의 움직임을 보완하는, 일단 뜨면 반드시 음식물을 입에 넣도록 보조하는 등이다.

3 구강기능

구강 형태의 이상이 많이 인지된다. 빨기오목(sucking fossa)의 잔존이나 잇몸 증식은 음식물이 괴어 흡인이나 구강 내의 위생적이지 아니한 하나의 원인이 되기 때문에 식후의 구강 케어가 반드시 필요하다.

전신적인 폄 패턴에 수반하는 혀의 돌출이 있는 경우, 아래턱을 안정시키도록 지지하고, 스푼의 등쪽으로 혀를 압박하면서 구강 내에 혀를 되돌리는 것 같은 방법이 효과적이다. 또한 아래턱이나 혀의 운동성이 부족한 경우에는, 식사 전에 아래턱을 앞쪽으로 끌어내거나, 혀뿌리 부위를 압박하는 등을 하여 운동성을 촉진하는 준비도 효과적이다.

구강 내나 구강 주변이 과민한 경우에는 스푼이나 컵의 재질은 스테인리스강보다 실리콘으로 만든 것이 받아들이기 쉽다. 또한 음식물의 온도는 사람의 체온 정도가 좋고, 음식이 입에 닿는 감촉이 매끈매끈한 무스모양의 것이 받아들여지기가 좋다. 알갱이나 섬유가 섞여 있으면 사레들리기 쉽고 점성이 강하면 삼키기 어렵기 때문에 식사재료에 맞춰서 수분의 양을 조절하거나 시중에서 판매되는 걸쭉하게 만드는 재료를 이용하면 좋다. 식사 전의 마사지 이외에, 신맛이 있는 것이나 찬 것 등 자극이 있는 식사재료를 사용함으로써 씹기(저작)를 이끌어내는 것이 가능하다.

갑작스런 삼키기 기능의 악화에는 항간질제 · 근유긴장완화제의 증량이 영향을 주고 있는 경우가 있기 때문에 주치의에게 확인할 필요가 있다. 중증아(자) 중에는 흡인을 하고 있어도 사레들리는 것이 관찰되지 않는 사람도 많기 때문에, X선 투시하의 흡인조영 검사(VF검사; videofluoroscopic examination of swallowing)를 시행하여 적절한 지도방법을 검토할 필요가 있다. 흡인을 확실하게 방지하기 위해 외과적인 후두기관분리술 등의 적응도 생각할 수 있다.

4 정신기능

식사는 사람과의 의사소통의 확립을 촉진하는 절호의 기회가 될 수 있다. 이를 위해서는 반응성이 부족한 중증아(자)에 대해서 간병인의 관여방법이 희박해지지 않도록 의도적으로 의사소통을 취하는 자세가 필요하다. 또한 성미가 까다로운 아동에게는 조용하고 안정된 방에서 식사를 하는, 복수의 사람이 관여하는 경우에는 보조방법을 통일하는, 도구 등의 환경을 고려하는 등의 필요가 있다.

5 각성상태

각성상태도 음식물 섭취기능에 크게 영향을 준다. 각성수준이 낮으면 입의 움직임도 활발해지지 않고 식사가 마음에 내키지 않는 이외에, 흡인을 일으킬 위험성도 있다. 따라서 식사시간에 양호한 각성상태를 유지할 수 있도록 생활 리듬을 조절하는, 또는 각성상태가 양호한 시간대를 선택해서 식사를 취하게 하는 배려가 필요하다.

이 밖에, 식사 중에 말을 거는, 음식물을 보여주는, 냄새를 맡게 하는 것에 의해서 감각을 자극하여 먹는 것에 대한 의식을 높이는 것도 중요하다. 또한 편식, 식사거부, 이식증(pica) 등의 문제에 대한 대응도 필요한 경우가 있다. 이들의 예로서 편식을 기피하기 위해서는 유소기부터 담백한 맛을 유념하면 좋다. 식사거부가 있는 경우에는 무리하게 강요하지 말고, 우선은 즐거운 식사 분위기 만들기에 유념하는, 하나라도 좋아하는 식품이 있는 경우에는 그것을 기본으로 하여 조금씩 맛에 변화를 주는 것 등을 생각할 수 있다. 그러나 필요한 에너지와 영양소를 섭취하기 위해서는 튜브를 통한 영양공급을 병용할 필요도 있다. 이식증이 있는 경우에는 입에 들어가는 것 같은 것을 어린이의 손이 닿는 곳에 두지 않도록 환경에 대한 배려도 필요하다.

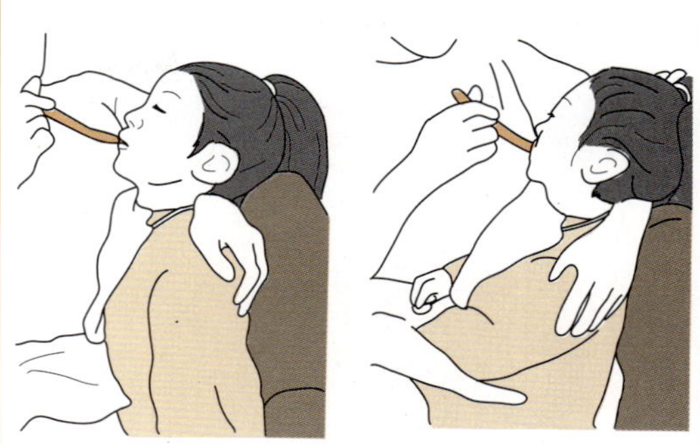

그림 12-3. 적절한 보조방법을 제시한 게시판

6 식사지도에 있어서의 연계

그림 12-3은 어떤 어린이의 식사 보조방법을 어머니와 학교 교사에게 전달하기 위해 작성한 것이다. 이와 같이 여러 직종이 관여하는 식사지도에서는 누구라도 용이하게 이해할 수 있는 방법을 제시하는 것이 중요하다.

C. 자세에 대한 배려

자세는 호흡기능, 음식물 섭취·흡인기능, 변형·구축, 인지기능 등과 연관성이 있다. 기거·이동 동작이 곤란한 중증아(자)의 자세의 대부분은 가족을 비롯한 주위사람에 의해서 수동적으로 취하게 된 것이다. 자세를 변환하는 경우, 중증아(자) 중에는 신체에 접촉되거나 움직여지는 것만으로 긴장하거나 동요하는 일이 있다. 따라서 중증아(자)가 긴장하지 않고 자세변환을 받아들일 수 있도록 배려할 필요가 있다. 또한 각 자세에서는 호흡기능이나 심폐기능에 대한 영향에 더하여 환경과의 상호작용을 통해서 어떻게 중증아(자)의 자발성을 이끌어내는지가 요점이다.

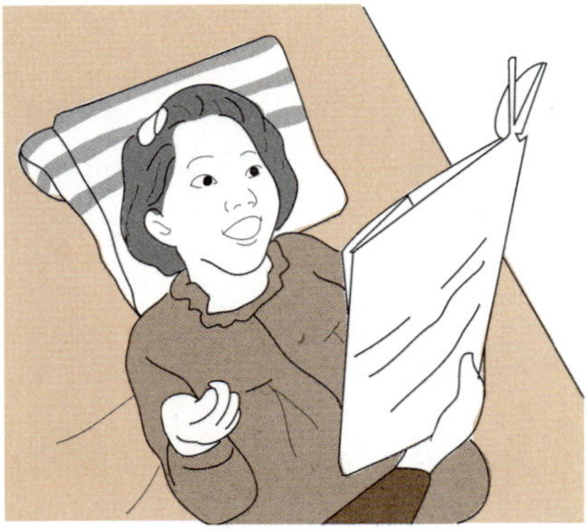

그림 12-4. 바로 누운 자세에서의 요점
신체의 어느 부위도 자기가 지지할 필요가 없기 때문에 쾌적한 표정을 나타내는 일이 많다. 특히 그림책을 읽고 듣게 하는 시청각적 놀이를 즐길 수 있다.

1 바로 누운 자세에서의 요점

바로 누운 자세는 환기 불균형이 일어나기 쉽고 가래 · 침의 객출이 곤란한 자세이기도 하기 때문에 호흡장애가 중증인 경우에는 그다지 바람직한 자세는 아니다. 그러나 팔의 굽힘근의 긴장이 높은 중증아(자)에서는 팔을 펴기 쉬운 자세이기도 하고 동시에 시각자극, 청각자극을 받아들이는 것이 용이한 자세이기도 하다(**그림 12-4**). 또한 간병인의 입장에 서면, 표정 · 생명징후(vital sign)의 체크, 착탈의, 몸단정히 하기, 깨끗이 닦기 등의 케어가 비교적 용이한 자세이기도 하다.

바로 누운 자세를 취하게 하는 경우, 몸통은 약간 일으키고 엉덩관절 · 무릎관절은 약간의 굽힘 위치로 하여, 사지가 과도하게 벌림(외전)을 하는 경우에는 벨트 등으로 부드럽게 감는 등을 하여 대칭적이고 안정성이 있는 자세가 되도록 하면 좋다.

2 옆으로 누운 자세에서의 요점

옆으로 누운 자세는 심하게 휜 사례는 곤란한 자세이다. 또한 아래쪽의 어깨의 압박이나 위쪽 엉덩관절 모음(내전)에 의한 탈구에 주의가 필요하다. 그러나 이들에 유의한 약간 바로 누운 자세에 가까운 옆으로 누운 자세는 자세근육 긴장이 낮아 흉곽의 운동성이 부족한 중증아(자)에 대해서 눈과 손의 협동을 촉진하는 경우에 효과적이다(**그림 12-5**).

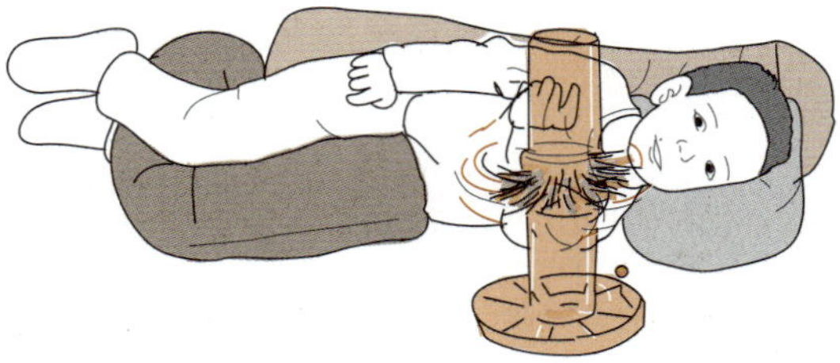

그림 12-5. 옆으로 누운 자세에서의 요점
등에 놓은 쿠션에 기댐으로써 흉곽의 운동성을 유지하여, 아래쪽의 어깨의 압박을 피하고 있다. 또한 양 발 사이에 쿠션을 끼어 넣어 위쪽 엉덩관절의 탈구를 방지하고 있다.

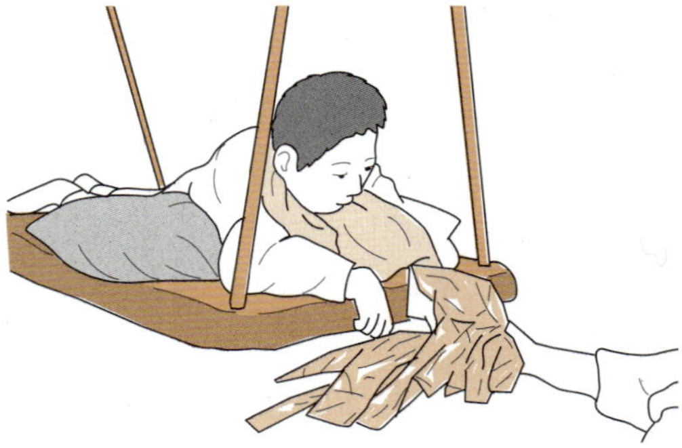

그림 12-6. 엎드려 누운 자세에서의 요점
그네(swing)의 흔들림, 빤짝빤짝 빛나는 색깔, 부스럭부스럭하는 소리, 종이의 감촉을 느끼도록 작용하고 있다.

3 엎드려 누운 자세에서의 요점

윗몸을 약간 일으킨 엎드려 누운 자세에서는 객출이 용이하여 목의 폄을 억제할 수 있기 때문에 지속적인 작업치료활동이 가능해지는 경우가 있다. 그네(swing) 위에서 흔들리면서 반

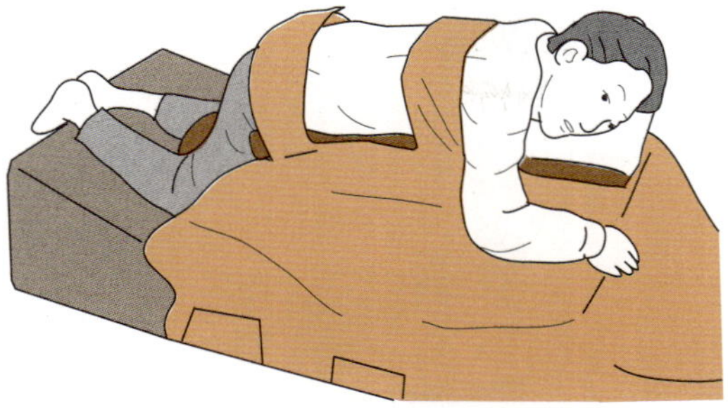

그림 12-7. 굽힘 구축에 배려한 엎드려 누운 자세
강력한 교정을 하지 않고 무리가 없는 자세를 취할 수 있도록 고안한 엎드려 누운 자세의 매트.

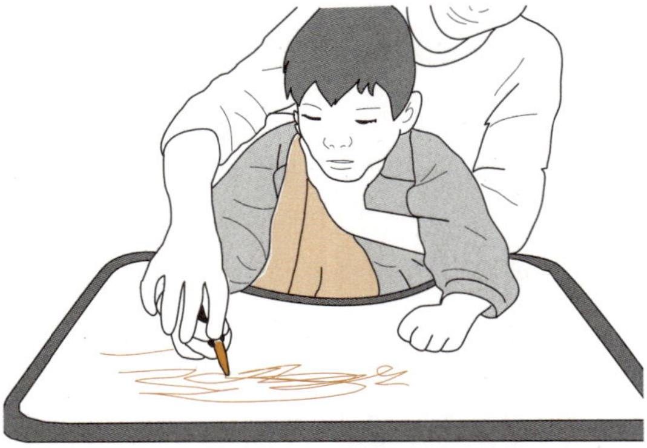

그림 12-8. 자발적인 움직임을 높이기 위한 앉은 자세
뒤쪽에서부터 몸통과 머리를 지지하면서 팔의 움직임을 유도하고 있다.

짝반짝 빛나는 종이를 보거나, 만지거나 소리를 듣는다는 복합적인 감각운동자극을 체험하는 데에도 효과적이다(**그림 12-6**).

엉덩관절, 발목관절의 굽힘 구축이 있는 경우는 매트리스나 쿠션 또는 특수한 자세유지 장구를 사용해서 엎드려 누운 자세를 취하게 하면 좋다(**그림 12-7**). 또한 위식도역류증이 있는 경우에는 윗몸을 높게 한 엎드려 누운 자세가 좋다고 한다.

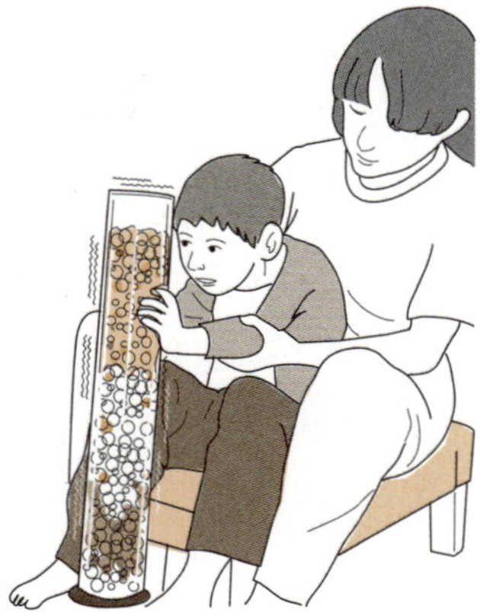

그림 12-9. 이완된 자세를 유지하기 위한 앉은 자세
버블 튜브(bubble tube)를 만지고 빛 · 진동 · 소리를 즐기고 있는 장면. 목이 과다하게 젖혀지지 않도록 몸을 지지하고 시각이나 진동자극을 사용해서 앞쪽으로의 주의를 촉구하고 있다.

4 앉은 자세에서의 요점

앉은 자세는 머리의 조절이나 손의 사용을 촉진하는 데에 효과적이다. 뒤쪽으로부터 직접 보조하는 경우, 아동의 근육긴장의 변동을 감지하여 변화에 상응하는 대응이 가능하다. **그림 12-8**은 아동의 어깨의 모음/벌림의 움직임을 이용해서 그림 그리기 활동을 시행하고 있는 장면이다. 이와 같이 자세유지가 곤란한 어린이에 대해서도 적절한 원조에 의해서 자발성을 높이는 활동을 도입할 수 있다. 또한 **그림 12-9**는 감각 놀이의 한 장면이다. 이것은 스위치를 넣으면 통 안의 물에 공기가 들어가 기포와 색깔의 변화가 일어나는 완구이며, 통의 측면에 남자아이의 손을 만지게 하여 진동 · 소리 · 빛의 색깔의 변화나 기포의 움직임이 전달되도록 보조하고 있다. 보통은 목의 폄이 심하고 시각반응이 불명확한 아동이지만 전신이 이완하여 완구에 대한 정위가 관찰된다. 이와 같이 하여 작업치료사에 의해서 체험할 수 있었던 활동을

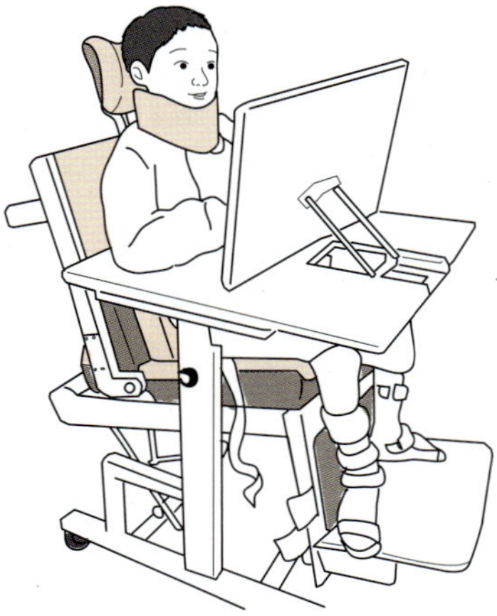

그림 12-10. 혼자서 지내는 시간을 효과적으로 활용하기 위한 앉은 자세

Neck collar를 장착함으로써 머리가 보다 안정된다. 테이블의 각도를 가변식으로 하여, 그림책 등을 놓을 수 있도록 고안한다.

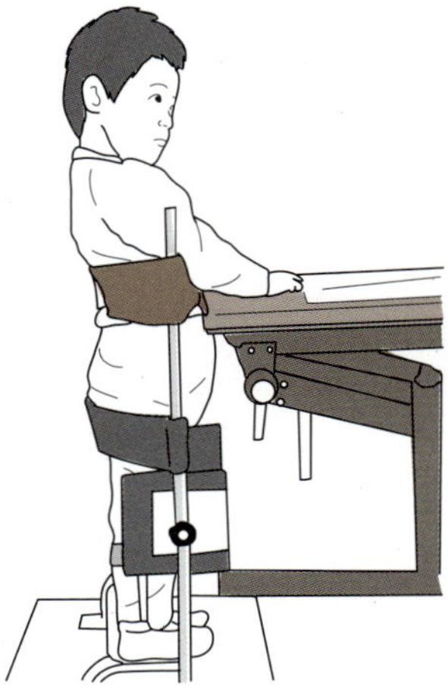

그림 12-11. 선 자세에서의 요점

단하지장구, 선 자세유지 장치를 이용한 선 자세.

복지용구로 재현함으로써 일상생활에 활용할 수 있다. 앉은 자세유지 장치, neck collar, 경사면 받침을 이용하여 머리나 자세의 안정성을 유지하면서 그림책을 볼 수 있도록 고안하는 것도 이러한 고안의 하나의 예이다(**그림 12-10**).

5 선 자세에서의 요점

뼈나 근육의 발달을 촉진하고 변형, 구축, 골절, 염좌를 방지하기 위해 가능한 경우에는 선 자세도 적극적으로 취하게 할 필요가 있다. 선 자세에서는 발바닥에의 하중이나 시선의 높이가 새로운 감각자극으로도 된다. 선 자세를 스스로 취할 수 없는 중증아(자)에 대해서는 **그림 12-11**과 같은 선 자세유지 장치를 사용하는 경우가 있다.

d. 변형 · 구축

자세 · 근육긴장의 이상이 있어 자발운동이 적은 중증아(자)는 유소기부터 다양한 운동제한이 있기 때문에 가령에 수반하여 변형 · 구축이 진행하여 고정화하기 쉽다. 주된 문제점에 대해서 언급하는데, 이들 예방의 요점은 장시간의 고정자세를 만들지 않고, 일상의 자세에 다양성을 갖게 하는 것이다. 작업치료나 물리치료의 시간만이 아니라 배설 · 착탈의 등 간병인과 관계하는 시간을 적극적으로 이용하는 것이 중요하다.

1 관절가동범위 제한

팔에서는 어깨에서부터 위팔의 변형구축을 방지하여 가동범위를 유지하는 것이지만, 상부 흉곽이나 목의 협동운동을 어느 정도 좋은 상태로 유지하고, 호흡기능이나 음식물 섭취 기능의 악화를 방지하기 위해 중요하다고 한다. 몸통에서는 흉곽의 앞뒤방향의 가동성이 저하하는 편평 흉곽과 하부흉곽의 좌우방향의 가동성이 저하하는 술통모양 흉곽을 흔히 볼 수 있다. 이들은 어느 것도 호흡기계나 소화기계에 나쁜 영향을 미친다. 다리에서는 넙다리뒤근육

(hamstrings), 넙다리곧은근(대퇴직근) 등의 2 관절근에 단축이 많다. 특징적인 자세로서 개구리모양 자세, 바람에 날린 엉덩관절〔한쪽 엉덩관절 굽힘 · 안쪽(바깥쪽)돌림, 다른 쪽 엉덩관절 굽힘 · 바깥쪽(안쪽)돌림이고 마치 바람에 의해서 굽혀진 엉덩관절이 한쪽으로 넘어진 자세를 말한다〕, 가위모양 다리가 있다. 엉덩관절 굽힘 제한은 앉은 자세를 곤란하게 하고

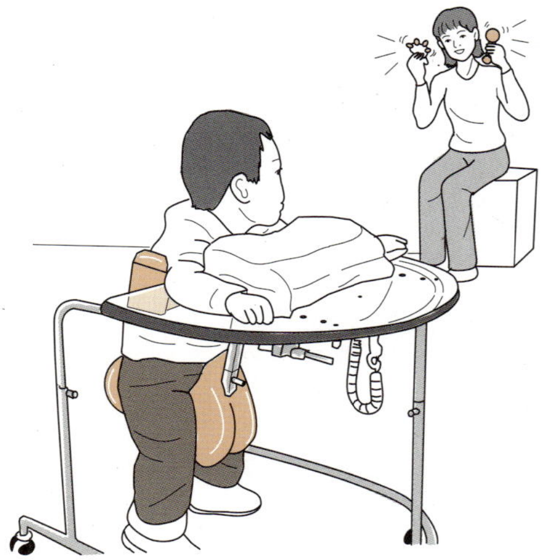

그림 12-12. "이동"의 예
SRC walker에 태우면 자기가 움직일 수는 없지만 얼굴을 들고 주위를 잘 볼 수 있다.

엉덩관절의 강력한 굽힘 구축은 엎드려 누운 자세의 방해가 된다.

2 측만

자발운동이나 이동운동이 낮은 중증아(자)에 많이 관찰된다. 엉덩관절 탈구를 합병하는 일이 있어 앉은 자세 유지를 곤란하게 하는 이외에, 음식물 섭취 · 삼킴 기능, 호흡기능에 나쁜 영향을 미친다.

3 엉덩관절 탈구

엉덩관절의 가동성은 앉은 자세 유지, 화장실 동작, 다리의 착탈의동작 등 일상생활 그 자체에 깊이 관계가 있기 때문에, 통증을 수반하는 경우에는 수술도 검토할 필요가 있다. 수술은 호흡, 음식물 섭취 · 삼킴 기능, 정신기능에도 큰 영향을 미치기 때문에 그 적응에 대해서는 충분히 검토를 함과 동시에 수술 후의 케어가 중요하다.

e. 복지기기를 사용한 이동

선 자세 · 보행에는 생리적인 면, 심리적인

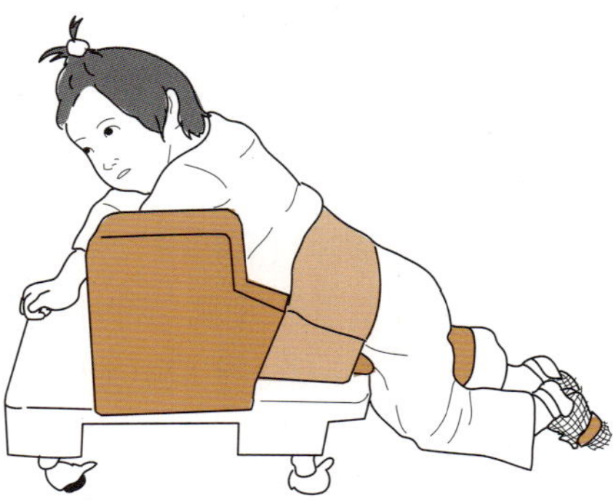

A. crawler 위에 엎드려 누운 자세 매트를 올려놓고 몸통 · 엉덩관절의 각도를 조절하여 이동을 촉진하였다.

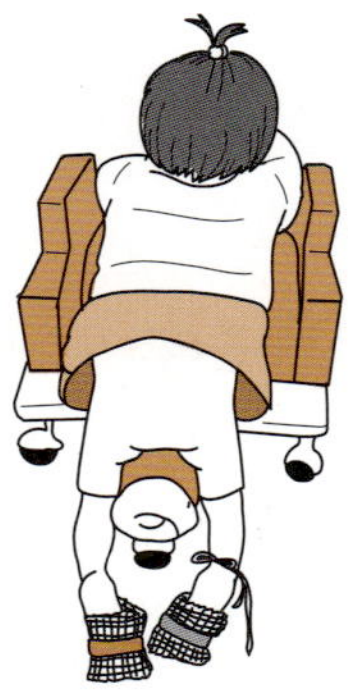

b. 구동력을 증가하도록 양말 위에 미끄럼 방지 시트를 감았다.

그림 12-13. "이동"의 고안 예

면, 의사소통의 면에서부터도 다양한 파급효과가 있다고 일컬어지고, 예컨대 보행기를 사용한 보행에서는 체력저하나 다리의 근력저하, 변형・구축 등의 방지에도 연결된다고 한다. 중증아(자)의 경우, 선 자세・보행의 발달단계에 도달할 수 있는 일은 적다. 자기 자신이 이동할 수 없는 경우에는 SRC walker〔(주)有薗제작소〕[13]를 이용해서 이동을 시도하는 것도 좋다(**그림 12-12**). 다리로 지지하는, 걷어차는 동작이 곤란한 경우에도 보행기에 태우면 다른 자세보다도 지속적으로 얼굴을 들고 흥미 있게 주위를 돌아본다는 반응이 관찰되는 일도 있다. 또한 다리의 교호성의 움직임은 있으나 전신성의 폄(신전)이 출현하기 쉬운 경직형의 경우에는, crawler를 이용한 이동도 생각할 수 있다(**그림 12-13A**). 다리의 분리적인 움직임을 이끌어내기 위해서는 crawler 위에 엎드려 누운 자세 매트를 올려놓고, 몸통의 앞경사 각도, 엉덩관절의 굽힘 각도를 조절한다. 엉덩관절의 모음을 방지하기 위해서는 뒤쪽에 롤을 부착한다. 더욱이 말을 걸거나 완구의 제시에 대해서 전진을 촉구하고, 가정에서의 놀이를 증가시키기 위해 구동력이 증가하도록 양말에 미끄럼 방지를 감는 등의 고안도 생각할 수 있다(**그림 12-13B**).

f. 수면・각성과 간질 발작

중증아(자)에서는 각성수준의 이상과 그 리듬에 문제가 있는 경우가 있다. 각성수준의 이상에서는 각성수준 그 자체가 낮고 자극에도 불구하고 잠드는 경향에 있거나 과도한 흥분이 관찰되는 일도 있다. 수면 중에도 안정하여 느긋하게 잠들고 있는 일이 적다. 수면 리듬의 장애는 25시간의 주기로 free run을 하는 비24시간 수면각성증후군, 수면시간이 뒤쪽으로 드텨 있는 수면상후퇴증후군, 수면시간이 불규칙한 불규칙수면군이라는 것이 관찰된다[14]. 간질 발작이나 만성의 호흡기장애가 있는 경우, 이들은 서로 악순환을 이룬다. 예컨대, 수면 중의 만성의 호흡장애는 수면부족을 초래하고, 낮 동안의 활동성을 저하시켜 생활 리듬의 장애가 되며, 간질이 악화하고, 근육긴장의 항진이나 항경련제의 증량으로 연결되는 일이 있다고 일컬어지고 있다. 더욱이 항간질제의 부작용에 의해서 졸음이 증가하고 기도분비물 과다가 되어 수면 리듬을 틀어지게 하고 만성호흡장애도 진행하는 결과가 된다.

따라서 각성・수면의 장애에 대해서는 의학적 케어를 배경으로 하여 생활리듬의 확립을 도모하는 것이 필요하다. 이를 위해서는 기상에서부터의 말 걸기, 세수, 배설, 옷을 갈아입기 등에서의 신축성이 있는 대응이 필요하다. 입소시설에서는 1일 중에서 직원의 대응이 희박해지기 쉬운 시간대에 작업치료나 물리치료를 시행하고 적절한 감각운동자극을 주어, 각성단계에 변화를 가져오게 하는 것이 중요하다. 예컨대 시각, 청각, 촉각, 평형감각, 고유감각 등을 다양하게 조합하거나 자극량을 변화시키는 등의 연구가 필요하다.

또한 각성수준의 조정에는 광선치료, 멜라토닌이나 비타민 B_{12}의 복용, 이들의 병용에 의해서 어느 정도의 효과를 기대할 수 있다고 일컬어진다. 일광욕도 효과적이라 일컬어지며 가정이나 시설에서 실천되고 있다.

한편, 야간의 기저귀 교환이나 체온측정・맥박 등의 생명징후(vital sign)의 체크는 안면을 유지하기 위해 가능한 한 불필요한 자극을 피하고 신속하게 시행할 필요가 있다.

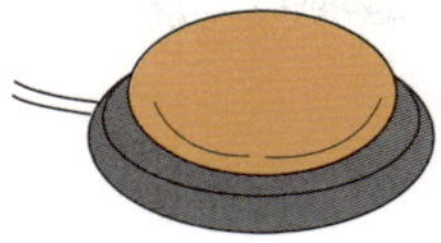

A. 단일의 스위치 형태

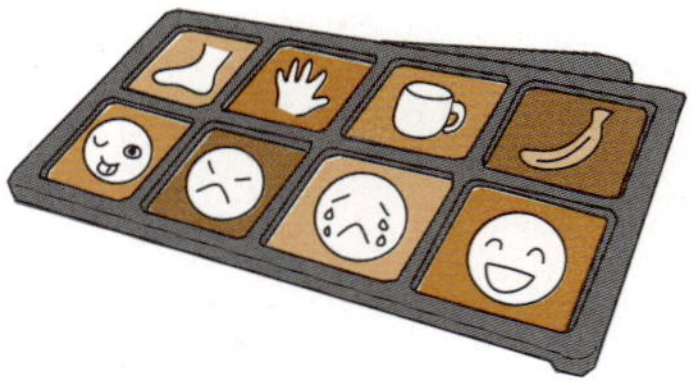

B. 복수의 스위치 형태

그림 12-14. 휴대용 회화보조 장치
어린이의 일상생활에 익숙해져 있는 일이나 물건, 행동 등을 그림으로 하여 삽입하거나 가까운 사람의 목소리 등을 녹음하여 놀이감각으로 도입하는 일도 많다.

여기서 간질 발작 때의 대처방법에 대해서 언급한다. 우선, 주위의 위험한 물건을 제거하여, 외상을 예방한다. 자극을 피하고 편안한 호흡을 할 수 있도록 허리띠나 가슴의 단추를 벗긴다. 목을 옆으로 향하게 하여 분비물의 증가에 의한 질식을 예방하고 목을 약간 뒤굽힘 위치로 하여둔다[4]. 식사 중이나 풀에서의 발작 때는 음식물이나 풀 내의 물의 흡인에 의한 질식을 예방할 필요가 있다[4]. 또한, 발작이 종전의 상황과는 다를 때나 10분 이상의 장시간에 이르거나 일반상태가 불량한 경우에는 의사의 지시를 요청한다[15].

g. 의사소통

앞에서 언급한 오오시마의 분류 1~4에 해당하는 중증아(자)에서는 사람과의 관계성을 유지하면서 유쾌한 반응을 이끌어내고, 외계에의 작용을 촉구할 필요가 있다. 가장 중요한 것은 본인의 의사를 이해하는 것이며 이를 위해서는 가족을 비롯하여 관계하는 직종이 다양한 상황에서의 본인의 반응을 공유하고 이해하는 것이 필요하다.

또한 오오시마의 분류 5, 6, 10, 11, 17, 18의 중증 지적 장애의 그룹 안에는 운동과다(다동)나 쉽게 흥분함, 정동적인 행동 등의 행동이상을 나타내는 사람이 있다. 이러한 경우, 우선 행동이 안정되거나 유쾌한 반응이 나타나는 것 같은 자극을 발견하는 것이 필요하다. 예컨대, 기분이 좋은 음악이 흐르는 가운데 무톤과 같은 부드럽고 촉감이 좋은 소재로 감싸고 트램펄린이나 해먹에서 흔들리는 것에 의해서 안정된 상황을 만들 수 있다. 다음의 단계로서 사람이나 물건과의 주고받기를 통해서 외계에 대한 흥미를 끌어내는 것 같은 작용이 필요하게 된다.

또한 지적으로 비교적 높고 운동기능이 낮은 오오시마의 분류 8, 9, 15, 16, 24, 25의 중증 지체부자유의 그룹에서는 표현수단이 원조를 하는 것이 중요하다. 연소아에서부터 그림카드의 이용이나 단일 또는 복수의 스위치 형태의 휴대용 회화보조 장치(**그림 12-14**)를 이용하는 것은 그 후의 의사소통의 발달로 연결된다. 그리고 나이가 많은 아동에게는 가장 효과적으로 사용할 수 있는 신체부위를 평가하여 그 부위와 기능에 걸맞은 스위치 등의 환경을 연구하는 것이 필요하다[16].

h. 셀프케어

중증아(자)의 ADL은 완전보조인 경우가 많기 때문에 보조부담을 경감하는 것 같은 방법을 고안하는 것이 중요하다. 또한 매일 반복해서 시행되는 일이기 때문에 조금이라도 자발적인 협력을 촉구할 필요가 있다.

1 착탈의 동작

착탈의에는 안전성, 소재, 동작의 3개의 관점이 중요하다. 우선 배설보조와 마찬가지로 골절, 탈구, 염좌, 과도한 스트레칭에 의한 통증에 주의가 필요하다. 변형 · 구축이 있는 경우에는 신축성이 있는 소재나 옷의 진동 둘레나 neckline이 넓은 웃옷(상의)이 이용하기 쉽다. 움직임이 많은 경우에는 용이하게 벗겨지지 않는 high waist의 바지나 연결된 양복, 나아가서는 배를 압박하지 않는 것 같은 폭이 넓은 고무의 사용 등, 다양한 고안이 시행되고 있다.

제작에 있어서는 편리성만이 아니라 외관에 대한 배려도 중요하다. 현재는 디자인성도 있고 또한 동시에 통기성, 흡습성, 신축성이 우수한 의복이 시중에서 판매되고 있기 때문에 이들을 이용하는 것도 좋다.

착탈의 동작에서는 신체의 방향을 바꾸거나 손이나 발이 움직여지는 것에 협력적으로 되는 경우가 있다. 개중에는 골반을 지지하면 허리를 올리는 것 같은 동작이 가능해진 예도 있다. 이러한 동작은 중증아(자)의 자발적인 움직임으로 연결되고 간병인으로서도 보조부담의 경감으로 되기 때문에, 나날의 활동 속에서 말을 거는 것이나 보조방법을 통일해서 대처하는 것이 중요하다. 또한 체온조절에 문제가 있어 낮은 체온이 되는 경우에는 기온의 변화에 대처할 수 있도록 의복을 알맞게 조절할 수 있는 고안이나 대형의 타월이나 무릎에 걸치는 담요의 이용도 생각할 수 있다.

2 몸 단정히 하기

감각과민상태에 있는 경우는 이 닦기, 얼굴 닦기, 머리손질 등이 매우 곤란해진다. 이 닦기에서는 전동칫솔의 이용이 효과적인 경우가 많다. 또한 얼굴을 닦을 때는 타월의 소재나 온도, 닦는 방향에 유의한다. 머리손질은 가능한 한 짧은 시간에 끝내고 그 후의 시간을 좋아하는 활동에 사용하는 등의 배려가 필요하다.

한편, 멋을 부리는 감각도 소중히 하기 바란다. 장면에 따라서 헤어스타일을 바꾸거나 화장을 하거나 액세서리를 몸에 붙이는 것에 의해서 다른 사람과의 의사소통의 계기가 되는 경우도 있다.

3 목욕

목욕은 신체의 청결유지, 온열 · 수압 등의 물리작용을 이용하는 것에 의한 정신 · 심리면의 안정에 효과적이라 한다. 또한 전신 관찰이나 스킨십의 장으로도 된다. 시설에서는 프라이버시의 보호에 배려가 필요하다. 가정에서는 간병기기의 도입이나 보조자가 미끄러지지 않는 바닥이나 난간의 고안 등이 필요하다. 또한 목욕 보조는 중노동이라는 것 때문에, 가정에서는 아버지가 이 역할을 담당하고 있는 일도 적지 않고 아버지와 자식의 중요한 의사소통의 장으로도 될 수 있다. 그러나 간병의 피로를 사전에 방지하기 위해 외부의 목욕 서비스를 이용하는 것을 생각해도 좋다. 간병인의 부담의 경감만이 아니라 간병시간의 효과적인 활용으로도 연결된다.

4 배설

배설행위의 케어에서는 청결유지, 유쾌함 · 불쾌함의 학습의 기회, 건강상태의 관찰 · 관리하는 요소가 포함된다. 또한 안전하게 시행되는 것, 프라이버시가 지켜지는 것이 중요하다.

피부의 청결유지를 위해서는 필요에 따라서 바지런히 기저귀를 교환하는 것이 중요하며, 이를 위해서는 배설 때나 배설 후, 순간적으로 움직임이 멈추거나 표정이 누그러지는 징후를 간과하지 않을 것, 그리고 알아차리는 것이 필요하다. 이러한 것은 유쾌함 · 불쾌함의 표출을 촉진하는 것에도 연결된다. 중증 심신장애아 시설에서는 개개의 신호를 이해하기 위해 개인 체크리스트가 활용되고 있는 경우가 많다. 체크리스트는 개별의 ADL 상황을 파악하기 위해 효과적이다. 배설의 신호를 명확히 하는 목적으로부터 천이나 기저귀가 사용되는 경우도 있으나 현재는 편리성이나 청결을 유지하는 의미로부터 종이기저귀가 보급되었다.

소변이 양이나 대변의 상태의 파악은 음식물 섭취 · 삼킴이 잘 되고 있는 것만이 아니라, 충분한 소화 · 흡수가 이루어지고 있는가를 확인하는 중요한 재료로도 된다.

또한 배설은 1일 중에서도 가장 많이 시행되는 ADL이기 때문에 기계적인 보조에 빠질 위험성이 있으나, 간병인과의 관계성을 구축하는 중요한 기회로도 될 수 있기 때문에 말을 거는 것 등의 배려가 필요하다. 나아가서는, 통증이나 골절 · 염좌 등을 일으키지 않도록 개개인에 상응한 보조방법이나 배설 기구를 사용하는 등의 배려도 중요하다.

시설 입소자의 경우, 커튼이나 칸막이 등의 사용이나 동성 간병 등, 프라이버시의 보호도 중요하다.

i. 가정 및 사회생활

최근에 의료의 진보나 복지기기의 개발, 복지제도의 충실에 의해서, 중증아(자)의 재가에서의 요육이 가능해졌다.

1 의료의 진보

중증아(자)의의 장애 중에서 호흡장애, 음식물 섭취 · 삼킴 장애, 변형 · 구축의 진행 등은 큰 문제로 되어있다. 호흡장애의 경우, 최근은 가정에서 안전하게 사용할 수 있는 호흡기가 보급되고, 또한 그 적절한 사용을 위한 교육이나 순회지도도 시행하게 되었다. 음식물 섭취 · 삼킴 장애에 대해서는 VF검사에 의해서 흡인과 자세, 음식물 형태, 그리고 호흡과 연관성을 어느 정도 평가할 수 있게 되어, 그 결과를 사용해서 흡인을 방지하기 위한 적절한 음식물 섭취 · 삼킴의 지도방침을 세울 수 있게 되었다. 변형 · 구축의 발생기전에 대해서는 아직 밝혀져 있지 않지만, 조기부터의 대처가 필요하고 관절가동범위 훈련이나 포지셔닝, 각종의 자세유지 장구의 이용을 하게 되었다.

2 복지기기 · 도구의 이용

가정이나 학교에서 비교적 용이하게 사용할 수 있는 각종 입력 장치, 자세유지 장구, 복지 차량 및 놀이 기구가 개발되어 있다. 그러나 중증아(자)의 경우, 어머니나 학교선생으로부터 이들의 용구에 대해서 어떻게 사용해야 되는지 모른다는 호소를 듣는 경우가 많다. 작업치료나 물리치료에서는 병원이나 시설 내에서의 지도 프로그램에 그치지 않고 가정에서의 생활 장면이나 학교에서의 교육 장면을 예상한 내용을 고려하는 것이 필요하다. 어머니나 선생에게 용구에 적합한 활동을 작업치료 장면에서 실천해보여 체험을 하게 하는 것이 중요하다. 특히 배려할 것으로서는 복지기기나 놀이기구를 사용할 때의 자세, 제시의 방법, 말을 거는

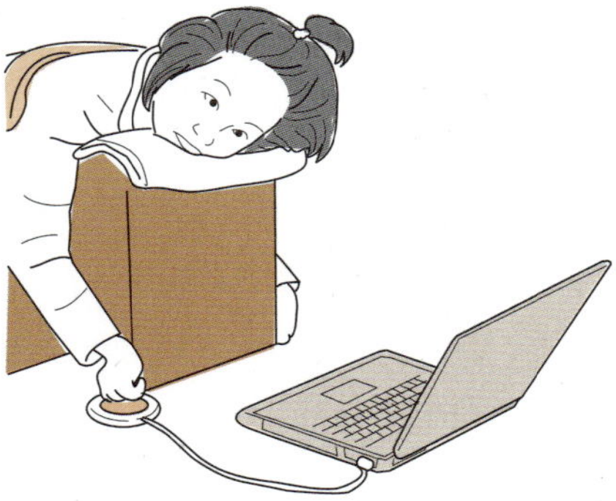

A. 엎드려 누운 자세에서 자세 매트를 사용할 때, 시선의 위치에 맞춰서 개인용 컴퓨터를 설치하고 있다.

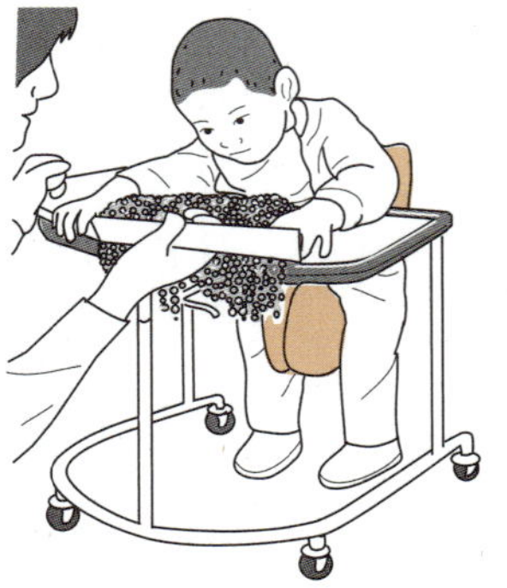

B. SRC walker를 사용할 때의 활동 예를 어머니에게 체험시키고 있다.

그림 12-15. 가정에서의 복지기기의 이용방법

방법 등이다(**그림 12-15**).

3 복지제도의 충실

2000년 4월, 옛 금치산 · 준금치산 제도에 대신해서 성년 후견제도가 제정되었다. 이것에 의해서 판단능력이 불충분한 중증아(자)에서는 필요한 서비스 내용을 성년 후 후견인이 대행하게 되었다. 중증아(자)의 경우는 부모가 성년 후견인으로 되어있는 경우가 많다.

최근에는 장기간에 걸쳐서 시설 입소를 희망하는 부모는 감소하고 있다. 이 때문에 가까운 지역사회에서 요육지도, 상담 등을 받을 수 있게 하는 지역사회 · 재가생활에 대한 지원사업을 시행하게 되어있다. 주된 사업은 재가지원 방문요육 등 지도사업, 시설지원 일반지도사업 등이다.

III 주거환경의 정비

의료 환경 및 생활환경의 정비에 수반해서 최근에는 중증아(자)도 가정에서의 생활이 가능하게 되어있다. 중증아(자)의 경우, ADL이 거의 완전보조이지만 어린 무렵에는 ADL에 관련된 큰 주택개조가 시행되는 예는 적다. 신체가 그다지 크지 않기 때문에 어버이의 개인적인 노력에 의해서 어떻게든 케어를 하고 있는 것이 실상이다. 연장자가 됨에 따라 의료적 케어의 용이성이나 간병부담의 경험, 사회참여, 프라이버시의 보호(시설 내)에 배려한 생

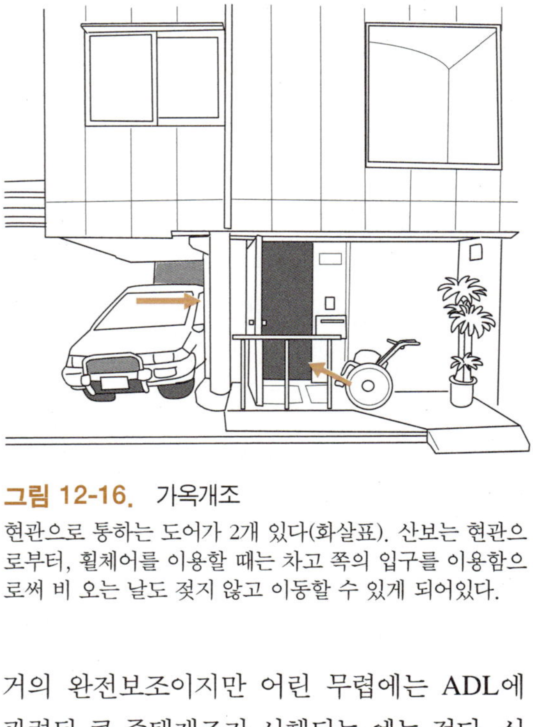

그림 12-16. 가옥개조

현관으로 통하는 도어가 2개 있다(화살표). 산보는 현관으로부터, 휠체어를 이용할 때는 차고 쪽의 입구를 이용함으로써 비 오는 날도 젖지 않고 이동할 수 있게 되어있다.

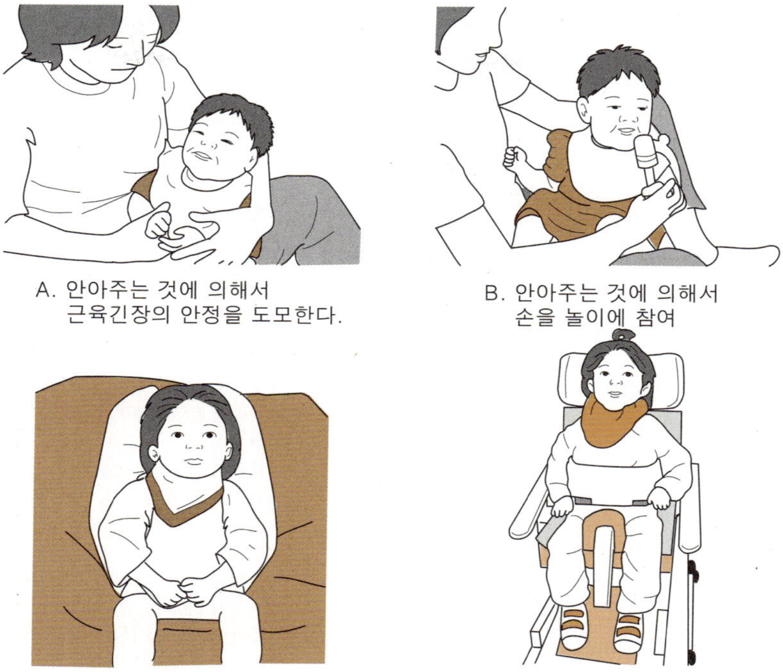

A. 안아주는 것에 의해서 근육긴장의 안정을 도모한다.

B. 안아주는 것에 의해서 손을 놀이에 참여

C. 쿠션 등으로 의자 앉은 자세의 검토

D. 앉은 자세유지 장치의 제작

그림 12-17. 라이프사이클에 걸맞은 대응

활환경의 정비가 필요하다.

그림 12-16에 나타낸 집에서는 현관으로 통하는 입구를 2개 설치하고 있다. 우천의 경우는 차고 쪽의 미닫이가 설치된 입구를 이용하여 비에 젖지 않고 자동차의 출입이 가능하다. 날씨가 좋은 날은 경사로(slope) 쪽의 입구를 이용할 수 있다. 이와 같이 가옥 자체를 개조하여 중증아(자)의 접근을 확대하는 경우도 있으나 쓸데없이 대규모의 가옥개조를 하기보다는 중증아(자)에 걸맞은 약간의 고안에 의해서 생활환경을 개선하는 경우도 있다. 예컨대 앉은 자세유지 장치를 이용하는 경우에 TV나 식탁 등에 대해서 어린이의 시선의 높이에 맞는 배치에 유념하고, 필요에 따라서 가족이 자세를 바꾸는 등의 배려로 충분히 대응이 가능한 예도 있다.

IV 유의사항

라이프사이클에 걸맞은 대응

중증아(자)라 할지라도 어린 무렵에는 발달기에 있고, 그 시기에 신체운동, 정신기능의 양면에서 최대의 가소성을 나타낸다. 특히 신체운동기능에서는 조기의 치료적인 개입의 결여가 가속도적으로 비정상 발달을 진행시켜버리므로 영유아기에서의 신체운동 면의 대처는 긴급성이 높다[17]. 또한 잠재능력을 찾아내어 신장시킨다는 관점도 중요하다[18]. 장애가 고정화된 상태에서는 남겨져 있는 기능을 가급적 양호한 상태로 유지하고 가령에 의한 기능이 내려가는 단계에서는 기능유지의 관여가 중심이 된다.

그림 12-17에 "앉은 자세"의 관점에서부터 0~3세 사이의 라이프사이클에 걸맞은 대응의 하나의 예를 나타냈다. 0세의 무렵에서는 전신의 자세근육 긴장을 조절하고 사람과의 스킨십을 도모하는 것을 목적으로, 주로 안아주는 것에 의한 활동을 시행한다(**그림 12-17A**). 더욱이 심한 굽힘을 나타내는 손에 대해서는 시각이나 청각자극을 이용하여 놀이에의 참여를 촉진한다(**그림 12-17B**). 2세 무렵에는 신체도 커져 안아주는 것에 의해서 앉은 자세를 취하게 하는 것이 곤란하기 때문에 의자의 이용을 작업치료 장면에서 검토한다(**그림 12-17C**). 여기서의 요점은 작업치료 장면에서 검토한 자세를 가정에서도 쿠션이나 베개를 이용하여 어느 정도 재현하고, 그 결과를 어머니로부터 청취하는 것을 몇 번인가 시도하여 그때마다 고안·개량해 가는 것이다. 이러한 고안·개량의 결과, 나무로 만든 앉은 자세유지 장치를 제작하는 등을 하여 가정에서도 사용할 수 있는 도구를 제공한다(**그림 12-17D**). 작업치료사나 물리치료사에게는 이와 같이 연령과 실제의 사용 장면에서의 상태에 상응하는 유연한 지원이 요구된다.

이것은 극히 하나의 예이지만, 중증아(자)의 재활에 있어서는 발달단계나 생활연령에 따라서 의료적 측면에서부터 환경적 측면까지를 포함한 전체상의 파악이 중요하다. 이를 위해서는 적절한 평가가 전제가 된다. 중증아(자)에 관한 발달평가는 아직 확립되어 있지 않으며, 향후 사례보고·연구보고를 활발히 시행하여 라이프사이클을 예상한 체계적인 평가방법을 작성해갈 필요가 있다.

재가요육이 진행되고 있는 요즘, 보호자의 고령화 등에 의해서 재가요육이 어려워지는 시기가 반드시 다가온다. 이러한 상황에 대응하기 위해 의료·복지·교육과 행정이 연계하여 환경정비를 진행시켜가는 것이 중요하다.

■ 문헌

1) 江草安彦監修, 岡田喜篤, 鈴木康之, 末光 茂編：重症心身障害療育マニュアル 第2版. 医歯薬出版, 2005
2) 黒川 徹監修：重症心身障害医学—最近の進歩. pp16-44, 日本知的障害福祉連盟, 1999
3) 宮崎 泰：重症心身障害児. 千住秀明監修, 田原弘幸, 吉村静馬, 鶴崎俊哉編：こどもの理学療法 第2版. pp161-177, 神陵文庫, 2006
4) 舟橋満寿子：随伴障害をもつ脳性麻痺児への対応. 小児看護, 12 ： 82-89, 1989
5) 社会福祉法人全国重症心身障害児(者)を守る会ホームページ(http://www.normanet.ne.jp/~ww100092/)
6) 大島一良：重症心身障害児分類—大島分類の由来. 日本重症心身障害学会誌, 23 ： 14-19, 1998
7) 北住映二：重症児の呼吸および姿勢管理. MB Med Reha, 35 ： 60-68, 2003
8) 森 直樹, 黒澤 一, 松本香好美, 伊東愛子, 伊藤友一, 藤原健一, 上田正博：重症心身障害児(者)の脊柱変形と呼吸機能の相関. 脳と発達, 38 ： 10-14, 2006
9) 宮崎 泰：重度重複障害児の呼吸障害に対する理学療法. PT ジャーナル, 27 ： 667-673, 1993
10) 阿部浩美：道具をうまく選択・工夫・活用する—障害児の食事援助技術から. 精神科看護, 122 ： 46-47, 2002
11) 阿部浩美：側彎を伴う重度精神運動発達遅滞者一例の食事動作指導. 作業療法, 16 ： 218, 1997
12) 小畑順一, 君塚 葵：重度アテトーゼ型脳性麻痺者の食事動作指導. 作業療法, 12 ： 15-20, 1993
13) 高松鶴吉, 繁成 剛：障害児のためのテクノエイド. pp84-85, ぶどう社, 1988
14) 昆かおり, 加我牧子, 岩崎裕治：重症心身障害児へのアプローチとトータルケア—精神神経科. 小児看護, 24 ： 1149-1155, 2001
15) 伊東宗行：重症心身障害児へのアプローチとトータルケア—てんかん. 小児看護, 24 ： 1145-1148, 2001
16) 阿部浩美, 宮崎 泰：アテトーゼ型脳性麻痺児に対するスイッチ操作獲得に向けた取り組み. 第40回日本作業療法学会抄録集, p172, 2006
17) 岩崎清隆：重症心身障害. 伊藤利之, 鎌倉矩子編：ADLとその周辺—評価・指導・介護の実際. pp220-231, 医学書院, 1994
18) 阿部浩美, 鎌倉矩子：なぜ「金」なのか—ある視覚障害を伴う発達遅滞児が目を向ける対象の探求. 作業療法, 23 ： 425-437, 2004

13 의사소통 장애 – 실어증을 중심으로

실어증(언어상실증)에 의한 언어 · 의사소통 장애

말에 의한 의사소통(communication)은 우리들의 생활에 없어서는 안 되는 것이다. 우리들은 말에 의해서 메시지를 서로 전달하고 다른 사람과의 관계를 구축해왔다. 또한 우리들이 다양한 지식이나 사고를 갖고 자기를 아는 수단으로서도 말은 반드시 필요하다. 말에 의한 의사소통은 인간의 중요한 행위의 하나이다.

이러한 언어 · 의사소통에 장애를 가지면 다양한 활동에 큰 지장이 일어나고 그때까지의 생활은 일변해버린다. 다른 사람과의 의사소통 수단을 빼앗길 뿐만 아니라, 사물을 생각하거나 감정을 조절하는 내면적인 말의 활동도 제한되어, 환자의 심리상태는 극한의 혼란에 이른다. 또한 언어 · 의사소통 장애의 본질은 겉보기로는 알기 어려워 가족이나 주위사람들이 그것을 이해하기 어렵다. 더욱이 의사소통은 듣는 사람과 말하는 사람과의 주고받기로 성립한다는 것 때문에 상대방이 나오는 방법에 따라서 주고받기는 비교적 간단히 성립하거나, 또는 그 반대의 일이 일어나거나 한다. 이것은 의사소통에서의 듣는 사람의 역할이 매우 중요하다는 것을 의미하지만[1], 이 점이 다른 장애와는 크게 다르다. 이와 같이 언어 · 의사소통의 장애를 가진 사람의 심리적 · 사회적 적응에는 많은 어려움이 가로막는 것이다.

이 항에서는 실어증에서의 의사소통 장애에 대해서 장애의 개요와 구체적인 대응방법 및 실제의 의사소통 장면에서의 대응사례를 제시하였다.

I 장애의 개요

a. 실어증의 정의

실어증(aphasia)이란 언어를 습득한 후에 뇌가 손상을 받아 일어나는 것으로, 다른 사람에게 전달하고 싶은 정보를 음성언어, 문자언어라는 언어형식으로 변환하는 것(말의 표출)이나 다른 사람으로부터 전달된 언어형식을 해독하는 것(말의 이해)이 곤란해진 상태이다(**그림 13-1**). 실어증에서는 청각이나 시각, 발성발어기관의 운동 각각에는 이상이 없으나 이야기하다, 듣고 이해하다, 읽다, 쓰다, 계산하다 라고 하는 언어의 모든 측면이 다양한 정도로 장애된다.

실어증은 대다수의 성인이 대뇌의 좌반구에 가진 언어영역에 대한 손상에 의해서 일어나는 것이다. 따라서 주로 대뇌의 신경세포의 위축과 변성에 의해서 병변이 넓은 범위로 미치는 치매나 지적 장애에 수반하는 의사소통 장애,

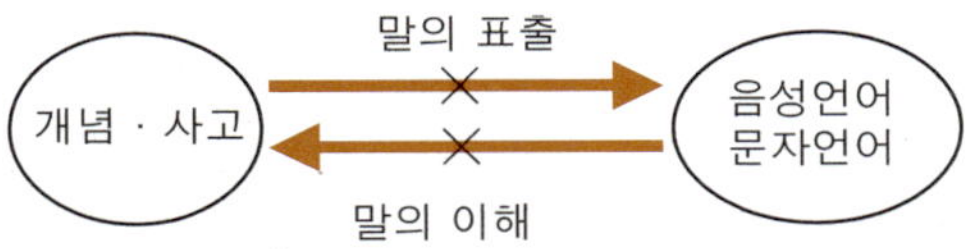

그림 13-1. 실어증의 핵심장애

나아가서는 정신질환이나 의식장애에 수반하는 언어의 이상은 실어증에는 포함하지 않는다.

언어상실증의 특징적인 증상에는 발화의 유창성의 장애, 구음 · 운율(prosody)의 장애, 단어 찾기 어려움(word finding difficulties, 환어장애), 말이상증(paraphasia, 착어증), 말얽이 장애(통어장애), 청각적 이해의 장애, 복창장애, 문자언어장애, 계산 장애 등이 있다. 이들의 증상이 특유한 패턴을 나타내고 결합된 것이 어어상실증 형태(실어증증후군)이지만 이러한 실어증증후군에 해당되지 않는 언어상실증 환자도 많다.

또한, 많은 언어상실증 환자에 공통되는 특징으로서 자동적 · 반사적인 말이 의도적인 말보다 유지되기 쉬운 경우가 있다. 예컨대 오랜 세월의 경험으로부터 장면에 입각한 자동화하고 있는 인사나 간단한 응답, 감정적인 말 등은 유지되기 쉽지만, 어떤 내용을 상대방에게 확실하게 말하려 할 때의 발화나 약간 복잡한 내용의 발화는 장애되기 쉽다.

b. 듣고 이해하는 것의 장애

실어증에서는 청각에 문제가 없고 상대방의 목소리는 들리는데도 그 이야기하고 있는 말을 잘 알아들을 수 없다, 또는 알아들어도 그 의미를 이해할 수 없다는 증상을 나타낸다. 이 청각적 이해의 장애 때문에, 실어증 환자는 상대방으로부터 말을 걸어온 것이 긴 문장으로 이어지거나 한꺼번에 몇 개의 단어를 말하면 그 의미를 이해하기 어려워진다. 속도가 빠르거나, 복잡한 표현을 하면 더욱더 알기 어렵다. 예컨대 "지난번의 그 선물은 사러갈 수 없었던 것이지요?"라고 말을 하는 것보다 "따님의 선물은 살 수 있었습니까?"라고 말을 듣는 편이 이해하기 쉽다. 그러나 말의 정확한 의미를 이해할 수 없어도, 상대방의 표정이나 목소리의 상태, 전체의 분위기로부터 대략적인 내용은 살펴 알 수 있는 경우가 있다. 또한 검사 장면보다도 일상생활 장면이 전체적으로 말을 이해하기 쉽다. 예컨대 훈련실에서 당돌하게 "안경"이라 말해도 이해할 수 없으나, 집에서 신문을 펼친 가족으로부터 "거기 있는 안경 좀 집어줘"라고 말을 들으면 갖다 줄지도 모른다. 일상생활 장면에서는 그 장소의 상황이나 전후관계 등, 말 이외의 정보가 풍부하여 이들의 단서를 잘 이용하여 말의 이해를 돕고 있는 것이다.

청각적 이해의 장애가 있으면 가족이나 주위 사람으로부터 말이 걸려 와도 그 의미를 잘 이해할 수 없다. 또는 의미를 잘못 이해한 결과 뒤죽박죽인 응답을 해버린다. 회화의 내용을 모르기 때문에 가족이나 동료의 단란에 자기만 참여할 수 없고, 전화나 내방자의 대응에도 어려움을 겪는다. 병원에서는 의료 스태프로부터의 설명이 복잡해지면 이해할 수 없어, 자기 신체에 대한 중요한 정보조차 충분히 얻을 수 없을 것이다. 은행이나 우체국, 쇼핑 등의 외출, 큰 결정을 할 때에도 마찬가지이다. TV나 영화를 보아도 말을 이해하기 전에 다음 장면으로 바뀌어버리기 때문에 그 즐거움은 반감한다.

이와 같이 들은 말을 이해하여 대응한다는 극히 당연한 것이 어려워지고 생활상의 많은 장면에서 지장이 발생한다. 그러나 주위로부터 말해도 모를 것이라고 무책임한 태도를 취하게 되면 실어증 환자는 그 장소의 상황 · 문맥으로부터 대략적인 의미를 이해하고 있는 일이 많아 그러한 상대방의 기분을 민감하게 감지하여 큰 상처를 받게 된다.

c. 이야기하는 것의 장애

1 유창성의 장애 및 구음 · 운율(prosody)의 장애

실어증에서는 음성언어의 원활함이 장애되는 경우가 있고 실어증 환자의 발화는 그 특징으로부터 유창, 비유창으로 대충 나뉜다. 병소가 중심고랑(중심구)보다 앞에 있는 브로카(Broca)언어상실증에서는 발어행위상실(발어실행), 운율의 장애가 관찰되고 발화량은 감소하여 전체적으로 노력성의 비유창한 발화가 된다. 발어어행위상실이란 브로카언어상실증과 합병하기 쉬운 특수한 구음 · 운율의 장애이고 구음의 어색함이나 소리의 오류가 출현하고 자연스런 리듬이나 억양 등이 장애된다. 그러나 인사에 대한 응답이나 맞장구 등, 그 장소의 상황에 따라서 반자동적으로 발하는 말은 원활한 경우가 많다.

한편, 중심고랑보다 뒤쪽에 병소가 있는 베르니케(Wernicke)언어상실증에서는 구음 · 운율에 문제는 없고 발화량은 약간 많은 편이며 전체로서 유창하게 이야기한다. 그러나 이야기된 알맹이에는 내용어가 적고 말이상증(착어)이나 횡설수설(jargon)이 관찰되기 쉽기 때문에 상대방에게 전달되는 정보량은 적다.

2 단어 찾기 어려움

단어 찾기 어려움이란 말하고 싶은 말을 말할 수 없는 증상이고 자발화 중에서 말하고 싶은 말이 나오지 않거나, 제시된 물품의 명칭을 말할 수 없거나 한다. 단어 찾기 어려움은 정도의 차이는 있지만, 거의 모든 언어상실증 환자에게 관찰된다. 단어 찾기 어려움에 의한 오류의 종류에는 다음과 같은 것이 있다.

말이상증(착어)

- 어성 말이상증(verbal paraphasia): 다른 단어로 치환해버리는 것.
- 음운성 말이상증(phonemic paraphasia): 말의 소리가 다른 소리로 치환되거나 소리의 순서를 틀리는 것.
- 신조어: 말을 구성하는 소리의 많은 것을 틀리고 의도된 언어를 추측할 수 없는 것.

> - 어성 말이상증의 예
>   시계 → "안경", 장갑 → "모자"
> - 음운성 말이상증의 예
>   시계 → "디계", 신발장 → "발신장"
> - 신조어의 예
>   시계 → "예쁜이", 신호 → "신세기"

우회반응

목표로 하는 단어를 말할 수 없기 때문에 그 용도나 설명을 말하는, 빙 둘러서 말하는 표현을 말한다.

> 예) 떡→ "먹다…설날의 것이고, 집에 있는 사각형의 것입니다"

더욱이, 그 밖의 증상으로서 말이나 소리의 오류가 현저하여, 발화 전체가 무엇을 말하고 있는 것인지 의미가 불명으로 되는 횡설수설(jargon), 중증의 언어상실증 환자에서는 무언가를 말하려고 하며 언제나 정해진 어음의 연결이 되어버리는 재귀성 발화 등이 있다.

3 말얽이(구문)의 장애

언어상실증에서는 개개의 말을 어느 정도 발화할 수 있어도 이들을 조합하여 올바른 문장을 만드는 것이 어려워지는 문법착오(실문법, agrammatism) 증상을 나타내는 일이 있다. 비유창성의 언어상실증에서 나타나기 쉬운 문법착오에는 다음과 같은 증상이 있다.

- 문법적 형태소(morphreme, 조사나 조동사 등)를 생략하다, 또는 잘못 사용하다.

> 예) "사다리…갖고 있다. 아저씨, 사다리 갖고 있다" "술잔…따르다" "어린이가 개에 뒤쫓아 가고 있다" "버스를 타다"

- 발화 중심은 단어나 짧은 어구수준이고, 문장이 발화되고 있어도 단순한 구조의 문장이 된다.
- 동사가 생략되거나 명사로 바꿔 말하거나 한다.

> 예) 술을 따르고 있다 →"술…콸콸" 걸레를 꿰매고 있다 →"걸레…바느질, 재봉"

이야기하는 것의 장애 때문에 무언가를 전달하고 싶어도 말이 되지 않고, 또는 생각한 것과는 완전히 다른 말을 해버린다. 말하고 싶은 것이 단순하고 "저것" "그놈의 것"이나 손짓 등으로 전달되면 좋지만, 그것으로 표현할 수 없는 경우는 매우 어려움을 겪게 된다. 예컨대, "이전에 입원하고 있었던 병원이, ○○씨"의 것을 말하고 싶어도, "저기, 저기…… 그래서, 저어, 말이야, …병원"이라 말하는 것만으로 고작이었다고 한다. 그러나 듣는 사람은 "병원? 몸 상태라도 나쁜 것일까?"라 생각해버린다. 이 때, "병원"이 말이상증이 되고, "저어, …학교" 등이라 말해버리면 더욱 전달되기 어려워진다. 또한 언어상실증이 경증이라도 단어 찾기 어려움"이나 말이상증이 있는 일은 많다. 예컨대, 비교적 잘 이야기할 수 있는 언어상실증 환자가 "배(pear)를 사다줘요" 라 말하기에 가족이 사왔더니, 사실은 본인은 감(persimmon)이라고 말할 작정이었다고 말하는 것 같은 뜻이 잘 통하지 않아 착오가 생기는 일은 흔히 볼 수 있다.

d. 읽고 쓰기의 장애

1 독해의 장애

언어상실증에서는 보통, 읽고 이해하는 것도 다양한 정도로 장애된다. 일반적으로는 긴 문장보다 짧고 단순한 표현으로 적혀있는 편이 알기 쉽고, 또한 "한글"보다 "한자"가 유지되는 일이 많다 일본어에서는 문장을 이해하는 데에 필요한 조사 등의 기능어를 "히라가나"로 쓰이기 때문에, "가나"의 읽기가 저하하여 있으면 문장의 독해가 어려워진다〔이하 문자를 ( )로 나타낸다〕. 예컨대 (고양이가 새를 괴롭히고 있다)와 같은 문장을 읽어도 "한글" 표기의 기능어를 잘 이해할 수 없어, 문장의 머리부분의 말(=고양이)이 괴롭히고 있다, 라고 기계적으로 판단하거나 또는 (고양이) (새)의 알기 쉬운 말의 의미로부터 "고양이와 새이니까, 고양이가 괴롭히고 있을 것이다"라는 상식적인 판단으로 이 문장을 이해해 버린다. 따라서 (고양이를 새가 괴롭히고 있다)와 (고양이가 새를 괴롭히고 있다)라는 문장의 의미의 차이를 잘 이해할 수 없다. 한편, 환자에 따라서는 "한자"보다도 "한글"이 알기 쉬운 경우도 있다.

2 음독의 장애

음독하는(한자를 음으로 읽는) 능력은 읽고 이해하는 능력과 반드시 일치하지 않는다. 음독에서는 본 문자를 음성언어로 변환하여 발화하기 때문에, 예컨대 발어행위상실이 있으면 문자열이 의미를 이해하고 있어도 소리가 잘 나오지 않아 음독을 하고 있어도 그 의미를 이해하지 못하고 있는 경우도 있다. 예컨대 실어증 환자가 넘겨받은 주의서(notes) 등을 소리를 내고 읽을 수 있어도 그 의미까지 이해하고 있는지 어떤지 주의가 필요하다.

음독에서의 잘못 읽는 종류에는 다음과 같은 것이 있다.

시각성 읽기착오(착독증, paralexia)

- 유사한 형태의 문자를 잘못 읽는 것.

의미성 읽기착오

- 의미적으로 연관된 말을 잘못 읽는 것.

음운성 읽기착오

- 말 속의 음이 다른 음으로 치환되는 것.

- 시각성 읽기착오의 예
  기→"가", 刀(도)→"역(力)"
- 의미성 읽기착오의 예
  音(소리)→"노래", 元旦→"신년"
- 음운성 읽기착오의 예
  310번개→"반개", 주사위→"주새위"

3 쓰는 것의 장애

쓰기 기능은 질병전의 교육경력이나 직업 등, 원래 개인차가 큰 기능이지만, 언어상실증에서는 더욱 그것이 다양한 정도로 장애된다. 읽기 능력과 마찬가지로 글씨쓰기 능력도, "한자"와 "한글"의 장애의 정도에 차이가 관찰되는 일이 있다. 예컨대 "한자"로는 바로 (新聞〔신문〕)"이라 쓸 수 있으나 "한글"로 쓰면 (신분)이 되어버리는 예나, 반대로 "한글"로 쓸 수 있어도 "한자"는 전혀 쓸 수 없는 예가 존재한다. 또한 언어상실증이 중증이고 이야기하는 것도 쓰는 것도 전반적으로 곤란할지라도 몇 가지의 익숙해진 "한자"만은 쓸 수 있는 경우도 있다.

쓰기착오의 종류에는 다음과 같은 것이 있다.

- 형태상의 잘못
  歌→(歌), 百→(百), (自)
- 의미성 쓰기착오
  달리다→(걷다), 과학→(이과)
- 음운성 쓰기착오
  전화→(전호), 야구→(야우), (유구)

읽는 것에 장애가 있으면 예컨대 신문이나 회람판, 상품의 광고, 설명서 등을 읽을 수 없고 사회나 신변에 관한 다양한 정보를 얻을 수 없다. 편지에 적혀 있는 문자열의 의미나 뉘앙스를 잘 이해할 수 없다. 취미로 읽는 잡지나 책도 이제까지와 같이 즐길 수 없고 영화의 자막을 쫓아갈 수 없으면 영화 자체가 고통이 될 것이다. 이와 같이 일상생활에 넘칠 만큼 많은 문자열의 이해가 어렵고, 또는 노력을 필요로 하게 되어 문자로부터 얻어지는 정보의 양이나 즐거움이 감소한다.

또한 쓰는 것에 장애가 있으면 생활상의 중

요한 서류를 쓸 수가 없어, 병원이나 은행, 관공서에서도 필요한 것을 자기가 쓸 수 없다. 음운–한글문자의 대응의 장애나 음운조작의 장애가 있는 경우는 한글표의 이용이나 개인용 컴퓨터, 휴대전화로 메일을 보내는 것도 어려워진다.

e. 수, 계산의 장애

많은 언어상실증 환자에서는 수, 계산의 장애가 나타나 수의 발화나 청각적 이해, 읽기와 쓰기의 오류, 또는 연산능력의 장애가 관찰된다. 특히 곱셈, 나눗셈은 구구단을 상기하는 데에 실패하기 때문에 곤란해지기 쉽다. 일상생활에서는 일시나 시간, 가격 등을 잘못 들어, 잘못 말하게 되고 금전관리에 영향이 나타나는 경우도 있다.

f. 실어증에 수반하는 심리적 · 사회적 문제

언어 재활에 의해서 언어기능은 부분적으로 회복하지만, 장애는 다양한 정도로 잔존한다. 언어상실증은 우리들의 생활에 더할 나위 없는 언어 · 의사소통능력이 장애된 상태이며, 인생의 중간에서 갑자기 말에 장애가 생긴 사람들의 큰 좌절감이나 심리적 문제의 심각성은 우리들의 상상을 훨씬 초월하는 것일 것이다.

예컨대, 50대의 남성이 언어상실증이 되었다 하자. 입원 중에는 의료 종사자나 가족의 말을 잘 이해하지 못하고 자기 자신부터도 생각하는 것처럼 이야기할 수 없다. 자기 자신이 어떻게 되어버린 것인가를 알고 싶어도 의사소통에 노력이나 시간을 필요로 하기 때문에, 의사는 자기에게가 아니라 아내를 향해서 설명한다. 퇴원 후도 말의 장애가 지속되어, 일에 대한 복귀는 어렵다. 한집안의 대들보라면 가족과 함께 경제적인 불안을 가질 것이다. 이제까지의 생활이나 마음에 그리고 있었던 인생설계는 부득이 변경을 하지 않을 수 없게 되어, 오랜 세월의 자기 이미지가 일거에 붕괴된 것처럼 느껴진다. 게다가, 그 불안이나 마음을 달랠 길이 없음을 잘 표현할 수 없다.

많은 심리적 좌절을 느끼면서도 어떻게든 새로운 생활을 모색하지만, 무엇을 하든 의사소통의 문제는 따라 다닌다. 친구관계는 소원해지고 외출이나 취미생활도 확산되기 어려워져 극히 소수의 사람밖에는 접촉하지 못하는 생활이 되면, 정보로부터 뒤처져 사회적으로 고립해버린다. 활동의욕이 저하하고 우울증 경향을 나타내는 경우도 있다. 언어상실증은 단순히 말할 수 없다는 것만이 아니라 이제까지와 같이 사회에 존재할 수 없다는 상태를 야기하는 것이다.

실어증이 장애인 본인과 가족에게 가져오는 심리적 · 사회적 영향은 재활이 종료한 후도 온갖 형태로 계속되는 일이 많다. 실어증을 가지면서도 그 사람다운 생활을 회복하여 가려면, 본인이나 가족의 개인적 노력에만 의존하는 것이 아니라 장애에 대한 어떠한 사회적 지원이 필요하다.

II 지도와 대응

1 언어 재활에서의 훈련

언어상실증의 발병 후, 비교적 초기에는 집중적인 언어재활이 언어청각사(ST)에 의해서 시행된다.

언어기능 회복을 지향하는 대표적인 훈련 접근법에는 미국의 Schuell 등[2]의 자극법이 있다. 이것은 언어상실증 환자의 조건에 맞춰서 언어자극을 반복해서 주어 장애된 기능을 최대한으로 활성화시키려고 하는 것이다. 또한 영국을 중심으로 발전하여온 인지신경심리학적 접근은 건강한 사람의 인지실험 데이터에 기초해서 구축된 정보처리 모델과 연관시켜서 언어상실증 환자의 특정의 언어증상을 상세하게 분석하여 훈련에 결부시켜가는 것이다. 이들은 주로 개별훈련으로 실시된다.

한편, 올바른 언어반응을 끌어내는 접근 이외에 정보전달을 위한 실용적인 능력을 높이려고 하는 훈련도 시행된다. 음성언어만이 아니라 제스처나 그림 그리기라는 보상수단을 병용하거나 개개의 환자의 능력에 맞춘 의사소통 전략을 획득하는 훈련이 그것에 해당한다.

이러한 집중적인 언어훈련에 의해서 언어상실증 환자의 언어기능은 어느 정도 회복한다. 그러나 일반적으로는 언어상실증의 완치는 어렵고 다양한 정도로 장애가 잔존하는 것이 보통이다. 그래서 그들의 의사소통 장애를 가급적 경감하기 위해 상대방의 적절한 대처가 요망된다.

2 의사소통 장애에 대한 대응

앞에서 언급한 것처럼 의사소통은 이야기하는 사람, 듣는 사람 쌍방의 주고받기이며, 그 장소에서의 주고받기가 성립하는지 아닌지는 언어상실증 환자만이 아니라 상대방의 대하는 태도에도 영향을 받는다. 의사소통의 상대방이 생각하는 것처럼 이야기할 수 없다, 또는 들은 말을 잘 이해할 수 없는 실어증 환자에 대해서, "더 차분하게 말해주시오" "더 차분하게 들어주시오" 등이라 노력을 요구하는 것만으로는 그 장소에서의 정보의 주고받기는 성립하지 않는다. 그러나 상대방이 종전의 방법이 아니라 실어증 환자의 의사소통 저하를 보완하는 방법을 사용해서 그들의 표출이나 이해를 원조하면 주고받기는 성립하기 쉬워진다. 또한 동시에 실어증 환자 쪽도 말에 의한 주고받기에만 시종하는 것이 아니라 스스로의 언어기능 장애를 조금이라도 보완하는 전략을 습득하여, 서로 전달하는 힘 즉 의사소통이 힘을 실용적으로 해가는 것이 중요할 것이다.

실어증 환자와의 의사소통을 성립시키기 위한 전략을 언급한다.

a. 듣고 이해하는 것

실어증 환자의 "듣고 이해하는" 장애를 잘 보완하여 의사소통을 성립시키는 구체적 방법을 다음에 제시한다. 실제로는 청각적 이해장애의 수준이나 그 특징이 다르기 때문에 한사람 한사람에게 맞춘 대응이 필요하다.

실어증 환자의 청각적 이해장애를 보완하는 방법

- 번거롭게 에둘러서 하는 표현을 피하고, 간단한 말, 짧은 문장으로 속도를 조금 떨어뜨려 분명하게 말을 건다. 연달아 이야기하는 것이 아니라 의미의 구분에서는 사이를 두도록 한다.

> 나쁜 예: "댁에서는 밤에 주무실 때 침대가 아니었던가요?"
> 좋은 예: (약간 천천히) "○○씨는 (조금 사이를 두고 "침대"를 강조) 침대에서 주무십니까?"

- 한번에 이해되지 않을 때는 다시 한번 반복

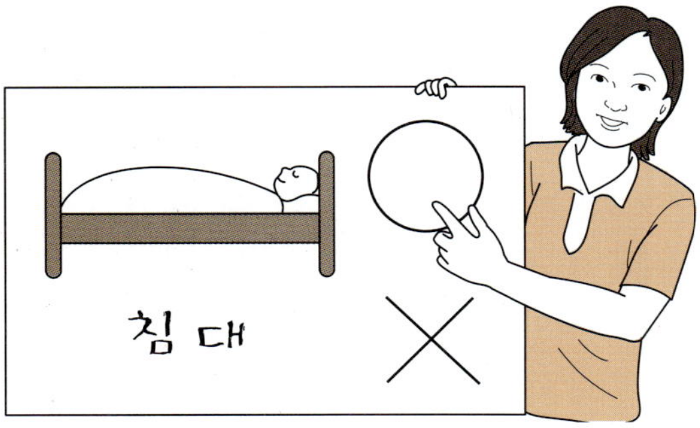

그림 13-2. 침대에서 잡니까?

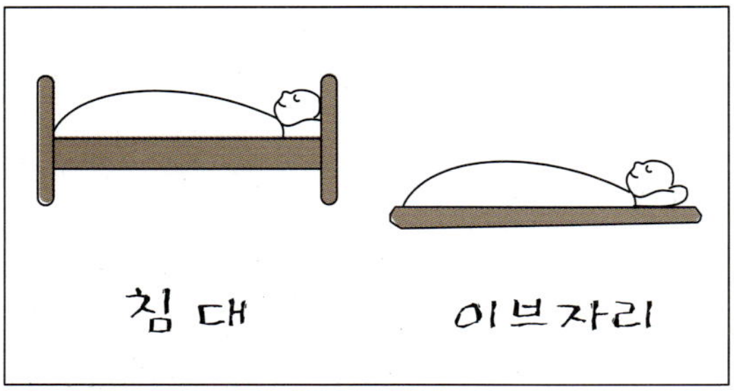

그림 13-3. 침대? 그렇지 않으면 이브자리?

하는, 또는 별개의 표현이나 구체적인 말로 다시 말해본다.

> 예) "생년월일을 말씀해주세요"
> → 바꿔 말하기 "생일은 언제입니까?"
> "몇 월 몇 일생입니까?"

- 환자의 청각적 이해장애가 중증이면 이쪽에서부터 이야기할 때에는 음성언어만이 아니라 제스처를 덧붙이는, 문자로 나타내는, 그림으로 그려서 나타내는, 손가락으로 가리키거나 실물을 보여주는 등, 이야기의 내용을 이해하기 쉬운 단서를 사용한다.

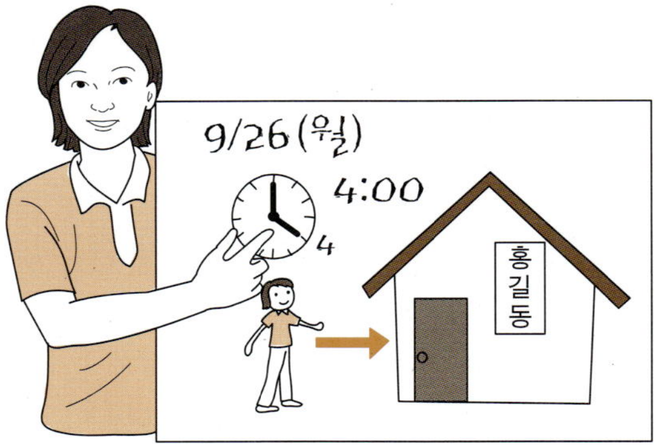

그림 13-4. 내일, 댁에 4시에 찾아뵙습니다.

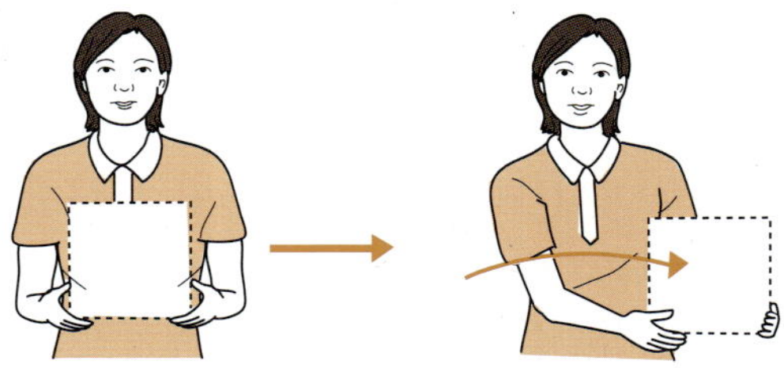

그림 13-5. 좀 이야기가 바뀝니다만…

> 예 1) "평소에는 침대를 사용합니까?"라 묻고 싶은 경우→"○○씨는 침대에서 잡니까? 그렇지 않으면 자지 않습니까?" (**그림 13-2**).
> "집에서는 침대? 그렇지 않으면 이브자리?" (**그림 13-3**)
>
> 예 2) "내일, 댁에 4시에 찾아뵙지요"라 전달하는 경우 →"내일, 9월 26일에 홍길동 씨의 댁에 찾아뵙습니다." "이것은 홍길동 씨의 집, 이것은, 나, 내가, 내일, 갑니다" "시간은 4시입니다" (**그림 13-4**)

- 언어상실증 환자의 청각적 이해장애가 경증이라도, 복수의 정보나 수에 대한 말 등을

이쪽이 전달하는 경우는, 확실하게 이해를 시키기 위해 중요한 부분을 문자로 적으면서 이야기한다. 또는 후에 메모를 건넨다. 적은 것이 언어상실증 환자의 문자 이해의 수준을 넘어서 있지 않도록 주의한다.

- 언어상실증 환자는 이야기의 일부 밖에 이해하고 있지 않은, 또는 말의 의미를 잘못 이해한 채로 응답하고 있는 경우가 있으므로, 중요한 내용은 바르게 이해되어 있는지 조금 시간을 두고 아무 일도 없는 듯이 확인한다. 피로나 이해력의 변동에도 주의한다.
- 언어상실증 환자가 이쪽에 주목하고 있는지, 듣는 태도가 되어 있는지를 확인하면서 말을 건다. 또한 여러 사람이 차례로 말을 거는 것은 피한다.
- 이쪽이 어떤 화제를 선정하여 이야기할 때는 흥미나 일상생활을 따라가는 구체적인 내용을 화제로 한다. 언어상실증 환자에 관심이 없는 것을 당돌하게 화제로 내놓아도 내용이 이해되기 어렵다.
- 화제가 하나의 테마를 따라서 이어져 있으면 그러한 것이 언어상실증 환자의 이해를 돕는다. 화제가 갑자기 바뀌면 그것을 이해하기 어려운 경우가 있으므로, 화제가 바뀌는 것을 제스처를 곁들여서 전달한다.

> 예) "좀 이야기가 바뀝니다만, ~"
> "○○의 이야기는 차치하고, ~"
> (그림 13-5)

b. 이야기하는 것

실어증 환자는 "잘 말해야지"라 발화의 의도성이 높아지면 더욱 발화하기 어려워지는 경우가 있다. 서두르게 하거나, 발화를 강제하는 것 같은 분위기는 그들이 경험하는 의사소통 상황으로서 바람직하지 않다. 본인이 말하려고 하고 있을 때는 바로 말이 나오지 않아도 이쪽은 느긋하게 기다리도록 유념한다.

그러나 실어증이 중증이 되는 경우에는 모두를 끝까지 말할 때까지 기다리는 것은 적절하지 않다. 그것은 이야기하는 장애를 가진 사람에게 전부 말로 말하도록 요구하고 있는 것과 같다. 실어증 환자로부터의 전달행위를 성공시키기 위해서는 그 장애를 보완하는 원조가 필요하다. 중증인 경우에도 말 이외의 수단을 사용하거나, 상대방으로부터 능숙한 질문을 해주면 조금의 노력으로 말하고 싶은 것을 전달할 수 있다. 예컨대 1분이 걸려도 하나의 단어를 자력으로 말할 수 없을지 모르지만, 듣는 사람의 원조가 있으면 같은 시간에 3개, 4개의 것을 전달할 수 있는 경우도 있다. 말하고 싶은 것이 전달되었다는 감촉을 얻으면 다음의 정보를 전달하려고 하는 의사소통 의욕이 생긴다. 따라서 이야기하는 장애에 대해서는 무리하게 말을 시키는 것이 아니라, 언어상실증 환자에 맞춘 원조를 적절하게 시행한다. 또한 발화의 잘못을 일일이 정정하지 않고, 의도가 전달되면 그것을 피드백을 하여 전달하려고 하는 행위를 지지하는 것이 필요하다.

이야기하는 것의 장애를 보완하는 구체적 방법을 다음에 제시하다. 여기서도 언어상실증 환자의 발화의 특징을 알고 그것에 맞춘 대응을 유념한다.

실어증 환자의 이야기하는 것의 장애를 보완하는 방법

- 실어증 환자가 전달하고 싶은 내용을 추측하여 "네" "아니요"로 답할 수 있는 질문을 하거나, 선택지를 내서 내용을 끌어내거나,

또는 압축하여간다. 자력으로 잘 말할 수 없는 경우에도, "○○의 것?" 이라 질문을 하면 "네" "아니요"로 전달할 수 있거나, " 아, 참 ○○, 그래서 △△"이라고 그 앞의 것까지 말할 수 있는 경우가 있다.

예) 실어증 환자가 병문안을 온 사람의 이름을 말하려고 하고 있으나 말할 수 없는 경우

나쁜 예: "오신 분이 누구시죠?" "온 사람은 누구?"(그 자체를 물은 질문) → 답하기 어렵다.

좋은 예: " 부인, 입니까? 그렇지 않으면 부인이 아니다?" "예" "아니요"로 답할 수 있는 질문) → 답하기 쉽다.

"가족입니까? 그렇지 않으면, 아는 분입니까?"(선택지를 낸 질문) → 답하기 쉽다.

- 실어증 환자에 따라서는 이러한 질문의 의미를 이해할 수 없는, 또는 같은 질문에 "네"와 "아니요"의 양쪽으로 대답해버리는 일이 있다. 이러한 경우에는 음성언어만이 아니라, 이해하기 쉬운 문자나 그림 등을 동시에 보여주면서 묻는다(듣는 것의 장애를 보완하는 방법에 준한다).
- 발화 이외의 수단으로 전달하도록 촉구한다. 말하고 싶은 말을 쓸 수 있거나, 쓸 수 있으면 말할 수 있다는 경우는, "지금 생각하고 계시는 것을 조금이라도 좋으니 적어주세요"라 촉구한다. 실어증 환자는 발화에 집중하고 있으면 "적으면 전달될(말할 수 있을)지도" 라는 것을 알아차리기 어려우므로 듣는 사람의 한마디가 효과적이다. 또한 전달하는 데에 이용할 수 있는 것을 제시한다. 예컨대, "이것으로 가르쳐드릴까요?"라 달력이나 지도, 노선도 등을 제시하여 손가락으로 가리킬 것을 촉구한다. 또한 듣는 사람이 그림을 그리거나 몸짓을 해보여 반응을 끌어낸다.

예 1) 실어증 환자가 어떤 시간을 전달하려고 하고 있으나 아무것도 적을 수 없는 경우→듣는 사람이 먼저 시계의 그림을 그려서 제시하고, "몇 시일까요? 2시? 3시?"라 그림 안의 숫자를 가리키면서 묻고, "○○씨, 가리켜보세요" 손가락으로 가리키도록 촉구한다(**그림 13-6**).

예 2) 실어증 환자가 무언가 사용하는 것을 말하려고 하고 있는 경우→"그것은 이렇게 하는 것입니까?(듣는 사람이 추측하여 몸짓으로 보여준다)" "틀립니까? 어떠한 식으로 하는 겁니까? ○○씨, 해보세요." (몸짓을 촉구한다).

- 실어증 환자의 발화를 이해할 수 없을 때나 잘못하고 있는 것은 아닌가라고 생각되는 경우는 내용을 추측해서 알기 쉬운 말로 다시 말하고 그것으로 좋은지 확인한다.

예 1) 실어증 환자의 발화 "~(혼란)" → 듣는 사람 "그것은 ○○이라는 것입니까?" "○○으로 괜찮습니까?"

예 2) 언어상실증 환자의 발화 "(기쁜 것처럼) 어제 이쪽 손으로, 손을 깎을 수 있었습니다" → 듣는 사람 "그렇습니까, 손톱입니까? 손톱을, 깎았습니까?"

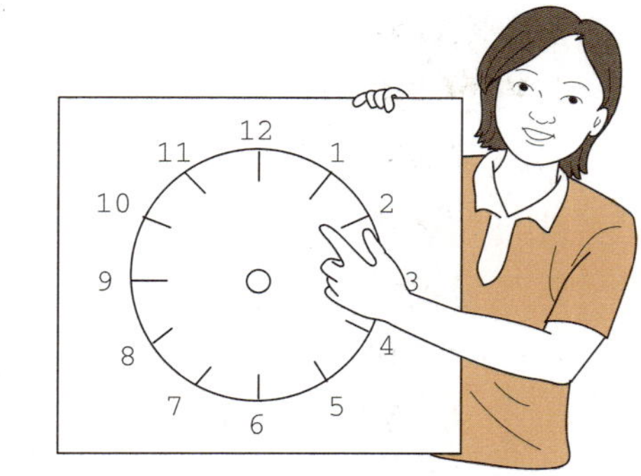

그림 13-6. 몇 시일까요?

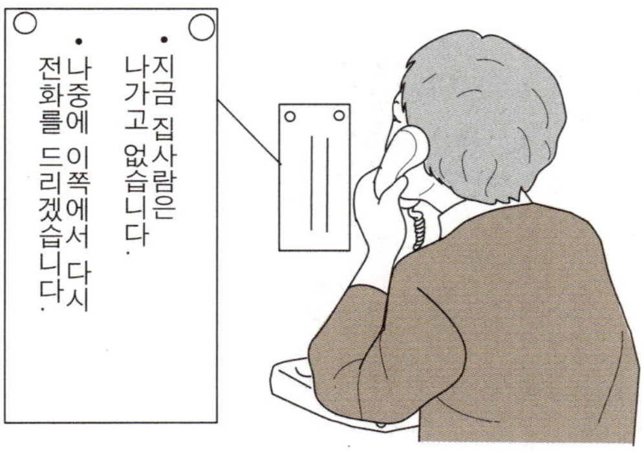

그림 13-7. 정해진 말의 표현을 붙여둔다.

- 음독이 양호한 경우는 말해야 할 용건이나 전달하는 빈도가 높은 사안을 적어서(또는 적어달라고 해서) 준비해두도록 권장한다. 예컨대 전화기 가까이에 정해진 말의 표현을 붙여둔다(**그림 13-7**). 실제의 의사소통 장면에서는 음독을 하지 않고 그것을 보여주는 것만으로도 된다. 택시의 행선지를 적은 것을 보여주다, 언어상실증 환자의 모임에서 취미를 물으면 수첩의 그 부분을 보여주는 등이다.
- 오십음표는 많은 언어상실증(실어증) 환자에게 사용하기 어렵다는 것에 주의한다.
- 약간의 단서나 상황을 기초로 환자가 말하고 싶은 것을 포착할 수 있도록 듣는 사람이 감수성을 연마한다.

c. 읽는 것

먼저 독해의 장애와 음독의 장애는 별개의 것이라 언급하였지만, 생활상 문제가 되는 일이 많은 것은 독해의 장애이다. 읽을 것을 환자에게 이해할 수 있는 형식으로 제시함으로써, 문자로부터의 정보를 거둬들이는 장애를 어느 정도 보완할 수 있다. 아래에 읽는 것의 장애를 보완하는 구체적 방법을 제시한다. 읽는 것의 장애의 특징이나 정도는 실로 다양하므로 개개의 증상에 맞춰서 대응한다.

언어상실증 환자의 읽는 것의 장애를 보완하는 방법

- 상실증 환자에게 비망록이나 자주훈련의 메뉴 등을 적어서 건네는 일이 많은데 그 경우는 다음의 점에 주의한다.
  ① 장황하게 적지 않고 요점을 압축하여 알기 쉽게 적는다.

  > 나쁜 예: (진단서가 필요하므로 자식에게 받아오도록 부탁해주세요)
  > 좋은 예: (진단서가 필요→태영에게 부탁한다)

  ② 장애 특징, 수준에 맞춰서 적는다.
  한글 읽기에 장애가 있으면 한자 단어를 중심으로 단순하게 적도록 한다.
  ③ 실어증이 중증이고 문장의 독해가 어려운 경우는 이해할 수 있는 단어를 중심으로 적고 문자만이 아니라 그림이나 도형, 화살표 등의 비언어적인 기호 등을 병용

한다.

예) 다음번에 훈련하는 방이 시간에 따라 바뀌는 것을 전달하는 경우(**그림 13-8**)

- 문장의 독해를 원조하는 경우는 문장 안의 중요한 글이나 키워드에 표식을 하여 눈에 띄게 하여 요점을 파악하기 쉽게 한다. 또는 사전에 이해할 수 있는 범위에서 내용을 간단히 구두로 설명한다.

d. 쓰는 것

글씨쓰기 장애는 그 양상이 여러 갈래에 이르기 때문에 이 보완방법에 대해서도 이제까지의 원칙대로 개개의 증상을 잘 알고 그것에 맞춰서 대응한다.

실어증 환자의 글씨쓰기 장애를 보완하는 방법

일반적으로는 주소나 전화번호 등, 생활 속에서 쓰는 빈도가 높은 것은 미리 수첩에 적어두고 필요에 따라서 참조할 수 있도록 해둔다.

- 친구, 지인에게 보내는 편지나 연락에 대해서도, 높은 빈도로 사용되는 말의 표현이나 인사말을 준비해둔다. 또한 가족이 쓴 견본을 이용하는 것 등을 권장한다.
- 메일은 실어증 환자에게는 사용하기 어렵다는 것에 주의한다. 메일의 등록기능을 이용하는 등, 잔존능력을 활용할 수 있는 고안을 더하여 쓰는 것의 보조에 도움이 되는 경우도 있다.

e. 실제의 의사소통 장면에서의 대응사례

실제의 의사소통 장면에서는 앞에서 언급한 이해, 표출 양면의 원조를 조합할 필요가 있다.

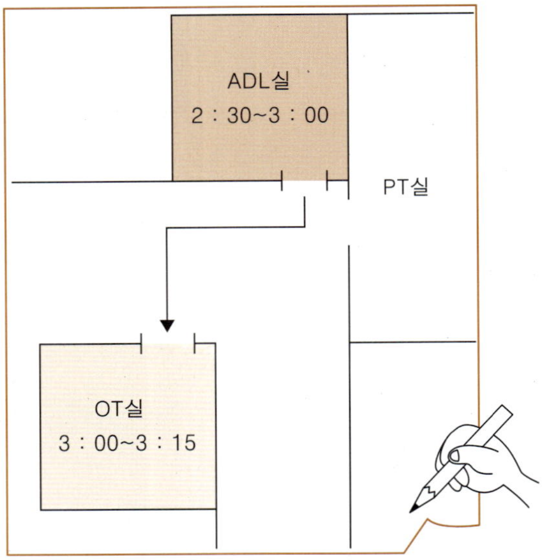

그림 13-8. 훈련하는 방이 시간에 따라 바뀌는 것을 전달한다.

아래에 실어증 환자의 의사소통 능력저하를 원조한 실제의 회화사례를 나타냈다. A씨는 주로 청각적 이해가 어려운 형태, B씨는 주로 발화가 어려운 형태의 실어증이지만, 언어상실증에서는 이해 · 표출의 양쪽에 문제가 있다는 것에 주의하고, 각각의 기능저하의 수준에 맞춘 원조를 시행한다. 원조방법을 〔 〕 안에 나타냈다.

원조사례 ① – A씨, 56세 남성

ST (숙제의 이야기가 끝난 부분에서) 어제는 무엇을 하고 계셨습니까?

A씨 이것?(눈앞의 숙제 노트를 가리킨다)

* 화제의 전환이나 들은 말의 의미를 이해하지 못하고 있다. 이해를 촉진하기 위해 별개의 말로 바꾸어 말한다.

ST 으음, 어제. 어제는, 어딘가에 외출, 하셨습니까?〔바꾸어 말하기〕

A씨 아~, 이것 말이지요, 조금이요…(숙제 노트를 가리킨다).

* 바꿔 말한 말의 의미도 이해되어 있지 않다.

* 이쪽의 말에 주목시키기 위해, 눈앞에서 노트를 치우고 이야기가 바뀌는 것을 전달한다.

ST 네, 자, 이것은 보관하겠습니다(노트를 치우다), 〔이야기가 바뀌는 제스처를 하면서〕 잠시 이것은, 놔두시오….

* "어제"의 의미를 전달하기 위해 우선 명확히 인식되어 있는 오늘의 날짜를 달력에서 가리킨다.

ST 저기요, 오늘은 말이죠, 여기죠(달력을 보여주고 오늘의 날짜를 가리킨다〔다른 수단의 이용: 달력을 손가락으로 가리키기〕). 그래서 어제는….

A씨 에, 이 다음? 이 다음은 여기지요(다음 주의 훈련날짜를 가리킨다).

* 달력을 제시하였기 때문에 ST의 질문이 날짜에 관련된 것이라 이해되었으나 "어제"의 의미를 잘못 이해하고 있다.

* 달력을 이용해서 "어제"의 의미를 전달한다.

ST 잠깐만, 어제는 여기지요. 어제. 〔다른 수단의 이용: 달력을 손가락으로 가리키기〕

A씨 아~ 어제? 12일? 목요일.

* "어제"가 달력 위에서 확인되어, ST의 말의 의미가 이해되었다.

* 이와 같이 A씨는 음성언어 만으로의 주고받기는 어렵지만 문자가 있으면 이해되기 쉬우므로 ST는 음성과 동시에 문자를 도식으로 나타내어 A씨의 이해를 촉진한다.

ST 그래그래, 여기, 어제. 봐요, 협회의 심부름이 있었죠?〔글씨로 써서 보여준다〕 그것과, 또 하나, 무언가 하지 않았어요? 〔묻고 있는 내용을 알기 쉽게 써서 보여준다(**그림 13-9**)〕

A씨 12일? 목요일?

* "어제"의 화제라는 것은 이해되어 있으나, 이쪽의 질문의 의미가 이해되었는지 아닌지는 불명이다.

* 질문의 의미를 전달하기 위해, 재차 도식을 사용한다.

ST 그래요. 이날, 목요일이죠(**그림 13-9**의 날짜와 달력을 손가락으로 가리키고). 협회의 심부름 후 무언가, 다른 일을 하지 않았습니까(**그림 13-9**의 〔?〕을 가리키면서 묻는다)? 〔다른 수단의 이용 · 반복〕

A씨 무엇을 했나, 무엇을 했지? …저쪽에 간 것? 그일? 운동? 운동이라도?

* 질문의 의미가 이해되어 어제 일어난 일도 생각났다.

ST 그래요, 운동, 어떠한 것을 하셨습니까?

A씨 아~…, 그것은… 동그라미 던지기? … 동그라미 던지기라 하는가.

ST 동그라미 던지기?

A씨 무어라고 하지, 그것은 말이지…

* A씨는 단어 찾기(환어) 곤란으로 적절한 명칭을 말하지 못하지만, "동그라미 던지기"는 무언가의 말이상증(착어)일 것이라 추측할 수 있다.

* 말할 수 없는 내용을 다른 수단으로 전달하도록 유도한다. 연필을 건네주고 그림을 그리도록 권장한다.

ST 말하기 어려우면 그림이라도 괜찮아요. 그림을 그려보세요. 〔그림을 그리는 제스처를 하여 그림 그리기를 촉구한다〕

A씨 그것을 해서… 구리, 구리…, 저어, 공.

* A씨는 연필을 받아들었지만, 아직 말하고 싶은 말을 찾고 있다. "공"이라 단어를 찾았다는 (환어)것으로부터 그 전의 "구리"는 "구기(공으로 하는 운동경기)"의 음운성 말

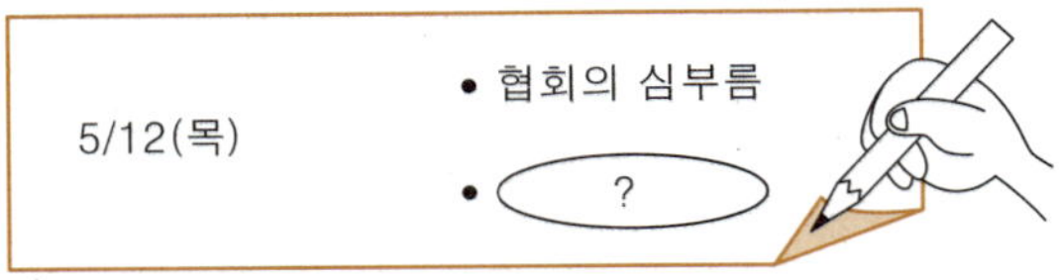

그림 13-9. 협회의 심부름과 또 하나

이상증이라 추측할 수 있다.

ST 공?, …앗! 구기 말이지요?

A씨 공, 공…, 공 던지기? 공 던지기…(<공 던지기>라 문자를 쓰면서 중얼중얼 말하고 있다).

* A씨는 문자를 쓰면서 "공 던지기"라는 단어로 되는지 확인하려 하고 있는 모양이므로 다 쓸 때까지 지켜본다.
* A씨가 표출한 내용을 확인한다.

ST (A씨가 쓴 글자를 가리킨다) 공 던지기, 공 던지기 말이죠.

A씨 조금 다른데…, 공 던지기, 공…(생각에 잠기고 있다. 한동안 말이 나오지 않는다)

* A씨가 자력으로 단어 찾기(환어)를 하는 것은 어려운 것 같다.
* A씨가 전달하려 하고 있는 내용을 끌어내기 위해 대답하기 쉬운 것 같은 질문을 한다.

ST 공은 어느 정도의 크기입니까?

A씨 공… 한사람 2개씩 던집니다.

* 크기를 물은 질문은 이해를 하지 못하였거나 질문에 주의를 돌리지 않고 있다. 그러나 이보다 복잡하고 새로운 내용으로 화제가 전개되고, A씨의 주의도 그쪽으로 돌려져 있는 것 같으므로 잠시 A씨의 발화에 맞추기로 한다.

ST 한사람 2개? 한사람 2개 말이지요.

A씨 한사람 2개이고, 흰 공이 있고, 상대방이 빨강, 빨강이지요. 그래서 자기 쪽이 초록? 초록으로 괜찮을까?

* 구기의 내용의 이야기로 되어있다.
* A씨의 발화는 어느 정도의 의미를 갖고 있고, "어제 무엇을 하였는가"의 테마를 따라가고 있으므로 여기서는 무리하게 공의 크기에 이야기를 되돌리지 않고 회화를 계속한다. 그러나 내용이 약간 복잡하므로 앞으로 착오가 없도록 A씨의 발화를 문자와 그림으로 하여 내용을 확인하면서 듣기로 한다.

ST 흰색이 있지요. 그래서 빨강과, 이것이 초록. 〔문자와 그림으로 그려서 확인을 한다(**그림 13-10**)〕

A씨 그래그래, 흰 공에 가까운 공을 갖고 있는 편이 이기는 것이지요(**그림 13-10**을 가리키면서).

* A씨가 전달하고 싶은 내용은 **그림 13-10**과 같은 것이므로 이대로 이야기를 진행시켜도 된다고 판단할 수 있다.
* **그림 13-10**을 가리키면서 A씨가 표출한 내용을 확인한다.

ST 아~, 그러한 스포츠였군요. 이것(초록)이 자기이고, 이것(백색)에 가까우면, 이라 말하고 있는 것인가요. 〔문자나 그림을 이용해서 발화내용을 확인한다〕

A씨 그래요, 그래요 . 가까우면 이긴 것이라는 느낌.

* 여기까지의 주고받기는 성립하여 있으므로 화제를 전개해도 된다고 판단.

ST 이 공은, 어느 정도의 크기인가요?

A씨 공이라고? 공?

ST 그래요. 공의 크기, 어느 정도였나요.

A씨 네, 그렇습니다(라고 대답해버리고 다음에 무엇을 말하려고 하는 낌새가 없다).

* 질문을 받은 것을 이해하고 있지 않다.

* 질문의 이해를 촉구하기 위해 손짓으로 예를 보여준다.

ST 공의 크기, 여러 가지가 있지요. 탁구공은 이 정도지요. 〔손짓〕 농구공은 이 정도이고, 〔손짓〕.

A씨 아~, 그것은 이 정도(손짓).

* 질문내용을 이해하여 응답을 할 수 있었다.

ST 이 정도입니까?〔A씨와 같은 크기의 손짓으로 확인〕

A씨 응, 네, 15 cm 정도인가.

ST 아~, 그렇군요. 15 cm 정도이군요.

A씨 네.

* 주고받기가 성립하여 있으므로 화제를 전개해본다.

ST A씨도, 가까운 곳에 던질 수 있었습니까?

A씨 그것은 목표입니다(**그림 13-10**의 그림을 가리키면서, 경기의 설명을 한다). 그래서 이것을 거기에 가까이 놓을 수 있는 것이 목표입니다.

* 화제의 전개가 이해되어 있지 않다.

* 말을 바꿔 말해서 질문한다.

ST 아~, 그것이 목표군요. 그래서 A씨는 좋은 곳에 놓을 수 있었습니까? 잘 했어요? 〔바꿔 말하기〕

A씨 저어, 초록을 놓는다는 거지요. 그래서 이것은(**그림 13-10**의 빨간 공을 가리켜서) 가급적 멀리 날려버린다고 해요.

* 다시 화제의 전개를 이해하지 못하여 경기의 규칙 이야기가 계속되고 있다.

* 화제가 조금 바뀌는 것을 억양이나 말을 걸어 전달하고, 앞에서 이해할 수 없었던 질문에는 제스처를 부가하여 다시 전달한다.

ST 그래서~(약간 과장되게 사이를 둔다). 그래요, A씨, A씨는 잘 던졌어요? 〔공을 던지는 제스처〕

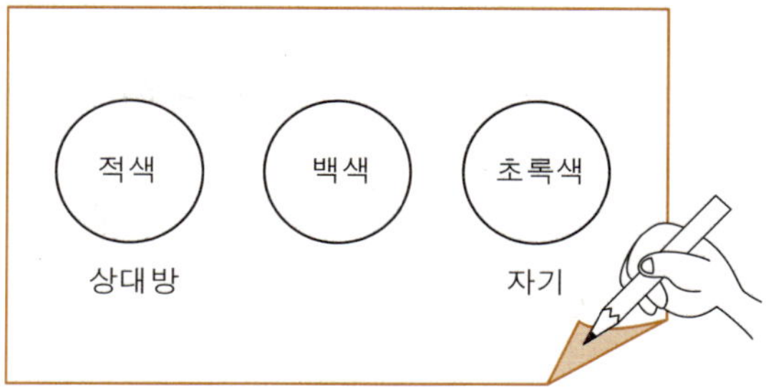

그림 13-10. 백색이 있군요. 그래서 적색과, 이것이 초록색, wa

A씨 네, 그런대로, 할 수 있었어요. 이번에는 3회 모두 잘 됐어요(웃음).

* 질문을 이해하여 응답할 수 있었다.

* 화제의 즐거움을 공감한다.

ST 와, 그렇습니까, 그것은 역시(웃음)..

A씨 그래요. 그래서 많이 있었습니다. 전부해서 몇 사람이었더라.…

* A씨 쪽에서부터 화제가 전개되었다.

원조사례 ② - B씨, 48세 여성

B씨 그래요, 그리고요, 그것이요, …큐슈의, 여자아이, 가…

* 어느 정도의 내용의 말이 나와 있으므로, 느긋하게 듣는다.

ST 그래요, 그래요. 〔느긋하게 듣는다〕

B씨 저, 체조…의

ST 체조?

B씨 그래요, 저 무엇이었더라…, 어떻게든, 체조에, 나가있데요…

* 회화를 진행하기 위해, 추측해서 〔"네" "아니요"로 대답할 수 있는 질문을 한다〕.

ST 어떤 대회에 나가는 겁니까?

B씨 그래요, 그래요.

* 〔내용을 확인하면서 회화를 진행시킨다〕

ST 체조의 대회에 나가는군요. 그래서?

B씨 그래요, 그것이 말이죠, 어쩐지…, 좀, 그런대로, 그렇고, 나오지 않아…, 그래요, 그래서, 굉장히, 그래서, 그 아주머니가, 그, 그, 그것을 보고,

* 추측하여 〔"네" "아니요"로 대답할 수 있는 질문을 한다〕.

ST 아주머니, 아주머니도, 함께, 나옵니까?

B씨 그래요 그렇습니다.

ST 아~, 그렇습니까. 따님이 나오니까.

B씨 그래요.

* 이야기의 줄거리는 맞지만, B씨는 무심코 "그래요, 그래요" "응, 응"이라 긍정반응을 연발해버리는 경향이 있으므로, 여기까지의 내용을 글씨쓰기와 그림으로 확인한다.

ST 이러한 것이군요. 〔문자와 그림을 그려서 확인〕 아주머니와, 따님이, 큐슈에 있지만, 따님이 이곳으로 나오니까, …

B씨 그래요, 그래요.

ST 함께 나와 계신 것이군요. 이곳에 말이죠. 〔문자와 그림으로 나타낸다(**그림 13-11**)〕

B씨 응 응, 그래요, 그래요. 그래서~, 그리고, 저어~,, 모두가, 만나러 가자고 했어요….

* 회화로부터는 젊은 여자아이가 나온다는 인상이므로 B씨의 "아주머니의 딸"이 아닐지도 모른다. 그러나 B씨로부터 화제가 전개되고 있으므로 이 부분은 회화를 진행시키기로 한다.

ST 응, 모두가 만나자고 말했다고요?

B씨 그래서…, 저…, 저~말이지요….

* 추측하여 〔"네" "아니요"로 대답할 수 있는 질문을 한다〕.

ST 언젠가, 만납니까?

B씨 네, 어, 오늘!

* 이 "오늘"이라는 말은 직전에 "언젠가 만나는가? 라고 질문한 것에 의해서 말하기 쉬워졌다고 생각된다.

ST 오늘입니까? 아~, 그래요, 오늘, 모두가 만나는 것이군요.

B씨 그래요~, 그래서 말이지요, 이 아이가 말이지요, 저, 충, 분하다고 말했더니(웃음), 그랬더니 말이죠, 저어, 정말로, 굉장해서…, 정…말, 큐슈에서, 굉장한 것은, 정말, 정말, …큐슈는, 말이지요, 자, 굉장한 것은, 응, 하~, 할 수 없다….

* B씨의 발화가 머뭇거리고, 노력성이 높아졌기 때문에 원조가 필요하다.

* 추측하여 〔"네" "아니요"로 대답할 수 있는 질문을 한다〕.

ST 큐슈에서… 첫째? 라는 것인가요?

B씨 네, 정…말, 이를테면 첫째래요.

* 재차 〔"네" "아니오"로 대답할 수 있는 질문으로 확인한다.〕

ST 큐슈에서… 첫째, 맞아요?

B씨 응, 정…말, 뭐 첫째래요.

* ST의 발화를 긍정하고 있고, 여자아이가 첫째, 의 의미로 좋을 것 같지만, 잘못된 긍정반응의 가능성도 있으므로 〔재차 내용을 확인한다〕.

ST 〔**그림 13-11**의 <딸>의 문자를 가리키면서〕 이 아이가 첫째?

B씨 그래, …그래요, 자, (틀리는 것처럼 손을 흔들고, <딸>의 문자를 가리키지)만, 첫째나 둘째나 셋째나….

* B씨는 한번은 긍정하고 있었으나, 그 후는 ST가 쓴 문자를 가리키고 아무래도 부정하고 싶은 모양. "딸이 첫째"는 틀리는 것 같다.

* B씨의 발화를 고쳐 말해서 〔내용을 확인한

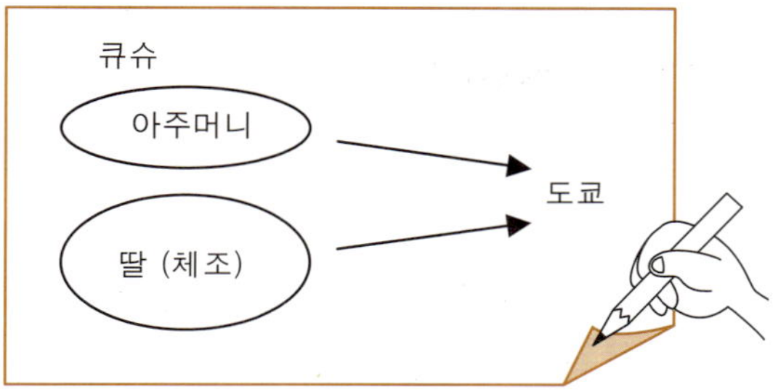

그림 13-11. 아주머니와 딸이 도쿄에 나온다?

다〕.

ST 이 아이는 첫째인지 둘째인지 모른다고 하는 것이요?

B씨 글쎄, 그래요, 글쎄, 그래요, 그래서 이것이(그림 안의 (큐슈)의 문자를 가리키다).

* B씨는 ST가 적은 문자를 가리켜서 무언가를 전달하려 하고 있다. B씨는 전달하고 싶은 내용을 자력으로 적을 수는 없으나, 화제와 관련된 문자가 눈앞에 있으면, 그것을 이와 같이 잘 이용할 수 있다. 따라서 이쪽에서 키워드를 적어서 보여주면서 회화를 진행시키는 것은 원조로서 효과적이다.

* 추측하여 〔"네" "아니요"로 대답할 수 있는 질문을 한다〕.

ST 아~, 큐슈가, 첫째요? 그래서 맞습니까?

B씨 네! 그래요, 그렇습니다.

* 내용이 약간 복잡한 경우는 착오가 없도록 이제까지 주고받은 것을 반복해서 확인해둔다.

ST 자, 다른, 시고쿠라든가, ○○현과 비교하면 큐슈라는 것은….

B씨 첫째.

ST 그래요, 큐슈는 수준이 높다는 것이군요.

〔"높다"라는 손짓〕〔내용을 확인한다〕

B씨 응, 그래요, 하지만(끄떡임), 전혀 몰라서, 에~? (놀라운 일)이래요. 그것도 말이지요, 저어, 저어, 그 아이에게 물으면, 나 배우고, 있다고 하고, 어째서 그러한 것…말하고, 굉장하데요 라고 말했어요.

* B씨가 말하고 싶은 것이나 기분에 공감한 후, "아주머니의 딸"이 아닐지도 모른다는 점을 확인해본다.

ST 그렇습니까. 굉장하군요. 이 사람〔그림 안의 <딸>의 문자를 가리킨다〕 몇 살입니까?

B씨 그것을 몰라요, …몇 살…이 되었을까.

ST 응, 그래도 그, 아주머니의 딸, 이라 해도 괜찮은가? 몇 살쯤 될까요.

B씨 응, 굉장히, 위에요.

* "굉장히 위"를 이해할 수 없어, 다시 한번 질문한다.

ST 응? 이 아이에요. 체조의, 대회에 오는, 이 아이는 〔그림 안의 <딸>을 가리킨다〕, 몇 살쯤?

B씨 응, 아~, 자, 그, 그래서 그, 도, ….

* B씨의 발화의 상황으로부터 "위"인 것은 그 딸이 아니라는 것을 알 수 있다.

* "위"는 아주머니를 가리키고 있다고 추측할 수 있었다.

ST 앗, 손녀입니까?

B씨 그래요, 손녀, 손녀!

ST 손녀라도 괜찮아요? 아주머니의, 딸이 아니고, 손녀, 손녀이군요.

B씨 그래요, 그렇고말고요.

* 〔"손녀"라 글씨를 써서 확인한다〕

ST 손녀군요. 체조하는 이 아이는.

B씨 그래요, 그래요, 이거 봐요. (<손녀>의 문자를 가리킨다) 이거에요.

* B씨가 전달하고 싶었던 내용이 전달되었다.

f. 실어증에 수반하는 심리적·사회적 문제에 대한 대응

실어증은 당사자의 생활에 다양한 심리적·사회적 영향을 미치지만, 재활의 과정에서 이들을 가능한 한 경감하여, 의사소통에 장애를 가지면서도 자기 나름으로 납득이 가는 생활을 회복하는 것이 중요하다. 이를 위해서는 가족을 비롯한 주위의 이해와 협력이 반드시 필요하다. 왜냐하면, 실어증에 의해서 일어난 말의 장애는 다른 신체장애와 같이 자조구나 휠체어를 이용해서 어떻게든 하여간다는 것은 아니기 때문이다. 실어증을 전반적으로 보완할 수 있는 의사소통 기기는 존재하지 않는다. 이 때문에 언어상실증 환자의 의사소통의 원조는 의사소통의 상대방이나 의사소통 환경이 그 역할을 담당하게 된다.

의사소통 상대방이 언어상실증을 잘 이해하고 원조방법도 터득하고 있으면 실어증 환자는 서로 전달하는 성공을 반복해서 경험할 수 있다. 이 환경은 그들의 의사소통 활동을 촉진할 것이다. 그러나 주위가 몰이해라면 언어상실증 환자는 언제나 바르게 말하는 것을 강요받거나, 지적 기능이 저하하여 있는 것처럼 취급을 받거나 하여 자기의 상처가 조장된다. 이 큰 스트레스는 당연히 사회에 대한 적응을 저해할 것이다. 이러한 의미에서 실어증이 있는 사람과 의사소통을 하는 기회가 많은 재활 스태프의 역할은 크다. 실어증 환자의 의욕을 이끌어 내고 의사소통 활동을 후원하기 위해서도 그들이 스태프와의 사이에서 좋은 의사소통을 많이 경험할 수 있는 것이 바람직하다.

실어증 환자의 가족은 의사소통의 원조의 담당자라는 새로운 역할을 갖지만, 동시에 자기들의 생활도 경제면을 포함하여 크게 변화하고 있고, 실어증 환자와 마찬가지로 가족도 정신적인 지지를 필요로 하고 있다. 가족에 대한 원조로서 실어증 환자의 모임이나 가족모임의 소개, 거기서의 교류의 촉진, 게다가 지역사회의 다양한 사회자원에 대한 정보제공을 시행한다.

한편, 실어증이 있는 사람 자신도 크게 변화한 스스로의 현실을 받아들이고, 향후의 생활을 모색해가야 한다. 이를 위해서는 다른 실어증 환자와의 교류의 기회를 가질 것을 권장한다. 같은 실어증의 동료의 그 사람 나름으로 생활에 적응하고 있는 상황에 접촉할 수 있어, 격려되거나, 자기의 살아가는 방법을 주시하는 기회로도 된다. 실어증이 있으면 자칫 사회적 활동에 대한 참여가 적어지기 쉽지만, 실어증우의 모임에 대한 참여를 통해서 새로운 교우관계를 만드는 등, 그 사람 나름으로의 활동범위가 넓어지면 역시 바람직하다. 또한 최근에는 실어증 환자를 위한 회화 파트너를 양성하여 그들의 사회참여를 촉진하여가자는 시도도 시작되고 있다[3]. 이 밖에 사회참여의 촉진에 도움이 되는 정보는 가능한 제공한다.

이와 같이 다양한 원조의 방법이 있으나, 실제로는 언어상실증 환자의 말은 압도적으로 불편하고, 그들의 대부분은 의사소통이 완전하지 않다는 느낌을 계속 느끼고 있다. 실어증 환자가 납득이 가지 않는 원통함이나 낳고 싶다는 생각을 반복해서 표현하는 경우도 있다. 원조로서는 장애수용을 직접적으로 촉진하기보다 본인이나 가족이 그때그때의 문제에 대한 현실적, 전향적으로 대처할 수 있도록, 타이밍이 맞는 격려나 정보제공을 시행하는 것이 중요하다[4].

III 유의사항

의사소통의 장애는 실어증에서만 일어나는 것은 아니다. 이야기하는 말의 불명료해지는 장애는 발성발어기관의 운동기능장애에 기인하는 운동성발화장애(dysarthria)에서도 발생한다. 이 경우는 기본적으로는 듣는, 읽는, 쓰는 측면에 문제가 없기 때문에 발화의 보상으로서 문자를 사용할 수 있어, 필담, 문자판, 개인용 컴퓨터의 문자입력 등이 효과적이다. 또한 노인성 난청에서는 특히 높은 음역에 저하가 관찰되고 가령(aging)과 함께 진행되므로, 어음의 청취에 영향이 나타난다[5]. 더욱이 우반구 손상에 의한 의사소통 장애는 실어증에서 관찰되는 개개의 의미이해 장애나 단어 찾기(환어)장애와는 달리 언어의 운용면의 장애로서 알려져 있다.

실어증에 이들의 장애가 합병하여 있으면 의사소통은 한층 더 취하기 어려워지므로, ST의 평가 하에, 개개의 증상에 맞춘 대처에 대해서 스태프 사이에서 공통인식을 갖는 것이 중요하다.

IV 과제

실어증 환자가 향후, 언어상실증을 가지면서도 보다 나은 생활을 회복하여가기 위해서는 한사람 한사람이 정신적으로도 안정하고 사회로부터 고립되는 일이 없이, 어떠한 활동 속에서 자기의 존재의식을 발견해가는 것이 중요하다. 그러나 현실에는 실어증에 대해서 사회적인 이해가 심화되어 있지 않기 때문에, 지역사회에서의 실어증 환자의 교류의 장이나 참여할 수 있는 사회적 활동의 장이 매우 적다. 그들이 지역사회에 생활하는 사람으로서 안심하고 사회참여를 할 수 있는 환경을 정비해가는 것이 요망된다.

또한, 실어증을 가진 사람의 심리적 문제나 정신적 안정을 향한 접근은, 현 시점에서 반드시 적절하고 충분한 것이라고는 말하기 어렵다[1]. 보통은 심리면의 문제의 평가나 그것에 기초한 카운슬링 등의 대부분은, 말을 통해서 시행된다. 실어증 환자는 그 말의 기능에 실로 다양한 정도로 장애를 갖고 있으므로, 그러한 환자에 대한 전문적인 원조방법을 조기에 확립하는 것이 중요한 과제이다.

문헌

1) 笹沼澄子編：リハビリテーション医学全書 11 言語障害 第 2 版. pp1-133, 医歯薬出版, 2001
2) Schuell HM, Jenkins JJ, Jimenez-Pabon E : Aphasia in adults : Diagnosis, Prognosis and Treatment. Harper & Row, 1964(笹沼澄子, 永江和久訳：成人の失語症—診断・予後・治療. 医学書院, 1971. 復刻版：医学出版ビューロー, 2000)
3) 地域 ST 連絡会失語症会話パートナー養成部会編：失語症の人と話そう—失語症の理解と豊かなコミュニケーションのために. 中央法規, 2004
4) 吉畑博代, 本多留実, 長谷川純, 小山美恵, 高橋雅子, 綿森淑子：失語症. 伊藤元信, 笹沼澄子編：新編言語治療マニュアル. pp225-270, 医歯薬出版, 2002
5) 佐藤恒正：老人性難聴. 野村恭也, 小松崎篤, 本庄巌編：CLIENT21—21 世紀耳鼻咽喉科領域の臨床. pp414-419, 中山書店, 2000

14 고차뇌기능장애

일상생활에 영향을 미치는 고차뇌기능장애에는 ① 반측무시, ② 시각인식불능증, ③ Bálint증후군, ④ Gerstmann증후군, ⑤ 실행증(행위상실증), ⑥ 이마엽(전두엽)성의 동작 장애 등이 있다. 각각의 장애에 대해서 개입하는 사고방법을 언급한다.

반측무지

I 장애의 개요

주로 우대뇌반구의 뇌혈관장애에 의해서 일어나는 좌반측무시가 많지만, 좌반구 손상 후에 우반측무시가 발생하는 경우도 있다. 반측무시의 "무시"는 자기 신체의 무시, 대상물 중심의 무시, 공간의 무시, 운동성의 무시 등, 다양한 측면의 무시가 있다. 더욱이, 보다 넓은 공간에서 무시가 심해지는 경향이 있다는 것이다. 반측무시의 질적인 내용으로서는 지각수준의 무시나 눈앞의 보이고 있는 범위의 무시만이 아니라, 기억한 공간에 대한 무시, 주의의 저하에 의한 무시, 운동성의 무시 등도 관찰된다[1].

II 지도와 간병

a. 기거 · 이동

1 침대 위의 자세의 확인

급성기나 중증사례의 환자는 자세의 유지조정이 잘 되지 않아, 침대 위에서 똑바로 누워있지 않는 경우가 많다. 따라서 똑바로 라는 감각을 재획득시키기 위해 침대의 끝에 신체를 맞춰서 눕힌다(**그림 14-1**). 또한 옆으로 누운 자세에서는 환부, 건강한 쪽에 각각 체중을 싣는다. 급성기에는 몸 구르기가 무섭다고 느끼는 일이 있으므로, 치료사가 왼쪽으로 압력을 가하는 것과 대상자의 신체에 다가가서 지지하는 것에 의해서 무섭다는 감각을 서서히 없애간다(**그림 14-2**).

2 앉은 자세에서의 자세의 확인

반측무시 사례는 앉은 자세유지에서 건강한 쪽으로 체중을 싣고 있지 않은 일이 많고, 또한 머리와 목 부분이 오른쪽을 향하고 있는 일이 있다〔우향 징후(right neck rotation)라 한다〕. 체중계를 2개 사용해서, 좌우 같은 체중이 되도록 균형을 잡거나, 또한 거울의 정중선에 컬러테이프를 붙여, 정면에 놓은 거울의 정중선에 자기의 머리 · 목의 위치를 맞춤으로써, 자세를 확인시킨다(**그림 14-3**). 등받이 없이 하는

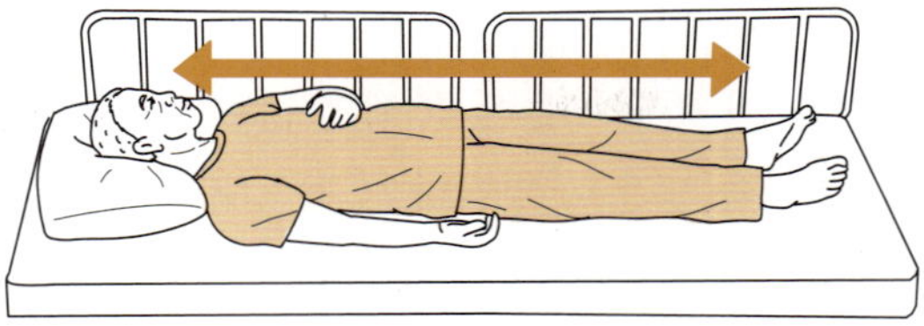

그림 14-1. 반측무시 사례의 침대 위의 자세
침대 난간에 맞춰서 똑바로 눕힌다.

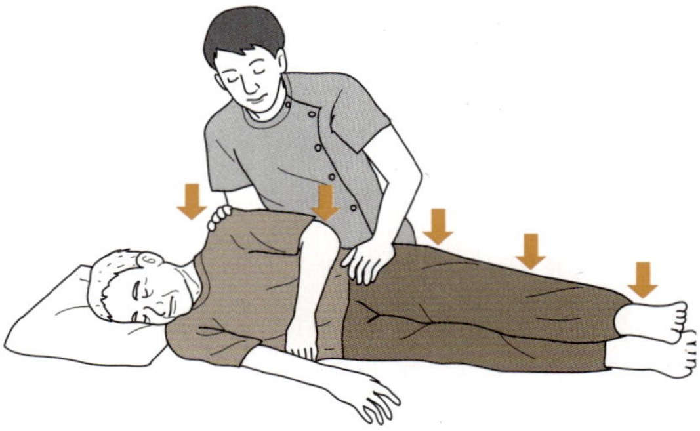

그림 14-2. 반측무시 사례의 급성기
몸 구르기가 무서울 때는 옆으로 누운 자세에서 왼쪽으로 압력을 가하여 지지한다.

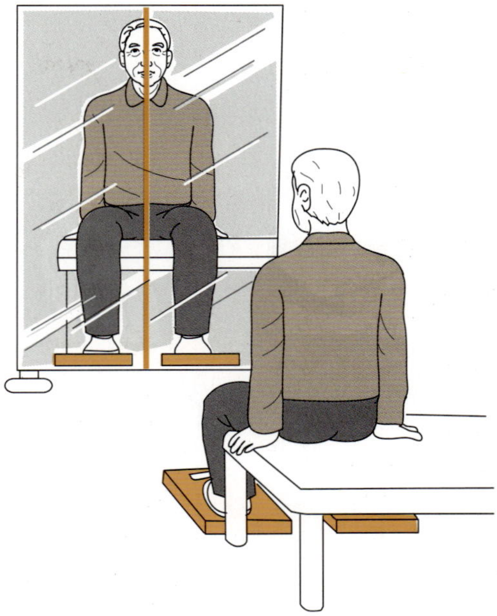

그림 14-3. 반측무시 사례의 앉은 자세 연습
좌우의 발을 올려놓은 체중계가 같은 무게가 되도록 균형을 잡는다. 거울의 한가운데에 빨간 비닐테이프를 붙이고 테이프에 신체의 정중선을 맞추는 것으로 압력을 가하여 지지한다.

앉은 자세유지가 곤란한 경우, 환부 쪽 뒤쪽으로 넘어지는 일이 많다. 따라서 환부 쪽 볼기 아래에 방석 등을 삽입해서 자세를 유지시킨다. 그 후에 치료사가 대상자의 신체를 지지한 다음에, 좌우 볼기부분에 균형 있게 체중을 이동시키는 연습을 시행한다. 왼쪽으로 시선이 향하지 않는 경우는 안구운동을 왼쪽으로 촉진하는 것만이 아니라 머리와 목 부위나 위 몸통의 조절도 필요하다. 등세모근(승모근)이나 목빗근(흉쇄유돌근)을 천천히 신장함과 동시에 목의 회전을 시행한다.

3 환부 쪽 팔의 위치의 확인

기거·이동에서 또 하나 중요한 것은 환부 쪽 팔 위치의 확인이다. 누운 자세에서는 환부 쪽을 신체의 아래에 말려들지 않도록, 가슴 위에 놓도록 유념한다. 옆으로 누운 자세에서도 날개어깨뼈(익상견갑)가 되지 않도록 신체의 앞면에 놓는다(**그림 14-2**). 앉은 자세에서는 항상, 신체의 앞이나 책상 위에 놓는 것을 유념한다.

b. 셀프케어

1 특징

좌반측무시 사례의 셀프케어의 특징으로서 시게노 등[2)]은 10개 항목을 열거하고 있다.

1. 얼굴이 흔히 오른쪽을 향하고 있다.
2. 왼쪽에 있는 사람을 알아차리지 못한다.
3. 왼쪽의 식기에 손을 대지 않는다, 먹다가 남기는 등

4. 보행 중이나 휠체어를 운전할 때, 왼쪽으로 부딪친다.
5. 휠체어의 오른쪽 브레이크는 걸지만 왼쪽은 잊는다.
6. 의복이나 신발의 착탈에서 왼쪽을 잊는다.
7. 의복을 입을 때, 왼쪽의 옷깃이나 옷자락을 가지런히 할 수 없다.
8. 면도에서 왼쪽을 잊고 깎지 않는다.
9. 머리를 빗으로 빗거나 이빨 닦기를 할 때, 왼쪽을 잊는다.
10. 문장을 읽을 때, 왼쪽을 잊고 읽지 않거나 한자를 쓸 때 왼쪽 부수를 잊는다.

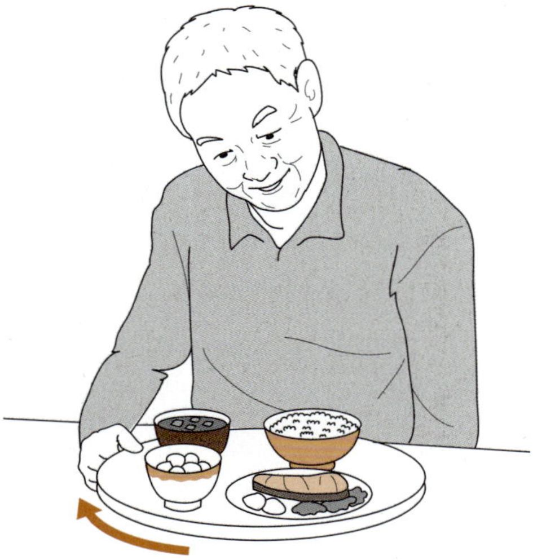

그림 14-4. 좌반측무시 사례를 위한 개입
회전식 쟁반을 돌리면서 먹는다.

2 셀프케어상의 대책

앞에서 언급한 10개 항목에 관한 대책을 다음에 언급한다.

1. 얼굴이 오른쪽을 향하고 있다: 오른쪽의 자극물을 서서히 왼쪽에 놓는다(예 TV). 왼쪽에서부터 말을 걸면 반대로 보다 오른쪽으로 향하므로, 대상자의 오른쪽 비스듬히 45°에서부터 말을 걸고 서서히 왼쪽으로 이동한다. 또한 "앉은 자세에서의 확인"의 항에서도 언급한 것처럼 체중을 좌우 균형 있게 거는 것, 정중선의 확인을 시행하는 것을 유념한다.
2. 왼쪽에 있는 사람을 알아차리지 못한다:

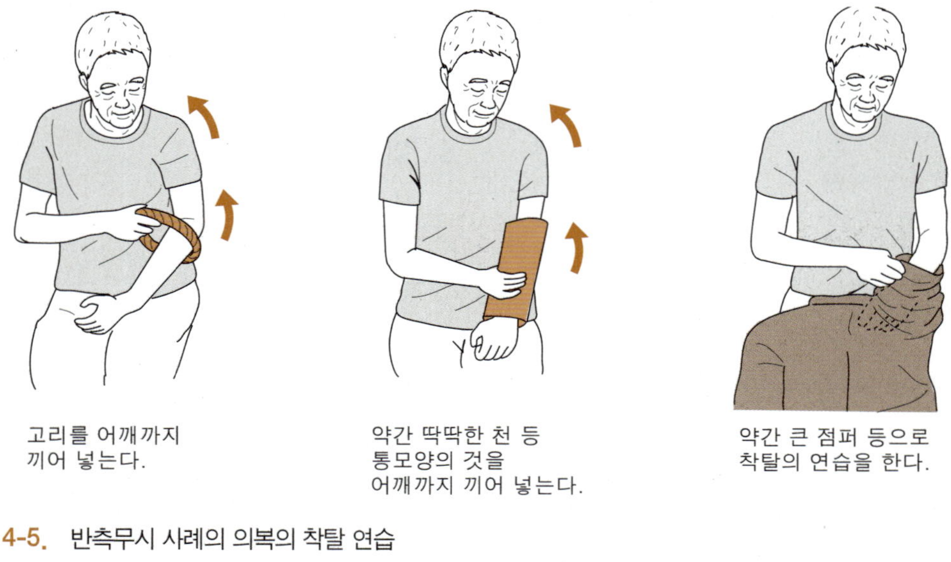

그림 14-5. 반측무시 사례의 의복의 착탈 연습

왼쪽으로 내다보는 것을 충분히 시행시킨다.

3. 왼쪽의 식기에 손을 대지 않다: 중증사례의 환자는 왼쪽에 있는 식기에 손을 대지 않고, 오른쪽에 있는 반찬만을 먹고 있다. 이 경우는 쟁반을 정중선이 아니라 보다 오른쪽에 놓는다. 또한 회전식 쟁반을 준비하여 대상자 자신이 쟁반을 돌리면서 먹도록 한다(**그림 14-4**). 쟁반의 왼쪽에 컬러테이프를 붙여 왼쪽으로 주의를 끄는 등의 방법도 생각할 수 있다. 최근에는 회전식 쟁반은 100엔 숍 등에서 살 수 있다.
4. 보행 중 부딪치다: 복도에 컬러테이프로 선을 긋고, 행선지를 색깔별로 유도한다. 잘 부딪치는 장소에 종 등 소리가 나는 것을 설치한다.
5. 휠체어의 브레이크를 잊다: "좌, 우" 등 리듬에 맞추거나 구령을 환자가 스스로 하도록 함으로써 확인시킨다. 브레이크 손잡이를 길게 하여 브레이크 끝을 눈에 띄는 색깔로 바꾼다.

6, 7. 의복 · 신발의 착탈 때에 왼쪽을 잊는다, 가지런히 할 수 없다: 처음부터 의복을 사용해서 연습하면 혼란을 일으키므로, 우선은 환부 쪽의 소매를 끼어 넣는 것을 목표로 한다. 사용하는 것은 고리 던지기의 고리나 판지, 약간 딱딱한 천 등으로 만든 통 등을 왼쪽 어깨까지 끼어 넣는 것부터 연습을 시작한다(**그림 14-5**). 그것이 잘 된다면, 점퍼나 파자마 등 약간 크고 낙낙한 복장으로, ① 환부 쪽의 소매를 어깨까지 끼어 넣다 → ② 옷깃의 끝을 확인한 다음에 들고 옷깃을 목으로 돌리다 → ③ 오른쪽 소매를 끼어 넣다 → ④ 가장 위의 단추를 단추 구멍의 위치를 확인하면서 위에서부터 단추를 채우다 → ⑤ 거울을 보면서 옷자락을 가지런히 한다, 의 순서로 시행한다. 이 밖에 착의훈련으로서 Cook 등[3]은 옷을 입는 방법을 차례로 테이프에 녹음하고 테이프를 들으면서 옷을 입는, 옷에 "오른 소매" "왼 소매" 등 라벨을 붙이는 등이 있다고 한다.

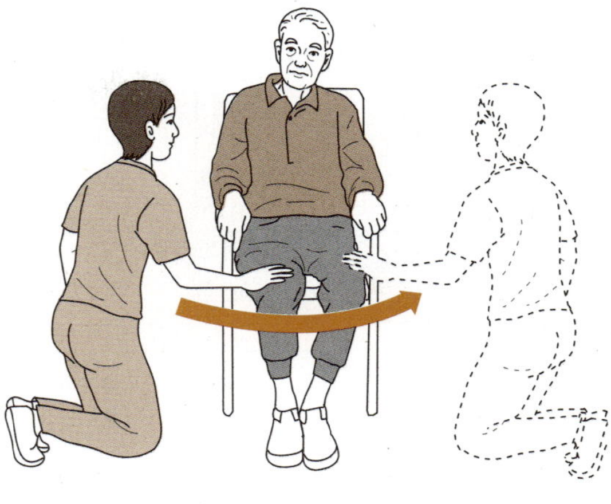

그림 14-6. 반측무시 사례의 말 걸기
처음에는 오른쪽에서부터 말을 걸고 대상자가 주목할 수 있게 되면 서서히 왼쪽에서부터 말을 걸도록 한다.

8, 9. 면도나 빗, 이빨 닦기에서 왼쪽을 잊다, 조잡하다: 오른손만으로 면도기나 빗을 잡으면 왼쪽의 무시가 증대하므로, 양손을 깍지를 낀 상태에서 잡고 거울로 확인하면서 시행시킨다. 또는 인형을 사용해서 시행한다. 그래도 무시가 발생하는 경우는 치료사가 손을 곁들여 왼쪽으로 유도한다.

10. 문장의 읽기/쓰기 때에 왼쪽을 잊다: 가로쓰기의 문장을 읽는 경우는 외쪽 끝에 표식을 붙여 표식을 확인하면서 읽게 한다. 세로쓰기 문장의 경우는 줄바꾸기가 어려우므로 문장에 선을 그어 손가락으로 더듬

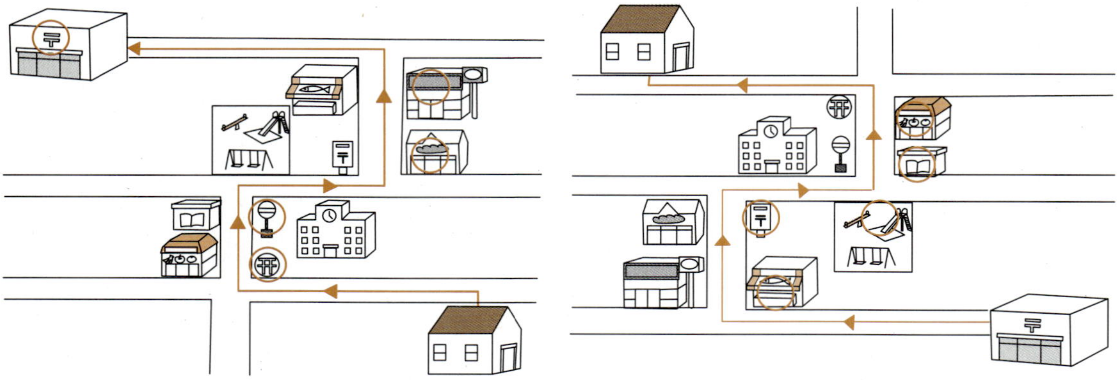

그림 14-7. 반측무시 사례의 이동의 연습
길가는 순서에서 표식이 되는 오른쪽의 경치에 ○표를 붙여둔다.

으면서 읽는다. 또한 치료사와 함께 읽는다. 쓸 때는 미리 선을 그어둔 다음에 그 선을 따라서 목소리를 내면서 쓰도록 한다.

3 주의의 장애를 수반하는 ADL상의 문제

반측무시는 여러 가지 주의의 장애에 의해서 ADL에 문제가 발생한다.

질병 초기나 중증의 경우의 오른쪽으로 향하는 징후 때는 앞에서 언급한 것처럼 왼쪽에서부터 말을 걸어도 오히려 더욱 오른쪽을 향해 버린다. 대상자의 오른쪽 비스듬히 45° 부근에서 말을 걸어, 서서히 치료사가 왼쪽으로 이동한다(**그림 14-6**). 왼쪽에 대해서 부주의, 알아차리지 못하는 경우는 무시 쪽으로 주목시킨다. 건강한 쪽으로 주의가 치우치는 경우는 무시 쪽에 중요한 것을 놓거나 무시 쪽에서부터 말을 건다. 초기의 경우는 말을 거는 위치에 주의한다. 건강한 쪽으로 돌려진 주의를 해제할 수 없는 경우는 일단 눈을 감게 하거나, 앞에서 언급한 것처럼 몸통, 목 부위, 안구운동을 촉진하는 등을 생각할 수 있다.

처음에는 오른쪽에서부터 말을 걸고 대상자가 주목할 수 있게 되면 서서히 왼쪽에서부터 말을 걸도록 한다.

c. 가정생활

가정생활에서는 생활공간이 넓고 물건도 많이 존재하므로 반측무시 사례가 어떠한 생활패턴인지를 조사하여 필요한 동작에 관해서 개입한다. 요리에서는 순서는 문제가 없다고 생각되므로 조리도구나 조미료, 냉장고 안의 것 등을 본인이 인지하기 쉬운 장소에 정리해 둘 필요가 있다. 청소는 왼쪽을 잊고 쓸지 않는 일이 없도록 네 모퉁이를 확인하면서 시행한다. 세탁은 세탁물의 왼쪽의 주름을 펴는 것이 조잡해지므로, 건조하기 전에 모두 편 다음에 건조하도록 한다.

다카바다[4]가 좌반측무시 환자 14명의 ADL에 대해서 앞에서 언급한 시게노 등의 체크 항목에 따라서 조사하였더니, 가정생활에서의 무시의 내용은 "얼굴이 오른쪽으로 향함"이 4명, "왼쪽 사람을 알아차리지 못하다"가 4명, "왼쪽의 식기를 잊다"가 8명, "휠체어의 브레이크를 잊다"가 5명, "의복의 왼쪽을 잊다"가 4명, "의복의 왼쪽을 가지런히 하지 못하다"가 10명, "몸 단정히 하기 동작에서 왼쪽이 조잡하다"가 10명이었다. 가정생활에서 간병인이 어려움을 겪고 있는 것의 조사결과에서는 무시증상으로 어려움을 겪는 가족은 1예 뿐이고 신체적인 돌봄이나 밤에 일으키는 등의 정신적인 돌봄, 성격변화, 의사소통이 잘 되지 않는 등으로 어려움을 겪는 가족이 많았다고 보고하였다.

병원이나 시설에서는 반측무시 사례의 무시증상에 접근하는 일이 많지만, 가족은 앞에서 언급한 것처럼 여러 갈래에 걸치는 문제를 많이 갖고 있다. 이러한 것들로부터 우반구 손상에 부수하는 증상의 설명을 시행하여, 어려움을 겪고 있는 것에 대응해갈 필요가 있다.

d. 사회생활

사회생활을 하는 데에 이동수단은 중요한 요점이다. 반측무시 사례는 마비를 수반하는 일이 많으므로 외출 때나 직장 등에서의 이동수단에 보조를 필요로 한다. 휠체어 등을 위한 보조가가 있는 경우는 좋지만, 혼자 걷기가 가능하여 혼자서 외출하는 경우는 무시에 의한 장소의 실지남력에 주의가 필요하다. 목적하는 장소까지의 표식을 적은 지도를 지참하여 실제의 가로와 대응하면서 향한다. 반측무시의 경우는 오른쪽의 경치에 조목하기 때문에 가는 길과 돌아오는 길에서는 경치가 다르다. 왕복에 각각의 표식을 적은 지도를 준비한다(**그림 14-7**).

이동수단에서 특히 문제가 되는 것은 자동차의 운전의 시비이다. 중증 무시의 경우는 운전의 위험성을 충분히 언급할 필요가 있다. 운전이 가능한지 아닌지의 미묘한 수준에서는 가능하다면 부지 내에서 왼쪽으로의 내륜 차나 차고에 넣기, 세로의 열 주차 등을 확인하고 결과를 알린다. 위험한 경우에는 자동차의 운전을 하지 않는 편이 좋은 이유를 구체적으로 설명한다. 문제가 없는 경우에도 교습소의 paper driver 강습 등으로 판정을 받으면 좋다.

쇼핑에서는 무시에 의한 실수를 방지하기 위해 물건의 진열장소를 미리 예비조사를 하거나, 쇼핑할 것의 리스트를 가로쓰기로 적거나, 계산이 끝난 상품은 오른쪽에 놓고 장바구니를 왼쪽에 놓아 넣는 등의 고안을 한다.

은행이나 우체국에서의 금전의 출입은 캐시카드의 이용은 반측무시에 의해서 누름단추 조작의 실수가 있으므로 창구를 이용하는 편이 용이하다. 대중교통기관을 이용할 때에 어려움을 겪는 것으로서는 표의 구매를 상정할 수 있다. 목적지와 표의 가격표를 미리 디지털 카메라로 촬영해두고 어느 가격의 단추를 누르면 되는지 연습해둔다.

e. 기타

최근에는 Robertson[5]이 환부 쪽 팔을 사용하면 무시가 개선된다는 것을 언급하고 있다. 마비의 정도가 가벼운 반측무시 사례에서는 ADL 중에서도 왼손을 의식해서 사용하는 것을 유념한다.

III 주거환경의 정비

주거한경의 정비에서는 신변에 필요한 물품을 놓고, 휠체어에 의한 이동 개소에서 책상의 모서리나 가구 등 위험한 개소는 스펀지 등을 붙이는, 넘어질 때를 생각하여 바닥 재료는 쿠

선재로 하는 등을 생각할 수 있다.

IV 유의사항

가족의 이해를 촉구하는 것이 중요하다. 반측무시, 성격변화, 행동의 이상에 대한 것 등, 가족에게 충분한 설명과 지원을 시행한다. 반측무시 사례에 있어서 가족과 가족 이외와 지낼 수 있는 사회의 장의 제공은 중요하다. 현재 있는 사회자원을 효과적으로 이용한다.

시각실인

I 장애의 개요

시각실인(시각인식불능증)의 증상에는 눈앞의 것이 무엇인지 모르게 되는 물체실인(물체인식불능증), 보고 있는 화상이 무엇인지 모르는 화상실인(화상인식불능증), 독해의 장애인 순수실독(순수읽기불능증)(글씨쓰기와 철자는 정상), 색깔의 구별을 모르게 되는 색채실인(색체인식불능증), 잘 알고 있는 사람의 얼굴도 모르게 되는 상모실인(얼굴인식불능증) 등이 있다.

병소는 관자(측두)-뒤통수(후두) 접합부 아랫부분의 양측성의 손상, 뒤통수엽(후두엽), 관자 뒷부분(측두부), 마루(두정)-뒤통수 경계영역의 일측성 손상이나 가쪽뒤통수이랑(외측후두회), 가락모양이랑(방추상회), 혀이랑(설상회) 아랫부분 등의 겉질(피질)·겉질밑백색질(피질하백질)의 양측성 손상이다.

Lissauer[6]는 시각실인을 통각형시각인식불능증과 연합형시각실인으로 구별하고 있다. 통각형은 시력이나 시야 등의 1차성 시각은 유지되어 있으나, 물체의 형태를 식별하는 것이 장애된다. 대상을 정확히 지각하는 것이 어려우므로, 대상의 모사를 할 수 없다. 한편, 연합형에서는 지각은 정상이므로 대상의 모사나 대응은 정확히 시행할 수 있으나 대상 그 자체가 무엇인가를 대답할 수 없다. 또한 상모실인도 연합형 얼굴인식불능증과 통각형 상모실인으로 분류되어 있다. 통각형 상모실인의 합병증상으로서 많은 것은 장소의 인식불능, 지리적 지남력 상실이고 연합형 상모실인의 합병증상으로서 많은 것은 중추성 색각장애, 물체실인, 순수실독이다.

숙지하는 감각이나 어떠한 정보를 파악하고 있는 인식(코버트 인식)이 있는 예는 재활에 이용할 수 있다.

II 지도와 간병

a. 기거·이동

시각실인의 경우는 특히 이동 동작 그 자체는 문제가 없으나 처음으로 이동하는 장소 등은 시각적 단서가 되는 안내판이나 표시의 인식이 곤란하다. 따라서 다른 사람에게 묻는다는 수단이 가장 확실하다. 이동할 때에 사람과 마주 지나가도 모르므로 미리 상대방에게 "마주 지나가도 모르니까, 말을 걸어주세요"라고 부탁해둔다.

b. 셀프케어

착탈의에서는 양복의 겉과 안, 앞뒤를 시각

적으로 이해할 수 없다. 겉과 안의 옷감이나 색깔이 다르면, 단서가 되어 구별이 쉬워진다. 그러나 색채인식불능증도 합병하는 일이 많고, 이 경우는 색깔의 식별은 곤란하다. 시각인식불능증 사례는 색깔의 농담으로 판단하므로, 예컨대 적색이나 주황색 등의 같은 계통의 색깔은 적색의 진한 쪽, 엷은 쪽이라 한다. 따라서 색깔의 농담이 분명한 옷을 선정한다. 예컨대, 진즈(jeans) 옷감과 같이 겉은 진하고 안이 엷으면 농도의 차이로 이해하기 쉽다. 또한 안감이 붙어있는 옷은 용이하게 구별할 수 있다. 착탈의 그 자체는 문제가 없다.

식사는 반찬이 무엇인지 모르기 때문에 미리 메뉴를 전달하여 어떤 그릇에 무엇이 들어가 있는가를 가르친다. 조미료의 구별은(소금과 설탕, 간장과 소스) 곤란하므로 병의 색깔을 바꾼다. 병에 큰 문자를 적는 등 고안이 필요하다.

목욕동작은 동작 그 자체에는 문제가 없다. 욕실에서 샴푸와 린스 등을 시각적으로 판별하는 것은 곤란하다. 이들은 용기가 같은 형태이고 색깔로 구별하기 어려우므로 린스가 함유된 샴푸를 사용하면 좋다.

몸 단정히 하기 동작은 빗이나 칫솔, 면도기 등, 도구를 만지면 무엇인가를 알 수 있고 용이하게 사용할 수 있다. 두는 장소가 바뀌면 찾는 데에 시간이 걸리기 때문에 일정한 장소에 둔다. 헤어드라이어의 사용은 스위치의 장소를 알면 동작 그 자체는 문제가 없으므로 스위치를 알기 쉬운 헤어드라이어로 하거나, 스위치의 장소에 씰 등을 붙인다.

c. 가정생활

가정생활에서 가장 어려움을 겪는 것은 얼굴인식불능에 의해서 가족의 얼굴의 확인을 할 수 없다는 것이다. 같은 성별의 가족(아내와 딸, 장남과 차남 등)은 특히 식별이 어려우므로 헤어스타일이나 목소리, 키의 차이 등으로 판단한다. 또한 문자의 인식도 어렵기 때문에 신문이나 편지, 자기가 쓴 일기 등도 읽을 수 없게 된다. 신문의 표제 등의 큰 문자라면 덧대서 읽을 수 있다. 또한 편지를 보내는 사람에게는 미리 글씨를 크게 적어달라고 전달해둔다. 전화는 푸시버튼의 숫자의 구별에 시간이 소요되므로 조작에 시간이 걸린다. 이 때문에 숫자의 장소를 외우는 것이 좋다. 뉴스는 TV에서 사회적 정보를 얻도록 한다. 다만 TV에서는 사람의 얼굴이나 동물 등의 구별이 되지 않고 영상의 내용도 잘 이해할 수 없기 때문에 별로 즐길 수 없는 것 같고, 라디오나 뮤직 플레이어 등과 같이 청각적인 정보 쪽을 즐길 수 있는 것 같다.

가정 내의 필요한 것을 두는 장소는 미리 정해둔다. 냉장고 안의 식품도 어디에 무엇을 두는지 정해둔다. 전자레인지는 스위치의 장소의 구별을 할 수 없으므로 "시작 버튼"이나 "레인지" "오븐" 등의 장소를 대상자가 인식하기 쉬

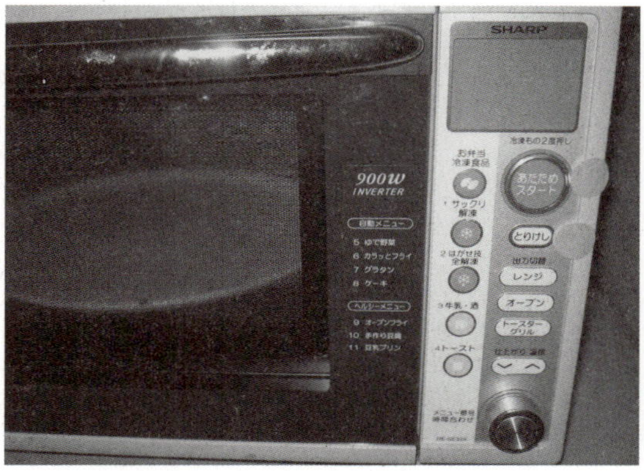

그림 14-8. 시각실인 사례의 가정생활의 고안
전자레인지의 누름단추에 컬러 씰 등을 붙인다.

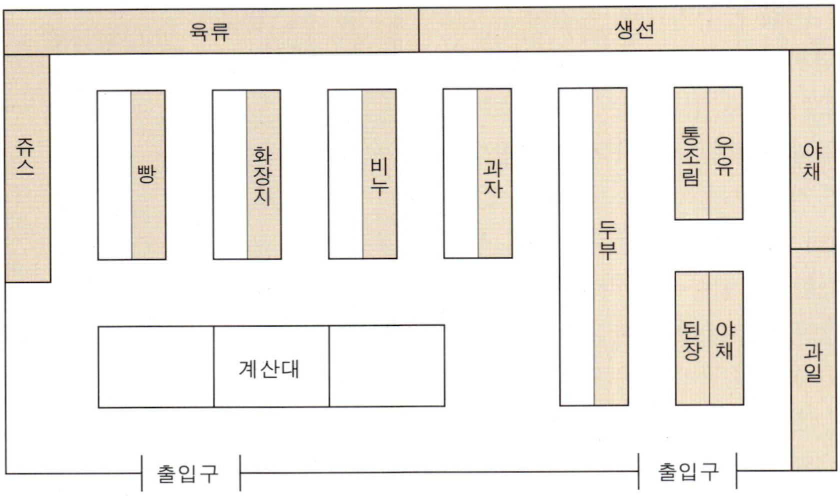

그림 14-9. 시각실인 사례에 대한 쇼핑의 개입
슈퍼마켓의 진열장의 지도를 미리 적어 장소를 기억한다(흔히 사는 것만을)

운 색깔의 컬러 씰이나 모양 씰 등으로 구별해 두면 좋다(**그림 14-8**). 자동판매기의 이용은 이것도 브랜드의 구별을 하기 어려우므로, 자동판매기의 어느 장소에 무엇이 있는가를 전달하여, 오른쪽에서부터 몇 번째에 무엇이 있다, 라는 것을 외우게 한다. 쇼핑에서는 슈퍼마켓에 무엇이 진열되어 있는지 모르기 때문에, 최초에는 누군가가 함께 가서 열마다 진열하여 있는 것을 설명한다. 또한 그것을 그림으로 그려두면 좋다(**그림 14-9**). 복잡한 그림은 이해할 수 없으므로, 가급적 단순하게 선을 굵게, 문자를 크게 한다. 다만, 같은 종류의 것이나 색깔이나 형태가 유사한 것, 예컨대 그레이프 프루츠와 여름밀감, 쇠고기와 돼지고기, 여러 가지 종류의 생선토막 등은 구별이 되지 않는다. 만져서 확인할 수 있는 것은 촉각을 이용한다. 그러나 과일이나 야채와 같이 만지면 구별이 되는 것은 좋지만, 포장되어 있으면 전혀 모르므로, "돼지"나 "소", "삼치"나 "청어" 등 패키지로 적혀 있는 글씨의 차이의 특징을 잘 기억해 둔다. 유통기한의 숫자도 읽기 어려우므로 덧대서 읽기(숫자처럼 간단한 것은 덧댈 수 있다)를 이용해서 읽는다. 통조림은 깡통에 그려져 있는 그림으로 구별해야 하지만, 시각인식불능증으로서는 실물보다도 그림의 식별 쪽이 어려우므로 점원에게 묻는 것도 잘못 쇼핑하는 것을 방지하는 방법이다. 쇼핑의 정산 시, 돈을 낼 때에 지폐나 동전의 구별이 어렵다. 필자가 담당한 시각인식불능증 사례는 지폐의 접는 방법을 바꿈으로써 구별하고 있었다.

d. 사회생활

이동할 때에 주의할 것은 옥외의 밝기이다. 시각실인에서는 날씨가 나쁜 날이나 저녁 이후는 주위의 장애물이나 층계차이 등을 알아차리지 못하는 일도 있다. 대중교통기관을 이용할 때, 일반적으로 노선도나 요금표는 차표 발매기의 위쪽에 있어서 보기 어렵다. 미리 인터넷 등으로 요금을 조사해두는 것이 좋다. 또한 요금표의 디지털 숫자는 보기 어렵지만, 작은 문자가 아니기 때문에 덧대서 읽기로 시간을 들여서 독해하는 것은 가능하다. 따라서 덧대서 읽기를 빨리하는 연습을 하면 좋다. 최근 대도시권에서는 카드 1매로 버스, 지하철을 탈 수 있게 되었기 때문에 카드의 이용이 편리하다. 은행이나 우체국의 이용은 반측무시와 마찬가지로 현금카드의 이용은 곤란하다고 생각되므로 창구를 이용한다. 사전에 용지를 받아서 가족에게 써달라고 부탁하면 좋다.

e. 기타

시각실인 사례에는 대상의 전체를 파악하는 것이 곤란하기 때문에 대상을 덧대서 이해한다는 것은 이미 언급하였다. 시각실인 사례가 일상생활에서 물체의 확인을 시행하여 가는 데에 필요한 것은 시각주사를 빨리 하는 것이다. 시각실인의 재활에 관한 논문은 별로 볼 수 없으나 Zihl[7]이 시각인식불능증 사례에 대해서 계통을 세운 프로그램을 제창하고 있다. 얼굴모양이 차이가 있는 2매의 사진을 사용해서 안구운동에 의한 시각주사를 우선 시행시키고, 대상의 특징을 파악하여 확인이나 인식을 시행하는 연습을 한 후, 시각대상의 특징을 선정하여 올바른지 아닌지를 체크하여 피드백을 사용해서 음미한다는 것이다. 필자도 자기실험 사례에서 스케치나 색깔 칠하기 등 주시나 쫓아보기를 필요로 하는 과제나 나무의 조각이나 금속의 조각, 가죽세공 등의 촉각과 운동감각을 이용하는 과제를 통해서 안구운동 능력이 높아지고 사물의 확인이 빨라졌다는 것을 경험하였다.

III 주거환경의 정비

시각인식불능증에서의 주거환경의 정비는 아래의 점이 필요하다.

1. 사물을 찾는 데에 시간을 필요로 하는데다가 확인이 곤란하므로 두는 장소를 정한다.
2. 어두우면 특히 물건의 확인이 곤란하기 때문에 방을 밝게 한다.
3. 가정 내에 있는 도구나 가구 등은 흑색이나 백색, 적색, 황색 등 명도나 채도의 색조가 분명한 것을 선정한다.
4. 유사품은 구별을 한다. 예컨대, 가전제품의 리모컨은 복수개가 가정 내에 존재하여 판별이 곤란하므로 TV의 리모컨은 달걀형으로 바꾸는 등의 고안을 한다. 또한 리모컨의 숫자도 큰 편이 좋다.
5. 유통기한이 지난 음식물을 냉장고에 두지 않는다. 유통기한이 지나서 오래 경과한 것은 색깔이 변하지만 시각인식불능증 사례는 이 미묘한 색채의 변화를 몰라 잘못 먹어버릴 가능성이 있다.

IV 유의사항

시각실인 사례는 마비 등의 명백한 장애는 수반하지 않기 때문에 얼핏 보면 장애가 있는 것처럼 보이지 않는다. 그러므로 본인에게는 장애를 몰라준다는 고뇌가 있다. 예컨대, 사람의 얼굴을 모르기 때문에 상대방을 인지하지 못하고 그 결과 상대방으로부터는 "모르는 척하였다" 등 오해를 받는 일도 생각할 수 있다. 어떻게 자기의 장애를 상대방에게 전달하는지 등의 배려도 필요하다.

V 과제

시각실인 환자는 자기의 증상에 대해서 상세하게 이야기할 수 있다. 시각실인에서의 문자나 도형의 판별 등은 덧대어 읽기가 빨라지면 인지도 개선된다. 그러나 얼굴인식불능증이 중증인 사례는 인지의 개선은 곤란하다. 따라서 앞에서 언급한 것처럼 상대방에게 먼저 말을 걸어주도록 미리 부탁해두는 등, 사회생활에서는 원활한 대인관계를 구축하기 위한 전략을 습득하는 것이 과제가 된다.

발린트증후군 (Bálint)

I 장애의 개요

발린트증후군의 증상은 다음의 세 가지 증상이 있다.

1. 정신성 주시마비: 시선이 어떤 대상에 고착하여 다른 대상을 자발적으로 주시하지 않는다.
2. 시각성 주의장애: 어떤 대상을 주시하면 다른 대상을 알아차리지 못한다.
3. 시각성 실조(조화운동불능증): 눈앞의 대상을 주시 하에 잡을 수 없다.
   책임병소는 마루·뒤통수엽을 중심으로 관자엽 뒷부분에 이르는 병변이고 시각성 조화운동불능증의 병소는 마루-뒤통수엽의 경계영역의 깊은 부분 백색질, 뇌들보줄기(뇌량간) 뒷부분 등쪽이라 한다. 발린트증후군의 평가로서는 정해진 것은 없으나 정신성 주시마비의 검사로서는 "문장의 읽기를 시행한다", 시각성 주의장애의 검사로서는 "열십자의 교차점에 표식을 한다", 시각성 실조의 검사로서는 "손가락-코-손가락 시험" " 눈앞의 대상물을 잡다" "점과 점을 연결하다" 등을 들 수 있다.

II 지도와 간병

a. 기거 · 이동

발린트증후군의 환자는 주시나 좇아보는 것이 잘 되지 않기 때문에 이동할 때에 장애물 등을 피할 수 없어 부딪히는 일이 많다. 또한 똑바로 걸을 수도 없다. 이에 대해서는 집안에서는 장애물을 제거하고, 밖에서는 벽 등을 잡고 걷는 등, 가급적 걷기 쉬운 고안을 하다. 특히 계단의 오르내리기는 곤란하다. 너무 시각에 의존하지 않고 난간을 사용해서 오르내린다. 계단의 단수를 기억해두면 좋다. 또한 시각실조 때문에 침대 곁에서 난간을 잡으려고 하여 다른 곳(공중 등)을 잡으려고 하므로 넘어짐의 위험성이 있다. 반드시 침대나 난간 등을 따라서 위치를 확인한 다음에 동작을 하도록 지도한다. 너스 콜의 위치를 몰라 간호사를 부를 수 없다는 일도 있으므로 너스 콜의 코드를 손이 닿는 위치에 둔다.

b. 셀프케어

식사동작에서는 식기에 젓가락을 도달시킬 때까지가 곤란하다. 따라서 왼손으로 식기의 위치를 확인한 다음에 오른손으로 든 젓가락으로 음식덩이를 잡도록 한다. 또한 쟁반과 식기, 식기와 음식물이 유사한 색깔이면 경계선을 판단할 수 없어 음식물이 어디에 있는지 모른다.

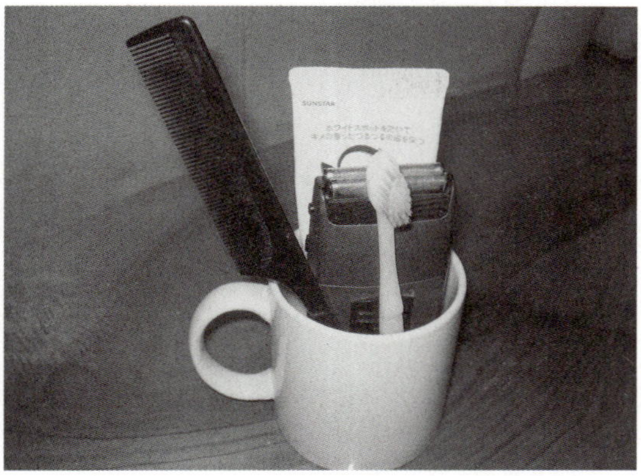

그림 14-10. 발린트증후군의 필요한 도구의 정리
몸 단정히 하기 동작에 필요한 도구를 용기에 한데 모아서 세워 둔다.

쟁반과 식기의 다른 색깔로 하거나 식기를 밝은 색채로 하는 등의 고안이 필요하다. 국 등은 깊이를 몰라 엎지르는 일도 있으므로 적당한 무게의 안정하기 쉬운 대접으로 한다.

배설에서는 일본식 변기는 어느 방향으로 앉아야 되는지 모르는 경우가 있으므로 가급적 양변기를 이용한다.

착탈의에서는 시각적으로 양복 전체를 파악하는 것이 곤란하기 때문에 단추를 잘못 채우거나 양복의 겉과 안을 틀려서 입어도 수정할 수 없다. 단추를 채우고 벗기는 것은 눈으로 보면서 시행하면 잘못 채우는 일이 있으므로 촉각 등을 통해서 연습하면 좋다.

몸 단정히 하기 동작에서는 빗이나 칫솔 등의 도구의 탐색과 파지까지가 곤란하다. 따라서 도구를 두는 위치를 정해둔다. 여러 가지 도구를 가까이에 두면, 시각성 주의장애 때문에 하나의 도구를 보면 다른 도구를 알아차리지 못하는 경우가 있다. 따라서 예컨대 용기에 한데 모아서 세워두고, 촉각을 통해서 도구를 파지하도록 하는 편이 좋다(**그림 14-10**).

c. 가정생활

세탁은 널 때에 행거에 세탁물을 걸 수 없는, 빨래집게로 세탁물을 고정할 수 없는, 세탁물을 개킬 수 없는, 세탁물을 옷장에 잘 수납할 수 없는 일이 발생한다. 행거에 세탁물을 넣는 것은 상당히 어려우므로 빨랫줄에 걸치는 등의 고안을 한다. 세탁물을 개키거나, 옷장에 수납하는 등은 연습을 하면 조잡하면서도 가능해지지만, 가족의 것까지 모두 혼자서 하는 것은 시간이 걸린다. 자기의 세탁물은 자기가 끝내는 등, 가족의 협력이 필요한 작업이다.

요리에서는 재료를 자르다, 섞다, 굽다 등의 개개의 동작은 문제가 없으나, 냄비에 재료를 넣는, 뜨거운 물을 냄비에 붓는, 나누어 붓는, 배열하는 등, 공간에서의 조작이 곤란해진다. 사람 수만큼의 접시를 준비해서 만든 요리를 균등하게 나누는 것 등은 매우 어려운 작업이다. 접시를 식탁에 어떻게 배열해야 좋을지 모르는, 어디까지 부었는지 모르는, 수를 모르는 등, 혼란스러워진다. 이러한 경우에는 식탁에 접시를 놓는 표식을 해두거나, 미리 프라이팬 안에서 사람 수로 나눈 다음에 접시에 나누어 쏟는다. 또한 용기에 국물 등을 잘 부을 수 없는 것은 정신성 주시마비 등에 의해서 용기의 가장자리 등을 주시하면 거기서부터 시선을 이동할 수 없게 되는 것이 원인이다. 이러한 경우는 우선 목적하는 용기의 중심을 향해서 붓도록 한다(**그림 14-11**). 냉장고의 안에도 정리가 필요하다. 단마다 무엇이 들어있는지를 알기 쉽게 한다. 흔히 사용하는 버터나 간장 등은 두는 장소가 바뀌지 않도록, 선반에 "버터" "간장" 등의 색깔이 있는 카드를 붙여 거기에 두도록 한다.

편지나 일기 등, 문자를 쓸 수는 있지만, 쫓

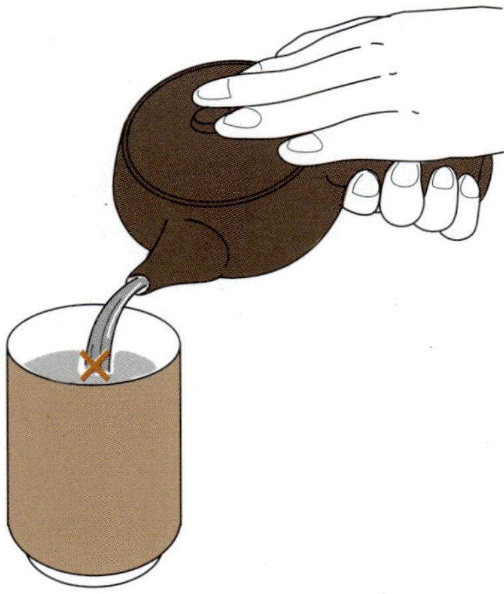

그림 14-11. 발린트증후군의 목표를 보는 방법
찻잔의 중심을 주시하고 그 곳을 향해서 붓는다.

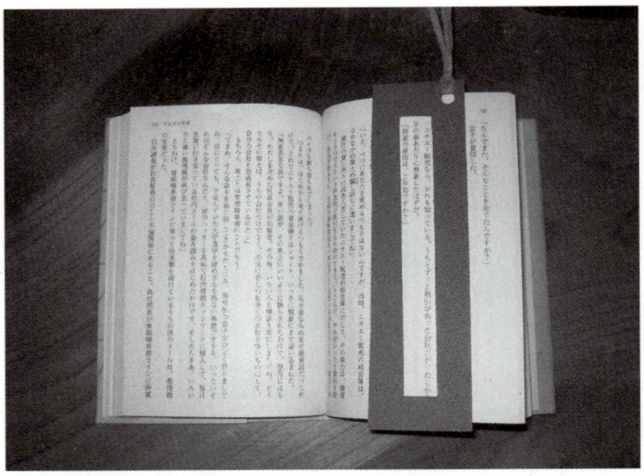

그림 14-12. 발린트증후군을 위한 줄 바꾸기용 슬릿

아 보는 것이 잘 되지 않으므로 글씨가 겹치는 일이 많다. 약간 굵은 선이 그어져 있는 용지에 쓰도록 한다.

책을 읽을 때도 줄을 바꾸는 것이 곤란하여 줄을 건너뛰어 버리는 경우가 있다. 문고본, 단행본마다에 서표(book marker)형 슬릿(**그림 14-12**)을 만들어 줄을 드터가면서 읽으면 좋다. 신문은 지면이 크므로, 줄 바꾸기가 곤란하기 때문에 표제나 굵은 문자를 골라내어 의미를 파악하도록 한다.

쇼핑에서는 진열장의 레이아웃을 이해하기 곤란하므로, 무엇을 어디서 팔고 있는지를 찾아서 걸을 수 없다. 슈퍼마켓에서의 쇼핑은 혼자서는 곤란하므로, 가족과 함께 가서 살 물건의 위치를 찾는 등 가족의 협력이 필요하다. 만일 협회 등의 택배를 이용하는 것도 좋다. 다만 택배라 해도 전단지를 보고 용지에 개수를 적어 넣지 않으면 안된다. 리스트에 올라 있는 품목 수는 수백 개나 있고, 용지는 복잡하므로 사고 싶은 것을 리스트에 체크해 받는 등 가족의 협력이 필요하다.

d. 사회생활

옥외활동은 똑바로 걷거나 자동차를 잘 피하거나 하는 등을 할 수 없기 때문에 충분히 주의할 필요가 있다. 옥외의 계단 오르내리기는 층계차이나 층계의 폭이 일정하지 않아, 환자로서는 서투른 행위이다. 난간을 잡고 오르내리도록 한다. 공공교통기관의 이용은 버스의 경우, 계단의 오르내리기나 동전을 지갑에서 꺼내어 요금상자에 넣는 것, 의자에 앉는 것 등이 어렵다. 승차했을 때의 몸의 방향에 대해서 의자는 90° 로 위치하여 있으므로 몸의 방향을 의자에 맞춰서 앉는 것이 곤란하다. 앉을 때는 의자의 등을 만져 확인하면서 앉는다. 오르내리기는 난간을 잡고, 층계차이를 발끝을 확인하면서 천천히 오르내린다. 요금에 대해서는 카드를 이용한다. 은행이나 우체국에서는 현금카드의 이용은 어려운데다가 창구에서도 용지의 금액란에 들어가도록 적는 것이 곤란하다. 반측무시나 시각인식불능증과 마찬가지로 용지를 받아두었다가 집안사람에게 적어 받는 편이 바람직하다.

직장생활에서도 일의 내용에 맞춘 문제가 있

다고 생각되므로 문제를 들추어내어 개개에 대응하도록 한다.

III 주거환경의 정비

가정 안에는 많은 것이 존재한다. 따라서 앞에서 언급한 것처럼 항상 주위를 정리정돈 해두는 것이 필요하다.

IV 유의사항

발린트증후군의 경우도 시각인식불능증과 마찬가지로 겉보기에는 장애가 있는 것처럼 보이지 않지만 생활 장애는 현저하다. 개개의 동작에는 보상수단을 사용하는 고안이나 연습을 위한 시간이 필요하다. 개입에서는 반복해서 연습을 해가는 것과 가족의 협력이 필요하기 때문에 가족에게 장애에 대한 이해를 충분히 촉구하는 것이 중요하다.

게르스트만증후군

I 장애의 개요

게르스트만(Gerstmann)증후군은 다음의 네 가지 증상을 합친 것을 말한다.

1. 실산(계산불능증): 필산에서의 끌어올림이나 끌어내림, 암산이 곤란하다.
2. 실서(필기불능증): 자발적 글씨쓰기와 받아쓰기의 장애. 모사나 자발적 글씨쓰기에서는 구성의 붕괴가 관찰되고 한자의 변과 방이 떨어지거나 선을 복수 쓰거나 한다. 실독은 관찰되지 않는다.
3. 좌우장애: 자기나 다른 사람의 몸에 관한 좌우판별의 장애.
4. 수지실인(손가락인식불능증): 자기나 다른 사람의 손가락의 식별이나 호칭, 정위 등이 장애된다. 특히 집게손가락, 가운데손가락, 반지손가락의 3개의 판별이 곤란하다.

이 밖에 게르스트만증후군에서는 감각언어상실증(이야기하는 것은 가능하지만 청각적 이해가 장애된다)나 구성장애(퍼즐이나 장난감 블록 쌓기 등, 조립하거나 묘사하는 기능이 장애된다)를 수반하는 일이 많다. 병소는 모이랑(각회)을 중심으로 한 마루엽(두정엽)이다.

II 지도와 간병

a. 셀프케어

게르스트만증후군에서는 배설, 몸 단정히 하기, 식사 등의 셀프케어 그 자체에는 특별히 보조를 필요로 하지 않는다. 그러나 신체부위의 위치나 방향, 신체를 움직이는 방향, 신체와 도구와의 관계성 등이 장애된다. 또한 숫자에 관한 것(전화번호, 리모컨, 시계, 돈, 수량·매수, 권, 길이 등)과 공간 표상을 나타내는 생활용어["이쪽" "맞은편" "아래위" "똑바로" 등]에 관한 장애가 발생한다.

착탈의에서는 양복의 아래위, 좌우, 겉과 안의 판단이 곤란한 경우도 있다.

식사동작에서는 "먹고 난 식기를 저쪽의 찬장의 두 번째 단에 놓으시오"라 말을 들어도 "저쪽"이나 "두 번째 단"이 어디인지 모른다.

몸 단정히 하기나 목욕동작에서는 빗이나 칫솔, 헤어드라이어 등의 도구를 거꾸로 향하는 등이 있다. 도구에 대한 지식은 이해하고 있으나 도구에 대해서 팔이나 손을 어떻게 향하면 되는지 모른다. 이것은 마루엽의 기능이다. 위치나 방향의 확인이 장애된 것에 기인한다고 생각된다. 간병인은 가급적 공간이나 숫자에 관한 용어를 사용하지 않도록 한다. 앞에서의 식사동작의 예로 말하면, 찬장의 장소의 두 번째 단을 손가락으로 가리켜서 두는 장소를 가르친다. 숫자는 손꼽아 헤아리는 것을 사용하면 간단한 숫자라면 이해할 수 있으므로 숫자와 손꼽아 헤아리기를 대응시킨다. 또한 도구에 대한 손이나 팔을 향하는 방법을 모르는 경우는 손을 곁들여서 유도해간다. 이것에 관해서는 후에 언급하는 행위상실증(실행증)의 항을 참조하기 바란다.

b. 가정생활

가정에는 많은 "숫자"가 있다. 예를 들면, TV의 리모컨(채널), 취사기, 세탁기, 냉난방의 리모컨(온도), 욕탕의 스위치(온도설정), 전자레인지, 커피메이커 등이다. 특히 주부의 경우는 더욱 관여할 "숫자"가 증가한다(조리할 때의 조미료, 컵, 냄비에 넣을 물의 분량, 요리에 대해서 준비하는 재료의 분량, 사람 수만큼의 식기 등). 가급적 조작이 간단하게 되도록, 취사기나 세탁기는 스위치를 누르면 자동으로 완성되는 것, 또한 냉난방이나 목욕물도 자동설정이면 좋다. 전자레인지는 요리에 따라서 구분해서 사용하는 것은 곤란하므로 "데우는 기능"만을 사용할 수 있도록 연습한다. "데우는 기능"의 단추에 씰 등을 붙여〔"시각실인"의 항(333페이지) 참조〕 그것을 누르도록 개입한다.

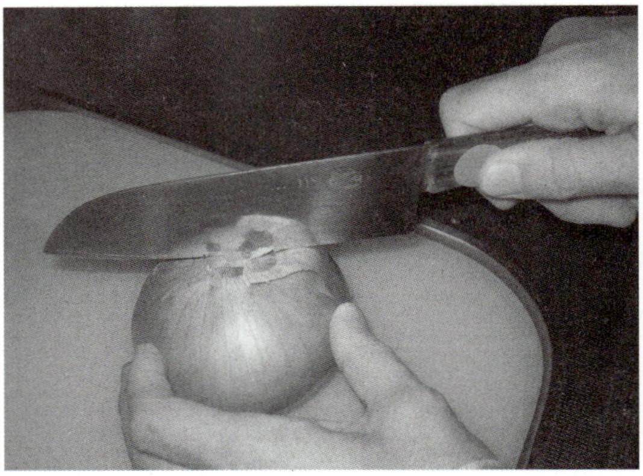

그림 14-13. 게르스트만증후군의 환자를 위해 잡는 위치를 표시한 씰

또한 가사에서의 도구의 사용도 어려운 경우가 있다. 부엌칼을 거꾸로 잡는, 다리미를 세탁물에 잘 댈 수 없는, 청소기의 사용방법을 모르는, 비로 쓰는 방향을 모르는 등이 관찰된다. 즉각 수정이 가능하고 적절한 동작을 할 수 있게 되면 좋지만 위험한 경우도 있으므로 개개의 가사동작에 대해서 반드시 확인을 할 필요가 있다. 부엌칼을 거꾸로 잡는 경우는 부엌칼을 잡았을 때의 엄지손가락의 위치 등에 씰을 붙여서 위치를 맞추면 좋다(그림 14-13).

쇼핑에서는 돈의 계산이 필요하다. 잔돈의 계산은 어려우므로 지폐를 내도록 한다.

c. 사회생활

대중교통기관의 승차권 발매기는 목적지에 맞춘 금액의 표를 사는 것이 곤란하다. 이것은 가족의 협력이 필요하다. 미리 목적지와 금액을 알고 있으면 금액을 메모해두고 그것을 확인하면서 누르면 좋다. 차표를 자동개찰기에 넣는 것도 어려우므로 자동개찰기의 구멍에 대해서 차표를 어떻게 향해서 넣는가를 연습한다. 또한 앞에서 언급한 것처럼 카드를 이용하면 좋다. 이 경우, 미리 카드를 자동개찰기에 터치하는 연습을 한다. 은행이나 우체국의 자동인출기의 이용도 금액을 바르게 누르는 것이나 화면의 순서에 따라서 단추를 누른다는 것이 곤란하다. 이것도 다른 고차뇌기능장애 사례와 마찬가지로 용지를 받아서 집에서 적은 다음에, 또는 돈의 개념을 이해할 수 있게 되면 창구를 이용하면 된다.

III 주거환경의 정비

게르스트만증후군의 경우의 주거환경의 정비는 하드웨어 면은 필요 없지만 가전제품은 조작이 간단한 것이 바람직하다.

IV 유의사항

게르스트만증후군에서는 숫자나 공간에 관련되는 도구나 기기(시계, TV, 전화, 리모컨 등)에 문제를 가지므로 어느 도구를 이해할 수 없는지를 조사하여 재학습시키는 것이 필요하다. 또한 앞에서 언급한 것처럼 공간을 나타내는 용어(저쪽, 맞은편, 바로 앞, 아래위 등)는 혼란을 초래하므로 가급적 사용하지 않도록 유의한다.

행위상실증

I 장애의 개요

실행증(행위상실증)은 마비나 감각장애 등에 기인하지 않고 과거에 습득하여 익숙하던 동작을 적절하게 시행할 수 없는 것을 가리킨다. 최초에 행위상실증을 제창한 Liepmann[8]은 행위상실증을 관념실행(관념행위상실증), 관념운동실행(관념운동행위상실증), 지절운동실행증(사지마디운동행위상실)으로 분류하였다. 그 후, 실행의 분류는 여러 가지 설이 있으나 관념운동실행과 관념행위실행의 정의가 아직 여기저기에 조금씩 볼 수 있는 것이 현 상황이다. 야마토리[9]는 관념운동행위상실증을 물품을 사용하지 않는 사회적 관습동작, 팬터마임의 장애라 하고, 관념행위상실증을 단일 물품의 동작, 복수 물품의 일련의 운동에서 언어명령, 모방, 물품사용, 자연 상황 하에서 관찰된다, 라 하고 있다. 최근의 학회보고는 이 정의를 따른 것이 대부분이다.

이 항에서는 생활 장애의 문제를 주체로 하므로, 질적인 증상을 거울삼아 주로 마루엽 등의 손상에 의해서 도구의 의미를 잘못 이해하거나, 도구에 대해서 신체를 적절하게 움직일 수 없기 때문에 도구를 잘 다룰 수 없는 것을 총괄하여 행위상실증이라 부르기로 한다.

II 지도와 간병

a. 기거 · 이동

실행 사례의 경우, 기거와 이동 동작에는 특별히 문제는 볼 수 없으나 마루엽 병변이 광범위하게 미치고 있는 경우는 길의 순서장애를 합병하는 경우도 있다. 최초는 치료사가 전송과 마중을 시행하고 요소의 표식을 따라가서 목적지까지 향하는 것을 반복해서 가르친다. 또한 오른같은쪽반맹(우동측반맹)을 합병하고 있는 경우는 이동할 때에 오른쪽의 장애물에 부딪히지 않도록 주의가 필요하다.

b. 셀프케어

실행 사례에서는 도구사용이 많이 개재하는 셀프케어에서 다양한 문제가 일어난다.

식사동작에서는 초기 무렵은 젓가락이나 스푼의 사용방법이 적절하지 않은, 스푼을 짧게 잡아버려 손가락에 음식이 묻는, 팔이나 손의 운동조절을 적절하게 할 수 없어 스푼에 음식을 조금밖에 담을 수 없는, 젓가락이나 스푼을 입에 잘 가져갈 수 없어 흘려버리는, 잘 되지 않아 손으로 집어서 먹는 등의 경향이 관찰된다. 식기를 잡고 뜨기 쉽도록 식기를 기울이는 것 등도 어렵다. 식사는 1일 3회, 매일 시행하기 때문에 횟수를 거듭하여 가면 이들의 문제는 서서히 개선이 관찰되지만, 도구를 다룰 때의 팔이나 손의 운동조정은 최종적인 문제점으로서 남는다. 또한 복약관리도 어렵다. ① 약봉지를 자르다, ② 적절한 양을 손바닥에 담는다, ③ 컵의 물과 함께 마시다, 의 세 가지 점의 어느 것을 할 수 없는가를 관찰하여 미리 약봉지를 잘라두는 등, 필요한 부분에 보조와 개입을 한다. 몸 단정히 하기 동작에서는 빗이나 칫솔, 면도기의 도구의 사용이 곤란하다. 칫솔의 솔 쪽이 아닌 쪽을 이빨에 대는, 칫솔에 치약을 묻힐 수 없는, 칫솔을 움직이는 방향이 적절하지 않은, 빗으로 이빨을 닦으려 하는, 면도기의 스위치를 넣을 수 없는, 면도기를 턱을 따라서 잘 댈 수 없는 등이 관찰된다. 또한, 동작의 순서의 혼란에서는 이빨을 닦을 때에 컵에 물을 넣기 전에 컵에 입을 가져가거나 면도기를 스위치를 넣기 전에 턱에 대는 등이 관찰된다.

목욕동작에서도 많은 도구가 개재하기 때문에, 목욕물 온도의 조정, 착탈의, 욕실에서의 도구사용(샴푸, 린스, 세면기, 목욕타월, 헤어드라이어, 비누, 몸 닦기 타월) 등에 문제를 갖고 있으며, 펌프식 샴푸를 누르는 방법을 모르는, 타월에 비누를 묻힐 수 없는, 머리를 감을 때에 작게 움직이므로 잘 씻을 수 없는 등이 관찰된다.

이들의 문제점을 요약하면 셀프케어에서의 관찰해야 할 요점은,

1. 도구를 어떻게 잡고 있는가,
2. 어떻게 도구를 움직이고 있는가,
3. 잡고 있는 도구(tool)와 작용하는 도구나 물건(object)의 관계가 잘못되는가,
4. 동작 순서의 혼란이 있는가,
5. 지시를 이해하고 있는가, 등이다.

개입은 대충 이 다섯 가지 관점에서부터 생각한다.

1. 도구를 잘못 잡다: 도구를 잘못 잡을 때는 우선 치료사가 도구에 맞춰서 행위상실증 환자의 손의 형태를 바른 폼으로 하고, 그 다음에 사용하게 한다. 예컨대 전기면도기에 대해서 부적절하게 잡은 경우, 전기면도기를 적절하게 잡는 폼을 형성한 다음에 수염을 깎게 한다(**그림 14-14**).
2. 도구를 잘못 움직이다: 이 경우는 손이나 팔을 움직이는 방법, 즉 관절의 위치나 운동조절의 장애이다. 잘못된 운동이 일어나기 전에 동작에 적절한 관절의 위치와 적절한 손과 팔의 운동을 치료사가 손을 곁들여 바른 동작으로 유도하여 함께 시행한다. 예컨대, 앞에서 언급한 면도로 말하면, 턱의 둥그스레함에 맞춰서 전기면도기를 움직여 가려면 미묘한 관절조절(손을 움직이는 방

법의 조정)이 필요하다. 치료사가 턱에 맞춰서 대상자의 손을 유도하고 적절한 운동 방향으로 유도해간다(**그림 14-14**). 모방에 의한 개선이 관찰되면, 우선 치료사가 시행하고 그것을 모방하여 시행을 시킨다.

3. Tool과 object의 관계를 잘못하다: Rothi 등[10)]은 관념행위상실증을 도구사용에서의 개념적 지식의 상실이라 한 다음에, 개념 시스템의 사고방법을 제시하였다. 잡고 있는 쪽의 도구를 도구(tool)라 부르고, 기계적인 유리성을 주는 것이라 하고, 대상이 되는 도구를 대상(object)이라 부르고 행위를 받는 것이라 하였다. 즉 우리들이 도구를 다룰 때는 이 tool과 object의 관계가 항상 변화하여가게 된다. 예컨대, 칫솔에 치약을 묻힐 때는 치약이 tool이 되고 칫솔이 그 행위를 받으므로 object가 된다. 셀프케어에서는 빗으로 이빨을 닦으려고 하거나, 칫솔로 눈썹을 빗는다는 행위가 관찰된다. 이와 같이 적절한 object에 작용하고 있지 않은 경우는 tool에 손을 곁들여서 적절한 object로 유도하여간다. 이 밖에도 tool을 잡는 문제인가(요점의 1), object를 움직이는 방법의 문제인가(요점의 2) 등도 생각할 수 있으므로 어디에 문제가 있는가를 분석해서 개입하여간다.
4. 동작의 순서가 잘못되다: 복잡한 계열행위는 최초에는 계열의 수를 줄여서 연습한다. 예컨대, 몸 단정히 하기 동작은 칫솔, 치약, 컵, 물, 수도가랑, 수돗물, 세면기, 타월, 세수비누, 화장도구, 면도기 등, 상당히 복잡한 계열행위이다. 그래서 처음에는 대상으로 하는 도구의 수를 최소한으로 한다. 이빨닦기 동작에서는 칫솔과 물을 넣은 컵만으로 연습하고 서서히 도구를 증가시킨다.

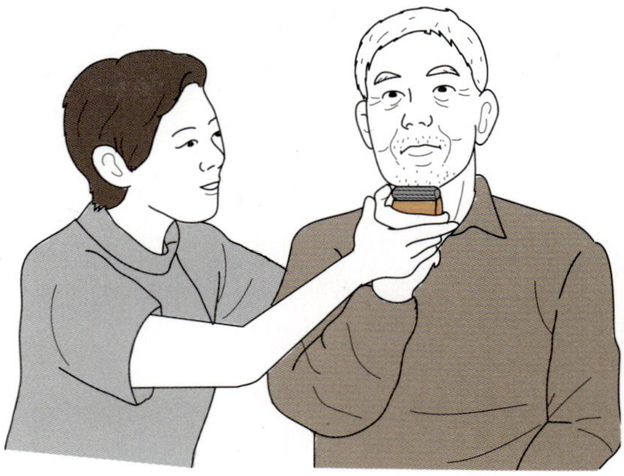

그림 14-14. 실행 환자에 대한 개입
1) 도구를 잘못 잡다→도구에 맞춰서 손의 형태를 만들다.
2) 도구를 잘못 움직이다→바른 방향으로 손을 곁들여서 유도한다.

5. 지시를 이해할 수 없다: 구체적인 지시를 준다. 행위상실증 검사인 표준 고차 동작성 검사에는 물품사용검사에서의 지시양식의 구두명령으로서 "이것을 사용하시오"라는 사용명령과 구체적인 동작지시를 하는 "○○을 사용해서 실제로 △△를 하시오"라는 동작명령의 두 종류가 있다. 그리고 구체적인 지시인 동작명령에 의해서 개선되는 일이 있으므로, 일상생활에서도 예컨대 "이 면도기로 턱수염을 깎으시오" 등과 같이 구체적인 동작지시를 내는 편이 좋다.

c. 가정생활

가정생활에서는 셀프케어보다 더 많은 도구나 계열행위, 광범위하고 복잡한 도구사용이 요구된다. 요리, 세탁, 청소 등 개개의 동작의 문제를 분석할 필요가 있다. 특히 요리는 복잡한 공정에 더하여 시간 내 처리도 요구된다. 이것도 셀프케어에 따라서 언급한다.

1. 도구를 잘못 잡다: 부엌칼이나 껍질을 벗기는 기구, 다리미, 청소기, 빨래집게 등 적절하게 잡을 수 없다.
2. 도구를 잘못 움직이다: 빗자루를 적절하게 움직이고 있지 않으므로 쓰레기가 모이지 않는, 부엌칼로 야채를 자르지 않고 두드리는, 리모컨을 누르지 않고 손가락이 미끄러져 버리는 등이 관찰된다.
3. Tool과 object의 관계를 잘못하다: 전자레인지의 시작 버튼이 아닌 곳을 눌러버리는, 주전자에 물을 끓이려고 하여 주전자를 올려놓지 않은 상태에서 가스레인지의 불을 붙여버리는, 인감도장을 종이에 대해서 똑바로 찍을 수 없는, 비닐봉지로 식탁을 닦는 등이 관찰된다.
4. 동작의 순서가 잘못되다: 완전자동세탁기에 세제를 넣지 않고 세탁을 시작하는, 조미료를 잊고 넣지 않는, 물을 넣지 않고 밥을 짓는 등이 관찰된다.

개입방법은 셀프케어와 마찬가지이다.

요리와 같이 복잡한 계열행위는 시각적 이해가 괜찮다면 요리를 간이화하여 그림으로 해설한 조리법 등을 따라서 시행하는 것도 효과적이다. 다만 조리법을 보면서 하는 반복연습이 필요하다. 필자는 행위상실증 사례에 대해서 조리법을 보면서 하는 조리실습을 시행하였다[11]. 하나의 메뉴는 조리법을 보면서 3~4회 연습을 반복하고 달걀구이나 카레, 된장국 등, 본인이 가정에 되돌아가서 할 수 있을 것 같은 메뉴의 조리법을 10 수매 정도 작성하였다. 요리 조리법에 기재하는 요점은 도구의 이름, 분량, 순서의 세 가지 점이다.

이 밖에도 가정생활에서 흔히 시행되는 동작을 조사하여 개개의 생활동작에 맞춰서 개입을 할 필요가 있다.

d. 사회생활

실행 사례는 여러 가지 도구에 맞춰서 신체를 미묘하게 조정하여 동작을 시행하는 것이 곤란하다. 즉 훈련에서의 성과가 실제의 생활장면이나 사회생활 장면에 일반화한다는 것은 기대할 수 없다. 따라서 사회생활 장면에서의 개개의 동작을 구체적으로 파악하여 정성스럽게 개입할 필요가 있다. 직업생활 등 사회생활에서의 도구사용의 문제에 대한 개입은 앞에서 언급한 내용에 준한다. 대중교통기관의 이용이나 은행 · 우체국의 이용은 문제에 상응하여 다른 고차 뇌기능장애의 사회생활의 항을 참조하여 시행하기 바란다.

III 주거환경의 정비

다른 고차 뇌기능장애와 마찬가지로 평소 사용하는 도구는 눈에 띄는 장소 · 같은 장소에 둔다. 리모컨 스위치, 욕실 등의 자동 스위치 등은 조작이 간단한 것으로 한다. 본인이 익숙하여 사용하기 쉬운 것은 바꾸지 않는 등의 고안이 필요하다.

IV 유의사항

가족에게 실행을 이해를 시키는 것은 어렵지만, 어떠한 증상인지를 알기 쉽고 동시에 구체적으로 설명하여 증상에 대한 이해를 촉구할 필요가 있다. 행위상실증은 도구의 사용방법의 응용이 곤란하므로 이러한 것을 이해시킨 다음에, 생활 장면에서의 문제를 관찰시키고 구체적인 개입방법이나 지시를 내리는 방법, 환경 설정 등을 서로 이야기하는 등, 긴밀히 연락을 취할 필요가 있다.

이마엽성 동작장애

I 장애의 개요

이마엽성(전두엽성)의 행동장애에는 다음의 것을 생각할 수 있다.

1. 손의 동작의 억제장애
2. 피영향성 행동의 장애
3. 동작의 반복
4. 수행기능장애

1. 손의 동작의 억제장애: 자기의 의지와는 관계없이 주위의 것을 파악해버리는 "본능성 파악반응", 역시 오른손이 자기의 의지와는 관계없는 행위를 하고 그것을 왼손으로 멈추려고 하는 "도구의 강박적 사용", 마치 왼손이 다른 사람의 손처럼 행동하는 "다른 사람의 손 징후", 오른손으로 시행하고 있는 행위와 왼손으로 반대의 행위를 해버리는 "길항실행"이 있다. 강한 본능성 파악반응은 자성반응이나 탐색반응으로서 나타난다. 병소는 이마엽 안쪽 면이다. 또한 다른 사람의 손 징후의 병소는 뇌들보 무릎부분, 몸 부분 앞 절반, 열위 반구 이마엽 안쪽 면이다.
2. 피영향성 행동의 장애: 상대방의 행동을 흉내내버리는 모방행동, 자기의 의지와는 관계없이 도구를 사용해버리는 "도구의 사용행동", 역시 자기의 의지와는 관계없이 주위의 환경이나 자극에 용이하게 반응해버리는 환경의존증후군 등이 있다. 예컨대 병실의 냉장고가 눈에 들어오면 냉장고의 도어를 열어 자기의 것이 아니더라도 안에 있는 우유 등을 멋대로 마셔버리는, 화장실 앞을 지나면 화장실에 가고 싶지 않아도 들어가 버리는 등의 행동이 관찰된다.
3. 동작의 반복: 반향동작, 반향언어, 강박적 언어반응 등의 외적 자극에 대해서 반사적, 강박적으로 응답하는 것, 고집증(보속, perseveration)과 같이 단순한 동작을 불수의적으로 반복하고 의도적으로 멈출 수 없는 것, 비정상적인 반복운동인 상동행동 등이 있다. 반향동작, 반향언어, 강박적 언어응답 등의 책임병소는 보족운동영역, 앞쪽 띠이랑(전부 대상회)을 포함하는 이마엽 안쪽 면, 고집증의 병소는 이마엽 안쪽 면, 상동행동의 병소는 이마엽 안쪽면이나 눈확(안와)면이며 치매질환 등에서 흔히 관찰된다. 고집증과 함께 파악반사, 본능성 파악반응을 수반하는 일이 많다. 상동행동은 고집증과는 달리 복잡한 일련의 행위의 반복이나 일정한 행동을 단속적으로 반복한다.
4. 수행기능: 목표의 설정, 계획, 계획의 실행, 효과적인 행동 등의 기능이 포함된다. 수행기능 장애는 주의장애, 행동의 시작곤란, 자발성의 저하, 행동의 전환이나 유지, 유창성의 장애, 충동성이나 탈억제 등과 연관성이 있다. Sohlberg 등[12]에 따르면, 수행기능장애를 가지면 동작의 시작곤란, 활동에 대한 고집, 체제화

의 장애, 사고의 생성, 억제결여 등의 문제가 관찰된다고 한다. 의사소통과 쇼핑에 대해서 예를 들면, 회화에 있어서, 회화를 시작하지 않는(시작의 곤란), 회화의 순번을 기다릴 수 없는(고집), 부적절한 언동(억제곤란), 별개의 화제로의 비약(체제화의 장애), 회화를 만들어내지 못하는(사고의 생성의 장애), 쇼핑에서 냉장고가 비어있어도 식료품점에 가려고 하지 않는(시작의 곤란), 충동구매를 해버리는(억제곤란), 쇼핑 리스트를 작성하지 않는(체제화의 장애), 목표로 하는 것이 없을 때 대용의 것을 발견할 수 없는(사고의 생성의 장애) 등의 문제가 있다고 한다. 수행기능장애에 대한 재활은 ① 주의를 높이는, ② 추상사고나 문제해결의 훈련을 체계적으로 시행하는, ③ 모니터링 능력을 배양하는, ④ 계획적으로 수행하는 등이 기본이다.

II 지도와 간병

이마엽성의 동작장애의 지도와 간병의 요점은 다음의 점을 들 수 있다.

1. 접하는 방법의 요령: 이마엽에 손상이 있는 경우는 쉽게 노여워하거나 충동성을 수반하는 일이 많다. 또한 혼란이나 패닉이 되는 경우도 있다. 회화를 할 때는 이해하기 쉽도록 천천히 이야기한다. 구체적인 지시를 내리도록 〔"먹은 것은 내려주세요"가 아니라 "다 먹은 식기는 쟁반마다 복도의 선반에 되돌려주세요" 등〕, 눈을 맞추도록, 명령어조 등으로 자극하지 않도록, 대상자의 눈의 선 위에서부터 또는 정면으로 서면 압박감을 주므로, 눈의 선은 아래에서부터, 그리고 정면이 아니라 비스듬한 방향에서부터 접하도록 한다.
2. 동작의 항진에 대한 억제를 하는 방법: 피영향성의 행동이 출현한 경우, 반대쪽의 손으로 눌러서 그 손을 포켓에 넣는다. 또는 자기가 목소리를 내어 구령을 붙인다.
3. 환경 주변의 자극을 적게 하다: 주변에 여러 가지의 것이 있으면 의지와는 관계없이 행동해버리기 때문에 가급적 주위에서부터 쉽게 자극되는 것을 배제한다. 예컨대 도어는 항상 닫는, 책상 위 등에는 아무것도 놓지 않는 등이다.
4. 환경의존의 이용: 반대로 행동을 일으켰으면 할 때는 환경의존을 이용하는 일도 있다. 예컨대, 정원에 물을 뿌리고 싶을 때에는 정원으로의 문을 열어두는, 물뿌리개를 가까이에 두는 등이다.
5. 고집증의 해제: 회화에서 고집증이 출현하였을 때에는 다른 화제나 사건에 주의를 돌리게 함으로써 주의방향을 돌린다.

a. 기거 · 이동

이마엽성의 행동장애에서는 동작 그 자체에는 문제가 없다. 그러나 환경의존이 있으면 의지에 관계없이 다른 사람이 일어나면 자기도 일어나거나, 병실의 밖을 걷고 있는 사람을 보면 자기도 병실을 나가버리는 등이 관찰된다. 이들은 서서히 볼 수 없게 되지만 목소리를 내서 자기의 행동을 통제하는 등도 좋다〔"지금은 OT에 갈 시간" 등〕.

b. 셀프케어

급성기나 중증사례에서는 셀프케어에서 동작의 시작의 곤란이나 고집증, 정지, 주의를 딴 데로 돌리는 등이 관찰된다. 이 경우는 재촉이나 유도가 필요하다. 부정적 또는 성급하게 말을 거는 것은 쉽게 노여워하기 쉬워진다. 예컨대, 착탈의 때에 주의를 딴 데로 돌려서 동작이 멈춰버린 경우는 "한눈팔지 말고 빨리 입으시오" "시간이 없어요" 등이 아니라, "○○씨, 다음은 오른 소매를 끼어 넣으시오" 등이라 지금 시행하고 있는 동작으로 주의를 되돌린다. 또한 착탈의에서는 계절에 맞는 의복의 조정이 어렵다. 겨울에 반소매를 입고 있거나, 더운 시기에 몇 겹이나 입고 있는 일이 있다. 이것에는 자율신경의 장애도 관여하고 있다고 생각된다. 계절에 따른 의복을 서서히 선택할 수 있도록 조언한다. 또한 사물을 잘 수행하기 위해서는 자신의 행동을 감시(모니터링)하고, 수정 · 조절하는 능력이 필요하지만, 자기감시능력에 장애가 있으면 단추를 지나치게 세게 당겨 망가트리는, 신발 끈을 자르는 등이 관찰되는 일도 있다. 힘의 세기조정을 지도한다.

식사동작에서는 급성기에 같은 반찬을 계속 먹는, 젓가락을 사용하지 않고 손으로 먹는, 국물을 공기에서 직접 거둬들이는 등이 관찰된다. 이들은 의식이 청명해지면 소실되는데 무리하게 강요하지 말고 서서히 평소의 방법으로 되돌려간다.

몸 단정히 하기 동작에서는 고집증 현상이 있으면 이빨을 계속 닦는, 수염을 계속 깎는, 같은 장소만 시행하는 등이 관찰된다. 이러한 경우는 숫자를 세어 1개소에 대해서 몇 개까지 세면 다음 개소를 시행하는 등의 지도를 한다.

배설동작에서는 고집증을 때문에 화장지를 계속 풀어내는, 환경의존 때문에 흘려버린 물로 손을 씻는 등이 일어나는 경우도 있다. 문제마다 대책을 생각한다. 앞에서 언급한 예에서는 화장지를 감을 때에 다섯까지 세면 종이를 자르는, 마개를 닫은 다음에 물을 흘리는 등을 연습한다.

복약관리가 어려운 경우는 1회마다 약을 분류하고 복약의 시간을 자명종으로 세트해 두는 등의 고안을 한다.

c. 가정생활

중증사례에서는 기상 후 즉각 행동개시가 곤란하다. 따라서 아침의 일련의 행동을 종이에 일람표를 만들어 그것을 확인하면서 행동하거나, IC 레코더에 녹음한 행동을 들으면서 시행하는 등의 고안을 한다. 생활 활동이 습관화 · 자동화되기 위해서는 반복하는 연습이 필요하다. 이를 위해서는 계열 스텝을 나눠서 스텝마다 연습한다. 어떤 스텝이 가능해지면 다음의 스텝을 연습하여 일련의 행동으로 연결시켜간다. 예컨대, 아침식사를 준비할 때, 커피를 끓이고 빵을 토스터에 굽는 순서 등을 스텝으로 나눠서 연습한다. 계열이 많으면 커피를 섞은 스푼으로 빵에 버터를 바르는, 빵을 굽지 않고 버터를 바르는, 커피분말을 넣기 전에 스위치를 넣는 등, 순서를 생략하거나 반대로 하거나 한다.

부엌에서의 식기세척의 순서, 세탁기나 청소기, 전자레인지 등의 가전기기의 사용방법 등, 개개의 장소에서도 문제가 발생한다. 기본 순서를 적은 메모를 각각의 개소에 붙이고 그것을 보면서 시행한다.

또한, 금전관리가 곤란한 경우도 많다. 월급날에 한번 사용하는, 수중에 돈이 없을 때는 대출을 받는, 인터넷쇼핑에 빠지는 등의 문제가 많이 관찰된다. 급료는 모두 본인에게 건네주는 것이 아니라 1주일분씩 건네주고 주초에 갖고 있는 돈의 범위 내에서 필요한 것(담배, 커피, 버스요금 등)을 용돈 수첩에 써내려가고, 남은 돈으로 좋아하는 것을 사는 등의 규칙을 정해둔다.

기본적으로 평소 언제나 시행하는 활동은 패턴화하여 둔다. 맨 처음에 같은 시간 · 같은 순서로 시행하도록 노력하면 그 동안에 생각하지 않아도 할 수 있게 된다.

d. 사회생활

일상의 생활이라면 어떻게든 시행하고 있어도 예정의 변경에 대응하는 것이 어렵다. 그 경우는 예정의 변경을 적은 메모를 몇 번이나 눈에 띄는 장소에 붙이는(냉장고, 화장실 문), 전날에 다음날의 스케줄을 확인하는, 자명종을 세트하는 등, 복수의 방법으로 확인을 할 필요가 있다. 개인용 컴퓨터의 스케줄 시스템의 이용도 효과적이다. 오류를 방지하기 위해 스케줄, 주소록, 전화번호 · 계획표, 알람(alarm) 기능 등을 이용한다.

수행기능이 잘 작동하지 않으면 요령 있게 시행할 수 없기 때문에 의식적으로 시행할 필요가 있다. 이를 위해 일의 활동에 대해서는 ① 몇 시까지 무엇을 어느 정도 시행하는가, 목표 · 계획을 세우는, ② 과제수행은 한번에 착수하지 않고 하나씩 하는, ③ 지시된 것은 복창을 하는, ④방 법의 순서나 지시된 것은 종이에 적는, ⑤ 용무가 끝난 메모는 남기지 않고 버리는, ⑥ 복수의 사람의 이야기를 동시에 듣지 않는, ⑦ 할 수 있었던 일은 확실히 시행할 수 있었는지를 확인하는, ⑧ 자기의 책상 주위는 항상 정리하고 메모를 붙이는 판을 두거나, 언제나 사용하는 용구를 같은 장소(가장 위의 서랍의 바로 앞)에 두는 등의 고안을 한다, 라는 점에 주의를 기울인다.

또한, 문제가 발생하였을 때 패닉이 되는 일이 있기 때문에 해결수단도 생각해둘 필요가 있다. 과제(지각, 사고, 천재, 상사 · 동료로부터의 질책, 트러블의 처리 등)를 설정하여 시뮬레이션을 시행한다. 일정한 규칙에 따를 수 있을 때는 행동할 수 있으나, 예컨대 지각이나 사고 때의 연락방법(어떻게 전달하는가, 어떠한 교통수단을 사용하는가) 등의 최선의 방법을 치료사와 함께, 또한 그룹 등에서 동료와 함께 생각한다. 자기의 행동이 잘 시행되고 있는지 어떤지의 모니터링이 어려워도 동료의 좋은 의견이나 별로 참고가 되지 않는 것 같은 의견 등을 들으면 바르게 판단할 수 있어 자기의 행동에 반영할 수 있는 경우도 있다. 이러한 문제해결 수단의 시뮬레이션을 사회복귀 전에 시행하여두면 좋다.

또한 쉽게 노여워하거나 충동성이 있는 예에서는 자기행동기록을 하여, 무엇이 계기가 되어 있는가를 찾는다. 예컨대 시끄러운 장소, 자동차 소리, 어버이의 자기에 대한 부정적인 언동, 동성(또는 이성)이 많이 있는 장소, 원래 근무하고 있었던 회사 가까이를 지나는 것, 동료 등, 다양한 요인을 생각할 수 있다. 계기가 발견되면 가급적 그것을 제거하는 연구를 한다. 예컨대 시끄러운 장소에 갈 때는 귀마개나 MP3 플레이어 등으로 좋아하는 음악을 트는, 부정적인 언동이라면, 주위의 사람은 가급적 본인의 노여움을 초래하는 발언을 삼가는 등이다.

III 주거환경의 정비

가정 내의 것은 본인이 알기 쉽도록 정비해둔다. 예컨대 식기찬장에 있는 것을 칸마다 라벨을 붙이는, 언제나 필요한 것(열쇠, 지갑, 휴대전화 등)을 보관 상자를 준비하여 눈에 띠는 장소에 두는, 적어 넣을 수 있는 큰 달력으로 하는, 냉장고 등에 메모를 붙이는 등이다. 또한 수면 리듬이 일정하지 않고 아침에 일어날 수 없는, 밤에 잠들 수 없는 등, 수면-각성 리듬의 문제가 있는 경우는 주간은 커튼을 열어 조명을 밝게 하고, 반대로 밤에는 어느 방도 조명을 완전히 끄는 등 주야의 상황을 명확히 한다.

IV 유의사항

앞에서 언급한 것처럼 특히 수행기능장애 환자에서는 간병인이나 치료자 등의 말을 거는 방법이나 지시하는 방법이 매우 중요하다. 의미를 이해하기 어려운 경우도 있으므로 구체적인 지시를 내린다. 본인의 노여움을 유발하기 쉬운 발언은 피하는 등에 유의하여 보다 유용한 개선을 촉구하는 궁리를 한다. 또한 간병인이나 치료자는 당사자의 정서면을 배려하는, 관심사(좋아하는 음악의 장르, 패션의 경향 등)를 존중하는 등이 필요하다. 협력적인 자세를 보여주고 정보의 공유를 한다.

V 과제

중증 사례를 제외하고 수행기능장애 환자는 병원처럼 보호된 환경 하에서는 구체적인 문제는 겉으로 나타나지 않는다. 퇴원 후에 여러 가지 문제가 발생한다고 생각되므로, 입원 시에 수행기능에 관한 검사결과로부터 수행기능장애를 발견하면, 앞에서 언급한 것 같은 가정이나 사회생활에서의 문제를 추정한 개입을 시도할 필요가 있다.

■ 문헌

1) 種村留美：右半球障害について—特に左半側無視の多様性とその捉え方を考える．作業療法, 17 ： 448-454, 1998
2) 重野幸次，種村留美：半側無視患者におけるADLの問題点．総合リハ, 22 ： 121-126, 1994
3) Cook EA, Luschen L, Sikes S : Dressing training for an elderly woman with cognitive and perceptual impairments. Am J Occup Ther, 45 : 652-654, 1991
4) 高畑進一：在宅生活を営む左半側無視患者の介護者が困っていること．広島大学大学院医学系研究科保健学専攻修士論文, 1999
5) Robertson IH : Spaciomotor cueing in unilateral left neglect three case studies of its therapeutic effects. J Neurol Neurosurg Pshychiatry, 55 : 799-805, 1992
6) Lissauer H : Ein Fall von Seelenblindheit nebst einem Beitrage zur Theorie derselben. Arch Psychiatr Nervenkr, 21 : 222-279, 1890(波多野和夫，浜中淑彦訳：精神医学, 24 ： 93-106, 1982)
7) Zihl J著，平山和美訳：脳損傷による視覚障害のリハビリテーション. pp158-177, 医学書院, 2004
8) 大東祥孝： Morlaás と Liepmann —失行論の系譜．神経心理学, 9 ： 76-78, 1993
9) 山鳥 重：神経心理学入門．医学書院, 1985
10) Rothi LJ, Ochipa C, Heilman KM : A cognitive neuropsychological model of limb praxis. Cognitive Neuropsychology, 8 : 443-458, 1991
11) 種村留美：観念失行症例に対するADLおよびAPDL訓練について．日本作業療法士協会作業療法事例集. pp50-55, アイペック, 1998
12) Sohlberg MM, Mateer CA : Cognitive rehabilitation ; An integrative neuropsychological approach. pp230-268, The Gilford Press, 2001

15 치매(노년기)

I 장애의 개요

치매는 병이며 나이가 듦에 따른 단순한 "건망증"과는 다르다. 치매란 후천적인 뇌의 병에 의해서 일단 정상으로 발달한 지적 기능이 전반적이고 동시에 지속적으로 저하하여, 일상생활에 지장을 초래한 상태라 정의되고 있다. 치매의 초기는 가령에 의한 "건망증"과의 구별이 어렵지만, 치매에서는 기억장애 이외에 시간이나 판단도 불확실해지고, 피해망상이나 환청 등 정신증상을 수반하는 일이 있는 등의 점이 특징이다. 치매는 원인에 따라서 혈관성과 신경변성성으로 크게 나뉜다. 혈관성 치매는 혈관의 장애에 기인하고 다발경색성, 겉질밑 혈관성, 겉질 및 겉질밑 혼합성 혈관성 등으로 분류된다. 한편, 신경변성성 치매는 신경 그 자체가 위축 · 소실하는 것으로, 가장 많은 알츠하이머(Alzheimer)형 이외에. 레뷔(Lewy)형, 이마-관자엽형 등이 있다.

알츠하이머병의 원인은 아직 불명이다. 뇌의 신경세포가 보통의 노화보다 빨리 급격하게 감소하고 뇌가 병적으로 위축하여 고도의 지능저하나 인격의 붕괴가 일어난다. 초기의 단계에서는 운동마비나 감각장애 등의 신경증상은 없고 완만하게 발병하여 서서히 진행한다. 또한, 병의 자각이 없는 것도 특징이다. 증상으로서는, 우선 "건망증"을 들 수 있다. 최초에는 오래된 기억은 비교적 유지되어 있으나, 새로운 것을 기억하기 어렵고 잊기 쉽다. 병이 진행하면, 기억장애가 생활에 지장을 초래한다. 예컨대 회화를 하고 있어도 직전화제를 잊으므로 같은 이야기를 반복하거나 몇 번이나 식사를 요구하거나 한다. 또한 시간, 장소, 사람이나 물건의 판단이 서지 않게 되어 자택이나 화장실의 장소를 모르는, 몸치장을 하지 않는, 이물질을 먹는 등의 행동이 관찰된다.

한편, 뇌혈관장애에 의한 치매는 뇌경색이나 뇌출혈에 의해서, 뇌혈류가 감소하여 일부의 세포에 산소가 공급되지 않아 그만큼의 뇌의 작용이 나빠지는 상태이며, 건망증, 두통, 현기증, 마비, 언어장애, 지적 기능의 저하 등의 증상이 관찰된다. 뇌졸중의 발작이 일어날 때마다 단계적으로 악화하는 일이 많다. 뇌혈관장애에 의한 치매는 장애된 부위에 따라, 일부의 능력만이 저하하고 기억장애가 심해도 인격이나 판단력은 비교적 유지되어 있는 일이 많다.

치매의 증상은 중심증상과 주위증상으로 크게 나뉜다. 중심증상은 앞에서 언급한 기억장애나 판단력의 저하 등이고 반드시 관찰되는 것이다. 주변증상에는 개인차가 있으며, 쉽게 노여워함, 불안, 환각망상, 배회, 이식과식 등의 이상행동을 말한다. 치매와 유사한 증상을 나타내는 "우울병"이나 "섬망"은 치료에 의해

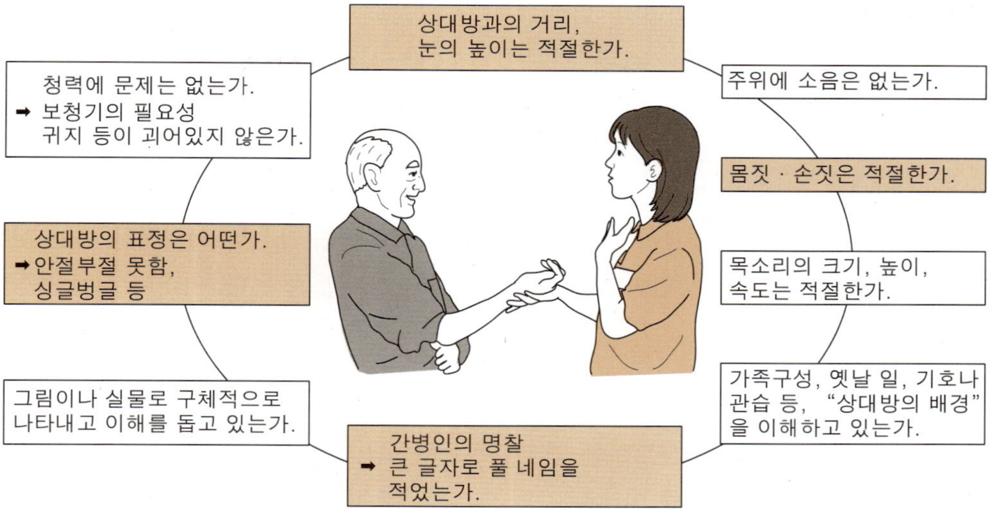

그림 15-1. 치매와 의사소통의 요점

서 개선되는 일이 있으므로 감별은 매우 중요하다. 치매에서는 기억이나 다양한 행동이 장애되지만 현 단계에서는 상실된 기능을 원래로 회복할 수는 없다. 따라서 신체적 · 정신적인 잔존기능을 가능한 한 오래 유지하는 것이 치료의 목적이 된다.

현재 치매의 중심증상을 근본적으로 치료하는 방법은 없으나 약물로 알츠하이머병의 진행을 늦추는 것은 가능하다. 주변증상에 대해서는 환각이나 불안 등의 정신증상, 소음이나 배회 등의 문제행동을 향정신약제에 의해서 경감할 수 있는 경우가 있다.

뇌혈관장애의 경우는 치매 이외에 언어상실증이나 마비구축 등 운동장애를 수반하는 일이 많고 자발성 · 활동성이 저하하기 쉽다. 자리보전이 되면 인지기능도 저하하는 경우가 많으므로 재활에 의해서 신체 · 인지기능의 개선유지를 도모한다. 뇌혈관장애의 예방 및 재발예방은 그 후유증인 치매를 일으키지 않기 위해서도 중요하다.

II 지도와 간병

여기서는 인지장애에 관련되는 ADL의 문제에 대해서 정리한다. 뇌혈관장애 등에 기인하는 운동기능의 저하에 관련되는 문제에 대해서는 각론 1 "뇌졸중"의 항(54페이지)을 참조하기 바란다.

a. 의사소통 (그림 15-1)

치매가 진행하면 지남력(시간이나 공간의 인식)이 혼란하여 타계하였을 가족을 찾거나, 자택에 있음에도 불구하고 "집에 돌아가고 싶다"라 말하는 경우가 있다. 또한 이들이 부정된 경우에는 큰 목소리를 내거나 난폭하게 구는 일이 적지 않다.

대뇌겉질(대뇌피질)의 극도의 위축, 또는 정상적인 신경세포 사이의 정보전달이 제한되는 치매에서 꿈을 꾸고 있을 때처럼 현실과 과거의 기억이 혼란한 채로의 상태가 낮 동안에도 계속되고 있다면 "당신 어머니는 벌써 타계하였다" "당신의 생가는 전쟁 후 얼마 안 되어 파괴하였으므로 지금은 없다"라는 논리적인 부정이나 설득은 거의 의미가 없고 대개는 흥분을 조장할 뿐이다.

간병인은 언어적 또는 비언어적으로 작용하여 언동의 잘못을 지적하는 것보다 그 배경에 있는 심정을 살펴 공감하고 경험이나 감정을 수용하도록 노력한다.

1 언어적 의사소통

말에 의해서 의사의 소통을 도모하는 경우, 목소리가 들리고 있는가, 내용을 이해하고 있는가, 발화에 지장은 없는가 등이 문제가 된다. 우선, 청력의 저하, 귀지의 제거, 보청기의 필요성, 간병인의 목소리의 크기, 높이, 속도, 주위의 소음에 대해서 고려한다.

또한 이야기의 내용은 한번에 하나, 짧고 간단하게 한다. 말꼬리를 잡아서 틀린 것을 교정하기보다는 말하고 싶은 것을 살펴서 보완하도록 노력한다. 익살이나 유행어는 유머를 말할 작정이라도 많은 경우 오해를 초래하기 쉽다. 의사를 질문 받고 대답에 막히는 경우는 "네" "아니요"로 대답할 수 있는 것 같은 질문으로 한다. 예컨대 "무엇을 먹고 싶습니까"가 아니라, "사과를 먹겠습니까" 등 구체적으로 묻는다. 치매가 진행되어 사과가 무엇인지 생각나지 않을 때는 그림이나 실물을 보여준다. 간병인이 처음에 이름을 대도 잊는 일이 많으므로 큰 글씨의 이름표를 단다.

2 비언어적 의사소통

의사전달은 언어 10%, 비언어 90%라 일컬어질 만큼 몸짓, 손짓이나 표정은 많은 것을 전달한다. 치매에 한정되지 않지만, 이야기할 때는 눈의 높이를 맞추고 상대방이 안심하는 것 같은 시선으로 의사나 심정을 살펴서 알도록 노력한다. 어쩐지 안절부절 못하여 안정되지 않을 때는 불안이 있는가, 화장실에 가고 싶은가 등, 주의의 대상을 생각한다. 또한 본인의 기호나 관습 또는 개인역사를 아는 것은 의사소통의 힌트가 된다. 어떠한 때에 표정이 부드러워지고 웃는 얼굴을 볼 수 있는가, 매일의 관계 속에서 하나라도 많이 찾아내어 공유하였으면 한다.

b. 음식물 섭취 · 삼킴 (그림 15-2)

치매가 진행함에 따라 식사에 대한 관심이 희박해지거나 또는 만복감의 결여에 의해서 몇 번이나 식사를 요구하는 일이 있다. 또한 젓가락이나 스푼을 보고도 사용방법을 잊어 손으로 집어서 먹거나 이물질을 입에 넣거나 흡인을 하거나 다양한 행동이 관찰된다. 한편, 이들의 행동이나 정신증상에 주목한 나머지 탈수, 낮은 영양이나 변비 등의 증상을 간과하기 쉽다. 본인이 목마름이나 권태감 등을 호소하지 않는 일도 있으므로 간병인은 식사나 수분의 섭취량, 배뇨나 배변, 발한 등에 유의할 필요가 있다. 식사횟수, 주식 · 부식의 양, 기호품, 식사 이외의 수분섭취량 등도 파악한다. 수분은 식사를 포함하여 1일 1,500~2,000*ml*가 기준이 된다. 세끼를 먹고 있다면 식사 이외에 500~1,000*ml*를 섭취한다. 다만 콩팥질환이나 당뇨병이 있는 경우는 주치의의 지시에 따른다.

1 맛있게 먹는 환경

우선 식사에 적합한 환경을 갖춘다. 방의 밝기 · 온도는 적합한가, 본인의 흥미를 끌지 않는 TV 프로그램이 큰 소리로 흐르고 있지 않

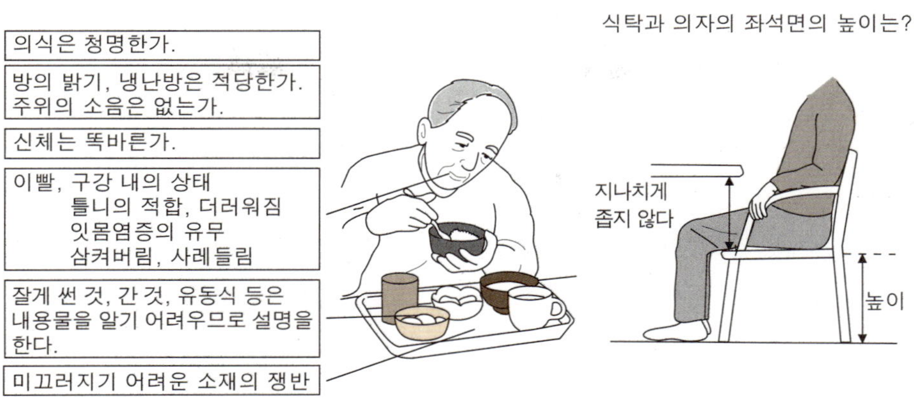
의식은 청명한가.
방의 밝기, 냉난방은 적당한가.
주위의 소음은 없는가.
신체는 똑바른가.
이빨, 구강 내의 상태
틀니의 적합, 더러워짐
잇몸염증의 유무
삼켜버림, 사레들림
잘게 썬 것, 간 것, 유동식 등은 내용물을 알기 어려우므로 설명을 한다.
미끄러지지 어려운 소재의 쟁반
식탁과 의자의 좌석면의 높이는?
지나치게 좁지 않다
높이

그림 15-2. 식사의 요점

은가, 식탁이나 의자의 크기 · 높이는 몸에 맞는가, 식기류는 사용하기 쉬운지 등을 다시 본다. 침대 위에서 식사를 하는 경우는 몸통, 목의 각도, 받침대의 높이를 맞춘다. 앉은 자세에서도 좌우로 기우는 경우는 약간 딱딱한 쿠션 등으로 자세를 유지한다. 또한 눈앞의 음식물이 무엇인지 인식할 수 없는 경우가 있다. 특히 간 것, 잘게 썬 유동식은 알기 어렵다. 음식물을 음식물로 인식하지 않게 되는 일도 있으므로 좀처럼 먹기 시작하지 않는 경우는 메뉴를 설명하고 본인이 좋아하는 것을 함께 입까지 가져가서 촉구해본다. 뒤에 언급하는 구강 케어와도 연관성이 있는데 식전에 양치질을 하면 상쾌한 느낌을 얻을 수 있는 경우도 있다.

한편, 식사 직후에 "식사 아직 멀었어?"라고 묻는 경우도 적지 않다. 이러한 경우, 방금 먹었다는 것을 아무리 설명해도 납득하지 않는다. 지금 만들고 있다는 취지를 전달하고 칼로리가 낮은 야채 스틱이나 차를 낸다. 즐거운 화제로 식사로부터 정신을 돌리는 등의 방법이 효과적이라 한다.

2 식사를 하기 위한 기능

말할 것도 없이 입으로부터 식사를 하려면 각성하여 있어야 한다. 의식이 청명하지 않으면 흡인의 위험성이 높다. 호흡이나 체온은 안정하여 있는가, 또한 만일 흡인을 해도 기침을 하여 담을 내뱉는 것은 가능한가, 이 밖에 사레들림이나 먹으면서 흘리는 것의 유무, 틀니의 적합, 더러워짐을 재점검한다. 이빨을 닦지 않음으로써 남은 이빨이 적고 동시에 잇몸염증에 의한 통증 때문에 식사를 거부하는 일도 있다. 식사시간은 대략 30분 이내에 마친다. 입안에 음식물을 넣은 채로 잊어버리는 경우도 있으므로 삼키도록 촉구한다.

3 먹기 쉬운 형태

가능한 한 기호에 맞는 식품을 채택한다. 페이스트, 간을 맞춘 갈문을 친 음식, 바바루아, 푸딩모양 음식, 젤리 등 조금 끈적거리는 것, 매끄러운 것, 젤라틴을 사용한 것이 비교적 삼키기 쉽다. 반찬이나 국을 젤리모양으로 굳히는 방법도 있다. 죽은 소화에는 좋지만 알갱이를 흡인하기 쉽다. 한입의 양은 적합한가, 너무 빠르게 먹지 않는가, 식후는 구강 내에 잔류물이 없는가를 확인한다. 재가 · 시설에 한정하지 않고 복수의 간병인이 보조하는 경우는 카드 등을 작성하여 가급적 대응을 통일한다.

c. 배설조절

실금이나 불결행위는 치매환자의 간병 중에서도 큰 문제의 하나이다. 상황을 잘 관찰하고 그 이유를 생각해서 대응한다. 실금에는 요로감염이나 전립샘 비대, 약물의 부작용 등에 의한 치료 가능한 것도 있으므로 우선 의사와 상담한다.

1 속옷이나 변기의 주위를 더럽히는 경우

요의 · 변의가 있어도 신체에 꽉 끼는 속옷이나 바지 등은 착탈에 시간이 걸려 배설에 시간이 맞지 않는 경우가 있다. 또한 변기의 형태나 비데 등에 익숙하지 않아 당황하는 일도 있다. 일본식 변기에 익숙해져 있는 경우, 즉각 양식변기로 개수하기 전에 병원이나 시설의 양식변기나 가정용의 양식변기좌석에서 양식을 사용할 수 있는지 어떤지를 확인하면 좋다. 또한 악력이 저하하여 있는 경우 두루마리 화장지보다 티슈 화장지가 사용하기 쉬운 경우가 있다.

일상의 배설횟수나 시간간격 등의 패턴을 파악하여, 2~3시간에 1회, 화장실에 유도한다. 일반적으로 오전 중은 비교적 횟수가 적고, 오후부터 취침 시까지에 걸쳐서 잦다. 외출 전에는 반드시 용변을 보게 한다. 야간에 실금하는 경우, 저녁식사 후의 수분섭취를 삼간다.

또한, 변비일 때에 복압을 걸면 항문 가까이의 단단한 변의 틈새로부터 묽은 변이 새는 일이 있다. 변비약도 있으나 식이섬유와 수분의 공급, 운동에 의한 변비예방이 우선된다.

2 화장실 이외의 장소에서 배설하는 경우

가옥의 구조에 따라서는 세면장 안에 화장실과 욕실의 도어가 각각 있어 들어가는 방법을 모르는 경우가 있다. 화장실의 도어에 눈에 띄는 색깔의 벽지나 표식을 한다. 특히 야간에는 화장실의 장소가 어두워 알기 어렵다. 화장실과 침실에서부터 이어지는 복도 등에 발밑조명 등을 설치한다. 또한 근력이 저하하면 도어의 개폐가 곤란해지는 경우가 있다. 가벼운 도어로 바꾸거나, 가족의 양해를 얻을 수 있다면 도어를 떼어내고 차광 커튼 등으로 한다. 반대로 다른 사람의 사용 중에도 열어버릴 때는 도어를 불투명유리로 하면 전등불로 알기 쉽다.

3 배설관련 용품

기저귀나 패드는 최종수단이라 하지만, 부득이 사용하는 경우는 본인의 수치심을 배려하고 가급적 눈에 띄지 않도록 둔다. 신체의 크기 · 배설량에 적합한 크기의 것을 사용한다. 불필요하게 크면 등(back)이 무더워져 살갗에 염증이 생기는 경우도 있다. 싫어할 때는 벽을 향하게 하고 뒤에서부터 교환하면 응하는 일이 있다. 또한, 배설 후에 사용하는 알코올을 묻힌 물 티슈로 살갗이 거칠어지는 경우는 낡은 면으로 만든 속옷이나 T셔츠를 잘라서 적셔 닦으면 좋다. 휴대용 변기나 삽입식 변기를 사용하는 경우는 미리 화장지를 깔아두면 처리하기 쉽다.

야간에 소변의 양이 많은 경우, 허리 밑에 흡수 시트를 깔아두고 시트 전체의 오염을 방지한다.

d. 기거 · 이동 — 보행이나 옮겨타기, 휠체어 조작 등

치매에 관련되는 기거 · 이동에서 주의할 점

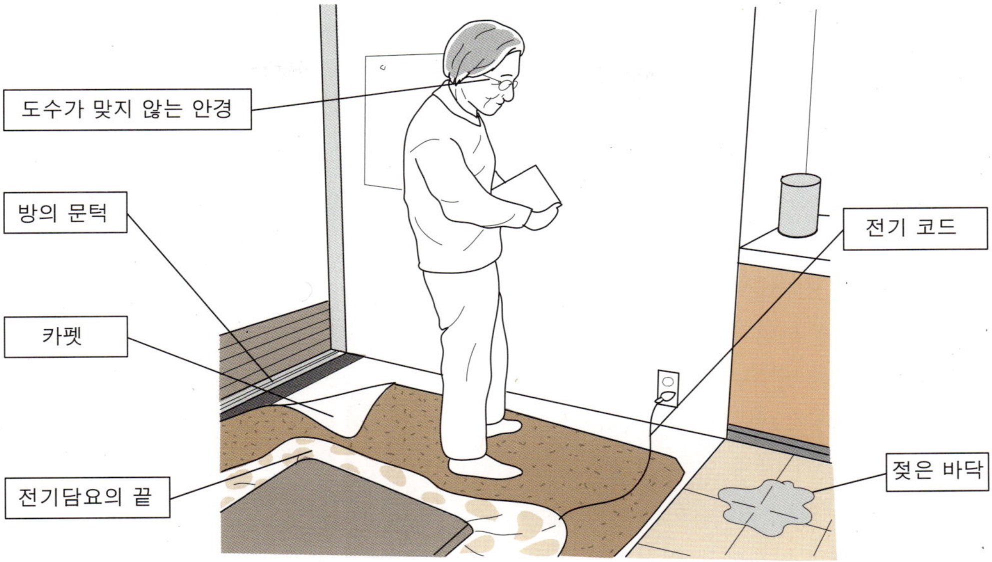

그림 15-3. 넘어짐의 원인이 되는 환경

은 넘어짐 · 타박의 예방이다.

1 넘어지는 요인을 줄이다 (그림 15-3)

일반적으로 발이 걸려 넘어지거나 미끄러지기 쉬운 것은 방의 출입구의 작은 층계차이, 전기코드, 욕실의 젖은 바닥, 비 오는 날의 현관 입구, 카펫이나 전기담요의 끝 등이다. 특히 야간은 화장실까지 조명이 있으면 좋다. 낮 동안에도 햇볕이 잘 들지 않는 방에서는 주위가 잘 보이지 않는다. 모두를 밝게 할 필요는 없으나 적당한 조명인지 아닌지 재점검한다.

2 넘어지기 어려운 신체를 유지하다

한편, 본인의 요인으로서는 주위에 대한 관심이 부족해지면 방에 틀어박히거나 침상에 누워있는 것이 계속된다. 운동부족으로 근력이 저하하면 보행 때에 발이 올라가지 않고, 보폭이 좁아지며 층계차이에 걸려 넘어지기 쉬워진다. 더욱이 평형감각도 둔해지면, 발이 걸리는 것만으로도 자세를 바로잡을 수 없어 넘어진다. 가능한 시간을 정해서 산보하고 천천히 하더라도 계단 오르내리기가 가능할 정도의 근력을 유지할 수 있으면 좋다.

e. 셀프케어

1 식사

「b. 음식물 섭취 · 삼키기」를 참조.

2 몸 단정히 하기

치매가 진행되면 세수 · 머리손질 · 이빨 닦기 · 귀 청소 등의 행위나 방법을 잊거나 처음부터 그 필요성을 느끼지 않게 된다. 또한 이들의 행위를 권해도 거부되는 경우가 있으나 화장실에 갔다 오는 길에 세면장에 들려 함께 손이나 얼굴을 씻는, 거울을 보고 수염을 깎는, 머리를 손질하는 등 우선 조용히 촉구하는 것부터 시작한다. 서둘게 하면서 비난조의 어조로 권하기보다는 "남자다운 풍채가 되었다" "깨끗해졌다" 등 상냥하게 칭찬하는 편이 좋다는 것은 말할 것까지도 없다.

부득이 세수를 할 수 없는 경우는 뜨거운 타월로 닦는다. 딱딱해진 눈곱에는 미지근한 물에 적셔 가볍게 짠 거즈 등으로 눈을 덮고 2~3분간 두면 부드러워져 깨끗이 닦아낼 수 있다.

구강 케어가 불충분하면 우치에 의해서 치아가 거의 남아있지 않는데다가 잇몸염증으로 부어 조금만 닿아도 아픈 일이 있다. 또한 몇 년 전에 만든 틀니가 맞지 않게 되어 적절하게 사용할 수 없게 되는 일도 있다. 이러한 상태는 식욕부진, 영양상태의 악화에도 연결되므로 치과치료가 요망된다.

또한 위루(gastric fistula)를 사용하여 경구섭취를 하고 있지 않은 경우에도 치아 사이에 치석이나 설태가 끼어 입 냄새나 우치의 원인이 되므로 적신 면봉으로 불려 긁어낸다.

청력이 저하한 경우, 난청을 의심하기 전에 안전한 귀이개로 청소를 한다. 조명이 붙은 것을 사용하면 귀 안이 잘 보인다.

3 착탈의

손발은 보통으로 움직일 수 있으나 옷을 잘 입을 수 없는 것을 "착의행위상실증"이라 한다. 단추를 잘못 채우는 것으로 시작하여 옷의 앞뒤 · 겉과 안 · 순서가 틀리거나, 어쩐지 단정하지 않은 등의 증상이 관찰된다. 입는 순서대로 옷을 배열하는 것은 효과가 있다고 하지만, 거울을 보면서 시행하는 것은 오히려 혼란을 준다는 보고도 있다.

또한 옷을 갈아입는 것을 거부하고 같은 옷이나 계절에 어울리지 않는 옷을 계속 입고 있는 경우가 있다. 이러한 때는 무리하게 갈아입기를 권하지 않고 "옷을 정리하여보았으나 이 옷과 저 옷은 어느 쪽이 좋다고 생각하는가"라고 2벌을 배열하여 묻거나, "빨래가 말랐으니까 깔끔한 것으로 갈아입읍시다"라 권유하면 갈아입을 기분이 되는 경우가 있다.

4 배설

「c. 배설조절」을 참조.

5 목욕

갈아입기와 마찬가지로, 목욕을 거부하는 일은 적지 않다. 족욕을 하면서 온천 이야기를 하면 목욕의 상쾌한 느낌을 상기하거나 다른 사람 앞에서는 깔끔하고 싶다는 기분을 헤아려서 내객이나 방문간병이 있다는 취지를 전달하면, 효과가 있는 경우가 있다. 또한 기분을 바꿔서 대중목욕탕에 가면 다른 사람의 눈을 의식하여 조용히 들어가는 경우도 있다. 가슴까지 물에 담그면 숨이 찬 경우는 물을 적게 하여 반신욕을 하여 심장에 대한 부담을 줄인다.

욕조가 너무 높으면 한발을 올렸을 때에 비틀거려, 출입할 때 넘어지기 쉽다. 타월 등으로 씻으러 갈 때는 장갑형 타월 또는 면장갑을 착용하여 자기가 씻을 수 있는 부분을 씻도록 권한다. 손발의 구축이 심한 경우, 겨드랑이나 손바닥에 땀띠가 생기기 쉽다. 손바닥은 희석한 비눗물을 묻혀서 새끼손가락 쪽에서부터 손가락을 끼워 넣는 것처럼 하여 씻는다. 구축이 심하여 손바닥을 벌려서 닦기 어려운 경우, 또는 바로 땀이 나는 경우는 잠시 타월을 쥐고 있으면 수분이 흡수된다.

또한, 머리를 감기 전에는 브러싱을 하여 오염된 것을 뜨게 한다. 머리카락이 적으면 두피가 상처를 입기 쉬우므로 끝이 둥글게 된 브러시를 사용한다. 샴푸를 물로 흘리기 전에 젖은 타월로 거품을 닦아낸 다음에 헹구면 짧은 시간에 끝난다.

머리를 감을 수 없는 경우는 뜨거운 타월로 적신 다음에 드라이 샴푸를 묻혀서 마사지한 후, 새로운 뜨거운 타월로 닦아낸다. 또한 타월을 둥글게 한 채로 두고, 사용하면서 펼치면 잘 식지 않는다.

장기간 병상에 누워있어 목욕의 기회가 적은 경우는 수욕 · 족욕을 한다. 간병인이 앞에서 언급한 장갑형의 타월 또는 면장갑을 착용하면 섬세한 손가락 사이도 씻기 쉽다.

f. 가정생활

치매의 초기에는 본인이 기억의 저하를 자각하여 불안이나 노여움을 나타내는 경우가 있다. 진행성의 치매인 경우는 기억을 재훈련하는 것은 어렵다고 한다. 적어도 초기 동안에는 달력이나 시계, 칠판 등을 사용하는 습관이 몸에 배어있으면 이들을 효과적으로 사용할 수 있는 경우가 있다. 다만 일기장, 메모수첩, 게시판 등 복수의 사용은 혼란을 초래하기 쉽다. 자주 사용하는 것은 항상 같은 장소로 되돌려 놓도록 유념한다.

모든 것을 한번에 할 수 없게 되는 것은 아니므로, 가능하면 산보를 일과로 삼고, 취사나 청소 등, 함께 할 수 있는 것을 찾아낸다. 이 때, 방법의 차이나 반복 등을 책망하지 않고 즐길 작정으로 할 수 있으면 이상적이지만, 간병인의 피로가 축적되면 여유가 없어지는 것이 예사이다. 간병인은 개호보험 서비스를 이용하여 가급적 혼자서 간병을 짊어지지 않도록 한다. 옛날 사진이나 오래된 편지 등을 함께 정리하는 것도 좋다. 새로운 게임이나 작업을 권장하는 경우는 지나치게 어려우면 오히려 침울해지는 경우가 있으므로 무리하기를 강요하지 않는다.

g. 사회생활

사회와의 연결은 치매에 한정하지 않고 누구라도 의식해서 만들어내지 않으면 약화되는 것이다. 특히, 정년퇴직은 직장에서의 인간관계와 동시에 삶의 보람을 상실하는 큰 계기가 되는 경우가 많다. 이어서, 같은 세대의 친구 · 지인의 죽음이 고독이나 무기력을 초래한다. 더욱이, 치매가 진행하면, 지하철역의 자동발매기나 개찰, 환승에 헤맨다. 목적지에 도달할 수 없는, 다른 사람의 회화에 따라갈 수 없는 등의 실패체험으로부터 사교나 취미로부터 발이 멀어지는 경우가 있다. 그룹 활동에서의 다른 사람과의 교류는 고립이나 불안을 다소나마 해소하므로 가능한 한 참여가 요망되지만, 집단이 싫은 경우는, 자기가 잘 하는 것을 찾아서, 무리를 강요하지 않는 정도로 권해본다. 예부터 다니던 일이나 운동, 놀이, 취미 등은 불완전해도 적절한 원조가 있으면 할 수 있는 것이 있다. 실수나 실패를 주의하거나 지도를 해도 의미가 없는 경우가 많다. 할 수 있었던 것을 칭찬한다.

또한 머리를 손질하거나 수염 깎기, 화장, 외출복의 착용을 원조해서 동행하면, 사람을 만나는 기분이 되는 경우가 있다. 간병인은 치매에 대해서 감추기보다 친한 지인 등에는 살짝 이야기해두는 편이 이해를 얻기 쉽다.

III 주거환경의 정비

치매에서는 주의나 판단, 신체의 평형감각이

나 순발력의 저하에 더하여 시력저하나 난청 등도 겹쳐 스스로의 몸의 안전을 지키는 것이 어려워진다. 타박, 넘어짐, 교통사고나 도로의 옆 고랑에 끼이는 등의 사고를 만나는 일이 흔히 있다. 옥내에서는 카펫 등의 끝이 젖혀져 말리지 않도록 고정하거나, 복도나 계단에 눈에 띠는 난간을 설치하거나 한다. 또한 욕실의 바닥이나 욕조의 바닥에 미끄럼 방지를 붙이는 등의 궁리를 한다. 옥외에서는 교통량이 많은 도로, 덮개가 벗겨진 옆 고랑 등 인근에 위험한 개소는 없는지 확인한다. 또한 다른 자동차의 운전자가 구분하기 쉬운 색깔의 복장, 발이 걸리기 어렵고 넘어지기 어려운 신발, 귀가가 어려워지는 것을 상정하여 이름이나 연락처를 적은 메모용지를 포켓에 넣어두는 등, 외부환경만이 아니라 본인의 요소도 고려한다. 불 단속의 소홀이나 세제 · 약품 등의 이식, 배회가 있을 때는 전자조리기의 도입, 위험물의 수납방법이나 장소, 배회탐지기의 설치 등을 검토해 본다. 실내의 배설물의 냄새가 마음에 걸리는 경우는 방향제 형태보다도 냄새를 흡착하는 탈취제를 사용한다.

또한 개호보험제도 도입 이후, 주택개수나 복지용구 대여 서비스의 이용자가 증가하고 있다. 상태변화에 따라서 적절한 용구도 바뀌므로 복지용구는 대여로 시도하면 좋다. 전동침대는 눕고 일어나는 데에는 편리하지만, 본인이 조작을 잘못하면 사고로 연결된다. 주택개수는 한번 대규모 개수를 하면 수정이 곤란 데다가 한번에 대규모 개수를 하면 혼란을 초래하는 경우가 있으므로 케어 매니저 등과 상의하여 조금씩 손을 대면 좋다.

IV 유의사항

치매는 아직 치유의 가망이 없는 병이다. 간병의 목표는 보다 많은 사람이 경험과 지식을 공유하여 치매환자 · 간병인이 모두 가능한 한 스트레스를 경감하고 함께 할 수 있는 것을 찾아내면서 안정된 생활을 보내는 것이다.

치매의 원인이 된 질환과 증상을 아는 것, 그리고 전문가만이 아니라 본이이나 가족 등의 다양한 체험으로부터 개개인에 적합한 보다 나은 간병방법을 추구하는 자세가 요망된다.

V 과제

최근에 치매환자에 한정되지 않고 고령자가 사기나 악덕상법의 피해를 만나는 사건이 많이 발생하고 있다. 또한 향후 독거고령자, 고령자만의 세대의 증가가 예상되고 있음에도 불구하고 간병 서비스의 제공체제에는 한계가 있다. 더욱이 재가에서의 가족의 간병부담, 경제적인 불안, 고령자 학대 등, 다양한 문제가 있다. 이들의 문제에 대응해야 할, 성년후견제도나 개호보험제도의 정비가 진행되고 있으나 모두가 한번에 해결되는 것은 어렵다. 행정이나 의료 · 간병 종사자만이 아니라 주민이나 기업 · 단체 등이 치매에 대해서 이해를 심화시켜, 지원의 본연의 자세를 검토하는 모임이 각지에서 열리고 있다. 근린에서 배회를 지켜보기 협력을 하는 등, 가까운 곳에서 치매환자와 가족을 지원하는 방법이 모색되고 있다.

찾아보기

아

자

차

카

타

파

하

기타